国家级继续医学教育项目教材

乳腺癌临床与转化性研究进展2022

主 编 陆劲松 徐兵河

中华医学会组织编著

中华医学电子音像出版社
CHINESE MEDICAL MULTIMEDIA PRESS

北 京

图书在版编目（CIP）数据

乳腺癌临床与转化性研究进展. 2022/陆劲松，徐兵河主编. —北京：中华医学电子音像出版社，2023.11

ISBN 978-7-83005-383-3

Ⅰ. ①乳… Ⅱ. ①陆… ②徐… Ⅲ. ①乳腺癌－诊疗－研究 Ⅳ. ①R737.9

中国国家版本馆CIP数据核字（2023）第157521号

网址：www.cma-cmc.com.cn（出版物查询、网上书店）

乳腺癌临床与转化性研究进展2022
RUXIAN'AI LINCHUANG YU ZHUANHUAXING YANJIU JINZHAN 2022

主　　编：陆劲松　徐兵河

策划编辑：秦　静

责任编辑：周寇扣

校　　对：龚利霞

责任印刷：李振坤

出版发行：中华医学电子音像出版社

通信地址：北京市西城区东河沿街69号中华医学会610室

邮　　编：100052

E-Mail：cma-cmc@cma.org.cn

购书热线：010-51322635

经　　销：新华书店

印　　刷：廊坊市祥丰印刷有限公司

开　　本：889mm×1194mm　1/16

印　　张：28

字　　数：805千字

版　　次：2023年11月第1版　2023年11月第1次印刷

定　　价：118.00元

编委会

主　　编　陆劲松　徐兵河

副 主 编　殷文瑾　袁　芃

编　　委（按姓氏笔画排序）

万财凤	马嘉忆	王碧芸	王慧玲	王耀辉	朱明希
许雅芊	严婷婷	杜跃耀	李　烨	李　婷	李南林
杨　凡	吴　琼	吴一凡	吴子平	张　剑	陆劲松
陈心如	林燕苹	周力恒	周伟航	赵英莺	胡文钰
胡诗慧	袁　芃	袁陈伟	徐东东	徐兵河	殷文瑾
龚成成	盛小楠	康一坤	董欣睿	曾　铖	

主编助理　马嘉忆　吴子平　张　捷　陈心如　林燕苹　赵英莺

内容提要

　　本书由临床一线著名乳腺癌专家编写，介绍了乳腺癌最新研究进展，包括乳腺癌的相关影响因素和治疗研究进展，并多角度、全方位、立体化地对乳腺癌重要临床研究进行解读和点评，重点对乳腺癌辅助化疗、内分泌治疗、靶向治疗、放疗、新辅助治疗、解救治疗等重要临床试验进行了详细解读。本书权威性、学术性、实用性、指导性强，适合乳腺外科、肿瘤科及其他相关科室医务人员阅读。

前 言

乳腺癌是全球女性常见的恶性肿瘤之一。根据最新全球肿瘤流行病统计数据报道，仅2012年，全球有167万例新发乳腺癌病例，并有52.2万人死于乳腺癌。截至2014年，乳腺癌已成为我国女性发病率第一的恶性肿瘤，每年新发病例27.9万例，死亡6.6万例，严重威胁广大女性患者的身体健康。全球范围内的临床工作人员、基础科研人员为乳腺癌的治疗投入了大量的时间和精力，使得疾病的治疗手段和治疗效果在近年来取得了长足的进步。早期诊断、精准治疗及提高患者的生活质量均是目前乳腺癌诊治的重要研究方向。只有积极了解乳腺癌最新临床研究及其转化研究进展，掌握最新理论知识和研究方向，才能在临床实践中把握不同分型、不同阶段患者的最新诊治思路，并在临床实践中不断提高乳腺癌的诊疗水平。

临床试验是新型药物和技术从实验室走向临床应用的重要桥梁。近年来，为了解决乳腺癌临床诊疗实践不断提出的新要求、新问题，每年都有相当数量的临床试验结果公布，其中大部分结果会直接影响指南的制定和治疗思路的更新。临床医务工作者日常的临床工作繁忙，常无法在第一时间获取最前沿、最新的临床试验结果。本书旨在架起乳腺癌相关知识的桥梁，汇总了2022年度的重要临床试验和研究，以简洁、明了的方式将重点内容、成果展示给读者，最终惠及广大乳腺癌患者。自2014年起，本系列图书已连续9年梳理、汇总重要临床与转化性研究进展，邀请经验丰富的专家针对性地对重点研究进行分析、解读和点评，从而提高医务人员的临床诊疗能力，受到同道们的广泛欢迎和好评。

2021—2022年是各类乳腺癌临床试验"百家争鸣"的一年。激素受体阳性乳腺癌是最常见的乳腺癌类型，对周期蛋白依赖性激酶4/6（CDK4/6）抑制剂的研究方兴未艾——从晚期阶段解救治疗逐渐推进到早期阶段辅助强化治疗，同时新型选择性雌激素受体下调剂类药物亦展现出可观的疗效；辅助治疗时长的相关研究课题也公布了新数据；对于三阴性乳腺癌，免疫检查点抗体治疗在新辅助治疗阶段的疗效佳；人表皮生长因子受体2（HER2）低表达已成为一种新型预测预后的标志物，本书针对其对肿瘤预后及疗效是否产生影响，以及是否可能成为一种新的亚型进行了深入的探讨；"魔法子弹"——新型抗体-药物偶联物的临床研究亦取得惊人的成果，为其临床实践开拓了一片新的空间；继恩美曲妥珠单抗之后，DS-8201在HER2低表达及高表达人群中呈现优异的疗效，戈沙妥珠单抗继免疫检查点抑制剂之后为缺少治疗靶点的三阴性乳腺癌提供了新的希望。随着临床医师对诊疗手段、药物及治疗理念的不断更新，以及对乳腺癌认知的进一步加深，抗肿瘤治疗的效果也随之不断优化、提高。本书将对上述及其他有价值的临床试验进行科学解读，以期更好地服务于广大同道。一方面，我们为新药物、新概念、新思路喝彩；另一方面，我们也应提高对这些新药物、新观念的认识深度和广度，注意药物适应证和临床研究入排标准，并及时观察新型药物的不良反应，科学、合理且谨慎地服务于广大患者，在提高乳腺癌患者生存率的同时减少不良反应的发生，有效提高患者的生存质量。

"纸上得来终觉浅，绝知此事要躬行"。没有临床实践的积累，再新的理论终归是纸上谈兵；没有临床与转化性研究新知识的熏陶，乳腺癌发生、发展的内在规律无法被真正地理解并指导临床。只有将临床实践与乳腺癌新理论、新知识紧密结合，才能更好地将新知识、新理论在临床实践中有效转化为患者的治疗效果，更好地服务于患者。本书的姊妹篇《乳腺癌病例集锦》征集来自全国范围的真实乳腺癌病例，并邀请国内乳腺领域知名专家，结合自身丰富的临床经验、循证和指南背景，作为实战篇对每一例病例的实际诊疗过程和个体病情演变过程做出翔实、深入的剖析，揭开其中可能的内在机制和规律。"授人以鱼，不如授人以渔"，《乳腺癌病例集锦》和《乳腺癌临床与转化性研究进展》相结合会更有利于促进读者对新知识的理解，通过针对性、系统性的学习，可以帮助读者在较短的时间内相对全面、精练地学习最新的知识进展，更有利于促进将临床试验中发现的新理论、新知识与临床实践相结合，从而科学、合理地应用于临床诊疗实践过程中。

乳腺癌相关临床研究及其转化性研究内容繁多，加之时间所限，无法包含全部临床研究，如书中有疏漏或谬误之处，恳请各位专家、同道批评指正！

主　编

2023年8月于上海

出版说明

医疗卫生事业发展是提高人民健康水平的必然要求，医药卫生人才队伍建设是推进医药卫生事业改革发展、维护人民健康的重要保障。继续医学教育作为医学终身教育体系的重要组成部分，是实施人才强卫战略和卫生人力资源开发的主要途径和重要手段。

《国家级继续医学教育项目教材》系列于2006年经全国继续医学教育委员会批准，由中华医学会组织编写，具有以下特点：一是权威性，由全国众多在本学科领域内有较深造诣和较大影响力的专家撰写；二是时效性，反映了经过实践验证的最新学术成果和研究进展；三是实用性、指导性和可操作性，能够直接应用于临床；四是全面性和系统性，以综述为主，代表了相关学科的学术共识。

纵观《国家级继续医学教育项目教材》系列，自2006年出版以来，每一分册都是众多知名专家智慧的结晶，其科学、实用的内容得到了广大医务工作者的欢迎和肯定，被全国继续医学教育委员会和中华医学会共同列为国家继续医学教育推荐教材，同时连续被列入"十一五""十二五""十三五"国家重点出版物出版规划。

本套教材的编辑与出版得到了全国继续医学教育委员会、国家卫生健康委员会科教司、中华医学会及其各专科分会与众多专家的支持和关爱，在此一并表示感谢！

限于编写时间紧迫、经验不足，本套教材会有很多不足之处，真诚希望广大读者谅解并提出宝贵意见，我们将在再版时加以改正。

《国家级继续医学教育项目教材》编委会

目　录

第一部分　乳腺癌研究进展

第二部分　乳腺癌重要临床研究解读和点评

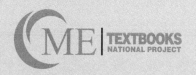

第一部分

乳腺癌研究进展

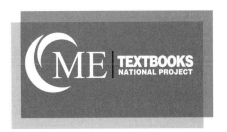

第一篇

总　　论

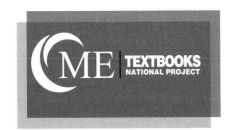

昼夜节律与乳腺癌

第1章

地球自转形成的24 h昼夜周期不仅保证了机体每天的能量获得和储存，还会影响脱氧核糖核酸（deoxyribonucleic acid，DNA）损伤和修复的周期。昼夜节律以约24 h为周期不仅在中枢神经系统中起到调控睡眠、体温、血压、激素、生物合成、消化分泌和免疫反应的作用，还在外周组织中调控DNA合成、细胞分裂周期和细胞增殖等多种生理过程。目前，有研究发现约43%蛋白质编码基因的转录至少在1个器官中呈生物钟振荡的周期性，至少有10个基因在心、肺、肝、肾和肌肉等几乎所有器官/组织中振荡，其中包括核心时钟因子*Arntl*、*Dbp*、*Nr1d1*、*Nrd2*、*Per1*、*Per2*和*Per3*，以及*Usp2*、*Tsc22d3*和*Tspan4*。

一、昼夜节律元件

下丘脑视交叉上核是昼夜节律的中枢调节器，其中*CLOCK*、*BMAL1*和*NPAS2*是3个细胞核内的正反馈转录因子，其中*NPAS2*为*CLOCK*的同源基因，当*CLOCK*：*BMAL1*或*NPAS2*：*MAL1*形成二聚体时，可以通过与增强子及启动子的E-box结合而激活负反馈元件Period家族（*PER1*、*PER2*和*PER3*）和隐花色素（*CRY1*和*CRY2*）的转录，当PER和CRY积累到足够水平时，就会组成二聚体入核抑制*CLOCK/NPAS2*：*BMAL1*的转录活性，*CLOCK/NPAS2*：*BMAL1*被抑制后，PER和CRY的转录翻译相应减少，从而减弱了对*CLOCK/NPAS2*：*BMAL1*的抑制，这样便形成了一个转录-翻译反馈环。除了*CLOCK/NPAS2*：*BMAL1*-PER：*CRY*环路，*BMAL1*激活E-box转录时还会激活核受体REV-ERBα/β，REV-ERBα/β由*Nrld1/2*基因编码，可与视黄酸相关孤儿受体RORα、RORβ和RORγ竞争视黄酸相关受体结合元件，从而抑制*BMAL1*和*CLOCK*，形成第2个反馈环。第3个是顺式调控元件D-box，与前两个反馈环合在一起调控下游基因的转录。

二、昼夜节律与乳腺癌的发生发展

（一）夜间轮班工作会增加乳腺癌的发生风险

长期夜间轮班工作等因素造成的昼夜节律紊乱会引起多种肿瘤的发生。一项纳入5项病例对照研究的数据显示，5年夜间工作至少3 h的女性相比于夜间不工作的女性乳腺癌的发生风险增加12%，而在未绝经女性中，该风险会上升至26%，如果每周夜间工作≥3次，该风险会继续上升。昼夜节律紊乱可使乳腺癌多种亚型［如雌激素受体（estrogen receptor，ER）阳性、人表皮生长因子受体 2（human epidermal growth factor receptor 2，HER2）阴性乳腺癌］的发生率明显上升（绝经前女性 *OR* 1.77，95%*CI* 1.16 ～ 2.70；绝经后女性 *OR* 1.59，95%*CI* 1.11 ～ 2.28）。其发生机制一方面可能是特定基因型人群在昼夜节律紊乱的情况下更容易发生乳腺癌。韩国的一项研究发现，存在 *CRY2* 基因的 rs2292912 位点为杂合子（*OR* 1.98，95%*CI* 1.14 ～ 3.44）或携带至少 1 个 *RORA* rs1482057 次要等位基因（*OR* 2.20，95%*CI* 1.10 ～ 4.37）的夜间工作者发生乳腺癌的风险更高。我国的一项研究发现，*CLOCK* 基因中 CT 和 CT ＋ TT 基因型（调整后 *OR* 1.35，95%*CI* 1.12 ～ 1.63）相比于 CC 基因型（调整后 *OR* 1.30，95%*CI* 1.09 ～ 1.56）更容易发生乳腺癌。另一方面可能是昼夜节律基因的表达水平变化导致肿瘤的发生和发展。有研究发现，与正常乳腺组织相比，乳腺癌组织的昼夜节律负反馈元件 *PER1* 和 *PER2* 基因表达水平降低；与散发性乳腺癌相比，家族性乳腺癌肿瘤组织中 *PER1* 基因的表达水平较低，即肿瘤组织中 *PER1/2* 基因低表达可能不仅会增加乳腺癌的发生风险，而且恶性程度也更高。

（二）其他影响昼夜节律的因素对乳腺癌的影响

除了夜间轮班工作以外，起床时间、入睡困难和夜间光暴露也可能会增加乳腺癌的发生风险。Richmond 等进行的一项随访 9 年的研究发现，早起相比于熬夜反而会降低 5% 的乳腺癌发生风险（95%*CI* 0.93 ～ 0.98）。入睡困难每周≥ 4 次的女性相比于没有入睡困难的女性乳腺癌发生风险会上升 32%，其中绝经后女性乳腺癌的发生风险会上升 51%。灯光会影响人体节律蛋白和褪黑素的分泌，Urbano 等在 2021 年的一项荟萃分析中提出，夜间光暴露会增加乳腺癌的发生风险，尤其是对于绝经前女性，夜间光暴露者发生乳腺癌的风险是无光暴露者的 1.16 倍。

（三）昼夜节律紊乱会影响乳腺癌患者的预后

睡眠时间过短不利于乳腺癌患者的预后。一项研究计算了 21 基因复发风险评分（recurrence score，RS）与乳腺癌患者睡眠时间的关系，结果发现，确诊乳腺癌之前睡眠时间≤ 6 小时 / 晚的女性的 RS（平均 27.80 分，标准差 14.90）明显高于睡眠时间 6 ～ 7 小时 / 晚（平均 18.00 分，标准差 7.50）和＞ 7 小时 / 晚的女性（平均 1.64 分，标准差 8.00）。尤其在 ER 阳性绝经后女性中，RS 与睡眠时间呈负相关（*R* -0.041，*P* ＝ 0.001 1）。但睡眠时间也不是越长越好。一项随访 30 年的研究发现，确诊乳腺癌之前睡眠时间≥ 9 小时 / 晚的患者相比于 7 小时 / 晚的患者会增加 37% 的全因死亡风险（95%*CI* 1.10 ～ 1.71）和 46% 的乳腺癌死亡风险，确诊乳腺癌后睡眠时间≥ 9 小时 / 晚的患者相应风险会继续增加。Marinac 等的研究结果与上述研究类似，但增加时间依赖模型后发现，相比于单纯的睡眠时间，影响乳腺癌患者预后的根本原因可能是睡眠节律紊乱，间断的睡眠时间过长（≥ 9 小时 / 晚）相比不间断 7 ～ 8 小时 / 晚睡眠者会升高 48% 的早期乳腺癌复发风险（95%*CI* 1.01 ～ 2.00），升高 52% 的乳腺癌特异死亡风险（95%*CI* 1.09 ～ 2.13），升高 43% 的全因死亡风险（95%*CI* 1.07 ～ 1.92），而类似现象在始终连续睡眠时间≥ 9 小时 / 晚者中并没有出现。以上结果说明，有节律地保持短时间或长时间的睡眠并不会影响早期乳腺癌的预后，而间断长时间睡眠，即睡眠节律紊乱反而会对乳腺癌的预后造成影响。这可能是因为睡眠节律紊乱的人群肿瘤细胞中节律蛋白的表达水平异常，从而促进了肿瘤细胞的增殖和侵袭。有研究发现，在恶性程度低的低级别、管腔上皮 A 型 MCF7 细胞中存在节律振荡，而在高级别、基底样型 MDA-MB-231 细胞中节律的周期性振荡消失。一项荟萃分析发现，*PER2* 低表达的乳腺癌患者通常预后不佳。生物钟相关核受体 REV-ERBα 和 REV-ERBβ 的激动剂可通过调控细胞周期蛋白 A 使细胞周期停滞在 M 期之前，从而抑制乳腺癌细胞的增殖。

三、节律疗法进一步优化乳腺癌治疗

2017年诺贝尔生理学或医学奖使药物在机体内药代动力学的用药时间依赖性观念逐渐受到重视，生物钟疗法可以根据靶基因高表达和低表达的时间点，通过调整给药时间达到提高约2倍的抗肿瘤疗效并减少5倍不良反应的作用。早在20世纪就有一项研究通过比较连续5天相同剂量给药（A组）和以每天16：00剂量最大的节律给药（B组）的方式使用奥沙利铂对乳腺癌、肝细胞肝癌和胆管癌患者进行化疗，结果发现，A组患者发生末梢感觉异常的概率显著高于B组（$P<0.05$），而B组患者的平均剂量比A组高15%（$P<0.001$）。

在节律振荡的过程中，肿瘤的侵袭性会随着节律蛋白表达的变化而改变。有研究发现，生物钟基因*PER2*的周期性变化可以调节上皮－间充质转化（epithelial-mesenchymal transition，EMT），PER2蛋白在振荡过程中高表达的时间肿瘤干细胞的侵袭性也会更强。因此，根据生物钟的时间节律给药可能会提高抗肿瘤治疗的疗效，甚至克服肿瘤细胞耐药。曲妥珠单抗是治疗乳腺癌的常用药物，有研究在HER2阳性胃癌患者中发现，中断PER1-HK2两种蛋白之间的相互作用可逆转胃癌细胞对曲妥珠单抗的耐药，而该方法对于乳腺癌患者的曲妥珠单抗耐药是否有类似作用还有待进一步的研究验证。

除提高疗效、克服耐药以外，核心生物钟基因*BMAL1*和*CLOCK*可以通过调节药物代谢酶（如CYP和ABCG2）的转录活性，直接调节或通过D-box和E-box间接调节药物代谢酶的表达来降低药物毒性。一项关于放疗的研究还发现，下午放疗的患者比上午放疗的患者更容易出现≥2级的急性皮肤反应。

四、总结

昼夜节律相关研究为通过健康作息、养成良好的生活习惯以预防乳腺癌、改善预后提供越来越多的理论依据，节律疗法可能对优化肿瘤的治疗方案有重要贡献。

（上海交通大学医学院附属仁济医院　马嘉忆　殷文瑾　陆劲松）

参考文献

[1] TAKAHASHI J S. Transcriptional architecture of the mammalian circadian clock [J]. Nat Rev Genet, 2017, 18 (3): 164-179.

[2] SAVVIDIS C, KOUTSILIERIS M. Circadian rhythm disruption in cancer biology [J]. Mol Med, 2012, 18 (9): 1249-1260.

[3] ZHANG R, LAHENS N F, BALLANCE H I, et al. A circadian gene expression atlas in mammals: implications for biology and medicine [J]. Proc Natl Acad Sci USA, 2014, 111 (45): 16219-16224.

[4] GRUNDY A, RICHARDSON H, BURSTYN I, et al. Increased risk of breast cancer associated with long-term shift work in Canada [J]. Occup Environ Med, 2013, 70 (12): 831-838.

[5] CORDINA-DUVERGER E, MENEGAUX F, POPA A, et al. Night shift work and breast cancer: a pooled analysis of population-based case-control studies with complete work history [J]. Eur J Epidemiol, 2018, 33 (4): 369-379.

[6] PHAM T T, LEE E S, KONG S Y, et al. Night-shift work, circadian and melatonin pathway related genes and their interaction on breast cancer risk: evidence from a case-control study in Korean women [J]. Sci Rep, 2019, 9 (1): 10982.

[7] DAI H J, ZHANG L N, CAO M L, et al. The role of polymorphisms in circadian pathway genes in breast tumorigenesis [J]. Breast Cancer Res Treat, 2011, 127 (2): 531-540.

［ 8 ］ WINTER S L, BOSNOYAN-COLLINS L, PIN-NADUWAGE D, et al. Expression of the circadian clock genes Per1 and Per2 in sporadic and familial breast tumors ［ J ］. Neoplasia, 2007, 9（10）: 797-800.

［ 9 ］ RICHMOND R C, ANDERSON E L, DASHTI H S, et al. Investigating causal relations between sleep traits and risk of breast cancer in women: mendelian randomisation study ［ J ］. BMJ, 2019, 365: l2327.

［10］ WHITE A J, WEINBERG C R, PARK Y M, et al. Sleep characteristics, light at night and breast cancer risk in a prospective cohort ［ J ］. Int J Cancer, 2017, 141（11）: 2204-2214.

［11］ URBANO T, VINCETI M, WISE L A, et al. Light at night and risk of breast cancer: a systematic review and dose-response meta-analysis ［ J ］. Int J Health Geogr, 2021, 20（1）: 44.

［12］ SWEENEY M R, NICHOLS H B, JONES R R, et al. Light at night and the risk of breast cancer: findings from the sister study ［ J ］. Environ Int, 2022, 169: 107495.

［13］ THOMPSON C L, LI L. Association of sleep duration and breast cancer OncotypeDX recurrence score ［ J ］. Breast Cancer Res Treat, 2012, 134（3）: 1291-1295.

［14］ TRUDEL-FITZGERALD C, ZHOU E S, POOLE E M, et al. Sleep and survival among women with breast cancer: 30 years of follow-up within the Nurses' Health Study ［ J ］. Brit J Cancer, 2017, 116（9）: 1239-1246.

［15］ MARINAC C R, NELSON S H, FLATT S W, et al. Sleep duration and breast cancer prognosis: perspectives from the Women's Healthy Eating and Living Study ［ J ］. Breast Cancer Res Treat, 2017, 162（3）: 581-589.

［16］ LELLUPITIYAGE DON S S, LIN H H, FURTA-DO JJ, et al. Circadian oscillations persist in low malignancy breast cancer cells ［ J ］. Cell Cycle, 2019, 18（19）: 2447-2453.

［17］ ZHANG J G, LV H, JI M Z, et al. Low circadian clock genes expression in cancers: a meta-analysis of its association with clinicopathological features and prognosis ［ J ］. PLoS One, 2020, 15（5）: e0233508.

［18］ WANG Y J, KOJETIN D, BURRIS T P. Anti-proliferative actions of a synthetic REV-ERBalpha/beta agonist in breast cancer cells ［ J ］. Biochem Pharmacol, 2015, 96（4）: 315-322.

［19］ FIRSOV D, BONNY O. Circadian rhythms and the kidney ［ J ］. Nat Rev Nephrol, 2018, 14（10）: 626-635.

［20］ RUBEN M D, SMITH D F, FITZGERALD G A, et al. Dosing time matters ［ J ］. Science, 2019, 365（6453）: 547-549.

［21］ DALLMANN R, OKYAR A, LEVI F. Dosing-time makes the poison: circadian regulation and pharmacotherapy ［ J ］. Trends Mol Med, 2016, 22（5）: 430-445.

［22］ CAUSSANEL J P, LEVI F, BRIENZA S, et al. Phase I trial of 5-day continuous venous infusion of oxaliplatin at circadian rhythm-modulated rate compared with constant rate ［ J ］. J Natl Cancer Inst, 1990, 82（12）: 1046-1050.

［23］ DE A, BELIGALA D H, SHARMA V P, et al. Cancer stem cell generation during epithelial-mesenchymal transition is temporally gated by intrinsic circadian clocks ［ J ］. Clin Exp Metastasis, 2020, 37（5）: 617-635.

［24］ YE Y Q, XIANG Y, OZGUC F M, et al. The genomic landscape and pharmacogenomic interactions of clock genes in cancer chronotherapy ［ J ］. Cell Syst, 2018, 6（3）: 314-328.

［25］ WANG J, HUANG Q, HU X B, et al. Disrupting circadian rhythm via the PER1-HK2 axis reverses trastuzumab resistance in gastric cancer ［ J ］. Cancer Res, 2022, 82（8）: 1503-1517.

［26］ LU D Y, ZHAO M J, CHEN M, et al. Circadian clock-controlled drug metabolism: implications for chronotherapeutics ［ J ］. Drug Metab Dispos, 2020, 48（5）: 395-406.

［27］ LIN Y K, WANG S, ZHOU Z Y, et al. Bmal1 regulates circadian expression of cytochrome P450 3a11 and drug metabolism in mice ［ J ］. Commun Biol, 2019, 2（12）: 378.

［28］ CHEN M, GUAN B Z, XU H M, et al. The molecular mechanism regulating diurnal rhythm of flavin-containing monooxygenase 5 in mouse liver ［ J ］. Drug Metab Dispos, 2019, 47（11）: 1333-1342.

［29］ NOH J M, CHOI D H, PARK H, et al. Comparison of acute skin reaction following morning versus late afternoon radiotherapy in patients with breast cancer who have undergone curative surgical resection ［ J ］. J Radiat Res, 2014, 55（3）: 553-558.

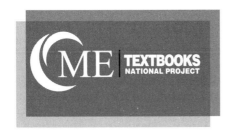

血脂与乳腺癌

第2章

一、血脂与脂代谢概述

（一）脂蛋白

血脂是血浆中所含脂类物质的统称，包括胆固醇、类固醇、甘油三酯（triglyceride，TG）、非酯化脂肪酸（游离脂肪酸）、磷脂和糖脂等。脂质是供能和储能的主要物质之一，是构成生物膜的重要成分，也是参与人体代谢调控的一员。然而，在血脂化验单中，除总胆固醇（total cholesterol，TC）（即游离胆固醇和胆固醇酯的总和）、甘油三酯等指标以外，还有高密度脂蛋白（low density lipoprotein，LDL）和低密度脂蛋白（high density lipoprotein，HDL）等指标，这些指标都代表了一种特殊类型的脂质——脂蛋白。

由于甘油三酯和胆固醇均不溶于水，必须与血液中的蛋白质（即载脂蛋白）及其他物质结合，组装成亲水分子"脂蛋白"才能在血液中运输。因此，脂蛋白是一个由脂质、蛋白质构成的复杂颗粒，其结构由疏水核心和外层包裹的亲水膜这两部分组成，中心的疏水核心是非极性脂质（胆固醇酯和甘油三酯），而亲水膜则由磷脂、游离胆固醇和载脂蛋白组成，血脂化验报告中常见的低密度脂蛋白、高密度脂蛋白和极低密度脂蛋白（very low density lipoprotein，VLDL）等都是各种类型的拥有不同含量甘油三酯和胆固醇的脂蛋白颗粒。这些脂蛋白在小肠对膳食脂质的吸收和运输、脂质从肝到外周组织的运输及脂质从外周组织到肝和肠道的运输（逆向转运）中起关键作用。

脂蛋白可根据密度和大小分为7种类型，颗粒密度由小到大（或颗粒直径由大到小）的顺序依次为：①乳糜微粒（chylomicrons），密度＜0.930 g/ml，直径为75～1200 nm；②乳糜微粒残留物（chylomicron remnants），密度为0.930～1.006 g/ml，直径为30～80 nm；③极低密度脂蛋白，密度为0.930～1.006 g/ml，直径为30～80 nm；④中密度脂蛋白或极低密度脂蛋白残留物，密度为1.006～1.019 g/ml，直径为25～35 nm；⑤低密度脂蛋白，密度为1.019～1.063 g/ml，直径为18～25 nm；⑥高密度脂蛋白，密度为1.063～1.210 g/ml，直径为5～12 nm；⑦脂蛋白a［lipoprotein a，Lp（a）］，密度为1.055～1.085 g/ml，直径为25～30 nm。

乳糜微粒是由肠道产生的富含甘油三酯的脂蛋白大颗粒，负责将膳食所摄入的外源性甘油三酯和胆固醇向周围组织和肝运输。载脂蛋白B-48（apolipoprotein B-48，Apo B-48）是其核心结构蛋白，每个乳糜微粒都包含1个Apo B-48。而当乳糜微粒中的甘油三酯水解并被外周组织利用后，则产生相比于乳糜微粒体积较小、甘油三酯含量较低、胆固醇含量较高的乳糜微粒残余物。与乳糜微粒不同，肝组织会产生内源性的富含甘油三酯的极低密度脂蛋白颗粒，其核心结构蛋白是载脂蛋白B-100（Apo B-100），每个极低密度脂蛋白颗粒都包含一个Apo B-100，当外周组织不断摄取消耗极低密度脂蛋白的甘油三酯时，则会产生胆固醇相对较高的中密度脂蛋白（intermediate density lipoprotein，IDL）。低密度脂蛋白来源于极低密度脂蛋白和中密度脂蛋白，其胆固醇含量更高；而高密度脂蛋白富含胆固醇和磷脂，在胆固醇从外周组织向肝的逆向转运中起重要作用，其核心结构蛋白是载脂蛋白A-I（Apo A-I），每个高密度脂蛋白颗粒可能包含多个Apo A-I。另外，Lp（a）是一种特殊的低密度脂蛋白颗粒，同样富含胆固醇，其特有的载脂蛋白A通过二硫键连接到Apo B-100上，关于Lp（a）的具体生理功能尚在探索中。不过已有大量研究表明，乳糜微粒残留物、IDL、LDL、Lp（a）均是促动脉粥样硬化的因素，而HDL则发挥抗动脉粥样硬化的作用。

临床上最常检测的血脂指标包括TG、TC、HDL和LDL等，其中HDL和LDL等血浆脂蛋白呈球状，一般不易直接测定，由于其胆固醇含量较为稳定，通过检测低密度脂蛋白胆固醇（low density lipoprotein cholesterol，LDL-C）和高密度脂蛋白胆固醇（high density lipoprotein cholesterol，HDL-C）的含量可以间接反映血浆中LDL、HDL的含量。另外，Apo A-I、Apo B和Lp（a）等也在临床中被逐步推广检测。

（二）脂代谢的三大途径

脂代谢是多酶促、多步骤的精密调控过程，对于维持机体和细胞的正常生理功能至关重要，脂代谢主要分为外源性、内源性和胆固醇逆转运3种主要途径。

1. 外源性途径　是指通过食物等方式外源摄取的胆固醇和甘油三酯被肠上皮细胞表面的NPC1L1介导内吞和吸收，酯化后与Apo B-48等载脂蛋白结合包装成乳糜微粒，而乳糜微粒进入血液循环后，在脂蛋白脂肪酶的作用下，乳糜微粒中的甘油三酯水解成甘油一酯和脂肪酸供外周组织利用，而剩下的乳糜微粒则成为乳糜微粒残体，被肝细胞上的受体回收并被肝的清道夫——肝巨噬细胞［库普弗细胞（Kupffer cell）］清理。

2. 内源性途径　是指肝直接将胆固醇、磷脂和甘油三酯，以及Apo B-100等载脂蛋白，包装成可溶性的脂蛋白，即合成极低密度脂蛋白，并释放入血。同样，极低密度脂蛋白的甘油三酯也会被脂肪酶水解以供外周组织储存或生产能量，从而产生中密度脂蛋白（又称极低密度脂蛋白残体），而后又会从高密度脂蛋白中摄取胆固醇（逆转运途径的一部分），导致胆固醇含量逐渐升高，形成低密度脂蛋白，低密度脂蛋白可以被外周组织的低密度脂蛋白受体识别后进行利用，或者被肝细胞的低密度脂蛋白受体识别后从血液循环清除。当低密度脂蛋白过多而无法被完全利用或清除时，血液循环中过剩的低密度脂蛋白颗粒则由于与动脉内膜的相互作用而逐渐沉积在动脉内膜中，发生氧化和糖基化等修饰，随后氧化的低密度脂蛋白触发炎症免疫反应，吸引单核细胞迁移至血管内皮下并分化为巨噬细胞以清除沉积的低密度脂蛋白颗粒，当低密度脂蛋白颗粒沉积过多超过了巨噬细胞的清除能力时，大量脂质蓄积在巨噬细胞中形成泡沫细胞，形成动脉粥样硬化的早期病变——脂纹，最终逐步发展为动脉粥样硬化。

3. 胆固醇逆转运途径　是指周围末梢组织细胞中的胆固醇经高密度脂蛋白转运回到肝细胞进行代谢的过程。外周组织产生的游离胆固醇向高密度脂蛋白流动，被卵磷脂胆固醇脂酰转移酶（LCAT）酯化形成胆固醇酯，随后移入高密度脂蛋白的核心储存，高密度脂蛋白通过血浆胆固醇酯转移蛋白［CETP，也称脂质转运蛋白（LTP）］将胆固醇移交给极低密度脂蛋白和低密度脂蛋白，最后再随着脂蛋白被肝的低密度脂蛋白受体和极低密度脂蛋白受体摄入肝细胞进行代谢。

（三）细胞的脂代谢

细胞可以合成、摄取、储存和排出脂质，通过一系列复杂且精密的途径维持细胞内脂代谢的平衡，这对于细胞、组织和生物体功能都起到至关重要的作用。具体来说，细胞可以内源性合成脂质（主要发生在肝），通过近30步酶促反应将乙酰辅酶A转化为胆固醇分子，该步骤有两种关键限速酶，即3-羟［基］-3-甲戊二酸单酰辅酶A还原酶（HMGCR）和鲨烯单加氧酶（SM），且需要消耗大量的能量和营养物质，合成的胆固醇经酰基辅酶A胆固醇酰基转移酶（ACAT）酯化后，再与甘油三酯、载脂蛋白等组合包装，就形成了极低密度脂蛋白，随后分泌到血液中，或者酯化后以脂滴的形式在细胞中储存。同时，细胞也可以通过外源性途径摄取脂质，通过细胞表面的低密度脂蛋白受体（LDLR）摄取血液循环中富含胆固醇的低密度脂蛋白，低密度脂蛋白内吞入细胞后会被分选到溶酶体中进行水解，所产生的游离胆固醇则被运送到其他细胞器和质膜中发挥其生物学功能。大部分外周组织细胞内过剩的胆固醇常通过三磷酸腺苷（adenosine triphosphate，ATP）结合盒（ATP-binding cassette，ABC）转运体A1和G1（ABCA1和ABCG1）向低脂的高密度脂蛋白及其载脂蛋白Apo A1外流，而在肝、肠细胞中，细胞内胆固醇还可以通过ABCG5与ABCG8外排到胆汁或肠腔中，参与循环代谢或被排出体外。

固醇调节元件结合蛋白（sterol regulatory element-binding protein，SREBP）通常以非活性形式存在于胞内内质网中，当胞内胆固醇含量较少时，SREBP转移至高尔基体被切割激活，活化的SREBP既可以促进脂质的内源性合成，也可以入核后激活低密度脂蛋白受体的转录，从而增加了细胞表面低密度脂蛋白受体的表达，使血液循环中更多的低密度脂蛋白被内吞入胞。同时，细胞会反馈性地下调ABCA1和ABCG1的表达而减少胆固醇的外流。而当胞内胆固醇含量较多时，不仅会负反馈抑制SREBP通路，且会激活肝X受体（LXR），诱导ATP结合盒转运体的表达而促进胆固醇外流，进而促进胆固醇逆转运，同时还可以生成低密度脂蛋白受体诱导降解蛋白（inducible degrader of flow-density lipoprotein receptor，IDOL），其可以通过泛素化途径降解低密度脂蛋白，降低低密度脂蛋白的表达，减少外源性胆固醇的摄取。

二、血脂与乳腺癌治疗

乳腺癌患者似乎更容易发生血脂异常。既往一项研究发现，与健康女性相比，乳腺癌患者的体重指数（body mass index，BMI）、总胆固醇水平、甘油三酯水平和低密度脂蛋白胆固醇水平均显著更高。导致这种现象的可能原因有3个：①肿瘤引起脂代谢相关改变，出现血脂异常；②激素受体阳性乳腺癌患者需要接受长期内分泌治疗以降低体内雌激素水平，但雌激素对血脂、心血管具有天然的保护作用，雌激素剥夺会导致血脂异常的发生率升高；③其他抗肿瘤治疗，如化疗、靶向治疗等，均有可能引起高脂血症，但其发生率要低于接受内分泌治疗的乳腺癌患者。

内分泌治疗是激素受体阳性乳腺癌患者综合治疗中重要的组成部分之一，绝经后乳腺癌患者内分泌治疗期间的血脂管理尤其需要关注，这是因为在卵巢功能减退和内分泌治疗药物的双重影响下，这部分患者更容易发生血脂异常和骨质疏松。ATAC研究和BIG1-98研究的结果奠定了第3代芳香化酶抑制剂（aromatase inhibitor，AI）在激素受体阳性绝经后乳腺癌中辅助内分泌治疗的重要地位，然而在不良事件的结果中，这两项研究也分别提到了阿那曲唑和来曲唑所带来的关节痛、骨折、心脏事件及高胆固醇血症等相关风险。BIG1-98研究证实，相比于他莫昔芬，来曲唑作为辅助内分泌治疗可显著降低激素受体阳性绝经后乳腺癌患者的复发风险，但研究者也发现，来曲唑组和他莫昔芬组的患者在治疗期间至少发生过一次高胆固醇血症的概率分别为43.6%和19.2%，来曲唑组血脂异常的发生率显著升高。

第3代AI（包括来曲唑、阿那曲唑、依西美坦）虽然都是通过抑制芳香化酶，阻止雄烯二酮和睾酮经芳香化转变为雌激素，但仍可以基于作用机制的不同分为两类。①非甾体AI：如阿那曲唑和来曲唑，这类AI通过与亚铁血红素中的铁原子结合，与内源性底物竞争芳香化酶的活性位点，从而可逆地抑制芳香化酶的活性；②甾体AI：如依西美坦，与芳香化酶内源性底物（雄烯二酮和睾酮）结构类似，可作为"假底物"与芳香化酶不可逆结合，从而抑制雌激素合成。正是由于这两类AI分子结构和作用机制的不同，它们对血脂的影响也有所差异。

MA27研究纳入了7576例激素受体阳性绝经后乳腺癌女性患者，以1∶1的比例随机分为两组，分别接受依西美坦和阿那曲唑内分泌治疗，中位随访4.1年的结果显示，依西美坦组和阿那曲唑组的无事件生存率分别为91.0%和91.2%，且无病生存率和疾病特异性生存率也相似，差异均无统计学意义。然而，该研究也发现，依西美坦组患者骨质疏松/骨质减少、高甘油三酯血症和高胆固醇血症的发生率较低。另外，一项前瞻性队列研究探索了绝经后激素受体阳性早期乳腺癌患者内分泌治疗前24个月内甾体AI和非甾体AI对血脂谱的影响，结果显示，甾体AI组和非甾体AI组24个月累计血脂异常事件的发生率分别为25.3%和37.0%，使用甾体AI血脂异常事件发生风险降低36%（HR 0.64，$P = 0.018$）。以上结果均表明，相比于非甾体AI（如来曲唑、阿那曲唑），甾体AI（如依西美坦）对血脂的不利影响更小。

甾体AI与雌激素受体调节剂（如他莫昔芬）对血脂的影响研究如下。一项希腊的研究比较了依西美坦和他莫昔芬作为绝经后早期乳腺癌患者的辅助治疗对血脂的影响。结果发现，两组的总胆固醇水平均呈下降趋势；总胆固醇和低密度脂蛋白水平仅在他莫昔芬组持续显著降低；他莫昔芬组的平均高密度脂蛋白水平高于依西美坦组。该研究结果可以看出，相比于依西美坦，他莫昔芬似乎对总胆固醇、低密度脂蛋白及高密度脂蛋白水平表现出更有益的影响。另外，EORTC 10951研究的一项延伸性研究比较了依西美坦和他莫昔芬对绝经后转移性乳腺癌（metastatic breast cancer，MBC）患者血脂谱的影响。结果发现，在治疗8周、24周和48周时，依西美坦和他莫昔芬均未对总胆固醇、高密度脂蛋白、Apo A1、Apo B或Lp（a）水平产生不良影响；依西美坦和他莫昔芬对甘油三酯水平分别有相反的影响，依西美坦可降低甘油三酯水平，而他莫昔芬可提高甘油三酯水平。该研究结果可以看出，依西美坦相比于他莫昔芬对降低甘油三酯水平而言更有利。上述两项研究虽然在细节上有所不同，且这两个药物对血脂具体类型的影响有所不同，但目前一般认为，他莫昔芬或依西美坦对血脂的不利影响均较小。

值得注意的是，应用选择性雌激素受体调节剂（selective estrogen receptor modulators，SERM）对患者血脂的影响似乎与特定酶的基因型有关。一项队列研究探索了不同$CYP2D6$基因型乳腺癌患者应用他莫昔芬或托瑞米芬对血脂的影响，根据$CYP2D6*10$（100C→T）基因型，将入组患者分为4个队列：他莫昔芬的快代谢者（EM＋TAM）、托瑞米芬的快代谢者（EM＋TOR）、他莫昔芬的中间代谢者（IM＋TAM），以及托瑞米芬的中间代谢者（IM＋TOR）。结果发现，服用SERM约1年后，EM＋TAM队列的总胆固醇水平显著降低（$P < 0.001$），甘油三酯水平在EM＋TAM队列（$P < 0.001$）、EM＋TOR队列（$P = 0.01$）和IM＋TOR队列（$P = 0.008$）中显著升高，但在IM＋TAM队列中没有升高。以上结果表明，$CYP2D6$基因多态性在预测服用他莫昔芬的乳腺癌患者的脂质代谢变化方面发挥了重要作用。

临床中，医师应注重乳腺癌患者的血脂监测，尤其是绝经后接受长期内分泌治疗的患者，需要进行更加严格的血脂管理。医师应根据患者的具体情况选择合适的内分泌治疗药物，血脂异常、心血管疾病风险高的绝经后乳腺癌患者，可选择对血脂不利影响较小的内分泌治疗药物，如依西美坦等。

三、血脂与乳腺癌患者的预后

血脂异常通常与心血管疾病的风险显著相关，如冠状动脉粥样硬化性心脏病（以下简称"冠心病"）、脑卒中等。除此之外，对于肿瘤患者来说，失调的脂质稳态还与癌症微环境相互作用。多项研究表明，脂代谢改变是癌症中显著的代谢改变之一，脂质不仅是构成生物膜的结构基础，同时可以作为生物能源和信号转导媒介发挥作用，癌细胞可以利用脂质代谢来获取能量、生物膜成分及增殖、生存、侵袭、转移所需的信号分子。因此，血脂水平不仅与肿瘤的发生、发展有关，还与多种肿瘤的侵袭、转移能力及患者的预后密切相关。

已有较多的研究证明，调血脂药对乳腺癌患者的预后具有保护作用。Borgquist等在一项Ⅲ期双盲随机对照临床试验（BIG1-98研究）的队列中探索了降胆固醇药物和内分泌治疗药物联用对乳腺癌患者预后的影响，在研究开始时和之后每6个月检测1次总胆固醇水平和降胆固醇药物的使用情况。结果发现，在内分泌治疗期间应用降胆固醇药物可以改善无病生存期（HR 0.79，95%CI 0.66 ～ 0.95，P = 0.01）、无乳腺癌间期（HR 0.76，95%CI 0.60 ～ 0.97，P = 0.02）和无远处复发间期（HR 0.74，95%CI 0.56 ～ 0.97，P = 0.03），证实了在辅助内分泌治疗期间应用降胆固醇药物可能有助于预防激素受体阳性早期乳腺癌复发。上述结果间接提示血脂水平可能影响乳腺癌患者的预后。

然而，目前尚未全面阐明各项血脂指标水平与乳腺癌患者预后之间的关系。前期基础研究发现，胆固醇的主要代谢产物——27-羟基胆固醇（27HC）在乳腺癌小鼠模型中增加了雌激素受体（ER）依赖性的肿瘤生长，并增强了肝X受体（LXR）依赖性的肿瘤转移。Hilvo等发表的脂质组学研究的结果表明，经新辅助化疗后达到病理完全缓解（pathologic complete response，pCR）的患者在新辅助化疗前所采集的血清中含有较低的C18∶1脂肪酰链的甘油三酯水平，且较高水平的特定类型甘油三酯（18∶1/18∶1/20∶1）与患者的更差的总生存率和无病生存率有关。另有研究表明，肿瘤术后开始化疗时的基线低密度脂蛋白水平升高可被认为是增加转移风险的预测因素。Emaus等也发现，筛查时总胆固醇水平较高（最高三分位数）的女性乳腺癌患者的死亡率比总胆固醇水平较低（最低三分位数）的女性乳腺癌患者的死亡率高29%。既往一项前瞻性队列研究纳入520例早期乳腺癌患者，随访8.7年后多变量分析的结果显示，较高的总胆固醇和低密度脂蛋白胆固醇水平会增加乳腺癌的复发风险。这些研究结果均提示，较高的血脂水平可能与乳腺癌患者较差的预后相关。

除了肿瘤的固有临床特征和病理特征以外，患者自身的机体情况（如代谢活动、脏器功能等）也与肿瘤的发生、发展和患者预后紧密相关，血脂作为临床容易测得的生物标志物，间接反映了机体和肿瘤的脂质代谢情况，期待后续有更多相关的临床研究探索血脂与乳腺癌患者预后的关系。

四、乳腺癌患者的血脂管理

一项全国调查结果显示，中国成人血脂异常的总体患病率高达40.40%。随着我国居民生活水平的提高和健康意识的增强，临床医师迫切需要对血脂异常患者进行科学监测和管理。对于乳腺癌患者来说，血脂异常所致的心血管疾病也严重威胁着生存。美国的一项流行病学调查数据显示，诊断年龄＞66岁的乳腺癌患者，心血管事件为首位死亡原因（占15.9%），而乳腺癌相关死亡事件占15.1%。激素受体阳性且需要长期接受内分泌治疗的绝经后乳腺癌患者雌激素水平低下和治疗相关因素的双重影响，血脂异常的发生率和心血管疾病的风险也随之显著升高。因此，对这类患者血脂的长期管理更加重要。

对乳腺癌患者的常规血脂监测不容疏忽。根据《绝经后早期乳腺癌患者血脂异常管理的中国专家共识》，正在接受芳香化酶抑制剂治疗的绝经后乳腺癌患者必须密切监测血脂水平，建议高危患者每6个月检测1次，普通患者随访期间6~12个月检测1次。血脂监测最主要的目的是防治动脉粥样硬化性心血管疾病（atherosclerotic cardiovascular disease，ASCVD），而低密度脂蛋白在ASCVD的发病机制中起核心作用，故应以低密度脂蛋白胆固醇水平作为主要的干预靶点。根据《中国成人血脂异常防治指南（2016年修订版）》，对乳腺癌患者进行ASCVD余生危险评估，划分为极高危、高危、中危和低危4个群体，并将低密度脂蛋白胆固醇的干预目标值依次设定为：极高危者＜1.8 mmol/L，高危者＜2.6 mmol/L，中危和低危者＜3.4 mmol/L。

生活方式的改善是治疗血脂异常的关键，无论乳腺癌患者ASCVD的危险分层如何、是否伴有基础疾病和相关危险因素，都可以从生活方式的改善中获益。主要目标包括戒烟、调整饮食结构（坚持低脂饮食）、保持理想体重或减重（20 kg/m² ≤ BMI ≤ 24 kg/m²）和坚持运动，换言之，"管住嘴、迈开腿"是调整血脂的有益生活方式。

临床上可供选择的调血脂药主要分为降低胆固醇的药物（他汀类药物等）和降低甘油三酯药物（贝特类药物等）两大类。其中，他汀类药物是首选且最常用的调血脂药，不仅能降低低密度脂蛋白胆固醇，还能降低甘油三酯，且药代动力学研究未发现他汀类药物和芳香化酶抑制剂之间存在药物相互作用，几乎不会影响乳腺癌患者的内分泌治疗。当然，除调血脂药外，临床医师对乳腺癌患者的血脂水平进行常规监测，为患者选择合适的内分泌治疗药物也是长期管理中非常重要的一环。

五、总结

血脂与乳腺癌的发生、发展及患者的预后密切相关，血脂水平异常与乳腺癌患者预后较差相关，且血脂异常所引起的ASCVD也严重威胁着乳腺癌患者的生存质量。尤其是绝经后长期接受内分泌治疗的乳腺癌患者，由于受卵巢功能减退和药物治疗的双重影响，血脂异常和心血管事件发生率高，临床医师在工作中可以在选择治疗策略前预先评估乳腺癌患者的心血管危险因素，为伴有血脂异常或具有高危因素的患者选择对血脂不利影响较小的内分泌治疗药物（如甾体芳香化酶抑制剂依西美坦）。此外，临床医师还可以通过定期监测患者的血脂，督促患者改变不良的生活方式、合理应用调血脂药等实现对乳腺癌患者血脂的综合管理。

（上海交通大学医学院附属仁济医院　陈心如　殷文瑾　陆劲松）

参考文献

[1] FEINGOLD K R, GRUNFELD C. Introduction to lipids and lipoproteins [M] //FEINGOLD K R, ANAWALT B, BOYCE A, et al. South Dartmouth（MA）: MDText, 2020.

[2] LI P S, FU Z Y, ZHANG Y Y, et al. The clathrin adaptor Numb regulates intestinal cholesterol absorption through dynamic interaction with NPC1L1 [J]. Nat Med, 2014, 20（1）: 80-86.

[3] LUO J, YANG H Y, SONG B L. Mechanisms and regulation of cholesterol homeostasis [J]. Nat Rev Mol Cell Biol, 2020, 21（4）: 225-245.

[4] LEBEAU P F, BYUN J H, PLATKO K, et al. Caffeine blocks SREBP2-induced hepatic PCSK9 expression to enhance LDLR-mediated cholesterol clearance [J]. Nat Commun, 2022, 13（1）: 770.

[5] OWIREDU W K, DONKOR S, ADDAI B W, et al. Serum lipid profile of breast cancer patients [J]. Pak J Biol Sci, 2009, 12（4）: 332-338.

[6] HOWELL A, CUZICK J, BAUM M, et al. Re-

sults of the ATAC (arimidex, tamoxifen, alone or in combination) trial after completion of 5 years' adjuvant treatment for breast cancer [J]. Lancet, 2005, 365 (9453): 60-62.

[7] THÜRLIMANN B, KESHAVIAH A, COATES A S, et al. A comparison of letrozole and tamoxifen in postmenopausal women with early breast cancer[J]. N Engl J Med, 2005, 353 (26): 2747-2757.

[8] GOSS P E, INGLE J N, PRITCHARD K I, et al. Exemestane versus anastrozole in postmenopausal women with early breast cancer: NCIC CTG MA. 27-a randomized controlled phase Ⅲ trial [J]. J Clin Oncol, 2013, 31 (11): 1398-1404.

[9] WANG X, ZHU A J, WANG J Y, et al. Steroidal aromatase inhibitors have a more favorable effect on lipid profiles than nonsteroidal aromatase inhibitors in postmenopausal women with early breast cancer: a prospective cohort study [J]. Ther Adv Med Oncol, 2020, 12: 1758835920925991.

[10] MARKOPOULOS C, POLYCHRONIS A, DAFNI U, et al. Lipid changes in breast cancer patients on exemestane treatment: final results of the TEAM Greek substudy [J]. Ann Oncol, 2009, 20 (1): 49-55.

[11] ATALAY G, DIRIX L, BIGANZOLI L, et al. The effect of exemestane on serum lipid profile in postmenopausal women with metastatic breast cancer: a companion study to EORTC Trial 10951, ' Randomized phase Ⅱ study in first line hormonal treatment for metastatic breast cancer with exemestane or tamoxifen in postmenopausal patients [J]. Ann Oncol, 2004, 15 (2): 211-217.

[12] ZHOU W H, JIANG Y W, XU Y Q, et al. Comparison of adverse drug reactions between tamoxifen and toremifene in breast cancer patients with different CYP2D6 genotypes: a propensity-score matched cohort study [J]. Int J Cancer, 2022, 150 (10): 1664-1676.

[13] 马飞, 徐兵河, 邵志敏. 乳腺癌随访及伴随疾病全方位管理指南 [J]. 中华肿瘤杂志, 2019, 41 (1): 29-41.

[14] BROADFIELD L A, PANE A A, TALEBI A, et al. Lipid metabolism in cancer: new perspectives and emerging mechanisms [J]. Dev Cell, 2021, 56 (10): 1363-1393.

[15] SNAEBJORNSSON M T, JANAKI-RAMAN S, SCHULZE A. Greasing the wheels of the cancer machine: the role of lipid metabolism in cancer [J]. Cell Metab, 2020, 31 (1): 62-76.

[16] CHENG C M, GENG F, CHENG X, et al. Lipid metabolism reprogramming and its potential targets in cancer [J]. Cancer Commun (Lond), 2018, 38 (1): 27.

[17] BIAN X L, LIU R, MENG Y, et al. Lipid metabolism and cancer[J]. J Exp Med, 2021, 218 (1): e20201606.

[18] NIELSEN S F, NORDESTGAARD B G, BOJESEN S E. Statin use and reduced cancer-related mortality [J]. N Engl J Med, 2012, 367 (19): 1792-1802.

[19] MURTOLA T J, VISVANATHAN K, ARTAMA M, et al. Statin use and breast cancer survival: a nationwide cohort study from Finland [J]. PLoS One, 2014, 9 (10): e110231.

[20] AHERN T P, LASH T L, DAMKIER P, et al. Statins and breast cancer prognosis: evidence and opportunities [J]. Lancet Oncol, 2014, 15 (10): e461-e468.

[21] BORGQUIST S, GIOBBIE-HURDER A, AHERN T P, et al. Cholesterol, cholesterol-lowering medication use, and breast cancer outcome in the big 1-98 study [J]. J Clin Oncol, 2017, 35 (11): 1179-1188.

[22] NELSON E R, WARDELL S E, JASPER J S, et al. 27-Hydroxycholesterol links hypercholesterolemia and breast cancer pathophysiology [J]. Science, 2013, 342 (6162): 1094-1098.

[23] HILVO M, GADE S, HYÖTYLÄINEN T, et al. Monounsaturated fatty acids in serum triacylglycerols are associated with response to neoadjuvant chemotherapy in breast cancer patients [J]. Int J Cancer, 2014, 134 (7): 1725-1733.

[24] GHAHREMANFARD F, MIRMOHAMMADKHANI M, SHAHNAZARI B, et al. The valuable role of measuring serum lipid profile in cancer progression [J]. Oman Med J, 2015, 30 (5): 353-357.

[25] EMAUS A, VEIERØD M B, TRETLI S, et al. Metabolic profile, physical activity, and mortality in breast cancer patients [J]. Breast Cancer Res Treat, 2010, 121 (3): 651-660.

[26] BAHL M, ENNIS M, TANNOCK I F, et al. Se-

rum lipids and outcome of early-stage breast cancer: results of a prospective cohort study [J]. Breast Cancer Res Treat, 2005, 94 (2): 135-144.

[27] 诸骏仁, 高润霖, 赵水平, 等. 中国成人血脂异常防治指南（2016年修订版）[J]. 中国循环杂志, 2016, 31（10）: 937-953.

[28] YANCIK R, WESLEY M N, RIES L A, et al. Effect of age and comorbidity in postmenopausal breast cancer patients aged 55 years and older [J]. JAMA, 2001, 285 (7): 885-892.

[29] PATNAIK J L, BYERS T, DIGUISEPPI C, et al. Cardiovascular disease competes with breast cancer as the leading cause of death for older females diagnosed with breast cancer: a retrospective cohort study [J]. Breast Cancer Res, 2011, 13 (3): R64.

[30] 中国乳腺癌内分泌治疗多学科管理血脂异常管理共识专家组. 绝经后早期乳腺癌患者血脂异常管理的中国专家共识 [J]. 中华肿瘤杂志, 2017, 39（1）: 72-77.

[31] 中国成人血脂异常防治指南修订联合委员会. 中国成人血脂异常防治指南（2016年修订版）[J]. 中国循环杂志, 2016, 31（10）: 15-35.

[32] BAO T, BLACKFORD A L, STEARNS V. Effect of simvastatin on the pharmacokinetics of anastrozole [J]. Breast Cancer Res Treat, 2012, 131(2): 709-711.

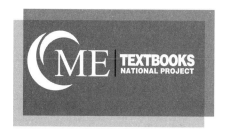

人表皮生长因子受体2低表达研究进展

第3章

一、人表皮生长因子受体2与人表皮生长因子受体2低表达概述

人表皮生长因子受体2（*HER2*）基因，又称*neu*癌基因，位于17号染色体的q21区域，编码分子量为185 kD的单聚体蛋白质——HER2蛋白（p185HER2）。由于与表皮生长因子受体（epidermal growth factor receptor，EGFR）具有显著同源性，HER2蛋白成为表皮生长因子跨膜受体家族的一员，这个家族还包括HER1（EGFR）、HER3和HER4蛋白。HER2蛋白是一种受体酪氨酸激酶，由胞外的配体结合区、单链跨膜区和胞内的蛋白酪氨酸激酶区组成，它通过与其他HER2蛋白形成二聚体或与其他HER家族成员形成异质二聚体产生二聚化作用，激活胞内酪氨酸激酶的活性而活化，之后通过磷脂酰肌醇3激酶（phosphoinositide 3-kinase，PI3K）/蛋白激酶B（protein kinase B，AKT）途径和促分裂原活化的蛋白激酶（mitogenactivated protein kinase，MAPK）途径向下游发送信号，从而产生一系列变化，如细胞增殖、分化、迁移等。研究表明，在多种恶性肿瘤尤其是乳腺癌中存在*HER2*基因扩增和/或HER2蛋白表达升高，它们参与多条通路以维持肿瘤的恶性行为，包括生长信号的自主性、持续的血管生成、细胞分裂能力和浸润能力增强等。

HER2状态是乳腺癌除淋巴结状态、肿瘤大小、组织学分级和激素受体状态等以外的独立预后指标，也是乳腺癌分子分型的依据之一。临床主要通过免疫组织化学染色（immunohistochemistry staining，IHC）和原位杂交（in situ hybridization，ISH）两种方式相结合来确定乳腺癌的HER2状态，IHC评估HER2蛋白表达水平的高低，ISH评估*HER2*基因是否扩增。根据2018年美国临床肿瘤学会（American Society of Clinical Oncology，ASCO）/美国病理学家学会（College of American Pathologists，CAP）指南和2022年美国国家综合癌症网络（National Comprehensive Cancer Network，NCCN）指南（第2版），临床病理将IHC中HER2（＋＋～＋＋＋）且ISH阳性定义为HER2阳性，将IHC中HER2（0～＋＋）且ISH阴性定义为HER2阴性。根据以往的研究，15%～20%的乳腺癌患者为HER2阳性亚型，相比于HER2阴性乳腺癌，其复发转移风险升高，预后亦不佳。针对HER2阳性乳腺癌的抗HER2靶向治疗是乳腺癌综合治疗中极其重要的进展之一，传统的抗HER2靶向药物包括曲妥珠单抗和帕妥珠单抗等大分子单抗，拉帕替尼和吡咯替尼等小分子酪氨酸激酶抑制剂，以及恩美曲妥珠单抗（trastuzumab emtansine，T-DM1）等抗体-药物偶联物（antibody-drug conjugate，ADC）等，显著延长了HER2阳性乳腺癌患者的生存期，但HER2阴性患者对以上药物似乎并不敏感。

随着对HER2表达状态的深入研究和新型抗HER2靶向药物的研发，如德曲妥珠单抗

（trastuzumab deruxtecan，T-DXd），将 HER2 状态定义为阳性或阴性的二元分类似乎远远不足。在 HER2 阴性乳腺癌中，相比于免疫组织化学中 HER2（0），HER2（＋）和 HER2（＋＋）的乳腺癌也不同程度地表达 HER2 蛋白，有潜在抗 HER2 靶向治疗的价值。同时，有研究发现，免疫组织化学中 HER2（0）、HER2（＋）和 HER2（＋＋）且 ISH 阴性的乳腺癌患者的预后可能存在差异。因此，目前国际上将 HER2（＋）和 HER2（＋＋）且 ISH 阴性的乳腺癌新划分为 HER2 低表达乳腺癌。这在一定程度上改变了激素受体阳性乳腺癌和三阴性乳腺癌（triple negative breast cancer，TNBC）的临床诊疗现状。

HER2 低表达乳腺癌占所有乳腺癌的 45%～55%，其中绝大多数为激素受体阳性。有研究发现，HER2 低表达有更多 PI3K-AKT 信号通路相关的基因突变，且分子生物学亚型多为 Luminal 型。相比于 HER2 零表达，HER2 低表达乳腺癌与 Luminal 型相关的基因（如 *BCL2*、*BAG1*、*FOXA1*、*ESR1* 等）表达显著上调。*PAM50* 基因检测也表明，HER2 低表达多为 Luminal 型。从临床现状到基因和分子生物学层面均表明 HER2 低表达是一种不可忽视的亚型。

二、人表皮生长因子受体 2 低表达乳腺癌的疗效预测

既往抗 HER2 靶向治疗的 HER2 阳性标准全部来自曲妥珠单抗相关研究，HER2 状态（阳性或阴性）可以有效预测曲妥珠单抗、帕妥珠单抗等靶向药物的疗效。而 NSABP B47 试验也进一步证实，HER2 阴性乳腺癌（即使是 HER2 低表达）无法从曲妥珠单抗中获益。NSABP B47 试验聚焦于早期 HER2 低表达高危乳腺癌患者术后接受曲妥珠单抗辅助靶向治疗能否改善生存期，共入组 3270 例有高危风险的早期 HER2 低表达乳腺癌术后患者，按 1∶1 的比例随机接受化疗联合曲妥珠单抗治疗或化疗。经过中位 46 个月的随访，结果发现，两组间 5 年无浸润灶疾病生存率（89.8%*vs.*89.2%，*HR* 0.98，95%*CI* 0.76～1.25，*P* = 0.85）、无远处转移生存期（*HR* 1.10，95%*CI* 0.81～1.50，*P* = 0.55）和总生存期（*HR* 1.33，95%*CI* 0.90～1.95，*P* = 0.15）的差异均无统计学意义，表明 HER2（＋）和 HER2（＋＋）且 ISH 阴性的乳腺癌患者无法从曲妥珠单抗辅助靶向治疗中显著获益。

但新型抗 HER2 靶向 ADC 的出现，改变了 HER2"非阳即阴"的布局。传统的 ADC，如 T-DM1，其连接子是不可裂解的，因而只对于 HER2 阳性肿瘤细胞有效，而新型 ADC 的连接子可以被酶裂解而断开，提高了细胞毒性药物的载荷，当这些细胞毒性药物穿出细胞膜时，会表现出"旁观者效应"，其不仅对 HER2 阳性乳腺癌患者有效，对 HER2 低表达患者也有抗肿瘤作用。研究发现，HER2 低表达乳腺癌患者可以从 T-DXd、RC48 等新型抗 HER2 靶向 ADC 中显著获益，故 HER2 低表达可以作为 T-DXd、RC48 等药物的疗效预测指标。

T-DXd 的一项 Ⅰb 期临床试验发现，既往行多线标准方案治疗（中位治疗线数为 7.5 线）后进展的难治性 HER2 低表达局部晚期或转移性乳腺癌患者使用 T-DXd 后的客观缓解率达 37%，中位缓解持续时间为 10.4 个月，中位无进展生存期（median progression free survival，mPFS）为 11.1 个月，中位总生存期（median overall survival，mOS）为 29.4 个月，T-DXd 对生存期的改善效果较好，由此拉开新型抗 HER2 靶向药物治疗 HER2 低表达乳腺癌患者的序幕。DESTINY-Breast04 试验是一项评估 T-DXd 治疗 HER2 低表达晚期乳腺癌患者的大型 Ⅲ 期随机临床试验，共纳入 557 例既往接受过一线或二线化疗的 HER2 低表达且不可切除或转移性乳腺癌患者，并按 2∶1 的比例随机分组接受 T-DXd 治疗或医师选择的治疗（包括卡培他滨、艾立布林、吉西他滨、紫杉醇或白蛋白结合型紫杉醇）；入组患者绝大部分是激素受体阳性患者（*n* = 480），符合 HER2 低表达中绝大多数是激素受体阳性乳腺癌的特点；主要研究终点是激素受体阳性亚组的无进展生存期（progression free survival，PFS），次要研究终点包括总人群的 PFS、激素受体阳性亚组的 OS 和总人群的 OS。经过

中位18.4个月的随访，结果发现，T-DXd组和医师选择治疗组中激素受体阳性亚组患者的mPFS分别为10.1个月和5.4个月（*HR* 0.51，95%*CI* 0.40～0.64，*P* < 0.001），总人群的mPFS分别为9.9个月和5.1个月（*HR* 0.50，95%*CI* 0.40～0.63，*P* < 0.001），激素受体阴性亚组的mPFS分别为8.5个月和2.9个月（*HR* 0.46，95%*CI* 0.24～0.89）；激素受体阳性亚组的mOS分别为23.9个月和17.5个月（*HR* 0.64，95%*CI* 0.48～0.86，*P* = 0.003），总人群的mOS分别为23.4个月和16.8个月（*HR* 0.64，95%*CI* 0.49～0.84，*P* = 0.001），激素受体阴性亚组的mOS分别为18.2个月和8.3个月（*HR* 0.48，95%*CI* 0.24～0.95）。T-DXd相比于医师选择的治疗显著延长了激素受体阳性和激素受体阴性、HER2低表达患者的生存时间，初步表明HER2低表达可以作为T-DXd的疗效预测指标。DAISY研究发现，随着HER2表达的增加［HER2（0）*vs.*HER2（＋）或（＋＋）且ISH阴性 *vs.*HER2（＋＋＋）或HER2（＋＋）且ISH阳性］，T-DXd对晚期乳腺癌有升高客观缓解率和延长PFS的趋势。目前尚在进行中的DESTINY-Breast06研究也是评估T-DXd治疗HER2低表达晚期乳腺癌患者的大型Ⅲ期临床试验，不仅纳入了标准定义的HER2低表达乳腺癌患者，还纳入了HER2 <（＋）但 >（0）（即HER2超低表达）的患者，T-DXd对于这部分患者的疗效如何，是否会影响HER2低表达的判断标准，令人期待。

RC48是国内原研的首款ADC，与T-DXd类似，其连接子也可被酶裂解。C003研究已经初步证实，RC48对HER2低表达晚期乳腺癌患者有显著疗效，纳入的48例既往经多线治疗且绝大多数存在内脏转移（93.8%）的HER2低表达晚期乳腺癌患者经RC48治疗后客观缓解率为39.6%，疾病控制率为89.6%，mPFS为5.7个月。对于HER2（＋）和HER2（＋＋）且ISH阴性的患者，RC48表现出相似的疗效。RC48治疗HER2低表达［HER2（＋）且ISH阴性］乳腺癌患者的Ⅲ期临床试验也在进行中，期待后续数据的报道。

从已报道的临床数据来看，HER2低表达作为新型抗HER2靶向ADC的疗效预测指标似乎是可行的。但HER2超低表达和IHC中HER2（0）在新型ADC的临床应用中处于何种地位、疗效究竟如何，目前尚无定论，需更多临床试验进行验证。

三、人表皮生长因子受体2低表达乳腺癌的预后

HER2低表达和HER2零表达乳腺癌之间是否存在显著差异、两者预后是否不同一直众说纷纭。已有不少研究分别对东、西方国家人群的新辅助治疗、辅助治疗和晚期解救治疗进行探索，部分研究发现，HER2低表达与HER2零表达患者的预后存在显著差异，但孰优孰劣结论不一致。也有研究发现，两者预后几乎无差别。针对中国HER2低表达乳腺癌患者的相关研究不多，结论也不完全一致。一项综合了GeparSepto、GeparOcto、GeparX和Gain-2新辅助研究的大型患者个体水平的荟萃分析发现，相比于HER2零表达乳腺癌，HER2低表达乳腺癌在新辅助化疗后病理完全缓解率显著较低，在激素受体阳性亚组中同样如此；但在激素受体阴性亚组（既往属于三阴性乳腺癌的人群）中，两者的病理学完全缓解率无显著差异。在3年无病生存期（disease-free survival，DFS）和OS方面，HER2低表达乳腺癌显著优于HER2零表达乳腺癌，激素受体阴性亚组有同样显著的优势。另一项来自西方国家人群辅助治疗的研究通过对91例未接受过新辅助治疗的术后淋巴结阳性乳腺癌患者进行分析，发现HER2低表达患者的无局部复发生存期、OS和疾病特异性生存期显著低于HER2零表达患者。但该研究发表的时间距今较久，HER2状态的评估存在缺陷，且对HER2（＋＋）未进一步完善ISH检测，故HER2（＋＋）患者中可能混有HER2阳性患者。一项纳入接受多线治疗的晚期HER2阴性乳腺癌患者的回顾性分析发现，不论是激素受体阳性亚组还是激素受体阴性亚组，HER2低表达相比于HER2零表达，均不会影响患者的PFS或OS。而在早期三阴性乳腺

癌患者中进行的回顾性分析发现，HER2 的表达水平不同（低表达和零表达），患者的无复发生存期（relapse free survival，RFS）和 OS 均无显著差异。在一项纳入早期 HER2 阴性乳腺癌患者的大型回顾性研究发现，HER2 低表达乳腺癌患者和 HER2 零表达乳腺癌患者的预后无显著差异，不论是 DFS、无远处疾病生存期（distant disease-free survival，DDFS）还是 OS，P 值差异均无统计学意义。HER2 低表达乳腺癌患者相比于 HER2 零表达乳腺癌患者，病理学完全缓解率显著较低，但根据雌激素受体水平分组后，这种差异不再显著。HER2 低表达乳腺癌患者的预后是否随雌激素受体水平变化而变化，研究者提出了疑问。

针对中国 HER2 低表达人群预后的研究不多。在真实世界研究中对晚期乳腺癌患者进行的一项回顾性分析发现，HER2 低表达患者的预后显著优于 HER2 零表达患者。结果显示，在总人群中，HER2 低表达患者相比于 HER2 零表达患者 OS 显著更长（48.5 个月 $vs.$ 43.0 个月，$P = 0.004$）；激素受体阳性亚组同样如此。另一项纳入接受新辅助化疗的早期乳腺癌患者的研究发现，HER2 低表达患者相比于 HER2 零表达患者的病理完全缓解率显著较低，两者的无病生存率无显著差异，但在各个随访节点上，HER2 低表达出现复发或进展的比例显著低于 HER2 零表达患者。一项来自韩国针对 HER2 阴性早期乳腺癌患者的研究发现，HER2 低表达患者与 HER2 零表达患者相比，两者的 OS 无显著差异；但 HER2 低表达患者相比于 HER2 零表达患者乳腺癌特异性生存期（breast cancer specific survival，BCSS）显著更优；不论是激素受体阳性亚组还是激素受体阴性亚组，不论肿瘤临床病理分期为 I 期、II 期还是 III 期，HER2 低表达患者的预后优势更显著。

HER2 低表达乳腺癌患者与 HER2 零表达乳腺癌患者的预后在不同国家、不同人群、不同治疗环境中表现出一些差异。未来期待更多的研究能够揭示 HER2 低表达乳腺癌患者的预后。

四、人表皮生长因子受体 2 低表达乳腺癌的病理诊断

HER2 低表达的病理诊断标准为 HER2（＋）或 HER2（＋＋）且 ISH 为阳性，对 HER2 状态的准确识别至关重要。既往由于 HER2 阴性乳腺癌患者均不需要靶向治疗，且 HER2(＋) 和 HER2(0) 患者不用特别行 ISH 检测，故不同实验室对于 HER2 的判读存在不一致性。目前的免疫组织化学标准的 HER2 评分规则是否能够准确识别 HER2（＋）和 HER2（0），是否完全适用于对 HER2 低表达乳腺癌的判定也值得思考。HER2 低表达相比于 HER2 阳性存在更大的时空异质性，在临床用药前是否需要再次确认 HER2 低表达的状态似乎也是一个值得考虑的问题。除了免疫组织化学检测和 ISH 检测，如果引入新的 HER2 检测方式时，如高通量测序等，HER2 状态的划分可能不仅是三元，还有更多元，甚至可能是 HER2 状态谱，那时，HER2 低表达的阈值又该如何界定，是未来的挑战之一。

总而言之，HER2 低表达是一个新兴潜在的亚型，随着新型抗 HER2 靶向 ADC 的发展而走进了大众视野。HER2 低表达乳腺癌能否作为一个临床亚型和分子亚型，是否与 HER2 零表达乳腺癌完全不同，仍需要更多研究来证实。

（上海交通大学医学院附属仁济医院　赵英莺　殷文瑾　陆劲松）

参考文献

[1] ARBOLEDA M J，LYONS J F，KABBINAVAR F F, et al. Overexpression of AKT2/protein kinase Bbeta leads to up-regulation of beta1 integrins，increased invasion，and metastasis of human breast and ovarian cancer cells [J]. Cancer Res，2003，63（1）：196-206.

［2］KUMAR R, YARMAND-BAGHERI R. The role of HER2 in angiogenesis［J］. Semin Oncol, 2001, 28（5 Suppl 16）：27-32.

［3］PRESS M F, BERNSTEIN L, THOMAS P A, et al. HER-2/neu gene amplification characterized by fluorescence in situ hybridization：poor prognosis in node-negative breast carcinomas［J］. J Clin Oncol, 1997, 15（8）：2894-2904.

［4］WOLFF A C, HAMMOND M E H, ALLISON K H, et al. Human epidermal growth factor receptor 2 testing in breast cancer：American Society of Clinical Oncology/College of American Pathologists clinical practice guideline focused update［J］. J Clin Oncol, 2018, 36（20）：2105-2122.

［5］SLAMON D J, CLARK G M, WONG S G, et al. Human breast cancer：correlation of relapse and survival with amplification of the HER-2/neu oncogene［J］. Science, 1987, 235（4785）：177-182.

［6］SLAMON D J, GODOLPHIN W, JONES L A, et al. Studies of the HER-2/neu proto-oncogene in human breast and ovarian cancer［J］. Science, 1989, 244（4905）：707-712.

［7］WOLFF A C, HAMMOND M E, HICKS D G, et al. Recommendations for human epidermal growth factor receptor 2 testing in breast cancer：American Society of Clinical Oncology/College of American Pathologists clinical practice guideline update［J］. J Clin Oncol, 2013, 31（31）：3997-4013.

［8］FEHRENBACHER L, CECCHINI R S, GEYER C E, Jr, et al. NSABP B-47/NRG oncology phase Ⅲ randomized trial comparing adjuvant chemotherapy with or without trastuzumab in high-risk invasive breast cancer negative for HER2 by FISH and with IHC 1＋ or 2［J］. J Clin Oncol, 2020, 38（5）：444-453.

［9］ONSUM M D, GERETTI E, PARAGAS V, et al. Single-cell quantitative HER2 measurement identifies heterogeneity and distinct subgroups within traditionally defined HER2-positive patients［J］. Am J Pathol, 2013, 183（5）：1446-1460.

［10］TARANTINO P, HAMILTON E, TOLANEY S M, et al. HER2-low breast cancer：pathological and clinical landscape［J］. J Clin Oncol, 2020, 38（17）：1951-1962.

［11］LI Y Q, ABUDUREHEIYIMU N, MO H, et al. In real life, low-level HER2 expression may be associated with better outcome in HER2-negative breast cancer：a study of the national cancer center, China［J］. Front Oncol, 2021, 11：774577.

［12］DENKERT C, SEITHER F, SCHNEEWEISS A, et al. Clinical and molecular characteristics of HER2-low-positive breast cancer：pooled analysis of individual patient data from four prospective, neoadjuvant clinical trials［J］. Lancet Oncol, 2021, 22（8）：1151-1161.

［13］ZHANG G C, REN C Y, LI C, et al. Distinct clinical and somatic mutational features of breast tumors with high-, low-, or non-expressing human epidermal growth factor receptor 2 status［J］. BMC Med, 2022, 20（1）：142.

［14］SCHETTINI F, CHIC N, BRASÓ-MARISTANY F, et al. Clinical, pathological, and PAM50 gene expression features of HER2-low breast cancer［J］. NPJ Breast Cancer, 2021, 7（1）：1.

［15］MODI S, PARK H, MURTHY R K, et al. Antitumor activity and safety of trastuzumab deruxtecan in patients with HER2-low-expressing advanced breast cancer：results from a phase Ⅰb study［J］. J Clini Oncol, 2020, 38（17）：1887-1896.

［16］MODI S, JACOT W, YAMASHITA T, et al. Trastuzumab deruxtecan in previously treated HER2-low advanced breast cancer［J］. N Engl J Med, 2022, 387（1）：9-20.

［17］GILCREASE M Z, WOODWARD W A, NICOLAS M M, et al. Even low-level HER2 expression may be associated with worse outcome in node-positive breast cancer［J］. Am J Surg Pathol, 2009, 33（5）：759-767.

［18］HEIN A, HARTKOPF A D, EMONS J, et al. Prognostic effect of low-level HER2 expression in patients with clinically negative HER2 status［J］. Eur J Cancer, 2021, 155：1-12.

［19］JACOT W, MARAN-GONZALEZ A, MASSOL O, et al. Prognostic value of HER2-low expression in non-metastatic triple-negative breast cancer and correlation with other biomarkers［J］. Cancers（Basel）, 2021, 13（23）：6059.

［20］TARANTINO P, JIN Q C, TAYOB N, et al. Prognostic and biologic significance of ERBB2-low expression in early-stage breast cancer［J］. JAMA Oncol, 2022, 8（8）：1177-1183.

［21］WON H S，AHN J，KIM Y，et al. Clinical sig-nificance of HER2-low expression in early breast cancer：a nationwide study from the Korean Breast Cancer Society［J］. BCR，2022，24（1）：22.

［22］FERNANDEZ AI，LIU M，BELLIZZI A，et al. Examination of low ERBB2 protein expression in breast cancer tissue［J］. JAMA Oncol，2022，8（4）：1-4.

［23］MIGLIETTA F，GRIGUOLO G，BOTTOSSO M，et al. Evolution of HER2-low expression from primary to recurrent breast cancer［J］. NPJ Breast Cancer，2021，7（1）：137.

［24］TARANTINO P，CURIGLIANO G，TOLANEY S M. Navigating the HER2-low paradigm in breast oncology：new standards，future horizons［J］. Cancer Discov，2022，12（9）：2026-2030.

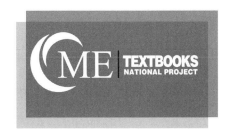

第二篇

乳腺癌治疗研究进展

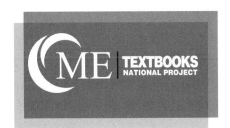

乳腺癌免疫治疗进展

第 4 章

既往乳腺癌被认为免疫原性较差，但随着研究的不断深入，其免疫学特征逐渐获得关注。2019年，美国食品药品监督管理局（Food and Drug Administration，FDA）基于IMpassion130研究的结果加速审批了阿替利珠单抗（atezolizumab）联合白蛋白结合型紫杉醇治疗细胞程序性死亡受体配体1（programmed cell death-ligand 1，PD-L1）阳性的转移性三阴性乳腺癌（metastatic triple-negative breast cancer，mTNBC）。2020年，FDA又基于KEYNOTE-355研究的结果加速审批了帕博利珠单抗（pembrolizumab）联合化疗治疗综合阳性评分（comprehensive positive score，CPS）≥10分的mTNBC。除此之外，免疫检查点抑制剂治疗其他非三阴性乳腺癌的研究也正在进行中，已经有了初步结果，甚至在早期阶段也取得了部分阳性结果。

一、针对程序性死亡受体1/程序性死亡受体配体1的免疫检查点抑制剂

（一）程序性死亡受体1/程序性死亡受体配体1单抗在早期乳腺癌治疗中的应用

GeparNuevo研究是一项Ⅱ期临床试验，探索在早期三阴性乳腺癌（triple-negative breast cancer，TNBC）患者的标准新辅助化疗中加入度伐利尤单抗（durvalumab）的疗效。结果提示，度伐利尤单抗升高了这部分患者的病理学完全缓解率，尤其是在化疗开始前单独使用度伐利尤单抗治疗的患者。同时，度伐利尤单抗组的3年无浸润灶疾病生存期较安慰剂组显著延长，提示免疫治疗具有长期应答效应。

NEOTRIPaPDL1研究同样是一项在TNBC患者中开展的Ⅱ期临床试验，探索了在新辅助化疗的基础上加入阿替利珠单抗的疗效，但病理学完全缓解率并无统计学意义。2020年欧洲肿瘤内科学会（European Society for Medical Oncology，ESMO）会议上公布了其亚组分析，提示免疫富集型人群的病理学完全缓解率更高（87%vs.72%）。IMpassion031研究探索了在新辅助化疗的基础上加入阿替利珠单抗是否可以进一步提高病理学完全缓解率。结果显示，两组间病理学完全缓解率的差异有统计学意义（58%vs.41%），免疫治疗组的病理学完全缓解率在PD-L1阳性人群中高于对照组（69%vs.49%）。

有研究者还在乳腺癌新辅助治疗领域探索了帕博利珠单抗的疗效。KEYNOTE-173研究是一项Ⅰb期临床试验，探索了帕博利珠单抗联合新辅助化疗在早期TNBC患者中的疗效。结果显

示，帕博利珠单抗联合新辅助化疗的病理学完全缓解率为60%，12个月的中位总生存率达100%。KEYNOTE-522研究是一项评价Ⅱ～Ⅲ期TNBC患者接受新辅助化疗联合帕博利珠单抗序贯帕博利珠单抗术后辅助治疗的Ⅲ期临床试验。截至2021年3月，数据分析的结果显示，试验组和对照组的无事件生存率分别为84.5%和76.8%。同时，PD-L1不同程度的表达均提示病理学完全缓解率获益。因此，2021年7月27日美国FDA批准帕博利珠单抗联合化疗作为新辅助治疗用于高危早期TNBC患者，且帕博利珠单抗术后可继续作为单药辅助治疗。

I-SPY2研究是基于影像学和分子分型预测治疗效果的一个系列研究，其中有2个亚组是关于新辅助免疫治疗的。一个亚组探索高危早期乳腺癌在接受新辅助化疗的基础上加入度伐利尤单抗和奥拉帕利是否可以进一步提高患者的病理学完全缓解率。该研究共入组372例Ⅱ～Ⅲ期人表皮生长因子受体2（HER2）阴性乳腺癌患者，其中试验组的病理学完全缓解率是对照组的近2倍；在TNBC亚组，两组间的绝对差异进一步拉大，证实了多腺苷二磷酸核糖聚合酶［poly（ADP-ribose）polymerase，PARP］抑制剂与程序性死亡受体1（programmed death-1，PD-1）/PD-L1抑制剂联合治疗的抗肿瘤作用。此外，另一个子队列结果提示，在新辅助化疗的基础上加入帕博利珠单抗可以提高Ⅱ～Ⅲ期高危HER2阴性乳腺癌患者的病理学完全缓解率，经帕博利珠单抗治疗达到pCR患者的3年无事件生存率高达93%。

BELLINI研究是一项Ⅱ期临床试验，评估了纳武利尤单抗（nivolumab）和伊匹木单抗（ipilimumab）治疗早期TNBC伴肿瘤浸润淋巴细胞患者的免疫反应。该试验在2022年ESMO大会上汇报了首个结果，19%的单药组患者和27%的联合组患者出现了影像学部分缓解。同时，53%的单药组患者和60%的联合组患者CD8$^+$T细胞和/或γ干扰素（interferon-γ，IFN-γ）表达增加2倍。2022年ESMO大会汇报了另一项Ⅱ期临床试验（NCT04676997研究），该试验探索了4个周期卡瑞利珠单抗联合新辅助化疗在早期TNBC患者中的疗效。结果显示，4个周期卡瑞利珠单抗联合新辅助化疗在早期TNBC患者中的总体病理完全缓解（total pCR，tpCR）率为65%，乳腺癌病理学完全缓解（breast pCR，bpCR）率为70%，新辅助治疗结束时的客观缓解率为95%。

PD-1/PD-L1抑制剂在新辅助治疗中可以进一步提高TNBC患者的病理学完全缓解率，甚至提高无事件生存率，但免疫治疗在乳腺癌术后辅助治疗中的地位目前暂无数据，正在开展的诸多临床研究将在未来提供更多证据。

（二）程序性死亡受体1/程序性死亡受体配体1单抗在晚期乳腺癌治疗中的应用

1. 单药治疗　PD-1/PD-L1抑制剂在晚期乳腺癌患者中单药有效率低，据文献报道仅为5%～23%。KEYNOTE-012研究是一项Ⅰb期临床试验，探索了帕博利珠单抗单药的疗效和安全性，入组111例转移性乳腺癌患者。结果显示，帕博利珠单抗单药治疗在这部分患者中的客观缓解率为18.5%，mPFS为1.9个月，mOS为10.2个月。随后，KEYNOTE-028研究探索了帕博利珠单抗在PD-L1阳性晚期实体瘤中的疗效，纳入了25例雌激素受体阳性、HER2阴性晚期乳腺癌患者。结果显示，帕博利珠单抗在这部分患者中的客观缓解率为12%。KEYNOTE-086研究是一项Ⅱ期临床试验，探索了帕博利珠单抗单药治疗在mTNBC患者中的疗效，结果显示，84例PD-L1阳性mTNBC患者一线接受帕博利珠单抗单药治疗，客观缓解率为21.4%，mPFS为2.1个月，mOS为18.0个月，提示PD-1单抗单药一线治疗mTNBC具有一定的抗肿瘤作用。KEYNOTE-119研究（Ⅲ期临床试验）共入组622例既往治疗失败的mTNBC患者，无论是在所有试验人群中还是在亚组人群分析中，mOS的差异均无统计学意义。一项阿维鲁单抗（avelumab）治疗晚期乳腺癌的JAVELIN研究共纳入168例转移性乳腺癌患者，结果显示，TNBC亚组的客观缓解率为5.2%，mPFS为5.9个月，mOS

为9.2个月，而Luminal亚组的客观缓解率仅为2.8%。另一项 I 期临床试验使用阿替利珠单抗治疗116例mTNBC患者，结果显示，阿替利珠单抗单药治疗的客观缓解率仅为10%；亚组分析结果提示，PD-L1阴性患者未见应答。以上结果提示，乳腺癌属于免疫治疗的冷肿瘤，使用PD-1/PD-L1抑制剂单药治疗的有效率低，需要探索其他治疗模式。近期的TONIC研究探索了化疗药物，如表柔比星、环磷酰胺、顺铂及放疗诱导治疗后是否可以增强纳武利尤单抗在mTNBC患者中的疗效。该研究的结果显示，患者的mPFS为1.9个月，客观缓解率为20%，其中顺铂和表柔比星诱导治疗后纳武利尤单抗的疗效较好，但具体机制仍需要进一步探索。

在国际相关指南中［如美国国家综合癌症网络（NCCN）指南等］，帕博利珠单抗单药可用于治疗高肿瘤突变负荷（tumor mutation burden high，TMB-H）、错配修复缺陷（mismatch repair deficient，dMMR）或高微卫星不稳定性（microsatellite instability high，MSI-H）的恶性肿瘤，其中包括乳腺癌。帕博利珠单抗单药可用于dMMR或MSI-H的恶性肿瘤的证据来自5项临床研究（KEYNOTE-016研究、KEYNOTE-164研究、KEYNOTE-012研究、KEYNOTE-028研究和KEYNOTE-158研究），共纳入149例15种不同瘤种患者，其中包含5例乳腺癌患者，但TNBC患者MSI-H的比例仅为1%，所有乳腺癌患者MSI-H的比例不到2%。帕博利珠单抗单药可用于治疗TMB-H恶性肿瘤的证据来自KEYNOTE-158研究。其结果显示，在TMB-H的恶性肿瘤中，帕博利珠单抗单药治疗的有效率为29%，但KEYNOTE-158研究并未纳入乳腺癌患者。TAPUR研究是一项 II 期篮子试验，入组了28例具有TMB-H的转移性乳腺癌（metastatic breast cancer，MBC）患者，后线接受帕博利珠单抗单药治疗患者的客观缓解率为21%，mPFS为10.6周，mOS为30.6周，提示TMB-H可能成为筛选PD-1/PD-L1优势人群的生物标志物。

2. 联合治疗　既往多项研究的结果显示，免疫检查点抑制剂与化疗具有协同作用。化疗不仅可以破坏免疫抑制细胞的活性，还可以通过诱导肿瘤细胞凋亡、增强肿瘤抗原的交叉提呈能力、加速CD8$^+$T细胞的浸润和树突状细胞的成熟等途径促进免疫反应。目前，多项临床研究正在探索免疫治疗联合化疗治疗晚期TNBC患者的前景。除此之外，免疫检查点抑制剂还可以与其他靶向治疗相联合。

（三）免疫治疗和化疗联合

IMpassion130研究是首项公布结果的免疫治疗联合化疗一线治疗mTNBC患者的 III 期临床试验，评估了阿替利珠单抗联合白蛋白结合型紫杉醇的疗效和安全性。结果显示，在纳入的451例患者中，阿替利珠单抗联合白蛋白结合型紫杉醇组和安慰剂联合白蛋白结合型紫杉醇组的mPFS分别为7.2个月和5.5个月；在PD-L1阳性人群中，两组间的PFS差异更大。在意向治疗（intention-to-treat，ITT）人群中，两组间mOS差异无统计学意义；后续进一步分析PD-L1阳性人群，阿替利珠单抗联合白蛋白结合型紫杉醇组的mOS较安慰剂联合白蛋白结合型紫杉醇组进一步延长（25个月 vs.18个月）。基于该研究，2019年3月8日，美国FDA快速批准白蛋白结合型紫杉醇联合阿替利珠单抗用于既往未经治疗的PD-L1阳性mTNBC患者。该研究的作者在2020年ESMO会议上更新了最新的OS数据，在PD-L1阳性人群中，阿替利珠单抗联合白蛋白结合型紫杉醇组的mOS较安慰剂联合白蛋白结合型紫杉醇组延长了7个月。

IMpassion131研究探索在晚期TNBC患者中使用阿替利珠单抗联合白蛋白结合型紫杉醇的疗效。结果显示，在ITT人群和PD-L1阳性人群中，阿替利珠单抗联合白蛋白结合型紫杉醇组与安慰剂联合白蛋白结合型紫杉醇组间的mOS及mPFS的差异无统计学意义，研究失败的原因是否与在紫杉醇的化疗中使用地塞米松从而影响阿替利珠单抗的疗效有关，尚存在争议。由于IMpassion131研究的结果为阴性，故2020年8月27日罗氏公司主动撤销了阿替利珠单抗联合白蛋白结合型紫杉醇一线治疗 TNBC 这个在美国的适应证。除此之外，IMpassion132 研究探索了阿替利珠单抗联合 GC（G，吉西他滨；C，顺铂）方案或卡培他滨治疗术后辅助化疗结束后 1 年内的复发 mTNBC 患者的疗效，目前该研究正在入组中，期待结果的公布。

KEYNOTE-355 研究是一项Ⅲ期研究，探索了帕博利珠单抗联合化疗与医师选择的治疗方案在既往未经治疗的 mTNBC 患者中的疗效。第二次中期分析显示，帕博利珠单抗联合化疗组显著延长了 PD-L1 阳性人群（CPS≥10 分）的 PFS。而在 CPS≥1 分亚组中，虽然帕博利珠单抗联合化疗组延长了 PFS，但差异无统计学意义。在 2021 年 ESMO 会议上，KEYNOTE-355 研究更新了数据，中位随访时间为 44.1 个月，在 PD-L1 阳性人群（CPS≥10 分）中，试验组（帕博利珠单抗联合化疗）与对照组（医师选择的治疗方案）相比，前者 mOS 更长（23.0 个月 vs.16.1 个月），但当 CPS≥1 分时，两组的 mOS 差异无统计学意义。基于以上数据，美国 FDA 于 2020 年 11 月加速批准了帕博利珠单抗联合化疗用于不可切除的局部复发或 mTNBC 患者，但要求肿瘤表达 PD-L1（CPS≥10 分）。

除此之外，还有一些Ⅰ期或Ⅱ期临床试验探索了 PD-1/PD-L1 单抗与其他化疗药物联合的疗效，如艾立布林联合帕博利珠单抗的 ENHANCE 1 研究。该研究是单臂Ⅰb/Ⅱ期临床试验，在联合治疗组的 mTNBC 患者中，一线治疗的客观缓解率为 25.8%，二/三线治疗的客观缓解率为 21.8%，其中 PD-L1 阳性（CPS≥1 分）患者的客观缓解率更高。此外，艾立布林联合替雷利珠单抗的 TEMPLATE 研究（Ⅱ期临床试验）也正在进行中。

PD-1/PD-L1 抑制剂可作为晚期乳腺癌患者的维持治疗方案。SAFIR02-BREAST IMMUNO 研究入组经 6 个周期化疗后未进展的 HER2 阴性、MBC 患者，分别使用度伐利尤单抗或化疗进行维持治疗。结果显示，两组间的 mPFS 和 mOS 的差异无统计学意义。但亚组分析提示，PD-L1 阳性人群或 TNBC 人群更能从度伐利尤单抗维持治疗中获益。DORA 研究和 KEYLYNK-009 研究均探索了 PARP 抑制剂奥拉帕利（olaparib）联合 PD-1/PD-L1 单抗作为维持治疗的疗效和安全性，目前这两项研究均在入组中，它们的结果可以为免疫检查点抑制剂作为维持治疗增加更多证据。

（四）免疫检查点抑制剂与靶向治疗联合

TOPACIO 研究（Ⅱ期临床试验）探索了 PARP 抑制剂尼拉帕利（nirapari）与帕博利珠单抗联合治疗 mTNBC 患者的疗效和安全性。在 27 例乳腺癌相关基因（breast cancer-related gene，BRCA）野生型患者中，客观缓解率仅为 11%，mPFS 为 2.1 个月；在 15 例 BRCA 基因突变患者中，客观缓解率有所提高，为 47%，mPFS 为 8.3 个月，但与 OlympiAD 和 EMBRACA 这两项研究的客观缓解率（分别为 55% 和 62%）相比，仍然略低。因此，后续的 MEDIOLA 研究进一步探索了携带 BRCA1/2 基因胚系突变的 HER2 阴性乳腺癌患者使用 PARP 抑制剂奥拉帕利联合度伐利尤单抗的疗效。结果显示，该方案的 mPFS 为 8.2 个月，mOS 为 21.5 个月；其中 TNBC 患者的 mPFS 为 4.9 个月，mOS 为 20.5 个月。

PD-1/PD-L1 抑制剂联合抗血管生成药物取得了具有临床意义的疗效。一项Ⅱ期单臂研究探索了卡瑞利珠单抗联合血管内皮生长因子受体（vascular endothelial growth factor receptor，VEGFR）抑制剂阿帕替尼在晚期 TNBC 患者中的疗效。结果显示，联合治疗组患者的客观缓解率为 43.3%，mPFS 为 3.7 个月，其中达到部分缓解患者的 mPFS 明显优于仅为疾病稳定（stable disease，SD）、疾病进展（progressive disease，PD）和无法评估的患者。另一项Ⅱ期临床试验探索了卡瑞利珠单抗联合阿帕替尼和艾立布林在晚期 TNBC 患者中的疗效。结果显示，该方案的客观缓解率为 37.0%，疾病控制率（disease control rate，DCR）达 87.0%。NEWBEAT 研究是一项旨在评估纳武利尤单抗联合紫杉醇和贝伐珠单抗一线治疗晚期 HER2 阴性乳腺癌患者疗效的Ⅱ期临床试验。结果显示，中心评估的客观缓解率达 70.0%，其中激素受体阳性、HER2 阴性患者的反应更佳，且 PFS 更优异。

胞外酶 CD73 的过度表达与肿瘤微环境中免疫抑制腺苷的产生有关，且与 TNBC 患者的不良预后有关。在TNBC患者中，用奥来鲁单抗（oleclumab）阻断CD73可能会增强PD-L1抑制剂联合化疗的抗肿瘤反应。一线化疗联合免疫治疗的随机Ⅱ期SYNERGY研究采用度伐利尤单抗、紫杉醇和卡铂联合或不联合抗CD73抗体奥来鲁单抗治疗晚期或转移性TNBC患者。2022年ESMO大会汇报了该研究的结果，在度伐利尤单抗、紫杉醇和卡铂的基础上增加奥来鲁单抗未能提高晚期TNBC患者24周时的临床获益率（clinical benefit rate，CBR），且CBR与PD-L1和CD73的状态无关。转化研究正在进行中，期望能更好地解释反应的机制，并确定反应的预测性生物标志物。

免疫治疗与ADC的联合研究同样正在进行中。2022年ESMO大会上报道的Ⅰb/Ⅱ期BEGONIA研究显示，德达博妥单抗（datopotamab deruxtecan，DS-1062）联合度伐利尤单抗一线治疗mTNBC患者的客观缓解率高达74.0%，且疗效与PD-L1的表达状态无关，期待后续研究的进一步推进，早日为TNBC患者带来更多的好消息。

在HER2阳性乳腺癌中，免疫检查点抑制剂联合抗HER2治疗的临床研究正在探索中。KATE-2研究是一项Ⅱ期临床试验，探索了阿替利珠单抗联合T-DM1治疗HER2阳性、MBC患者的疗效。结果显示，阿替利珠单抗联合T-DM1组和安慰剂联合T-DM1组间的PFS和客观缓解率的差异无统计学意义。在肿瘤浸润淋巴细胞（tumor infiltrating lymphocyte，TIL）≥5%或PD-L1阳性人群中，联合治疗组的PFS和客观缓解率有数值上的优势。PANACEA研究是一项Ⅰb/Ⅱ期临床试验，探索在曲妥珠单抗耐药的HER2阳性、转移性乳腺癌患者中使用帕博利珠单抗联合帕妥珠单抗的安全性和疗效。结果显示，在46例PD-L1阳性的患者中，7例达到部分缓解，4例疾病稳定的时间超过6个月，提示免疫检查点抑制剂与抗HER2治疗的联合具有一定疗效。

目前还有多项探索免疫检查点抑制剂与其他靶向药物联合的临床研究正在进行中。如COLET研究探索了促分裂原活化的蛋白激酶激酶（mitogen-activated protein kinase kinase，MAPKK）1/2抑制剂与阿替利珠单抗联合紫杉醇/白蛋白结合型紫杉醇一线治疗mTNBC患者的疗效和安全性，帕博利珠单抗联合雄激素受体调节剂依诺勃沙（enobosarm，GTx-024）的疗效和安全性，且均显示出一定的临床获益，值得进一步探索。

二、其他免疫检查点抑制剂

（一）细胞毒性T淋巴细胞相关抗原4

细胞毒性T淋巴细胞相关抗原4（cytotoxic T lymphocyte-associated antigen 4，CTLA-4）在保证细胞免疫稳态方面具有重要作用。T细胞被激活后，细胞膜上的CTLA-4表达上升，通过与T细胞共刺激蛋白CD28竞争性结合抗原提呈细胞上的B7家族，从而抑制抗原提呈细胞对T细胞的激活，达到下调T细胞功能的目的。虽然抗PD-1/PD-L1抑制剂与CTLA-4抑制剂均可诱导$CD8^+$T细胞的增殖，但两者的机制并不相同。抗PD-1/PD-L1抑制剂主要通过线粒体氧化磷酸化通路诱导$CD8^+$T细胞的增殖；而抗CTLA-4抑制剂主要通过细胞内信号通路诱导$CD8^+$T细胞的增殖，如细胞周期调节通路。除此之外，CTLA-4与T细胞活性的初始阶段有关，而PD-1/PD-L1则主要在后期活化的T细胞上表达。近期多项研究探索了CTLA-4抑制剂单药或与其他免疫治疗联合的疗效和安全性。目前，CTLA-4抑制剂主要包括伊匹木单抗和替西木单抗。前者在2011年已获得美国FDA批准用于治疗转移性黑色素瘤。纳武利尤单抗与伊匹木单抗的双免疫组合方案一直是免疫治疗中的"热点"。根据Ⅱ期DART研究（SWOG S1609）的结果，双免疫组合在化生性乳腺癌患者的治疗中展现了初步成果。这项小型研究共纳入17例患者，整体缓解率达到18%，疾病控制率为24%，mOS达12个月。ICON研究是一项评估化疗联合伊匹木单抗和纳武利尤单抗治疗转移性激素受体阳性乳腺癌的随机Ⅱb期临床试验。2022年ESMO大会汇报了该项研究的结果，在化疗中同时添加伊匹木单抗或纳武利尤单抗对患者并没有显示出任何明显的获益，甚至接受伊匹木单抗或纳武利尤单抗治疗的患者发生的不良事件更多。尽管TMB-H已被批准作为判定使用免疫检查点抑制剂的生物标志物，但关于免疫检查点抑制剂在TMB-H的转移性乳腺癌患者中的疗效数据很少。NIMBUS研究的目的是评估TMB-H的 HER2阴性、MBC患者是否受益于此种双免疫疗法。结果表明，具有TMB-H的癌症对免疫疗法敏感。虽然TMB≥14 mut/Mb患者在该研究中是少数患者，但该亚组客观缓解率为60%，因此需要更好地评估最佳的TMB临界值，以预测MBC患者行免疫治疗的益处。有一项单臂临床研究分析了度伐利尤单抗联合替西木单抗在18例转移性乳腺癌患者中的疗效，由于该研究的客观缓解率未达到预设标准而被提前终止。另一项Ⅱ期临床试验探索了替西木单抗单药在实体瘤中的疗效，其中包含部分TNBC患者，目前该试验的结果暂未公布。因此，CTLA-4抑制剂在乳腺癌患者中的数据仍不充分，仍需要更多临床研究的探索。

（二）淋巴细胞活化基因-3

淋巴细胞活化基因-3（lymphocyte-activation gene-3，LAG-3）逐渐成为免疫检查点治疗领域的新靶点，主要表达在活化的自然杀伤细胞、T细胞、B细胞和树突状细胞上，通过传递免疫负调节信号来维持T细胞的稳态。有研究显示，在肿瘤微环境中，LAG-3配体的表达上调，CD8[+]T细胞的免疫活性受到抑制。目前，LAG-3融合蛋白、LAG-3抑制剂正在临床试验阶段。

三、总结

近些年，免疫检查点抑制剂在乳腺癌患者，特别是TNBC患者中正逐渐崭露头角。目前，在乳腺癌的新辅助治疗、晚期治疗中，均有PD-1/PD-L1抑制剂的应用。除免疫检查点抑制剂外，其他针对乳腺癌的免疫治疗还包括个体化多肽疫苗（personalized peptide vaccine，PPV）、肿瘤睾丸抗原、新抗原疫苗、RNA疫苗和嵌合抗原受体T细胞等。部分免疫治疗已初见疗效，如PPV在79例复发MBC中观察到1例完全缓解（complete response，CR）和1例部分缓解，mPFS为7.5个月，mOS为11.1个月。针对HER2的多肽疫苗AE37的5年DFS率明显优于对照组。部分免疫治疗正在临床试验阶段，暂未公布结果，如探索新抗原疫苗联合紫杉醇、度伐利尤单抗在mTNBC患者中的疗效和安全性。因此，未来随着临床试验结果的不断公布，免疫治疗的适应证和联合用药将会进一步扩大，乳腺癌患者的治疗选择会更加多样。

（复旦大学附属肿瘤医院　曾　铖　李　婷　张　剑）

参考文献

[1] MITTENDORF E A, ZHANG H, BARRIOS C H, et al. Neoadjuvant atezolizumab in combination with sequential nab-paclitaxel and anthracycline-based chemotherapy versus placebo and chemotherapy in patients with early-stage triple-negative breast cancer (IMpassion031): a randomised, double-blind, phase 3 trial [J]. Lancet, 2020, 396 (10257): 1090-1100.

[2] SCHMID P, SALGADO R, PARK Y H, et al. Pembrolizumab plus chemotherapy as neoadjuvant treatment of high-risk, early-stage triple-negative breast cancer: results from the phase 1b open-label, multicohort KEYNOTE-173 study [J]. Ann Oncol, 2020, 31 (5): 569-581.

[3] SCHMID P, CORTES J, PUSZTAI L, et al. Pembrolizumab for early triple-negative breast cancer [J]. N Engl J Med, 2020, 382 (9): 810-821.

［4］NANDA R，LIU M C，YAU C，et al. Effect of Pembrolizumab plus neoadjuvant chemotherapy on pathologic complete response in women with early-stage breast cancer：an analysis of the ongoing phase 2 adaptively randomized I-SPY2 trial［J］. JAMA Oncol，2020，6（5）：676-684.

［5］ALVA A S，MANGAT P K，GARRETT-MAYER E，et al. Pembrolizumab in patients with metastatic breast cancer with high tumor mutational burden：results from the Targeted Agent and Profiling Utilization Registry（TAPUR）study［J］. J Clin Oncol，2021，39（22）：2443-2451.

［6］RUGO H S，DELORD J P，IM S A，et al. Safety and antitumor activity of pembrolizumab in patients with estrogen receptor-positive/human epidermal growth factor receptor 2-negative advanced breast cancer［J］. Clin Cancer Res，2018，24（12）：2804-2811.

［7］ADAMS S，LOI S，TOPPMEYER D，et al. Pembrolizumab monotherapy for previously untreated，PD-L1-positive，metastatic triple-negative breast cancer：cohort B of the phase Ⅱ KEYNOTE-086 study［J］. Ann Oncol，2019，30（3）：405-411.

［8］WINER E P，LIPATOV O，IM S A，et al. Pembrolizumab versus investigator-choice chemotherapy for metastatic triple-negative breast cancer（KEYNOTE-119）：a randomised，open-label，phase 3 trial［J］. Lancet Oncol，2021，22（4）：499-511.

［9］DIRIX L Y，TAKACS I，JERUSALEM G，et al. Avelumab，an anti-PD-L1 antibody，in patients with locally advanced or metastatic breast cancer：a phase 1b JAVELIN solid tumor study［J］. Breast Cancer Res Treat，2018，167（3）：671-686.

［10］EMENS L A，CRUZ C，EDER J P，et al. Long-term clinical outcomes and biomarker analyses of atezolizumab therapy for patients with metastatic triple-negative breast cancer：a phase 1 study［J］. JAMA Oncol，2019，5（1）：74-82.

［11］VINAYAK S，TOLANEY S M，SCHWARTZBERG L，et al. Open-label clinical trial of niraparib combined with pembrolizumab for treatment of advanced or metastatic triple-negative breast cancer［J］. JAMA Oncol，2019，5（8）：1132-1140.

［12］ASAOKA Y，IJICHI H，KOIKE K. PD-1 Blockade in tumors with mismatch-repair deficiency［J］. N Engl J Med，2015，373（20）：1979.

［13］LE D T，KIM T W，VAN CUTSEM E，et al. Phase Ⅱ open-label study of pembrolizumab in treatment-refractory，microsatellite instability-high/mismatch repair-deficient metastatic colorectal cancer：KEYNOTE-164［J］. J Clin Oncol，2020，38（1）：11-19.

［14］MARABELLE A，LE D T，ASCIERTO P A，et al. Efficacy of pembrolizumab in patients with non-colorectal high microsatellite instability/mismatch repair-deficient cancer：results from the phase Ⅱ KEYNOTE-158 study［J］. J Clin Oncol，2020，38（1）：1-10.

［15］MARABELLE A，FAKIH M，LOPEZ J，et al. Association of tumour mutational burden with outcomes in patients with advanced solid tumours treated with pembrolizumab：prospective biomarker analysis of the multicohort，open-label，phase 2 KEYNOTE-158 study［J］. Lancet Oncol，2020，21（10）：1353-1365.

［16］SCHMID P，ADAMS S，RUGO H S，et al. Atezolizumab and nab-paclitaxel in advanced triple-negative breast cancer［J］. N Engl J Med，2018，379（22）：2108-2121.

［17］SCHMID P，RUGO H S，ADAMS S，et al. Atezolizumab plus nab-paclitaxel as first-line treatment for unresectable，locally advanced or metastatic triple-negative breast cancer（IMpassion130）：updated efficacy results from a randomised，double-blind，placebo-controlled，phase 3 trial［J］. Lancet Oncol，2020，21（1）：44-59.

［18］MILES D，GLIGOROV J，ANDRÉ F，et al. Primary results from IMpassion131，a double-blind，placebo-controlled，randomised phase Ⅲ trial of first-line paclitaxel with or without atezolizumab for unresectable locally advanced/metastatic triple-negative breast cancer［J］. Ann Oncol，2021，32（8）：994-1004.

［19］CORTES J，CESCON D W，RUGO H S，et al. Pembrolizumab plus chemotherapy versus placebo plus chemotherapy for previously untreated locally recurrent inoperable or metastatic triple-negative breast cancer（KEYNOTE-355）：a randomised，placebo-controlled，double-blind，phase 3 clinical trial［J］. Lancet，2020，396（10265）：1817-

1828.

[20] TOLANEY S M, KALINSKY K, KAKLAMANI V G, et al. Eribulin Plus Pembrolizumab in Patients with metastatic triple-negative breast cancer（ENHANCE 1）: a phase Ⅰb/Ⅱ study [J]. Clin Cancer Res, 2021, 27（11）: 3061-3068.

[21] BACHELOT T, FILLERON T, BIECHE I, et al. Durvalumab compared to maintenance chemotherapy in metastatic breast cancer: the randomized phase Ⅱ SAFIR02-BREAST IMMUNO trial [J]. Nat Med, 2021, 27（2）: 250-255.

[22] DOMCHEK S M, POSTEL-VINAY S, IM S A, et al. Olaparib and durvalumab in patients with germline BRCA-mutated metastatic breast cancer（MEDIOLA）: an open-label, multicentre, phase 1/2, basket study [J]. Lancet Oncol, 2020, 21（9）: 1155-1164.

[23] LIU J Q, LIU Q, LI Y, et al. Efficacy and safety of camrelizumab combined with apatinib in advanced triple-negative breast cancer: an open-label phase Ⅱ trial [J]. J Immunother Cancer, 2020, 8（1）: e000696.

[24] LOI S, GIOBBIE-HURDER A, GOMBOS A, et al. Pembrolizumab plus trastuzumab in trastuzumab-resistant, advanced, HER2-positive breast cancer（PANACEA）: a single-arm, multicentre, phase 1b-2 trial [J]. Lancet Oncol, 2019, 20（3）: 371-382.

[25] BRUFSKY A, KIM S B, ZVIRBULE Ž, et al. A phase Ⅱ randomized trial of cobimetinib plus chemotherapy, with or without atezolizumab, as first-line treatment for patients with locally advanced or metastatic triple-negative breast cancer（COLET）: primary analysis [J]. Ann Oncol, 2021, 32（5）: 652-660.

[26] YUAN Y, LEE J S, YOST S E, et al. A phase Ⅱ clinical trial of pembrolizumab and enobosarm in patients with androgen receptor-positive metastatic triple-negative breast cancer [J]. Oncologist, 2021, 26（2）: 99-e217.

[27] WOLCHOK J D, SAENGER Y. The mechanism of anti-CTLA-4 activity and the negative regulation of T-cell activation [J]. Oncologist, 2008, 13（Suppl 4）: 2-9.

[28] TAKAHASHI R, TOH U, IWAKUMA N, et al. Feasibility study of personalized peptide vaccination for metastatic recurrent triple-negative breast cancer patients [J]. Breast Cancer Res, 2014, 16（4）: R70.

[29] MITTENDORF E A, ARDAVANIS A, SYMANOWSKI J, et al. Primary analysis of a prospective, randomized, single-blinded phase Ⅱ trial evaluating the HER2 peptide AE37 vaccine in breast cancer patients to prevent recurrence [J]. Ann Oncol, 2016, 27（7）: 1241-1248.

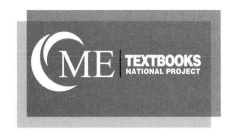

周期蛋白依赖性激酶4/6抑制剂及其后线治疗在晚期乳腺癌中的临床研究进展

第5章

乳腺癌作为目前女性最常见的恶性肿瘤，约占全部女性恶性肿瘤的25%。其中，激素受体阳性、人表皮生长因子受体2（HER2）阴性乳腺癌占所有乳腺癌的60%～65%。在激素受体阳性、HER2阴性晚期乳腺癌患者中，除非存在内分泌治疗耐药的证据或需要快速减轻肿瘤负荷，否则应优先接受内分泌治疗。晚期乳腺癌患者内分泌治疗的目标为延长生存时间和提高生活质量，达到带瘤生存的目的。

周期蛋白依赖性激酶（cyclin dependent kinase，CDK）作为细胞周期调节的关键激酶，主要参与细胞存活、增殖等生理过程。在细胞增殖的过程中，CDK4/6与周期蛋白D（cyclin D）形成复合物，即磷酸化的视网膜母细胞瘤蛋白（retinoblastoma protein，Rb）。磷酸化的Rb可释放其在未被磷酸化状态下紧密结合的转录因子E2F，从而推动细胞周期由生长期（G_1期）向DNA复制期转变，进入细胞增殖期。CDK4/6抑制剂可将细胞增殖阻滞于G_1期，从而抑制肿瘤增殖。目前，已经有3个CDK4/6抑制剂已获美国FDA批准，包括哌柏西利（palbociclib）、瑞波西利（ribociclib）和阿贝西利（abemaciclib）。在国内上市的CDK4/6抑制剂有哌柏西利、瑞波西利、阿贝西利和我国自主研发的达尔西利（dalpiciclib）。下面将对CDK4/6抑制剂及其后线治疗的相关研究进展进行梳理和总结。

一、周期蛋白依赖性激酶4/6抑制剂相关临床研究

与单药内分泌治疗相比，CDK4/6抑制剂联合内分泌治疗可显著延长激素受体阳性、HER2阴性晚期乳腺癌患者的无进展生存期（progression-free survival，PFS）。在一线内分泌治疗中，哌柏西利联合来曲唑治疗雌激素受体阳性、HER2阴性、绝经后晚期乳腺癌患者的双盲、随机对照Ⅲ期PALOMA-2研究共纳入666例患者，主要研究终点为PFS。中位随访38个月时的研究结果显示，哌柏西利联合来曲唑较安慰剂联合来曲唑能显著延长mPFS（27.6个月 vs.14.5个月，HR 0.563，95%CI 0.461～0.687，P＜0.000 1），使晚期乳腺癌患者一线治疗PFS超过2年。除此之外，探究瑞波西利或安慰剂联合来曲唑一线治疗激素受体阳性、HER2阴性、绝经后晚期乳腺癌患者的疗效和安全性的Ⅲ期随机对照MONALEESA-2研究（25.3个月 vs.16.0个月，HR 0.57，95%CI 0.46～0.70，P＜0.001）及阿贝西利或安慰剂联合非甾体芳香化酶抑制剂（nonsteroidal aromatase inhibitor，NSAI）一线治疗激素受体阳性、HER2阴性、绝经后晚期乳腺癌患者的双盲、随机Ⅲ期MONARCH-3研究（28.2个月 vs.14.8个月，HR 0.540，95%CI 0.418～0.698，P＝0.000 002）结果

均显示，CDK4/6 抑制联合 NSAI 可显著改善 PFS 和客观缓解率，且在激素受体阳性、HER2 阴性晚期乳腺癌患者中具有可耐受的安全性。达尔西利是我国自主研发的 CDK4/6 抑制剂，为了探究其在一线治疗中的疗效，有研究者开展了 DAWNA-2 研究。该研究共纳入 456 例任意绝经状态的激素受体阳性、HER2 阴性晚期乳腺癌患者，一线接受达尔西利联合 NSAI 治疗。在 2022 年欧洲肿瘤内科学会（ESMO）大会上，该研究首次公布了中期分析结果，即达尔西利联合 NSAI 组较安慰剂组能显著延长 mPFS（30.6 个月 $vs.$18.2 个月，HR 0.51，95%CI 0.38 ～ 0.69，$P < 0.0001$），且在不同的绝经状态下，达尔西利联合 NSAI 均能显著改善 PFS 期。在意向治疗（ITT）人群中，该研究结果与其他 CDK4/6 抑制剂联合 NSAI 一线治疗的研究结果一致。

CDK4/6 抑制剂在晚期一线Ⅲ期临床试验中显著延长了患者的 PFS，而随着随访时间的延长，各研究的次要研究终点 OS 显现出不同程度的获益。探索瑞波西利的 MONALEESA-2 研究于 2021 年公布了最终 OS 数据，在中位随访 6.6 年后，瑞波西利联合来曲唑较安慰剂联合来曲唑显示出显著的 OS 获益（63.9 个月 $vs.$51.4 个月，HR 0.76，95%CI 0.63 ～ 0.93，$P = 0.008$），即瑞波西利联合来曲唑组的 mOS 延长了 12 个月以上。在 2022 年美国临床肿瘤学会（ASCO）大会上，研究者公布了 PALOMA-2 研究的 OS 数据，结果显示，哌柏西利组和安慰剂组的 mOS 分别为 53.9 个月和 51.2 个月（HR 0.956，95%CI 0.777 ～ 1.177，$P = 0.34$），哌柏西利组在数值上延长了 OS，但差异无统计学意义。在 2022 年 ESMO 大会上，研究者更新了 MONARCH-3 研究的第二次中期分析 OS 结果，阿贝西利组和安慰剂组的 mOS 分别为 67.1 个月和 54.5 个月（HR 0.754，95%CI 0.584 ～ 0.974，$P = 0.0301$），未达到预设的统计学显著性差异阈值，但两组间的 mOS 绝对值差异为 12.6 个月，已呈现 OS 的获益趋势，目前该研究的 OS 数据尚未成熟，预计在 2023 年进行最终分析。在目前所有应用 CDK4/6 抑制剂联合芳香化酶抑制剂方案作为一线治疗的研究中，只有瑞波西利相关研究明确取得了 OS 显著获益。

在二线内分泌治疗中，CDK4/6 抑制剂联合氟维司群可显著延长激素受体阳性、HER2 阴性晚期乳腺癌患者的 PFS，甚至 OS。哌柏西利联合氟维司群治疗既往行内分泌治疗失败的激素受体阳性、HER2 阴性晚期乳腺癌患者的双盲、随机对照Ⅲ期 PALOMA-3 研究显示，哌柏西利组的 mPFS 较安慰剂组显著延长（9.5 个月 $vs.$4.6 个月，HR 0.46，95%CI 0.36 ～ 0.59，$P < 0.0001$），并伴 OS 延长（34.9 个月 $vs.$28.0 个月，HR 0.81，95%CI 0.64 ～ 1.03，$P = 0.09$）。在 2021 年 ASCO 会议上再次更新了 OS 数据，结果显示，两组 mOS 的差异有统计学上意义（34.8 个月 $vs.$ 28.0 个月，HR 0.81，95%CI 0.65 ～ 0.99，$P = 0.0221$）。阿贝西利联合氟维司群治疗既往行内分泌治疗进展的激素受体阳性、HER2 阴性晚期乳腺癌患者的双盲、随机对照Ⅲ期 MONARCH-2 研究的设计与 PALOMA-3 研究相似，结果显示，阿贝西利联合氟维司群不仅可以延长此类患者的 mPFS（16.4 个月 $vs.$9.3 个月，HR 0.553，95%CI 0.449 ～ 0.681，$P < 0.001$），同时也可以延长此类患者的 mOS（46.7 个月 $vs.$37.3 个月，HR 0.757，95%CI 0.606 ～ 0.945，$P = 0.014$）。而在 MONALEESA-3 研究中，瑞波西利联合氟维司群同样显示出显著延长此类患者的 mPFS 和 mOS 的结果。至此，全球已上市的 3 个 CDK4/6 抑制剂奠定了它们在二线内分泌治疗中的标准地位。而探索达尔西利联合氟维司群在既往行内分泌治疗进展的激素受体阳性、HER2 阴性晚期乳腺癌患者中疗效和安全性的Ⅲ期 DAWNA-1 研究的结果显示，在中位随访 10.7 个月时，达尔西利联合氟维司群可以延长 8.5 个月的 mPFS（15.7 个月 $vs.$7.2 个月，HR 0.42，95%CI 0.31 ～ 0.58，$P < 0.0001$）。基于 DAWNA-1 研究的结果，达尔西利于 2021 年 12 月上市。在 2022 年 ESMO 大会上，研究者公布了 DAWNA-1 研究的最新结果，在中位随访 25.2 个月时，达尔西利联合氟维司群组与安慰剂联合氟维司群组的 mPFS 分别为 16.6 个月和 7.2 个月（HR 0.50，95%CI 0.39 ～ 0.65，$P < 0.0001$），该结果进一步确认了达尔西利联合氟维司群在激素受体阳性、HER2 阴性晚期乳腺癌二线治疗中的价值。

二、使用周期蛋白依赖性激酶4/6抑制剂治疗进展后的治疗策略

目前，对于使用CDK4/6抑制剂治疗进展的患者，尚没有统一的推荐治疗方案。一般来说，后续治疗方案包括继续行内分泌治疗、联合靶向药物或化疗等。

（一）周期蛋白依赖性激酶4/6抑制剂跨线使用

目前，关于应用CDK4/6抑制剂治疗进展后再次使用CDK4/6抑制剂的临床研究较少。其中，TRINITI-1研究探索了既往使用CDK4/6抑制剂治疗进展的激素受体阳性、HER2阴性晚期乳腺癌患者再次使用瑞波西利联合依西美坦和依维莫司的疗效和安全性。结果显示，随访时间为24周时的临床获益率（CBR）为41.1%（95%CI 31.1% ～ 51.6%），达到了预设的主要研究终点，提示使用CDK4/6抑制剂治疗进展后再次使用CDK4/6抑制剂的可能性。Wander等进行的一项应用CDK4/6抑制剂治疗进展后换用阿贝西利的多中心、回顾性队列研究的结果显示，36.8%的患者接受阿贝西利治疗至少6个月，mPFS为5.3个月，mOS为17.2个月，该结果与MONARCH-1研究的结果相似。这提示对于一部分激素受体阳性晚期乳腺癌患者来说，在使用CDK4/6抑制剂治疗进展后可以继续通过接受阿贝西利治疗获益。在2022年ASCO大会上，MAINTAIN研究（一项双盲、安慰剂对照的Ⅱ期临床试验）公布了最新结果。该研究纳入了120例激素受体阳性、HER2阴性晚期乳腺癌患者，这些患者在既往应用CDK4/6抑制剂联合内分泌治疗进展后换用其他内分泌治疗药物（氟维司群或依西美坦）联合瑞波西利或安慰剂治疗：以往接受过氟维司群治疗的患者换用依西美坦作为内分泌治疗，以往接受过AI治疗的患者则接受氟维司群治疗。结果显示，与安慰剂组相比，瑞波西利组的mPFS显著延长（5.29个月 $vs.$ 2.76个月，HR 0.57，95%CI 0.39 ～ 0.95，$P = 0.006$）。这是首项证实在激素受体阳性、HER2阴性晚期乳腺癌患者中既往应用CDK4/6抑制剂治疗进展后对瑞波西利进行跨线使用仍能使患者获益的前瞻随机对照试验。复旦大学附属肿瘤医院开展的Cinderella研究（NCT05464173研究），探索了阿贝西利联合西达本胺和氟维司群在既往应用哌柏西利治疗失败的激素受体阳性、HER2阴性晚期乳腺癌患者中的有效性和安全性，希望这项研究结果的公布能为CDK4/6抑制剂的跨线使用提供更多数据。其他正在开展且暂未公布结果的既往应用CDK4/6抑制剂进展后再次使用CDK4/6抑制剂的临床研究还有PACE研究（NCT03147287研究）、PALMIRA研究（NCT03809988研究）等。

（二）内分泌治疗

目前，口服的选择性雌激素受体下调剂（selective estrogen receptor degrader，SERD）包括艾拉司群（elacestrant）、吉雷司群（giredestrant）和amcenestrant等已成为研究热点。EMERALD研究（NCT03778931研究）是口服SERD的首项Ⅲ期临床试验，纳入了477例既往接受CDK4/6抑制剂联合内分泌治疗进展后的激素受体阳性、HER2阴性晚期乳腺癌患者，比较了艾拉司群与研究者选择的单药内分泌治疗的疗效。在2021年圣安东尼奥乳腺癌大会（San Antonio Breast Cancer Symposium，SABCS）上公布的该研究的数据显示，总人群中艾拉司群组与标准治疗组的mPFS分别为2.79个月和1.91个月（HR 0.697，95%CI 0.552 ～ 0.880，$P = 0.001\,8$）；在$ESR1$基因突变人群中，两组的mPFS分别为3.78个月和1.87个月（HR 0.546，95%CI 0.387 ～ 0.768，$P = 0.000\,5$）。艾拉司群作为全球首个针对晚期二、三线雌激素受体阳性、HER2阴性晚期乳腺癌患者的口服SERD，能显著延长患者的PFS，有潜力成为雌激素受体阳性、HER2阴性晚期乳腺癌患者二线及以上内分泌治疗的新选择。2022年ESMO大会公布了该研究中艾拉司群对比不同内分泌治疗药物的亚组分析结果，

即无论在总人群还是*ESR1*基因突变人群中,艾拉司群较氟维司群或AI在PFS方面显著获益,这进一步验证了艾拉司群单药在雌激素受体阳性、HER2阴性晚期乳腺癌二、三线治疗中的潜力。基于该研究的阳性结果,艾拉司群已向美国FDA提交了新药申请,并于2023年1月获得批准用于治疗既往至少接受过一种内分泌治疗后疾病进展的雌激素受体阳性、HER2阴性、*ESR1*基因突变的晚期或转移性乳腺癌的绝经后女性或成年男性。然而,在既往接受过一、二线治疗的雌激素受体阳性、HER2阴性晚期乳腺癌患者中,对比吉雷司群与单药内分泌治疗疗效的Ⅱ期acelERA BC研究(NCT04576455研究)未能证明吉雷司群优于标准单药治疗。在2022年ESMO大会上公布的该研究的结果显示,吉雷司群组与医师选择的单药内分泌治疗组的mPFS分别为5.6个月和5.4个月(*HR* 0.81,95%*CI* 0.60 ~ 1.10,*P* = 0.18)。为评估吉雷司群联合哌柏西利用于一线治疗激素受体阳性晚期乳腺癌疗效的Ⅲ期persevERA研究(NCT04188548研究)目前仍在进行中。为比较amcenestrant与医师选择的内分泌治疗方案应用于内分泌治疗耐药的雌激素受体阳性、HER2阴性晚期乳腺癌患者的疗效的Ⅱ期AMEERA-3研究也未能达到主要研究终点,两组的mPFS相似(3.6个月 *vs.*3.7个月,*HR* 1.051,95%*CI* 0.790 ~ 1.400,*P* = 0.64)。上述3项临床研究的对照组中医师选择的内分泌治疗药物为氟维司群的患者比例均较高(分别为69%、75%和90%),因此,可以说主要是与氟维司群对比。但目前仅EMERALD研究的艾拉司群显示出显著的PFS获益,而另外2个口服SERD的疗效则未见显著差异,故目前吉雷司群、amcenestrant较氟维司群除剂型优势外,在疗效上还未见到显著获益,仍需要更多研究进行探索。ELAINE-1研究是一项随机对照的Ⅱ期临床试验,探索了选择性雌激素受体调节剂(selective estrogen receptor modulator,SERM)拉索昔芬对比氟维司群在既往应用CDK4/6抑制剂治疗进展后*ESR1*基因突变的晚期乳腺癌患者中是否有更好的抗肿瘤活性。结果显示,拉索昔芬组与氟维司群组的mPFS分别为6.04个月和4.04个月(*HR* 0.699,95%*CI* 0.445 ~ 1.125,*P* = 0.138),拉索昔芬的PFS未显著优于氟维司群,该研究未达到主要研究终点。

(三)内分泌治疗联合靶向药物

1. 联合磷脂酰肌醇3激酶抑制剂 *PIK3CA*基因是乳腺癌中常见的突变基因之一,约40%的激素受体阳性、HER2阴性晚期乳腺癌患者发生了*PIK3CA*基因突变,*PIK3CA*基因突变可通过激活磷脂酰肌醇3激酶(PI3K)通路引起CDK4/6抑制剂耐药。

作为一种选择性的PI3K抑制剂,阿培利司(alpelisib)在SOLAR-1研究中首次证明了其疗效。SOLAR-1研究是一项随机、双盲、安慰剂对照的Ⅲ期临床试验,旨在评估阿培利司或安慰剂联合氟维司群在既往接受过AI治疗后复发或进展的激素受体阳性、HER2阴性晚期乳腺癌患者中的疗效和安全性。该研究共纳入572例患者,基于肿瘤组织评估结果分配进入*PIK3CA*基因突变队列或*PIK3CA*基因非突变队列,在队列中随机(1:1)接受阿培利司联合氟维司群或安慰剂联合氟维司群治疗。该研究在2018年达到了主要研究终点,结果显示,在*PIK3CA*基因突变队列的341例患者中,阿培利司联合氟维司群组的mPFS较安慰剂组延长了5.3个月(11.0个月 *vs.*5.7个月,*HR* 0.65,95%*CI* 0.50 ~ 0.85,*P* = 0.000 65),因此获得美国FDA的批准上市。在2020年ESMO大会上,该研究报告了最终OS分析结果,与安慰剂组相比,阿培利司联合氟维司群组的mOS延长了7.9个月,但差异无统计学意义(39.3个月 *vs.*31.4个月,*HR* 0.86,95%*CI* 0.64 ~ 1.15,*P* = 0.15)。在SOLAR-1研究中,只有<10%(20例)的患者既往接受过CDK4/6抑制剂治疗,故在这些患者中进行的亚组分析并未发现阿培利司联合氟维司群组有显著PFS的获益。BYLieve研究探究了在一线治疗使用CDK4/6抑制剂进展后的患者中阿培利司能否发挥同样的作用。BYLieve研究分为3个队列进行分析,队列A为127例既往接受过CDK4/6抑制剂联合AI治疗进展的患者,接受阿培利司联合氟维司群治疗,其中121例患者确认为*PIK3CA*基因突变。2020年在ASCO会议上公布的队列A的

结果显示，中位随访11.7个月时，6个月无进展生存率为50.4%（95%*CI* 41.2%～59.6%），mPFS为7.3个月。在SOLAR-1研究中，阿培利司联合氟维司群组的mPFS为11.0个月，这表明接受过CDK4/6抑制剂治疗可能不会影响后续PI3K抑制剂（阿培利司）治疗的疗效。BYLieve研究中的队列B纳入了126例既往接受过CDK4/6抑制剂联合氟维司群治疗进展的患者，接受阿培利司联合来曲唑治疗。在2020年SABCS会议上公布的数据显示，mPFS为5.7个月，6个月无进展生存率为46.1%。因此，PI3K抑制剂有望成为*PIK3CA*基因突变患者在CDK4/6抑制剂耐药后的优选方案。

2. 联合哺乳动物雷帕霉素靶蛋白抑制剂　哺乳动物雷帕霉素靶蛋白（mammalian target of rapamycin，mTOR）是PI3K下游重要的信号通路，而依维莫司作为mTOR抑制剂的典型代表，其疗效已经在BOLERO-2研究中得到了证实。在BOLERO-2研究中，接受NSAI治疗进展的患者，依维莫司联合依西美坦组的mPFS和mOS均较安慰剂联合依西美坦组显著延长（mPFS：11.0个月 *vs.*4.1个月，*HR* 0.38，*P* ＜0.000 1；mOS：31.0个月 *vs.*26.6个月，*HR* 0.89，*P* ＝0.14）。上文提及的TRINITI-1研究的结果显示，既往使用CDK4/6抑制剂联合内分泌治疗进展的患者，接受依维莫司＋瑞波西利＋依西美坦三药联合方案的24周CBR为41.1%（95%*CI* 31.1%～51.6%），达到了预设的主要研究终点。我国的一项多中心真实世界研究纳入了200例既往接受哌柏西利治疗的晚期乳腺癌患者，其中53例（26.5%）在后线治疗中接受了内分泌治疗，15例接受了以依维莫司为基础的治疗方案。其结果显示，接受依维莫司治疗患者的mPFS为5.1个月。美国的一项真实世界研究纳入了200例既往接受哌柏西利治疗的晚期乳腺癌患者。其结果显示，有104例患者在进展后接受了后线治疗，其中依维莫司联合依西美坦是使用哌柏西利进展后最常见的内分泌治疗方案（*n* ＝12），mPFS为4.9个月。期待有更大样本量的前瞻性研究探索既往使用CDK4/6抑制剂进展后应用依维莫司联合依西美坦的疗效。

3. 联合AKT抑制剂　AKT作为连接PI3K和mTOR信号通路的桥梁，AKT1激活可导致CDK4/6抑制剂耐药，故AKT抑制剂可能成为CDK4/6抑制剂耐药后的选择。TAKTIC研究评估了AKT1抑制剂帕他色替（ipatasertib）联合内分泌治疗在既往使用CDK4/6抑制剂治疗进展后的激素受体阳性、HER2阴性晚期乳腺癌患者中的疗效，且评估了是否要继续使用CDK4/6抑制剂。该研究分为3组，A组为帕他色替联合AI，B组为帕他色替联合氟维司群，C组为帕他色替联合氟维司群和哌柏西利。2020年ASCO会议上该研究C组的中期分析结果显示，对于既往使用CDK4/6抑制剂治疗进展后的患者，AKT抑制剂联合CDK4/6抑制剂和内分泌治疗在一部分患者中取得了较好的疗效，且耐受性良好。TAKTIC研究的后续结果仍有待观察，AKT抑制剂可能成为既往使用CDK4/6抑制剂耐药后的选择之一。

4. 联合组蛋白去乙酰化酶抑制剂　ACE研究探索了西达本胺联合依西美坦在365例既往接受内分泌治疗进展的激素受体阳性、HER2阴性、绝经后晚期乳腺癌患者中的疗效。结果表明，西达本胺联合依西美坦组的mPFS较安慰剂联合依西美坦组延长（7.4个月 *vs.*3.8个月，*HR* 0.75，95%*CI* 0.58～0.98，*P* ＝0.033）。然而，ACE研究中既往接受过CDK4/6抑制剂治疗的患者过少（西达本胺组3例、安慰剂组4例纳入哌柏西利临床研究）。一项真实世界研究纳入了2000例接受西达本胺的晚期乳腺癌患者，其中纳入了更多既往接受过CDK4/6抑制剂治疗的患者，相信这项研究结果的公布会为西达本胺作为CDK4/6抑制剂的后线治疗提供更多数据。

5. 联合成纤维细胞生长因子受体抑制剂　一项评估成纤维细胞生长因子受体（fibroblast growth factor receptor，FGFR）抑制剂厄达替尼（erdafitinib）联合哌柏西利和氟维司群三药联合治疗激素受体阳性、HER2阴性伴FGFR扩增的晚期乳腺癌患者的Ⅰb期研究（NCT03238196研究）正在进行中。还有一项评估FGFR抑制剂TAS-120联合内分泌治疗在伴FGFR扩增的晚期乳腺癌患者中疗效的Ⅱ期研究（NCT01670877研究）也正在开展中。

（四）其他

化疗也是既往使用CDK4/6抑制剂进展后的选择之一。在临床实践中，医师通常也会选择化疗作为后续治疗。美国的一项真实世界研究显示，在既往接受CDK4/6抑制剂治疗进展的525例患者中，有35.6%后续接受化疗，化疗药物以卡培他滨和紫杉类药物为主。我国的一项多中心真实世界研究则纳入了200例既往接受哌柏西利治疗进展的晚期乳腺癌患者，有73.5%后续接受化疗，化疗药物以紫杉类药物、卡培他滨和长春瑞滨为主，接受化疗的患者的mPFS为5.6个月。

免疫治疗相关临床研究多针对三阴性乳腺癌患者展开，而在激素受体阳性患者中开展的研究较少。ICON研究是一项评估化疗联合纳武单抗和伊匹单抗治疗激素受体阳性、HER2阴性晚期乳腺癌患者的随机Ⅱb期临床试验。2022年ESMO大会公布的结果显示，化疗联合伊匹单抗和纳武单抗并没有显示出较化疗更优的获益（mPFS：化疗联合免疫治疗组为5.1个月，化疗组为3.7个月，HR 0.94，95%CI 0.59～1.51），相关的生物标志物分析尚在进行中，期待其未来研究结果的披露能为部分激素受体阳性患者带来新的治疗机会。

抗体-药物偶联物（ADC）也为后线治疗的选择提供了更多方案。如DESTINY-Breast04研究的结果显示，激素受体阳性、HER2低表达患者，T-DXd组的mPFS为10.1个月，显著优于医师选择化疗方案组的5.4个月（HR 0.51，95%CI 0.40～0.64，$P<0.001$）。TROPiCS-02研究也显示，激素受体阳性、HER2阴性晚期乳腺癌患者，戈沙妥珠单抗较化疗可带来显著的PFS获益（5.5个月$vs.$4.0个月，HR 0.66，95%CI 0.53～0.83，$P=0.0003$）。

三、小结

CDK4/6抑制剂的出现是激素受体阳性、HER2阴性晚期乳腺癌的重大治疗突破和进展。而随着CDK4/6抑制剂在临床研究中的不断深入，尤其是OS数据的公布，进一步看到了无论是在一线或二线治疗中CDK4/6抑制剂联合内分泌治疗既能显著延长PFS，还可以带来OS获益，这改变了临床实践，使这一方案成为标准治疗方案。然而，CDK4/6抑制剂原发性或继发性耐药随之成为不可避免的问题。目前，针对CDK4/6抑制剂耐药尚缺乏统一的推荐方案，未来期望能有更多的临床研究为CDK4/6抑制剂的应用及其后线治疗方案的选择添加更多有力的证据，让患者从中获益。

（复旦大学附属肿瘤医院　胡诗慧　龚成成　王碧芸）

参考文献

[1] SIEGEL R L，MILLER K D，FUCHS H E，et al. Cancer statistics，2021［J］. CA Cancer J Clin，2021，71（1）：7-33.

[2] CARDOSO F，PALUCH-SHIMON S，SENKUS E，et al. 5th ESO-ESMO international consensus guidelines for advanced breast cancer（ABC 5）［J］. Ann Oncol，2020，31（12）：1623-1649.

[3] VELASCO-VELÁZQUEZ M A，LI Z P，CASIMIRO M，et al. Examining the role of cyclin D1 in breast cancer［J］. Future Oncol，2011，7（6）：753-765.

[4] SPRING L M，WANDER S A，ANDRE F，et al. Cyclin-dependent kinase 4 and 6 inhibitors for hormone receptor-positive breast cancer：past，present，and future［J］. Lancet，2020，395（10226）：817-827.

[5] HORTOBAGYI G N，STEMMER S M，BURRIS H A，et al. Ribociclib as first-line therapy for HR-positive，advanced breast cancer［J］. N Engl J Med，2016，375（18）：1738-1748.

[6] GOETZ M P，TOI M，CAMPONE M，et al. MONARCH 3：abemaciclib as initial therapy for

advanced breast cancer [J]. J Clin Oncol, 2017, 35（32）：3638-3646.

[7] JOHNSTON S, MARTIN M, DI LEO A, et al. MONARCH 3 final PFS：a randomized study of abemaciclib as initial therapy for advanced breast cancer [J]. NPJ Breast Cancer, 2019, 5：5.

[8] XU B H, ZHANG Q Y, ZHANG P, et al. Dalpiciclib plus letrozole or anastrozole as first-line treatment for HR＋/HER2-advanced breast cancer（DAWNA-2）：a phase 3 trial [J]. Ann Oncol, 2022, 33（S7）：S1384-S1385.

[9] HORTOBAGYI G N, STEMMER S M, BURRIS H A, et al. Overall survival with ribociclib plus letrozole in advanced breast cancer [J]. N Engl J Med, 2022, 386（10）：942-950.

[10] FINN R S, RUGO H S, DIERAS V C, et al. Overall survival（OS）with first-line palbociclib plus letrozole（PAL＋LET）versus placebo plus letrozole（PBO＋LET）in women with estrogen receptor-positive/human epidermal growth factor receptor 2-negative advanced breast cancer（ER＋/HER2-ABC）：analyses from PALOMA-2 [J]. J Clin Oncol, 2022, 40（suppl 17）：LBA1003.

[11] GOETZ M P, TOI M, HUOBER J, et al. MONARCH 3：interim overall survival（OS）results of abemaciclib plus a nonsteroidal aromatase inhibitor（NSAI）in patients（pts）with HR＋, HER2-advanced breast cancer（ABC）[J]. Ann Oncol, 2022, 33（S7）：LBA15.

[12] CRISTOFANILLI M, TURNER N C, BONDARENKO I, et al. Fulvestrant plus palbociclib versus fulvestrant plus placebo for treatment of hormone-receptor-positive, HER2-negative metastatic breast cancer that progressed on previous endocrine therapy（PALOMA-3）：final analysis of the multicentre, double-blind, phase 3 randomised controlled trial [J]. Lancet Oncol, 2016, 17（4）：425-439.

[13] TURNER N C, SLAMON D J, RO J, et al. Overall survival with palbociclib and fulvestrant in advanced breast cancer [J]. N Engl J Med, 2018, 379（20）：1926-1936.

[14] SLEDGE G W JR, TOI M, NEVEN P, et al. MONARCH 2：abemaciclib in combination with fulvestrant in women with HR＋/HER2-advanced breast cancer who had progressed while receiving endocrine therapy [J]. J Clin Oncol,2017,35（25）：2875-2884.

[15] SLEDGE G W JR, TOI M, NEVEN P, et al. The effect of abemaciclib plus fulvestrant on overall survival in hormone receptor-positive, ERBB2-negative breast cancer that progressed on endocrine therapy-MONARCH 2：a randomized clinical trial [J]. JAMA Oncol, 2020, 6（1）：116-124.

[16] SLAMON D J, NEVEN P, CHIA S, et al. Overall survival with ribociclib plus fulvestrant in advanced breast cancer [J]. N Engl J Med, 2020, 382（6）：514-524.

[17] XU B H, ZHANG Q Y, ZHANG P, et al. Dalpiciclib or placebo plus fulvestrant in hormone receptor-positive and HER2-negative advanced breast cancer：a randomized, phase 3 trial [J]. Nat Med, 2021, 27（11）：1904-1909.

[18] ZHANG P, ZHANG Q Y, HU X, et al. Dalpiciclib plus fulvestrant in HR＋/HER2-advanced breast cancer（ABC）：updated analysis from the phase 3 DAWNA-1 trial [J]. Ann Oncol, 2022, 33（S7）：S642-S643.

[19] BARDIA A, HURVITZ S A, DEMICHELE A, et al. Phase Ⅰ/Ⅱ trial of exemestane, ribociclib, and everolimus in women with HR＋/HER2-advanced breast cancer after progression on CDK4/6 Inhibitors（TRINITI-1）[J]. Clin Cancer Res, 2021, 27（15）：4177-4185.

[20] WANDER S A, HAN H S, ZANGARDI M L, et al. Clinical outcomes with abemaciclib after prior CDK4/6 inhibitor progression in breast cancer：a multicenter experience [J]. J Natl Compr Canc Netw, 2021, 24：1-8.

[21] KALINSKY K, ACCORDINO M K, CHIUZAN C, et al. A randomized, phase Ⅱ trial of fulvestrant or exemestane with or without ribociclib after progression on anti-estrogen therapy plus cyclin-dependent kinase 4/6 inhibition（CDK 4/6i）in patients（pts）with unresectable or hormone receptor-positive（HR＋）,HER2-negative metastatic breast cancer（MBC）：MAINTAIN trial [J]. J Clin Oncol, 2022, 40（17 Suppl）：LBA1004.

[22] MAYER E L, WANDER S A, REGAN M M, et al. Palbociclib after CDK and endocrine therapy（PACE）：a randomized phase Ⅱ study of fulvestrant, palbociclib, and avelumab for endocrine

pre-treated ER＋/HER2-metastatic breast cancer [J]. J Clin Oncol, 2018, 36 (15 Suppl): TPS1104.

[23] AFTIMOS P G, CORTÉS J, BIDARD F C, et al. 220P Elacestrant vs fulvestrant or aromatase inhibitor (AI) in phase Ⅲ trial evaluating elacestrant, an oral selective estrogen receptor degrader(SERD), vs standard of care (SOC) endocrine monotherapy for ER＋/HER2-advanced/metastatic breast cancer (mBC): subgroup analysis from EMERALD [J]. Ann Oncol, 2022, 33 (S7): S638.

[24] MARTIN JIMENEZ M, LIM E, CHAVEZ MAC GREGOR M, et al. Giredestrant (GDC-9545) vs physician choice of endocrine monotherapy (PCET) in patients (pts) with ER＋, HER2-locally advanced/metastatic breast cancer (LA/mBC): primary analysis of the phase 2, randomised, open-label acelERA BC study [J]. Ann Oncol, 2022, 33 (S7): S633-S634.

[25] TOLANEY S M, CHAN A, Petrakova K, et al. AMEERA-3, a phase Ⅱ study of amcenestrant (AMC) versus endocrine treatment of physician's choice (TPC) in patients (pts) with endocrine-resistant ER＋/HER2-advanced breast cancer (aBC) [J]. Ann Oncol, 2022, 33 (S7): S634-S635.

[26] GOETZ M P, PLOURDE P, STOVER D G, et al. Open-label, randomized study of lasofoxifene (LAS) vs fulvestrant (Fulv) for women with locally advanced/metastatic ER＋/HER2-breast cancer (mBC), an estrogen receptor 1 (ESR1) mutation, and disease progression on aromatase (AI) and cyclin-dependent kinase 4/6 (CDK4/6i) inhibitors [J]. Ann Oncol, 2022, 33 (S7): S1377-S1378.

[27] MOSELE F, STEFANOVSKA B, LUSQUE A, et al. Outcome and molecular landscape of patients with PIK3CA-mutated metastatic breast cancer [J]. Ann Oncol, 2020, 31 (3): 377-386.

[28] ANDRÉ F, CIRUELOS E, RUBOVSZKY G, et al. Alpelisib for PIK3CA-mutated, hormone receptor-positive advanced breast cancer [J]. N Engl J Med, 2019, 380 (20): 1929-1940.

[29] ANDRÉ F, CIRUELOS E M, JURIC D, et al. Alpelisib plus fulvestrant for PIK3CA-mutated, hormone receptor-positive, human epidermal growth factor receptor-2-negative advanced breast cancer: final overall survival results from SOLAR-1 [J]. Ann Oncol, 2021, 32 (2): 208-217.

[30] RUGO H S, LEREBOURS F, CIRUELOS E, et al. Alpelisib plus fulvestrant in PIK3CA-mutated, hormone receptor-positive advanced breast cancer after a CDK4/6 inhibitor (BYLieve): one cohort of a phase 2, multicentre, open-label, non-comparative study [J]. The Lancet Oncology, 2021, 22 (4): 489-498.

[31] RUGO H S, LEREBOURS F, JURIC D, et al. PD2-07-Alpelisib＋letrozole in patients with PIK-3CA-mutated, hormone-receptor positive (HR＋), human epidermal growth factor receptor-2-negative (HER2-) advanced breast cancer (ABC) previously treated with a cyclin-dependent kinase 4/6 inhibitor (CDK4/6i) ＋ fulvestrant: BYLieve study results [C/OL]. SABCS, San Antonio, 2020 (2020-12-09) [2023-02-10]. https://www. abstractsonline. com/pp8/#!/9223/presentation/787.

[32] PICCART M, HORTOBAGYI G N, CAMPONE M, et al. Everolimus plus exemestane for hormone-receptor-positive, human epidermal growth factor receptor-2-negative advanced breast cancer: overall survival results from BOLERO-2 [J]. Ann Oncol, 2014, 25 (12): 2357-2362.

[33] YARDLEY D A, NOGUCHI S, PRITCHARD K I, et al. Everolimus plus exemestane in postmenopausal patients with HR (＋) breast cancer: BOLERO-2 final progression-free survival analysis[J]. Adv Ther, 2013, 30 (10): 870-884.

[34] LI Y, LI W, GONG C C, et al. A multicenter analysis of treatment patterns and clinical outcomes of subsequent therapies after progression on palbociclib in HR＋/HER2-metastatic breast cancer [J]. Ther Adv Med Oncol, 2021, 13: 17588359211022890.

[35] XI J, OZA A, THOMAS S, et al. Retrospective analysis of treatment patterns and effectiveness of palbociclib and subsequent regimens in metastatic breast cancer [J]. J Natl Compr Canc Netw, 2019, 17 (2): 141-147.

[36] WANDER S A, JURIC D, SUPKO J G, et al. Phase Ⅰb trial to evaluate safety and anti-tumor activity of the AKT inhibitor, ipatasertib, in combination with endocrine therapy and a CDK4/6 inhibitor for patients with hormone receptor positive (HR

＋）/HER2 negative metastatic breast cancer（MBC）（TAKTIC）［J］．J Clin Oncol, 2020, 38（15 Suppl）：S1066.

［37］JIANG Z F, LI W, HU X C, et al. Tucidinostat plus exemestane for postmenopausal patients with advanced, hormone receptor-positive breast cancer（ACE）：a randomised, double-blind, placebo-controlled, phase 3 trial［J］．Lancet Oncol, 2019, 20（6）：806-815.

［38］VANDERBILT-INGRAM CANCER CENTER. Fulvestrant, palbociclib and erdafitinib in ER＋/HER2-/FGFR-amplified metastatic breast cancer［EB/OL］．［2023-02-10］https：//clinicaltrials. gov/ct2/show/NCT03238196.

［39］TAIHO ONCOLOGY. A study of TAS-120 in patients with metastatic breast cancer［EB/OL］．［2023-02-10］．https：//clinicaltrials. gov/ct2/show/NCT04024436.

［40］PRINCIC N, AIZER A, TANG D H, et al. Predictors of systemic therapy sequences following a CDK 4/6 inhibitor-based regimen in post-menopau-sal women with hormone receptor positive, HEGFR-2 negative metastatic breast cancer［J］．Curr Med Res Opin, 2019, 35（1）：73-80.

［41］KYTE J A, ANDRESEN N K, RUSSNES H G, et al. ICON-a randomized phase Ⅱb study evaluating chemotherapy combined with ipilimumab and nivolumab in metastatic hormone receptor positive breast cancer［J］．J Transl Med, 2020, 18（1）：269.

［42］MODI S, JACOT W, YAMASHITA T, et al. DESTINY-Breast04 trial investigators. trastuzumab deruxtecan in previously treated HER2-low advanced breast cancer［J］．N Engl J Med, 2022, 387（1）：9-20.

［43］RUGO H S, SCHMID P, TOLANE S M, et al. Health-related quality of life（HRQoL）in the phase Ⅲ TROPiCS-02 trial of sacituzumab govitecan（SG）vs chemotherapy in HR＋/HER2-metastatic breast cancer（MBC）［J］．Ann Oncol, 2022, 33（S7）：S1258.

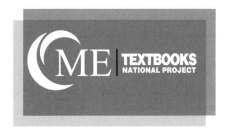

抗体-药物偶联物在晚期乳腺癌中的治疗进展

第6章

诺贝尔生理学或医学奖获得者德国科学家Paul Ehrlich在1910年报道了"魔法子弹"——砷凡纳明（arsphenamine），其被首次应用于梅毒的治疗并获得显著疗效。Paul认为，砷凡纳明是一种完美的药物，可以将抗体与一种化学物质相结合，杀死微生物或肿瘤细胞，在治愈疾病的同时没有不良反应。此后，1967年抗体-药物偶联物（ADC）的概念被首次提出。ADC是将单克隆抗体通过连接子与小分子药物共价偶联形成的复合物，包含了抗体、连接子和小分子药物3个结构模块。

由于传统的细胞毒性化疗药物缺乏对肿瘤组织的特异性，会无差别地暴露于正常细胞而造成器官损伤，故使用剂量受限，而ADC在药物组成的构建上进行微小的改动就可能大幅度增加药物的治疗指数。从1983年开启首项关于ADC的人类临床研究，到2000年首款ADC吉妥单抗（mylotarg）通过了美国FDA的批准。ADC在疗效上的突破有目共睹，其在安全性方面的问题也需要建立临床的评价体系，降低抗体脱靶所致的血液和脏器毒性是ADC不断探究与改良的目标。从不可裂解的连接子到可裂解的连接子，ADC的毒性得到了更好的控制，抗体靶向也更为精准。经历了近百年的发展，越来越多的ADC被应用于临床。

人表皮生长因子受体2（HER2）是乳腺癌重要的靶点，HER2-ADC发挥作用主要有2种机制。①经典的作用模式：ADC与HER2受体相结合，通过细胞内吞作用进入细胞，ADC连接子经过或不经溶酶体作用，裂解释放毒素分子在肿瘤细胞内发挥细胞毒性作用；②旁路杀伤效应：结合HER2受体后毒素分子在肿瘤微环境中释放，细胞毒性作用使细胞膜通透性增高，毒素分子进入肿瘤细胞间质并发挥杀伤周围肿瘤细胞的作用。

首款应用于HER2阳性晚期乳腺癌的ADC是恩美曲妥珠单抗（T-DM1），由靶向HER2的载体曲妥珠单抗通过不可裂解的硫醚键与强效抗微管蛋白美登素衍生物DM1结合，药物-抗体比为3.5∶1。EMILIA研究是一项随机、国际、开放标签、Ⅲ期临床试验，研究对象是年龄18岁或以上的HER2阳性、不可切除的、局部晚期或转移性乳腺癌且既往接受曲妥珠单抗和紫杉烷治疗者，共入组980例。结果显示，T-DM1较拉帕替尼显著改善了这部分患者的PFS，T-DM1组mPFS为9.6个月，拉帕替尼组为6.4个月（$P < 0.000\ 1$）；T-DM1组的mOS为29.9个月，优于拉帕替尼组的25.9个月（$HR\ 0.75$，$95\%CI\ 0.64 \sim 0.88$）。Katherine研究则是在HER2阳性早期乳腺癌患者接受含有紫杉烷（含或不含蒽环类药物）和曲妥珠单抗的新辅助治疗后，在手术时发现乳房或腋窝有残留侵袭性病灶，随机将入组患者分配接受辅助T-DM1或曲妥珠单抗治疗14个周期。中期分析的结果显示，在1486例随机分配的患者中，T-DM1组患者的3年无浸润灶疾病生存率为88.3%，曲妥珠单抗组为77.0%，T-DM1组的无浸润灶疾病生存率显著高于曲妥珠单抗组（$HR\ 0.50$，$95\%CI\ 0.39 \sim 0.64$，$P < 0.001$）。该研究证实了，对于新辅助治疗后肿瘤未完全缓解的患者，辅助治疗强化应用T-DM1

较曲妥珠单抗能进一步改善疾病预后。

另一个新型ADC——德曲妥珠单抗（T-DXd）在HER2阳性和HER2低表达乳腺癌患者中均显示出了值得期待的效果。T-DXd包含了人源化HER2抗体曲妥珠单抗，通过四肽可裂解连接物链接拓扑异构酶Ⅰ抑制剂。该设计使药物与抗体的比例稳定保持在7.8∶1，提供了一个有效的细胞毒性载荷，在减少全身毒性作用的同时可有效载荷在表达HER2的肿瘤细胞中特异性释放，并通过旁观者效应导致靶肿瘤细胞和邻近肿瘤细胞凋亡。

DESTINY-Breast01研究（Ⅱ期临床试验）是在HER2阳性晚期行多线治疗的乳腺癌患者中进行的一项研究，第一部分评估了T-DXd 3种不同剂量的使用，第二部分评估了其疗效和安全性。该研究共纳入184例中位接受了六线治疗的乳腺癌患者，采用5.4 mg/kg的剂量。在意向治疗中112例患者有治疗反应，客观缓解率达到60.9%，mPFS达16.4个月。进一步的Ⅲ期临床试验（DESTINY-Breast03研究）则直接将T-DXd与T-DM1在曲妥珠单抗和紫杉烷治疗期间或治疗后进展的不可切除或转移性乳腺癌患者中进行比较。该研究共入组524例患者，结果显示，mPFS在T-DXd组为28.8个月，显著优于对照组的6.8个月（HR 0.33，95%CI 0.26 ～ 0.43，$P < 0.000\,1$）；T-DXd组的OS也显著优于对照组（HR 0.64，95%CI 0.47 ～ 0.87，$P = 0.003\,7$）。T-DXd最常见的药物相关不良事件为恶心和呕吐，在治疗的第1个周期中发生率最高，临床可预防性应用镇吐药。另外，需引起重视的是药物相关弥漫性实质性肺疾病或肺炎，T-DXd组的发生率约为15%，需要在治疗期间主动监测患者的症状和体征，并在发现症状的早期立即进行治疗，根据肺炎分级给予类固醇治疗等。该研究结果的公布影响了欧洲肿瘤内科学会（ESMO）指南、《晚期乳腺癌国际共识指南》（第6版）和美国国家综合癌症网络（NCCN）指南，T-DXd成为HER2阳性晚期乳腺癌患者二线治疗的优选方案。

除了HER2扩增的患者，临床还有部分免疫组织化学HER2（＋）或（＋＋）但荧光原位杂交（fluorescence in situ hybridization，FISH）阴性的患者，她们被定义为HER2低表达（HER2-low）患者。既往NSABP B47研究探索了在辅助化疗中加入曲妥珠单抗是否能改善高危原发性浸润性乳腺癌患者的无浸润灶疾病生存期（invasive disease free survival，iDFS），共有3270例患者被随机分配到化疗联合或不联合曲妥珠单抗治疗1年组；HER2的免疫组织化学（＋）或（＋＋），且FISH阴性（＜2.0）或$HER2$基因拷贝数＜4.0；化疗方案分别为多西紫杉醇＋环磷酰胺，或者阿霉素和环磷酰胺序贯单周紫杉醇。中位46个月的随访结果显示，在HER2低表达患者中，化疗联合曲妥珠单抗并没有改善iDFS，联合组的5年无浸润灶疾病生存率为89.8%，单化疗组为89.2%（HR 0.98，95%CI 0.76 ～ 1.25，$P = 0.85$），且不因HER2表达水平、淋巴结受累或激素受体状态而有所不同；联合组的总生存率为94.8%，单化疗组为96.3%（HR 1.33，95%CI 0.90 ～ 1.95，$P = 0.15$）。该研究的结果未能证实曲妥珠单抗能给此类患者带来获益。

小分子酪氨酸激酶抑制剂同样未能在HER2低表达患者中显示出疗效。2项Ⅲ期多中心随机对照临床试验（EGF100151研究和FEG30001研究）分别比较了拉帕替尼联合化疗与单纯化疗在HER2阳性晚期乳腺癌中的疗效。联合分析两项研究发现，对143例HER2检测FISH阴性和免疫组织化学＞0的亚组患者应用拉帕替尼未能显著改善PFS（HR 0.97，$P = 0.882$）。由此可见，T-DM1和拉帕替尼未能在HER2低表达患者中展示出疗效，而T-DXd的研究则为此类患者带来了新的希望。DESTINY-Breast04研究（Ⅲ期临床试验）探索了T-DXd在HER2低表达乳腺癌患者中的疗效和安全性，入组了540例HER2低表达患者，按照2∶1的比例随机接受T-DXd（5.4 mg/kg，每3周静脉注射1次）治疗或医师选择的化疗方案（卡培他滨、艾立布林、吉西他滨、紫杉醇或白蛋白结合型紫杉醇）。结果显示，与医师选择的化疗方案相比，无论激素受体状态如何，T-DXd均显著延长了患者的PFS，PFS达到9.9个月，显著高于对照组的5.1个月（HR 0.50，$P < 0.001$）。T-DXd

也显著改善了 HER2 低表达患者的 OS，mOS 达 23.4 个月，长于对照组的 16.8 个月（*HR* 0.64，*P* = 0.001）。

鉴于 ADC 良好的应用前景，目前我国也自主研发了一系列 ADC，其中维迪西妥单抗已在 HER2 阳性、局部晚期或转移性乳腺癌患者中显示出一定疗效。C006 研究入组了既往接受曲妥珠单抗和紫杉类药物治疗的 HER2 阳性、局部晚期或转移性乳腺癌患者，随机接受维迪西妥单抗或拉帕替尼联合卡培他滨治疗。中期分析的结果显示，在 81 例 HER2 阳性的肝转移患者中，维迪西妥单抗组的有效率为 63.2%，对照组的有效率为 39.5%，两组的 mPFS 分别为 12.5 个月和 5.6 个月。在 HER2 阳性、肝转移乳腺癌患者中进行的确证性 III 期临床试验尚在进行中。

除 HER2 靶点外，滋养细胞表面抗原 2（trophoblast cell surface antigen 2，TROP2）也是另一个乳腺癌治疗的重要靶点。TROP2 是由染色体 1P32 区域的 *TACSTD2* 基因编码表达的细胞表面糖蛋白，属于跨膜蛋白，在大多数乳腺癌中表达，其过表达与肿瘤进展和预后不良相关。针对这一靶点的 ADC 戈沙妥珠单抗（sacituzumab govitecan，SG）已在 ASCENT 研究中显示出了良好的疗效。该研究共入组了 468 例复发或难治性转移性三阴性乳腺癌患者，随机接受 SG 或医师选择的化疗方案，包括艾立布林、长春瑞滨、卡培他滨或吉西他滨。结果显示，SG 组的客观有效率为 35%；SG 组的 mPFS 为 5.6 个月，显著长于对照组的 1.7 个月（*HR* 0.41，95%*CI* 0.32 ～ 0.52，*P* < 0.001）；SG 组的 OS 为 12.1 个月，长于对照组的 6.7 个月（*HR* 0.48，95%*CI* 0.38 ～ 0.59，*P* < 0.001）；无论 Trop-2 表达高低或 *BRCA* 基因突变状态如何，SG 组的 PFS 均优于对照组，且不影响不良反应。

TROPiCS-02 研究是另一项全球多中心随机对照 III 期临床试验，进一步探索了 SG 在既往接受过内分泌治疗、CDK4/6 抑制剂及二、三、四线化疗的激素受体阳性、HER2 阴性晚期乳腺癌患者中的疗效和安全性，有 543 例患者入组并按 1 : 1 的比例随机接受 SG 或医师选择的化疗方案（卡培他滨、艾立布林、吉西他滨或长春瑞滨）。结果显示，SG 组的客观缓解率为 21%，显著高于对照组的 14%（*P* = 0.03）；在意向治疗人群中，主要研究终点盲法独立评审委员会评定的 SG 组和对照组的 PFS 分别为 5.5 个月和 4.0 个月（*HR* 0.66，95%*CI* 0.53 ～ 0.83，*P* = 0.000 3）；在 HER2 低表达患者中，SG 组的 PFS 显著高于对照组（6.4 个月 *vs.* 4.2 个月，*P* < 0.001）；在 HER2 不表达（免疫组织化学 0）患者中，PFS 也有改善的趋势（5.0 个月 *vs.* 3.4 个月，*P* = 0.05）。目前，两组的 mOS 分别为 13.9 个月和 12.3 个月，因数据尚未成熟，还需要进一步随访。

综上所述，ADC 的出现为晚期乳腺癌患者的治疗开启了新篇章。T-DXd 的应用直接影响了相关指南，成为晚期 HER2 阳性乳腺癌二线治疗的首选；HER2 低表达的患者，二线治疗也可选择 T-DXd。对于经过多线治疗的难治性乳腺癌患者，SG 可作为三阴性乳腺癌的治疗选择，也可应用于内分泌治疗耐药的激素受体阳性、HER2 阴性乳腺癌患者。随着可选择药物的增加，临床医师不仅要关注药物的疗效，同时也要关注相关不良反应，对晚期患者进行全程管理，最终达到提高患者生存率、改善患者生活质量的目的。

（上海交通大学医学院附属仁济医院　周力恒　陆劲松）

参考文献

［1］DIERAS V，MILES D，VERMA S，et al. Trastuzumab emtansine versus capecitabine plus lapatinib in patients with previously treated HER2-positive advanced breast cancer（EMILIA）：a descriptive analysis of final overall survival results from a randomised，open-label，phase 3 trial［J］. Lancet Oncol，2017，18（6）：732-742.

［2］VON MINCKWITZ G，HUANG C S，MANO M S，et al. Trastuzumab emtansine for residual invasive HER2-positive breast cancer［J］. N Engl J Med，

2019, 380（7）：617-628.

［3］MODI S, SAURA C, YAMASHITA T, et al. Trastuzumab deruxtecan in previously treated HER2-positive breast cancer［J］. N Engl J Med, 2020, 382（7）：610-621.

［4］HURVITZ S A, HEGG R, CHUNG W P, et al. Trastuzumab deruxtecan versus trastuzumab emtansine in patients with HER2-positive metastatic breast cancer：updated results from DESTINY-Breast03, a randomised, open-label, phase 3 trial［J］. Lancet, 2022, 401（10371）：105-117.

［5］FEHRENBACHER L, CECCHINI R S, GEYER C E, et al. NSABP B-47/NRG oncology phase Ⅲ randomized trial comparing adjuvant chemotherapy with or without trastuzumab in high-risk invasive breast cancer negative for HER2 by FISH and with IHC 1＋ or 2［J］. J Clin Oncol, 2020, 38（5）：444-453.

［6］GEYER C E, FORSTER J, LINDQUIST D, et al. Lapatinib plus capecitabine for HER2-positive advanced breast cancer［J］. N Engl J Med, 2006, 355（26）：2733-2743.

［7］DI LEO A, GOMEZ H L, AZIZ Z, et al. Phase Ⅲ, double-blind, randomized study comparing lapatinib plus paclitaxel with placebo plus paclitaxel as first-line treatment for metastatic breast cancer［J］. J Clin Oncol, 2008, 26（34）：5544-5552.

［8］PRESS M F, FINN R S, CAMERON D, et al. HER-2 gene amplification, HER-2 and epidermal growth factor receptor mRNA and protein expression, and lapatinib efficacy in women with metastatic breast cancer［J］. Clin Cancer Res, 2008,

14（23）：7861-7870.

［9］MODI S, JACOT W, YAMASHITA T, et al. Trastuzumab deruxtecan in previously treated HER2-low advanced breast cancer［J］. N Engl J Med, 2022, 387（1）：9-20.

［10］AMBROGI F, FORNILI M, BORACCHI P, et al. Trop-2 is a determinant of breast cancer survival［J］. PLoS One, 2014, 9（5）：e96993.

［11］BARDIA A, HURVITZ S A, TOLANEY S M, et al. Sacituzumab govitecan in metastatic triple-negative breast cancer［J］. N Engl J Med, 2021, 384（16）：1529-1541.

［12］BARDIA A, TOLANEY S M, PUNIE K, et al. Biomarker analyses in the phase Ⅲ ASCENT study of sacituzumab govitecan versus chemotherapy in patients with metastatic triple-negative breast cancer［J］. Ann Oncol, 2021, 32（9）：1148-1156.

［13］RUGO H S, BARDIA A, MARMÉ F, et al. Overall survival（OS）results from the phase Ⅲ TROPiCS-02 study of sacituzumab govitecan（SG）vs treatment of physician's choice（TPC）in patients（pts）with HR＋/HER2-metastatic breast cancer（mBC）［J］. Ann Oncol, 2022, 33（S7）：S808-S869.

［14］RUGO H S, BARDIA A, MARMÉ F, et al. Primary results from TROPiCS-02：a randomized phase 3 study of sacituzumab govitecan（SG）versus treatment of physician's choice（TPC）in patients（Pts）with hormone receptor-positive/HER2-negative（HR＋/HER2-）advanced breast cancer［J］. J Clin Oncol, 2022, 40（17_suppl）：LBA1001.

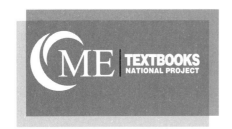

铂类药物在乳腺癌中的研究进展

第7章

目前，乳腺癌居女性恶性肿瘤发病率之首。数十年前，乳腺癌患者的死亡率较高，且治疗手段有限，但随着诊断和治疗方法的不断改善，乳腺癌的病死率呈下降趋势。目前，确诊为早期乳腺癌的女性患者治愈率约为90%，但仍有30%～50%的早期乳腺癌患者在长期随访的过程中出现局部复发或远处转移。晚期乳腺癌包含不可手术的局部晚期乳腺癌和转移性乳腺癌（MBC），其中MBC是指乳腺癌已出现远处组织和/或脏器转移。4%～6%的乳腺癌患者在首次诊断时即为转移性乳腺癌，5年生存率仅为20%。因此，不管是早期乳腺癌还是晚期乳腺癌，治疗手段仍需要不断优化，以期提高治疗效果。

铂类药物是临床上常用的化疗药物，对多种恶性肿瘤（包括乳腺癌）具有较好的抗肿瘤活性。铂类药物属于细胞周期非特异性药物，可与肿瘤细胞的DNA双链共价交联，形成铂-DNA加合物，阻止DNA复制，从而抑制肿瘤细胞增殖，产生抗肿瘤作用。铂类药物自研发至今已经历了40余年，目前已有三代铂类药物相继被研发并应用于临床。根据不同的分子分型，乳腺癌可被分为腔上皮A型（Luminal A）乳腺癌、腔上皮B型（Luminal B）乳腺癌、人表皮生长因子受体2（HER2）阳性乳腺癌和三阴性乳腺癌（TNBC）。铂类药物目前主要应用于乳腺癌的新辅助治疗和解救治疗，辅助治疗中不建议使用铂类药物。

目前各大相关指南推荐的HER2阳性乳腺癌的新辅助治疗方案为化疗联合抗HER2靶向治疗，联合的化疗方案优先选择紫杉类药物。TCbHP（多西他赛＋卡铂联合曲妥珠单抗＋帕妥珠单抗）这一含铂类药物的新辅助治疗方案为相关指南针对HER2阳性乳腺癌所推荐的新辅助治疗方案之一。TRAIN-2研究是一项多中心、开放标签、随机对照Ⅲ期临床试验，旨在HER2阳性乳腺癌患者中探索在曲妥珠单抗＋帕妥珠单抗联合紫杉醇＋卡铂的新辅助治疗方案加入蒽环类药物能否获益。结果表明，紫杉类药物和铂类药物联合曲妥珠单抗＋帕妥珠单抗的病理学完全缓解率达67.0%，加入蒽环类药物并没有提高病理学完全缓解率（P＝0.95）。3年的随访结果显示，曲妥珠单抗＋帕妥珠单抗＋紫杉醇及卡铂联合或不联合蒽环类药物的3年无事件生存率和总生存期类似。因此，相关指南推荐紫杉类药物与铂类药物联合可作为HER2阳性乳腺癌新辅助治疗的推荐方案之一。

HER2阴性乳腺癌包括TNBC、Luminal A型乳腺癌和部分Luminal B型乳腺癌。目前，蒽环类药物和紫杉类药物联合或序贯化疗是HER2阴性乳腺癌新辅助化疗的常规方案，在常规新辅助化疗方案中加入铂类药物在临床上也有应用。铂类药物作为TNBC的新辅助化疗用药仍存在争议。一些研究表明，铂类药物提高了病理学完全缓解率，但对远期生存的影响仍未明确。GeparSixto研究是一项Ⅱ期、随机对照临床试验，目的是在Ⅱ～Ⅲ期的TNBC和HER2阳性乳腺癌患者中评估新辅助化疗方案中加入卡铂的疗效。结果显示，TNBC患者接受紫杉醇＋脂质体多柔比星联合贝伐珠单抗新辅助治疗的病理学完全缓解率为36.9%（95%*CI* 29.4%～44.5%），加入卡铂后病理学完全缓解率显著提高，达到53.2%（*P* = 0.005）。中位随访35个月后，含卡铂治疗组的无疾病生存期（DFS）优于对照组（*HR* 0.55，95%*CI* 0.32～0.95，*P* = 0.03）。进一步分析发现，不存在*BRCA1/2*基因突变的TNBC患者接受含卡铂方案新辅助治疗的DFS获益更明显（*HR* 0.53，95%*CI* 0.29～0.96，*P* = 0.04）。CALGB 40603研究是一项开放标签、随机、Ⅱ期临床试验。结果显示，Ⅱ～Ⅲ期的TNBC患者接受紫杉醇联合剂量密集型多柔比星＋环磷酰胺方案新辅助化疗的病理学完全缓解率为44%，在此方案的基础上加用卡铂后病理学完全缓解率达到60.0%（*P* = 0.002）。中位随访7.9年的结果发现，含卡铂治疗组患者的长期生存期并没有延长。GEICAM/2006-03研究是一项多中心、Ⅱ期临床试验，目的是在基底样型乳腺癌患者中评估在以蒽环类药物、紫杉类药物、环磷酰胺为基础的方案上加用卡铂是否可以提高新辅助治疗的疗效。结果显示，加入卡铂并没有提高基底样型乳腺癌患者的病理学完全缓解率。一项荟萃分析评估了铂类药物在TNBC患者新辅助治疗中的疗效和安全性。该荟萃分析纳入了9项随机对照研究，结果发现，含铂类药物的新辅助治疗可以使TNBC患者的病理学完全缓解率从37.0%提高到52.1%（*OR* 1.96，95%*CI* 1.46～2.62，*P* < 0.001）。因此，含铂类药物的新辅助化疗方案可以作为TNBC患者新辅助化疗的一个选择。美国国家综合癌症网络（NCCN）相关指南目前不建议常规使用铂类药物作为TNBC患者新辅助治疗的药物，但可以考虑在特定的患者（如需要更好地实现局部控制的患者）中使用铂类药物。

对于*BRCA*基因突变的局部晚期乳腺癌患者，新辅助化疗可以选择铂类药物。*BRCA1/2*基因突变的肿瘤细胞存在同源重组修复功能缺陷，DNA双链断裂无法有效修复。铂类药物可引起DNA损伤，破坏基因组的稳定性，导致细胞凋亡，故*BRCA*基因突变的肿瘤细胞对铂类药物较为敏感。多腺苷二磷酸核糖聚合酶（PARP）作为DNA损伤的感受器，在DNA断裂后被激活，参与肿瘤细胞的DNA单链损伤修复。PARP抑制剂通过抑制PARP酶活性和增加PARP-DNA复合物的形成，导致肿瘤细胞DNA损伤修复障碍并诱发肿瘤细胞凋亡，故对*BRCA*基因突变型乳腺癌有一定疗效。在GeparSixto研究纳入的TNBC患者中，有146例接受含卡铂的新辅助治疗，其中26例*BRCA*基因突变患者的病理学完全缓解率较高，但差异无统计学意义（65.4%*vs.*55.0%，*OR* 1.55，95%*CI* 0.64～3.74，*P* = 0.33）。BrighTNess研究是一项多中心、随机、Ⅲ期临床试验，纳入了476例Ⅱ～Ⅲ期TNBC患者，分别接受紫杉醇＋卡铂＋PARP抑制剂维利帕利、紫杉醇＋卡铂和紫杉醇单药新辅助治疗。结果显示，含卡铂的两组病理学完全缓解率接近（53%*vs.*58%，*P* = 0.357），且均高于紫杉醇组（31%，*P* < 0.000 1）；而在其中47例*BRCA*基因突变患者中，紫杉醇联合卡铂未能显著提高病理学完全缓解率（50%和41%，*P* > 0.05）。INFORM研究是一项多中心、随机、Ⅱ期临床试验，在Ⅰ～Ⅲ期HER2阴性且*BRCA*基因突变的乳腺癌患者中比较单药顺铂和AC（多柔比星＋环磷酰胺）方案新辅助化疗的疗效。该研究共纳入117例*BRCA*基因突变患者，随机接受顺铂（*n* = 60）或AC（*n* = 57）方案治疗，两组的病理学完全缓解率分别为18.0%和26.0%，差异无统计学意义（*RR* 0.70，90%*CI* 0.39～1.20）。一项荟萃分析评估了存在*BRCA*基因和同源重组缺陷（homologous recombination deficiency，HRD）的TNBC患者接受含铂类药物方案新辅助治疗的疗效，共纳入了12项临床试验。结果显示，存在*BRCA1/2*基因突变和HRD的TNBC患者可以从含铂类药物的新辅助化疗中获益。

复发转移性乳腺癌患者常用的化疗药物包括紫杉类药物、蒽环类药物、铂类药物、卡培他滨、长春瑞滨和吉西他滨等。HER2阳性、复发转移性乳腺癌的一线治疗以紫杉类药物联合靶向治疗为基础。铂类药物并不是相关指南推荐的一线治疗的优选药物，但在后线治疗中为可被选择的药物。HER2阴性、复发转移性乳腺癌的一线化疗药物以蒽环类药物、紫杉类药物为主。对于既往行蒽环类药物和紫杉类药物治疗失败的患者，可选择的药物包括铂类药物、卡培他滨、长春瑞滨和吉西他滨等。铂类药物在HER2阴性乳腺癌中具有较高的有效率，含铂类药物的方案可以作为解救化疗的选择，尤其是对于TNBC患者。TBCRC009研究是一项多中心、Ⅱ期临床试验，比较了顺铂和卡铂单药作为一线或二线方案治疗转移性TNBC患者的临床疗效。结果显示，顺铂组和卡铂组的客观缓解率分别为32.6%和18.7%，其中胚系*BRCA1/2*基因突变患者（11例）接受顺铂或卡铂治疗的客观缓解率达54.5%。CBCSG006研究是一项随机、开放标签、多中心、Ⅲ期临床试验，纳入了236例转移性TNBC患者，按1∶1的比例随机接受顺铂联合吉西他滨和紫杉醇联合吉西他滨治疗。结果显示，顺铂联合吉西他滨较紫杉醇联合吉西他滨可以延长患者的PFS（7.73个月 *vs.*6.47个月，*P* = 0.009）；中位随访16个月后，两组患者的总生存率相似（41%*vs.*42%，*P* = 0.611）。TNT研究是一项开放标签、随机、Ⅲ期临床试验，纳入的是晚期TNBC患者，比较了卡铂和多西他赛的疗效。结果显示，两组的客观缓解率、PFS及OS均相似；但是在胚系*BRCA1/2*基因突变的乳腺癌患者中，卡铂组患者的获益显著高于多西他赛组（*ORR* 68.0%*vs.*33.3%，*P* = 0.03；mPFS：6.8个月 *vs.*4.4个月，*P* = 0.002）。BROCADE3研究是一项多中心、随机、双盲、安慰剂对照的Ⅲ期临床试验，评估了维利帕利联合卡铂及紫杉醇治疗对*BRCA*基因突变晚期乳腺癌患者的疗效，入组患者按2∶1的比例随机接受维利帕利联合卡铂及紫杉醇（维利帕利组）或卡铂联合紫杉醇（对照组）治疗。中位随访超过35个月，维利帕利组的mPFS为14.5个月（95%*CI* 12.5 ～ 17.7），对照组为12.6个月（95%*CI* 10.6 ～ 14.4），故维利帕利组更优（*HR* 0.71，95%*CI* 0.57 ～ 0.88，*P* = 0.001 6）。以上研究结果表明，*BRCA1/2*基因胚系突变的晚期乳腺癌患者，铂类药物作为解救化疗是较优的临床选择。PARP抑制剂与铂类药物联合治疗的疗效，仍需更多的临床研究来证实。

（上海交通大学医学院附属仁济医院　杜跃耀　殷文瑾　陆劲松）

参考文献

［1］PONDE N F, ZARDAVAS D, PICCART M. Progress in adjuvant systemic therapy for breast cancer［J］. Nat Rev Clin Oncol, 2019, 16（1）: 27-44.

［2］VAN RAMSHORST M S, VAN DER VOORT A, VAN WERKHOVEN E D, et al. Neoadjuvant chemotherapy with or without anthracyclines in the presence of dual HER2 blockade for HER2-positive breast cancer（TRAIN-2）: a multicentre, open-label, randomised, phase 3 trial［J］. Lancet Oncol, 2018, 19（12）: 1630-1640.

［3］VAN DER VOORT A, VAN RAMSHORST M S, VAN WERKHOVEN E D, et al. Three-year follow-up of neoadjuvant chemotherapy with or without anthracyclines in the presence of dual ERBB2 blockade in patients with ERBB2-positive breast cancer: a secondary analysis of the TRAIN-2 randomized, phase 3 trial［J］. JAMA Oncol, 2021, 7（7）: 978-984.

［4］VON MINCKWITZ G, SCHNEEWEISS A, LOIBL S, et al. Neoadjuvant carboplatin in patients with triple-negative and HER2-positive early breast cancer（GeparSixto; GBG 66）: a randomised phase 2 trial［J］. Lancet Oncol, 2014, 15（7）: 747-756.

［5］HAHNEN E, LEDERER B, HAUKE J, et al. Germline mutation status, pathological complete response, and disease-free survival in triple-negative breast cancer: secondary analysis of the GeparSixto randomized clinical trial［J］. JAMA Oncol, 2017, 3（10）: 1378-1385.

［6］SIKOV W M, BERRY D A, PEROU C M, et al. Impact of the addition of carboplatin and/or bevacizumab to neoadjuvant once-per-week paclitaxel followed by dose-dense doxorubicin and cyclophosphamide on pathologic complete response rates in stage Ⅱ to Ⅲ triple-negative breast cancer: CALGB 40603（Alliance）［J］. J Clin Oncol, 2015, 33（1）: 13-21.

［7］SHEPHERD J H, BALLMAN K, POLLEY M C, et al. CALGB 40603（Alliance）: long-term outcomes and genomic correlates of response and survival after neoadjuvant chemotherapy with or without carboplatin and bevacizumab in triple-negative breast cancer[J]. J Clin Oncol,2022,40(12):1323-1334.

[8] ALBA E, CHACON J I, LLUCH A, et al. A randomized phase Ⅱ trial of platinum salts in basal-like breast cancer patients in the neoadjuvant setting. Results from the GEICAM/2006-03, multicenter study [J]. Breast Cancer Res Treat, 2012, 136 (2): 487-493.

[9] POGGIO F, BRUZZONE M, CEPPI M, et al. Platinum-based neoadjuvant chemotherapy in triple-negative breast cancer: a systematic review and meta-analysis [J]. Ann Oncol, 2018, 29 (7): 1497-1508.

[10] LOIBL S, O'SHAUGHNESSY J, UNTCH M, et al. Addition of the PARP inhibitor veliparib plus carboplatin or carboplatin alone to standard neoadjuvant chemotherapy in triple-negative breast cancer (BrighTNess): a randomised, phase 3 trial [J]. Lancet Oncol, 2018, 19 (4): 497-509.

[11] TUNG N, ARUN B, HACKER M R, et al. TB-CRC 031: randomized phase Ⅱ study of neoadjuvant cisplatin versus doxorubicin-cyclophosphamide in germline BRCA carriers with HER2-negative breast cancer (the INFORM trial) [J]. J Clin Oncol, 2020, 38 (14): 1539-1548.

[12] CHAI Y, CHEN Y J, ZHANG D, et al. Homologous recombination deficiency (HRD) and BRCA 1/2 gene mutation for predicting the effect of platinum-based neoadjuvant chemotherapy of early-stage triple-negative breast cancer (TNBC): a systematic review and meta-analysis [J]. J Pers Med, 2022, 12 (2): 323.

[13] ISAKOFF S J, MAYER E L, HE L, et al. TB-CRC009: a multicenter phase Ⅱ clinical trial of platinum monotherapy with biomarker assessment in metastatic triple-negative breast cancer [J]. J Clin Oncol, 2015, 33 (17): 1902-1909.

[14] HU X C, ZHANG J, XU B H, et al. Cisplatin plus gemcitabine versus paclitaxel plus gemcitabine as first-line therapy for metastatic triple-negative breast cancer (CBCSG006): a randomised, open-label, multicentre, phase 3 trial [J]. Lancet Oncol, 2015, 16 (4): 436-446.

[15] TUTT A, TOVEY H, CHEANG M C U, et al. Carboplatin in BRCA1/2-mutated and triple-negative breast cancer BRCAness subgroups: the TNT trial [J]. Nat Med, 2018, 24 (5): 628-637.

[16] DIERAS V, HAN H S, KAUFMAN B, et al. Veliparib with carboplatin and paclitaxel in BRCA-mutated advanced breast cancer (BROCADE3): a randomised, double-blind, placebo-controlled, phase 3 trial [J]. Lancet Oncol, 2020, 21 (10): 1269-1282.

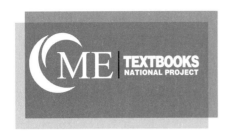

蒽环类药物在早期乳腺癌治疗中的进展和探索

第8章

《中国蒽环类药物治疗乳腺癌专家共识》（2022年）指出，蒽环类药物因其疗效卓越已广泛应用于乳腺癌的辅助治疗和新辅助治疗。但随着新型抗肿瘤药物的出现，加上蒽环类药物固有的心脏毒性，使其取舍成为当今乳腺癌治疗具有争议的话题。NCCN《乳腺癌管理指南》（2022年）表明，含蒽环类药物的方案仍是乳腺癌患者化疗的基本方案。USO9735、TRYPHAENA、APHINITY和TRAIN-2等研究表明，在乳腺癌的治疗方案中去除蒽环类药物可在保证疗效的前提下，避免由于蒽环类药物使用带来的不良反应。抗肿瘤增殖作用并非蒽环类药物所独有，其他毒性更小、更具靶向性药物的出现促使蒽环类药物退居后线。然而，去蒽环类药物（简称"去蒽环"）研究的试验设计存在不足之处，如使用非标准方案、研究样本数据量少和随访时间短等，强调去蒽环的结论为时尚早。尽管紫杉类药物和靶向治疗极大地提高了乳腺癌治疗的有效率，但彻底抛弃蒽环类药物的证据尚不充分。

多项研究针对去蒽环方案提出疑问。KBOG 1101研究和NATT研究指出，与接受"去蒽环"的化疗方案相比，早期乳腺癌患者在蒽环类药物的化疗中获益更加显著。2021年，在圣安东尼奥乳腺癌大会（San Antonio Breast Cancer Symposium，SABCS）上公布的一项由早期乳腺癌临床试验协作组（Early Breast Cancer Trialists' Collaborative Group，EBCTCG）对个体患者水平进行的荟萃分析对比了在应用紫杉类药物的基础上联合含蒽环方案或不含蒽环方案对早期乳腺癌患者的疗效。其结果证实了以蒽环类药物为基础的化疗，尤其是剂量密度型方案，可为患者带来良好的生存获益。

一、乳腺癌患者的辅助治疗是否"去蒽环"应因人而异

在紫杉类药物累积剂量相同的情况下，联合蒽环类药物的方案［TC（T，紫杉类药物；C，环磷酰胺）＋蒽环类药物］使乳腺癌患者的复发风险降低了18%，10年乳腺癌死亡风险降低了1.8%，且不增加因心脏或血液学毒性导致的死亡；但紫杉类药物累积剂量更高的6个周期TC方案与AC-T（A，多柔比星；C，环磷酰胺；T，紫杉类药物）序贯方案相比，含蒽环类药物的序贯治疗方案并不优于增加紫杉类药物累积剂量的不含蒽环类药物方案。因此，是否可以"去蒽环"需要个体化综合考虑。

（一）Luminal A型乳腺癌

EBCTCG荟萃分析显示，标准的AC方案（A，多柔比星；C，环磷酰胺）与CMF（C，环磷酰胺；M，甲氨蝶呤；F，氟尿嘧啶）方案疗效相当，且使用方便，加强蒽环类药物周期的CAF（C，环磷酰胺；A，多柔比星；F，氟尿嘧啶）/CEF（C，环磷酰胺；E，表柔比星；F，氟尿嘧啶）方案优于AC/CMF方案。使用含蒽环类药物的方案较CMF方案可以降低乳腺癌患者的复发和死亡风险，

且降低了5年和10年的死亡率，提示蒽环类是高效的乳腺癌化疗药物。《中国抗癌协会乳腺癌诊治指南与规范（2019年版）》建议，在一般情况下，Luminal A型乳腺癌患者应采用内分泌治疗，当其出现高危情况时需要加用化疗，一般优选以蒽环类药物为基础的化疗方案。同时，NCCN《乳腺癌管理指南》（2022年）也提出了相同的建议。

（二）Luminal B型乳腺癌

目前，以蒽环类药物为基础的化疗方案仍是Luminal B型乳腺癌患者的主流化疗方案。《中国抗癌协会乳腺癌诊治指南与规范（2021年版）》指出，大多数Luminal B型（HER2阴性）乳腺癌患者需要接受术后辅助化疗，方案应包含蒽环类药物和/或紫杉类药物。在2017年的St.Gallen国际乳腺癌大会上，52.1%的专家支持Luminal B型乳腺癌的治疗应包含蒽环类药物和紫杉类药物。《中国临床肿瘤学会（CSCO）乳腺癌诊疗指南2022》也指出，激素受体阳性乳腺癌新辅助一线治疗推荐蒽环类药物联合紫杉类药物的方案，其中TAC（T，多西他赛；A，多柔比星；C，环磷酰胺）方案为1A类推荐。在辅助治疗中同样一线推荐含蒽环类药物的方案，高复发风险患者（淋巴结≥4枚阳性或淋巴结1～3枚阳性，且伴有其他复发风险），AC-T方案为1A类推荐；其他低危险因素的患者，AC方案为1A类推荐。

（三）三阴性乳腺癌

KBOG1101研究纳入103例可手术的激素受体阴性乳腺癌患者，53例给予FEC-D方案（应用氟尿嘧啶＋表柔比星＋环磷酰胺3个周期序贯多西他赛3个周期），50例患者给予TC方案（应用多西他赛＋环磷酰胺6个周期）。结果显示，FEC-D方案治疗三阴性乳腺癌患者的DFS（$P=0.016$）和OS（$P=0.034$）均显著优于TC方案。ABC研究由三部分组成：NSABP B-49、NSABP B-46/USOR 07132及USOR 06-090，旨在评估TC（多西他赛联用环磷酰胺）方案与TaxAC（多柔比星/环磷酰胺联用多西他赛或紫杉醇）方案治疗切除后HER2阴性乳腺癌患者的疗效。两组患者4年的总生存率很高，均可达到95%，但含蒽环类药物的TaxAC方案（EC序贯T方案或TAC方案）显著改善了患者的无浸润灶疾病生存率，故6个周期TC方案非劣于TaxAC方案的假设不成立。其亚组的分析结果显示，三阴性乳腺癌患者行TaxAC方案显著提高了无浸润灶疾病生存率，且显著高于TC方案。NATT试验是一项多中心、随机、非劣效性的Ⅲ期临床试验，主要对比TNBC和HER2阳性乳腺癌患者使用含蒽环类药物方案或不含蒽环类药物方案的效果。该研究纳入TNBC或HER2阳性乳腺癌患者96例，随机分为两组，一组接受TEC方案治疗，另一组接受TC方案治疗，之后接受手术，中位随访20个月，主要研究终点为病理学完全缓解率。结果显示，新辅助治疗后，TEC组的病理学完全缓解率高于TC组；中位随访20个月后，TEC组的DFS显著高于TC组（$P=0.012$）；在TNBC亚组中，TEC组的病理学完全缓解率、DFS和OS均显著优于TC组。《中国乳腺癌新辅助治疗专家共识（2022年版）》中96%的专家认为淋巴结阳性TNBC患者的新辅助治疗首选方案以蒽环类药物为基础联合/序贯紫杉类药物。《中国临床肿瘤学会（CSCO）乳腺癌诊疗指南2022》指出，TNBC患者新辅助一线治疗推荐含蒽环类药物的方案，其中TAC方案为1A类推荐；辅助治疗一线同样推荐含蒽环类药物的方案，AC-T方案为1A类推荐。

（四）HER2阳性乳腺癌

Zardava等的荟萃分析表明，以蒽环类药物为基础的新辅助化疗方案联合单靶向药物相比于不含蒽环类药物的新辅助化疗方案联合单靶向药物治疗HER2阳性乳腺癌患者可显著提高病理学完全缓解率。在NSABP-B41研究中，单靶向药物加紫杉类药物联合蒽环类药物使HER2阳性乳腺癌患者的病理学完全缓解率达到 50% 以上。AC-TH（A，多柔比星；C，环磷酰胺；T，紫杉醇；H，曲妥珠单抗）方案已被大量随机对照试验重复验证，而 TCbH（T，多西他赛；Cb，卡铂；H，曲妥珠单抗）方案在辅助治疗领域还没有大量的大样本随机对照试验验证。MDACC 研究回顾了 300 例 HER2 阳性乳腺癌患者使用紫杉醇、曲妥珠单抗、FEC75 序贯联合曲妥珠单抗（PH-FECH 组）或多西他赛、卡铂、曲妥珠单抗（TCbH 组）治疗的记录，旨在评估曲妥珠单抗联合蒽环类药物或非蒽环类药物新辅助全身治疗（NST）患者的病理学完全缓解率、无复发生存期和 OS。结果显示，PH-FECH 组的病理学完全缓解率达 60.6%，高于 TCbH 组的 43.3%。因此，HER2 阳性乳腺癌患者的单靶向辅助方案中蒽环类药物不可或缺。在一项荟萃分析中，6564 例淋巴结阳性的 HER2 阳性患者接受蒽环类药物辅助化疗后的疾病复发风险（$HR\ 0.71$，95% $CI\ 0.61 \sim 0.83$，$P < 0.001$）和死亡风险显著低于非蒽环类药物方案（$HR\ 0.73$，95%$CI\ 0.62 \sim 0.85$，$P < 0.001$），故以蒽环类药物为基础的辅助化疗方案治疗 HER2 阳性乳腺癌相比于非蒽环类药物有更多获益。BCIRG006 研究的结果同样表明，HER2 阳性患者应用含蒽环类药物方案有生存获益更优的趋势。这项研究随机分配 3222 例 HER2 阳性早期乳腺癌患者，每 3 周接受多柔比星和环磷酰胺加多西他赛序贯相同方案加 52 周曲妥珠单抗（AC-TH）方案，或者多西他赛加卡铂加 52 周曲妥珠单抗（TCbH）方案；主要研究终点为 DFS，次要研究终点为 OS 和安全性。结果显示，两组 3 年 DFS 无差别；从生存曲线上看，AC-TH 方案有获益更优的趋势。《中国临床肿瘤学会（CSCO）乳腺癌诊疗指南 2022》建议腋窝淋巴结阳性或腋窝淋巴结阴性但伴高危因素的 HER2 阳性乳腺癌患者辅助一线治疗应用含蒽环类药物的方案。2021 年，在 St.Gallen 国际乳腺癌大会上，在腋窝淋巴结阳性的 HER2 阳性乳腺癌患者的标准新辅助治疗方案中，有 61.82% 的专家选择紫杉醇/曲妥珠单抗联合以蒽环类药物为基础的化疗；76.09% 的专家同意 HER2 阳性乳腺癌患者在接受抗 HER2 治疗和不含蒽环类药物治疗的同时也可以接受序贯蒽环类药物作为化疗方案的一部分。因此，HER2 过表达患者更能从含蒽环类药物方案中获益；HER2 阳性乳腺癌患者如果考虑化疗，强烈推荐应用蒽环类药物。

蒽环类药物的心脏毒性也是人们一直讨论"去蒽环"的原因之一。APHINITY 研究和 TRYPHAENA 研究显示，曲妥珠单抗＋帕妥珠单抗双靶向含蒽环类药物方案未增加新的心脏安全问题。在 APHINITY 研究中，78% 是曲妥珠单抗＋帕妥珠单抗双靶向含蒽环类药物方案；从结果来看，未出现新的心脏安全问题。同样，在 TRYPHAENA 研究中，曲妥珠单抗＋帕妥珠单抗双靶向加蒽环类药物组与不加蒽环类药物组的心脏不良事件相当，曲妥珠单抗＋帕妥珠单抗双靶向加蒽环类药物治疗未发现新的心脏安全问题。

综上所述，从疗效方面来看，使用含蒽环类药物方案的患者生存获益更多、病理学完全缓解率更高、复发率更低、死亡率更低。目前缺乏证据证实紫杉类药物完全可以覆盖蒽环类药物的疗效，也缺乏证据证实蒽环类药物会削弱紫杉类药物的疗效。从安全性方面来看，含蒽环类药物方案和去蒽环类药物方案的心脏安全性无显著差别。

二、聚乙二醇脂质体多柔比星

在保留蒽环类药物的情况下如何优化蒽环类药物的疗效已成为一个重要的研究方向，蒽环类药物的发展目前致力于减少心脏毒性。《多柔比星脂质体治疗乳腺癌青海会议专家共识》（2019 年）指出，聚乙二醇脂质体多柔比星（pegylated liposome doxorubicin，PLD）通过改变剂型以降低不良反应并提高疗效，相对于传统蒽环类药物具有诸多结构优势。PLD 相较于传统多柔比星有更好的药代动力学参数，其在肿瘤组织中分布最多，不仅在心脏中的浓度降低了，还可显著减少心脏毒性、脱发、恶心、呕吐和中性粒细胞减少症等不良反应。

在早期乳腺癌的治疗中，一项纳入Ⅱ～ⅢB期乳腺癌患者的新辅助临床研究显示，用PLD联合环磷酰胺序贯紫杉醇方案的乳腺病理学完全缓解率为32%，保留乳房手术率从26.0%提高至58.7%。一项国内开展的PLD对比表柔比星的研究证实，将以PLD 35 mg/m² 为基础的3周方案与以表柔比星100 mg/m² 为基础的3周方案相比，客观缓解率和病理学完全缓解率相当，PLD组保留乳房手术率更高（39.5%*vs.*11.6%），3～4级不良反应更低，骨髓抑制、恶心、呕吐和脱发的发生率显著低于表柔比星组；PLD组口腔溃疡的发生率更高，表柔比星组室性期前收缩的发生率更高（*P*＝0.043）。另一项Ⅲ期临床试验纳入了751例晚期女性乳腺癌患者，应用PLD联合多西他赛方案（联合方案组）对比多西他赛单药方案。结果显示，联合方案组将客观缓解率从26%提高到35%（*P*＝0.008 5），疾病进展的风险降低35%，但未转化成OS获益，联合方案组未增加心脏毒性。国内外多项有关脂质体多柔比星的研究均显示，其疗效确切，不良反应少，满足了临床需求。

蒽环类药物在早期乳腺癌的治疗中仍占据重要地位。目前，针对减少其不良反应而出现的PLD具有更高的心脏安全性和更精准的靶向作用，在乳腺癌治疗中具有广阔的应用前景。在未来，蒽环类药物在早期乳腺癌中的应用应逐渐从群体化治疗发展为个体化、精准化治疗。

（空军军医大学西京医院　徐东东　胡文钰　李南林）

参考文献

［1］张剑. 中国蒽环类药物治疗乳腺癌专家共识［J］. 癌症，2021，40（11）：475-485.

［2］PICCART M，PROCTER M，FUMAGALLI D，et al. Adjuvant pertuzumab and trastuzumab in early HER2-positive breast cancer in the APHINITY trial：6 years' follow-up［J］. J Clin Oncol，2021，39（13）：1448-1457.

［3］VAN RAMSHORST M S，VAN DER VOORT A，VAN WERKHOVEN E D，et al. Neoadjuvant chemotherapy with or without anthracyclines in the presence of dual HER2 blockade for HER2-positive breast cancer（TRAIN-2）：a multicentre，open-label，randomised，phase 3 trial［J］. Lancet Oncol，2018，19（12）：1630-1640.

［4］SLAMON D，EIERMANN W，ROBERT N，et al. Adjuvant trastuzumab in HER2-positive breast cancer［J］. N Engl J Med，2011，365（14）：1273-1283.

［5］JONES S，HOLMES F A，O'SHAUGHNESSY J，et al. Docetaxel with cyclophosphamide is associated with an overall survival benefit compared with doxorubicin and cyclophosphamide：7-year follow-up of us oncology research trial 9735［J］. J Clin Oncol，2009，27（8）：1177-1183.

［6］CHEN X S，YE G L，ZHANG C F，et al. Superior outcome after neoadjuvant chemotherapy with docetaxel，anthracycline，and cyclophosphamide versus docetaxel plus cyclophosphamide：results from the NATT trial in triple negative or HER2 positive breast cancer［J］. Breast Cancer Res Treat，2013，142（3）：549-558.

［7］NARUI K，ISHIKAWA T，SHIMIZU D，et al. Anthracycline could be essential for triple-negative breast cancer：a randomised phase Ⅱ study by the Kanagawa Breast Oncology Group（KBOG）1101［J］. Breast，2019，47：1-9.

［8］EARLY BREAST CANCER TRIALISTS' COLLABORATIVE GROUP. Effects of chemotherapy and hormonal therapy for early breast cancer on recurrence and 15-year survival：an overview of the randomised trials［J］. Lancet，2005，3 65（9472）：1687-1717.

［9］EARLY BREAST CANCER TRIALISTS' COLLABORATIVE GROUP，PETO R，DAVIES C，et al. Comparisons between different polychemotherapy regimens for early breast cancer：meta-analyses of long-term outcome among 100，000 women in 123 randomised trials［J］. Lancet，2012，379（9814）：432-444.

［10］中国抗癌协会乳腺癌专业委员会. 中国抗癌协会乳腺癌诊治指南与规范（2019年版）［J］. 中国癌症杂志，2019，29（8）：609-680.

［11］ADES F，ZARDAVAS D，BOZOVIC-SPASOJEVIC I，et al. Luminal B breast cancer：molecular characterization，clinical management，and future perspectives［J］. J Clin Oncol，2014，32（25）：2794-2803.

［12］中国抗癌协会乳腺癌专业委员会. 中国抗癌协会乳腺癌诊治指南与规范（2021年版）［J］. 中国癌症杂志，2021，31（10）：954-1040.

［13］CURIGLIANO G, BURSTEIN H J, WINER E P, et al. De-escalating and escalating treatments for early-stage breast cancer: the St. Gallen International Expert Consensus Conference on the primary therapy of early breast cancer 2017［J］. Ann Oncol, 2017, 28（8）：1700-1712.

［14］孙正魁，江泽飞. 2022版《中国临床肿瘤学会乳腺癌诊疗指南》更新解读［J］. 中国肿瘤外科杂志，2022，14（3）：212-218.

［15］BLUM J L, FLYNN P J, YOTHERS G, et al. Anthracyclines in early breast cancer: the ABC trials-USOR 06-090, NSABP B-46-I/USOR 07132, and NSABP B-49（NRG Oncology）［J］. J Clin Oncol, 2017, 35（23）：2647-2655.

［16］邵志敏，吴炅，江泽飞，等. 中国乳腺癌新辅助治疗专家共识（2022年版）［J］. 中国癌症杂志，2022，32（1）：80-89.

［17］ZARDAVAS D, PICCART M. Neoadjuvant therapy for breast cancer［J］. Annu Rev Med, 2015, 66（1）：31-48.

［18］GUARNERI V, GRIGUOLO G, MIGLIETTA F, et al. Survival after neoadjuvant therapy with trastuzumab-lapatinib and chemotherapy in patients with HER2-positive early breast cancer: a meta-analysis of randomized trials［J］. ESMO Open, 2022, 7（2）：100433.

［19］BAYRAKTAR S, GONZALEZ-ANGULO A M, LEI X, et al. Efficacy of neoadjuvant therapy with trastuzumab concurrent with anthracycline-and nonanthracycline-based regimens for HER2-positive breast cancer［J］. Cancer, 2012, 118（9）：2385-2393.

［20］GENNARI A, SORMANI M P, PRONZATO P, et al. HER2 status and efficacy of adjuvant anthracyclines in early breast cancer: a pooled analysis of randomized trials［J］. J Natl Cancer Inst, 2008, 100（1）：14-20.

［21］BURSTEIN H J, CURIGLIANO G, THÜRLIMANN B, et al. Customizing local and systemic therapies for women with early breast cancer: the St. Gallen International Consensus Guidelines for treatment of early breast cancer 2021［J］. Ann Oncol, 2021, 32（10）：1216-1235.

［22］SCHNEEWEISS A, CHIA S, HICKISH T, et al. Long-term efficacy analysis of the randomised, phase Ⅱ TRYPHAENA cardiac safety study: evaluating pertuzumab and trastuzumab plus standard neoadjuvant anthracycline-containing and anthracycline-free chemotherapy regimens in patients with HER2-positive early breast cancer［J］. Eur J Cancer, 2018, 89：27-35.

［23］YAMAMOTO Y, NASU Y, SAIKA T, et al. The absorption of pirarubicin instilled intravesically immediately after transurethral resection of superficial bladder cancer［J］. BJU Int, 2000, 86（7）：802-804.

［24］GIL-GIL M J, BELLET M, MORALES S, et al. Pegylated liposomal doxorubicin plus cyclophosphamide followed by paclitaxel as primary chemotherapy in elderly or cardiotoxicity-prone patients with high-risk breast cancer: results of the phase Ⅱ CAPRICE study［J］. Breast Cancer Res Treat, 2015, 151（3）：597-606.

［25］DONG M J, LUO L, YING X G, et al. Comparable efficacy and less toxicity of pegylated liposomal doxorubicin versus epirubicin for neoadjuvant chemotherapy of breast cancer: a case-control study［J］. Onco Targets Ther, 2018, 11：4247-4252.

［26］SPARANO J A, MAKHSON A N, SEMIGLAZOV V F, et al. Pegylated liposomal doxorubicin plus docetaxel significantly improves time to progression without additive cardiotoxicity compared with docetaxel monotherapy in patients with advanced breast cancer previously treated with neoadjuvant-adjuvant anthracycline therapy: results from a randomized phase Ⅲ study［J］. J Clin Oncol, 2009, 27（27）：4522-4529.

［27］GOGAS H, PAPADIMITRIOU C, KALOFONOS H P, et al. Neoadjuvant chemotherapy with a combination of pegylated liposomal doxorubicin（Caelyx）and paclitaxel in locally advanced breast cancer: a phase Ⅱ study by the Hellenic Cooperative Oncology Group［J］. Ann Oncol, 2002, 13（11）：1737-1742.

［28］LU Y C, OU-YANG F U, HSIEH C M, et al. Pegylated Liposomal Doxorubicin as Adjuvant Therapy for Stage Ⅰ-Ⅲ Operable Breast Cancer［J］. In Vivo, 2016, 30（2）：159-163.

［29］VERMA S, DENT S, CHOW B J, et al. Metastatic breast cancer: the role of pegylated liposomal doxorubicin after conventional anthracyclines［J］. Cancer Treat Rev, 2008, 34（5）：391-406.

［30］VON HOFF D D, LAYARD M W, BASA P, et al. Risk factors for doxorubicin-induced congestive heart failure［J］. Ann Intern Med, 1979, 91（5）：710-717.

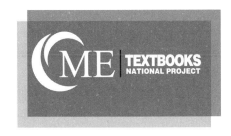

《小分子抗血管生成药物治疗晚期乳腺癌超说明书用药专家共识》解读

第9章

2020年全球癌症统计显示，乳腺癌已成为全球最常见的恶性肿瘤。2020年，全球新发乳腺癌患者约230万，占女性癌症病例的1/4，超越肺癌和结直肠癌居世界首位。晚期乳腺癌患者的生存率较低，5年生存率仅为20%。临床上，3%～10%的乳腺癌患者发现时已为晚期，另有30%的早期乳腺癌患者可发展为晚期，导致社会负担巨大。随着各类新型药物的不断研发，乳腺癌的治疗逐步走向了精细化、个体化。近年来，小分子抗血管生成药物给乳腺癌患者带来生存获益，提示其治疗乳腺癌具有可行性。小分子抗血管生成药物可制成口服制剂，服用方便，组织渗透性好，能部分通过血-脑屏障，已成为当前国际抗肿瘤药物研究的热点。2022年，《中华肿瘤杂志》发表了《小分子抗血管生成药物治疗晚期乳腺癌超说明书用药专家共识》(以下简称"《共识》")，其基于国内外药品说明书、已发表的文献证据、指南和专家共识，着重于国内外上市的小分子抗血管生成药物治疗乳腺癌的研究进展进行综述，随后参照 Thomson 分级系统标准，由《共识》起草专家组对药物从有效性等级、推荐等级和证据等级三方面进行评价，以期为相关药物治疗乳腺癌的超说明书应用提供参考。

一、晚期乳腺癌的治疗

晚期乳腺癌是乳腺癌发展的特殊阶段，其治疗选择和疗效均不同于乳腺癌的其他阶段。晚期乳腺癌的治疗目的是控制疾病进展，改善患者的生活质量，延长患者的生存时间。在治疗策略上，临床医师应综合考虑患者的一般情况，既往治疗情况（疗效、毒性、耐受性），肿瘤负荷等多方面因素。治疗方案主要以化疗、内分泌治疗和靶向治疗为主。抗 HER2 治疗改变了 HER2 阳性晚期乳腺癌患者的自然病程，并明显延长了患者的生存时间，但经多线治疗后癌细胞容易对药物产生耐药。同时，晚期三阴性乳腺癌缺乏特异性分子生物治疗靶点，治疗选择主要以化疗为主，疗效欠佳。因此，晚期乳腺癌需要新的治疗药物和新的治疗策略，以实现精准治疗，改善患者的生存质量。

目前，越来越多靶向血管内皮生长因子受体（VEGFR）的小分子 VEGFR 抑制剂在临床上被进行了深入探索，如索拉非尼、舒尼替尼、呋喹替尼、阿帕替尼和安罗替尼等。多靶点的酪氨酸激酶抑制剂（tyrosine kinase inhibitor, TKI）能靶向肿瘤细胞及周围内皮和血管激酶受体的特定部位，穿透细胞膜，特异性阻断细胞增殖信号转导途径。与大分子单克隆抗体药物注射剂相比，小分子 TKI 多为口服制剂，患者用药方便，接受度高，组织渗透性更好，部分能通过血-脑屏障。并且，晚期乳腺癌患者应用小分子抗血管生成药物可以缓解临床症状，改善患者生存质量，延长生存时间。

二、乳腺癌抗血管生成治疗仍在探索抗血管生成小分子酪氨酸激酶抑制剂类药物

VEGFR位于血管内皮细胞，属于酪氨酸激酶依赖性受体，参与激活并介导细胞增殖、生长、迁移、分化和凋亡。TKI通过细胞膜进行扩散，竞争细胞内受体酪氨酸激酶结构域ATP结合位点，从而抑制相应受体的激活，抑制肿瘤血管新生。与大分子单克隆抗体类药物相比，抗血管生成小分子TKI类药物具有以下优势：①药物使用相对便捷，口服剂型易于门诊管理，无须患者住院治疗；②小分子TKI类药物能够透过血-脑屏障，对乳腺癌脑转移患者疗效更优；③小分子TKI类药物除单用外，可以作为联合配伍用药。在乳腺癌领域，已有国内外上市的VEGFR-TKI类药物开展了相关研究，具体结果在《共识》原文中详细列出，《共识》的起草专家根据临床试验结果和患者获益情况做出了相关药物超说明书用药推荐。

三、小分子抗血管生成药物在晚期乳腺癌中的临床应用

《共识》的专家委员会基于循证医学证据，将小分子抗血管生成药物在晚期乳腺癌诊疗中的研究进行了梳理，根据药物的不同应用方式和不同肿瘤分子分型分别进行深入探讨，主要提出了以下观点。

（一）VEGFR-TKI类抗血管生成单药用于治疗乳腺癌

一项单中心、单臂、Ⅱ期临床试验共纳入26例接受过一线化疗或内分泌治疗的乳腺癌患者（其中61.5%为激素受体阳性或HER2阴性乳腺癌患者，38.5%为三阴性乳腺癌患者）给予安罗替尼治疗，给药方法是12 mg/d，连续口服14天，停药7天，每21天为1个周期，直至患者出现疾病进展或不可接受的不良反应。平均随访10.5个月的结果显示，三阴性乳腺癌患者的客观缓解率、疾病控制率（DCR）和中位无进展生存期（mPFS）分别为10.0%（95%CI 0.25% ～ 44.50%）、70.0%（95%CI 34.75% ～ 93.33%）和4.04个月（95%CI 1.87 ～ 6.24个月）；不同激素受体状态患者的客观缓解率、DCR和mPFS无显著性差异。提示安罗替尼单药在至少接受过一种疗法的转移性HER2阴性乳腺癌患者中存在潜在的疗效。一项多中心、单臂、Ⅱ期临床试验纳入了共21例经一、二线化疗的HER2阴性复发或转移性乳腺癌患者，均接受培唑帕尼治疗。结果提示，培唑帕尼有利于晚期乳腺癌患者的疾病控制，未来可通过更多的研究加以验证。另一项多中心临床试验共纳入59例经多线治疗后的晚期三阴性乳腺癌患者，给药方案为起始给予阿帕替尼口服500 mg/d，第1 ～ 28天，每4周为1个周期。结果显示，患者的客观缓解率和CBR分别为10.7 %和25.0%，mPFS为3.3个月，OS为10.6个月。该研究显示，阿帕替尼单药在晚期三阴性乳腺癌患者中具有一定的有效性和安全性。

一项多中心、单臂、Ⅱ期临床试验共纳入38例多线治疗后的非三阴性转移性乳腺癌患者，给药方案为起始给予阿帕替尼口服500 mg/d，第1 ～ 28天，每4周为1个周期。结果显示，mPFS为4.0个月（95%CI 2.8 ～ 5.2个月），客观缓解率和DCR分别为16.7%和66.7%，mOS为10.3个月（95%CI 9.1 ～ 11.6个月）。该研究提示，阿帕替尼对严重的经多线治疗失败的非三阴性转移性乳腺癌患者有一定的有效性和安全性。

《共识》提出，抗血管生成药物，如安罗替尼、培唑帕尼和阿帕替尼可单药用于HER2阴性晚期乳腺癌，具有抗肿瘤活性和临床应用潜力。

（二）血管内皮生长因子受体－酪氨酸激酶抑制剂类抗血管生成药物联合化疗用于治疗乳腺癌

一项荟萃分析对索拉非尼治疗HER2阴性转移性乳腺癌的效果进行了汇总和分析。该荟萃分析纳入了5项双盲、多中心、随机对照试验的1381例HER2阴性转移性乳腺癌患者。结果表明，相比于单纯化疗（包括卡培他滨、吉西他滨、多西他赛、紫杉醇），索拉非尼联合化疗使HER2阴性转移性乳腺癌患者的疾病进展时间（time to progression，TTP）明显延长（$HR\ 0.77，95\%CI\ 0.60 \sim 0.99$，$P = 0.04$）；但两组间的PFS（$HR\ 0.83，95\%CI\ 0.64 \sim 1.07，P = 0.14$）、OS（$HR\ 1.06，95\%CI\ 0.90 \sim 1.23，P = 0.49$）和客观缓解率（$HR\ 1.12，95\%CI\ 0.97 \sim 1.03，P = 0.14$）无显著性差异。该荟萃分析纳入的文献质量较高，结果可信度高，偏倚风险较小，说明索拉非尼联合化疗可以使HER2阴性转移性乳腺癌患者获益，但全面的疗效评估仍有待进一步的试验验证。

一项单臂、单中心、开放性、Ⅱ期临床试验评估了阿帕替尼联合长春瑞滨治疗晚期HER2阴性乳腺癌患者的疗效。该研究共纳入40例晚期HER2阴性乳腺癌患者，接受阿帕替尼联合长春瑞滨治疗。结果显示，患者的mPFS为5.4个月（$95\%CI\ 3.4 \sim 7.3$个月）；在可评估疗效的32例患者中，依据实体肿瘤疗效评估标准，最佳疗效达到部分缓解的患者有5例（15.6%），达到疾病稳定（SD）的有22例（68.8%），客观缓解率为15.6%，CBR为46.9%。该研究提示，阿帕替尼联合口服长春瑞滨作为二线及以上的治疗方案，在晚期HER2阴性乳腺癌患者中具有一定疗效，但其远期获益仍需持续在大型长期随机对照试验中进一步探索。

一项国内随机对照试验纳入复发或失去手术指征的三阴性乳腺癌患者，其中对照组接受单纯化疗方案（环磷酰胺500 mg/m²，吡柔比星50 mg/m²，氟尿嘧啶500 mg/m²，每21天为1个周期，第1天，共4个周期），试验组接受化疗联合安罗替尼治疗。结果显示，试验组的完全缓解率为80.0%，显著高于对照组的70.0%（$P < 0.05$）。该研究说明，化疗联合安罗替尼用于三阴性乳腺癌疗效比单纯化疗方案好。

一项随机、双盲、Ⅱ期临床试验共纳入168例转移性乳腺癌患者，其中试验组112例，给予多西他赛（80 mg/m²）加阿昔替尼（5 mg，每天2次）治疗（每3周为1个周期），对照组56例给予多西他赛加安慰剂治疗。结果显示，试验组和对照组的中位TTP分别为8.1个月和7.1个月，差异无统计学意义（$P = 0.156$）；但在接受辅助化疗后的患者中，试验组的中位TTP为9.2个月，显著高于对照组的7个月（$P = 0.043$）；试验组的客观缓解率为41.1%，显著高于对照组的23.6%（$P = 0.011$），在接受辅助化疗后的患者中这一差异更加明显，两组的客观缓解率分别为46.8%和13.3%（$P = 0.001$）。该研究的结果显示，阿昔替尼联合用药对转移性乳腺癌有一定疗效，尤其是对既往接受辅助化疗的转移性乳腺癌患者，阿昔替尼联合多西他赛的疗效相对更加显著。

基于以上证据，《共识》提出，抗血管生成药物，如安罗替尼、舒尼替尼、阿昔替尼和阿帕替尼联合化疗用于复发或转移性HER2阴性晚期乳腺癌已初步展现疗效，但还有待进一步探索。索拉非尼联合化疗的疗效尚不一致，需要谨慎使用。联合化疗使用时建议适当降低抗血管生成药物的剂量。

（三）阿帕替尼联合卡瑞利珠单抗用于治疗晚期三阴性乳腺癌

一项阿帕替尼联合卡瑞利珠单抗用于晚期三阴性乳腺癌患者的临床试验取得了进展，入组患者被分为阿帕替尼连续用药和间断用药组。结果显示，连续用药组与间断用药组的客观缓解率分别为43.3%和0，DCR分别为63.3%和40.0%，mPFS分别为3.7个月（$95\%CI\ 2.0 \sim 6.4$个月）和1.9个月（$95\%CI\ 1.8 \sim 3.7$个月）。研究表明阿帕替尼联合卡瑞利珠单抗对于乳腺癌有良好的效果。

因此，《共识》提出，抗血管生成药物联合免疫检查点抑制剂用于晚期三阴性乳腺癌治疗初步展现出抗肿瘤潜力，临床医师可鼓励乳腺癌患者参加经严格设计的临床试验。

四、规范小分子抗血管生成药物的临床使用，注意特殊人群的用药

目前，多种VEGFR-TKI类抗血管生成药物广泛应用于临床，《共识》对此类药物的各种特点做了详细阐述，列举了药物的主要不良反应及临床应用的注意事项。不良反应主要包括高血压、手足综合征、血液系统疾病、胃肠道反应和疲劳、乏力等，但在减少用药剂量或停药后不良反应得到控制，故安全性良好。医师在临床上要尤其注意特殊人群的用药风险，谨慎用药。

患者在服药期间应常规监测血压的变化，并根据需要在专科医师的指导下进行标准的抗高血压治疗。应用抗高血压药后仍出现严重或持续高血压或高血压危象的患者，应根据具体情况减少用药剂量或考虑永久停用相关药物。手足综合征患者应采取对症支持治疗，包括加强皮肤护理，保持皮肤清洁，避免继发性感染，避免压力和摩擦；局部使用含尿素和糖皮质激素成分的乳液或润滑剂；发生感染时局部使用抗真菌药或抗生素治疗，建议在皮肤专科医师的指导下使用；如果出现3级以上手足综合征，可下调一个用药剂量，若不良反应仍持续，建议停药。接受相关VEGFR-TKI类抗血管生成药物治疗的患者应在每个治疗周期开始时检查全血细胞计数、血生化等，一旦出现异常应在专科医师的指导下进行支持治疗，并根据不良反应的级别考虑减少用药剂量或停药。另外，恶心、腹泻、呕吐和厌食等症状是常见治疗相关性胃肠道的不良事件，可以给予对症支持性护理，同时根据不良反应的级别考虑减少用药剂量或停药。若患者出现氨基转移酶水平升高的肝损伤表现，应在治疗开始前、每个治疗周期和临床需要时监测肝功能。当患者出现3/4级氨基转移酶水平升高时，建议暂停用药，并监测血清氨基转移酶和总胆红素水平，直至明显降低后可恢复用药；如果恢复用药后再次出现3/4级不良反应，可下调一个用药剂量后继续用药，如果不良反应仍持续，建议停药。另外，治疗期间应进行基线和定期尿常规检查，并根据临床指征进行24 h尿蛋白测定，同时结合不良反应的级别采取包括暂停用药、剂量调整和永久停药等处理措施。

五、血管内皮生长因子受体-酪氨酸激酶抑制剂类抗血管生成药物领域未来可期

《共识》列举了相关VEGFR-TKI类抗血管生成药物说明书以外的有循证依据的适应证，但医疗机构的超说明书用药仍应结合患者的病情，认为临床确有需要而又无合理的可替代药物，充分权衡利弊后方可使用，用药期间应注意做好用药监测和跟踪观察。目前，抗血管生成药物相关研究开展得如火如荼，抗血管生成药物联合化疗应用于早期乳腺癌新辅助治疗阶段的临床试验（NCT03580395研究）也正在进行中，未来期待抗血管生成药物在乳腺癌中的进展，为乳腺癌患者提供更多的治疗选择，实现全程管理，改善患者的生活质量。

（中国医学科学院肿瘤医院　康一坤　袁　芃　徐兵河）

参考文献

［1］SUNG H, FERLAY J, SIEGEL R L, et al. Global cancer statistics 2020：GLOBOCAN estimates of incidence and mortality worldwide for 36 cancers in 185 countries［J］. CA Cancer J Clin,

2021，71（3）：209-249.

［2］GONZALEZANGULO A M, MORALES-VASQUEZ F, HORTOBAGYI G N. Overview of resistance to systemic therapy in patients with breast cancer［J］. Adv Exp Med Biol,2007,608（1）：1.

［3］ 中国抗癌协会国际医疗与交流分会，中国医师协会肿瘤医师分会乳腺癌学组. 小分子抗血管生成药物治疗晚期乳腺癌超说明书用药专家共识［J］. 中华肿瘤杂志，2022，44（6）：523-530.

［4］ 国家肿瘤质控中心乳腺癌专家委员会，中国抗癌协会乳腺癌专业委员会，中国抗癌协会肿瘤药物临床研究专业委员会. 中国晚期乳腺癌规范诊疗指南（2020版）［J］. 中华肿瘤杂志，2020，42（10）：781-797.

［5］ DENT R, TRUDEAU M, PRITCHARD K I, et al. Triple-negative breast cancer：clinical features and patterns of recurrence［J］. Clin Cancer Res, 2007, 13（15）：4429-4434.

［6］ ZHANG J M, YANG P L, GRAY N S. Targeting cancer with small molecule kinase inhibitors［J］. Nat Rev Cancer, 2009, 9（1）：28-39.

［7］ HU N L, SI Y R, YUE J, et al. Anlotinib has good efficacy and low toxicity：a phase Ⅱ study of anlotinib in pre-treated HER-2 negative metastatic breast cancer［J］. Cancer biol Med,2021,18（3）：849-859.

［8］ TAYLOR S K, CHIA S, DENT S, et al. A phase Ⅱ study of pazopanib in patients with recurrent or metastatic invasive breast carcinoma：a trial of the princess margaret hospital phase Ⅱ consortium［J］. Oncologist, 2010, 15（8）：810-818.

［9］ HU X C, ZHANG J, XU B H, et al. Multicenter phase Ⅱ study of apatinib, a novel VEGFR inhibitor in heavily pretreated patients with metastatic triple-negative breast cancer［J］. Int J Cancer, 2014, 135（8）：1961-1969.

［10］ HU X C, CAO J, HU W W, et al. Multicenter phase Ⅱ study of Apatinib in non-triple-negative metastatic breast cancer［J］. BMC Cancer, 2014, 14：820.

［11］ BASELGA J, SEGALLA J G, ROCHÉ H, et al. Sorafenib in combination with capecitabine：an oral regimen for patients with her2-negative locally advanced or metastatic breast cancer［J］. J Clin Oncol, 2012, 30（13）：1484-1491.

［12］ BASELGA J, ZAMAGNI C, GÓMEZ P, et al.

RESILIENCE：phase Ⅲ randomized, double-blind trial comparing sorafenib with capecitabine versus placebo with capecitabine in locally advanced or metastatic HER2-negative breast cancer［J］. Clini Breast Cancer, 2017, 17（8）：585-594.

［13］ GRADISHAR W J, KAKLAMANI V, SAHOO T P, et al. A double-blind, randomised, placebo-controlled, phase 2b study evaluating sorafenib in combination with paclitaxel as a first-line therapy in patients with HER2-negative advanced breast cancer［J］. Eur J Cancer, 2013, 49（2）：312-322.

［14］ MARIANI G, BURDAEVA O, ROMAN L, et al. A double-blind, randomized phase lib study evaluating the efficacy and safety of sorafenib(SOR) compared to placebo（PL）when administered in combination with docetaxel and/or letrozole in patients with metastatic breast cancer（MBC）：FM-B07-01 trial［J］. Eur J Cancer, 2011, 47（Suppl 2）：10.

［15］ SCHWARTZBERG L S, TAUER K W, HERMANN R C, et al. Sorafenib or placebo with either gemcitabine or capecitabine in patients with HER-2-negative advanced breast cancer that progressed during or after bevacizumab［J］. Clin Cancer Res, 2013, 19（10）：2745-2754.

［16］ 朱安婕. 阿帕替尼联合口服长春瑞滨治疗HER2阴性晚期乳腺癌及三阴性乳腺癌预后的临床和转化研究［D］. 北京：北京协和医学院，2018.

［17］ 张寅斌，陈琳，陈银溪，等. 化疗联合安罗替尼治疗晚期三阴性乳腺癌的疗效和安全性［J］. 现代肿瘤医学，2019，27（22）：3986-3988.

［18］ RUGO H S, STOPECK A T, JOY A A, et al. Randomized, placebo-controlled, double-blind, phase Ⅱ study of axitinib plus docetaxel versus docetaxel plus placebo in patients with metastatic breast cancer［J］. J Clin Oncol, 2011, 29（18）：2459-2465.

［19］ LIU J Q, LIU Q, LI Y, et al. Efficacy and safety of camrelizumab combined with apatinib in advanced triple-negative breast cancer：an open-label phase Ⅱ trial［J］. J Immunother Cancer, 2020, 8（1）：e000696.

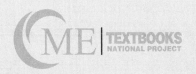

第二部分

乳腺癌重要临床
研究解读和点评

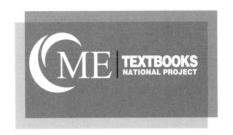

第三篇

乳腺癌辅助化疗相关临床试验

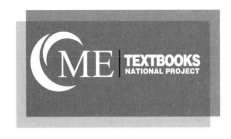

FinXX试验：卡培他滨辅助治疗早期乳腺癌15年随访结果更新

第10章

一、概述

【文献来源】

JOENSUU H，KELLOKUMPU-LEHTINEN P L，HUOVINEN R，et al.Adjuvant capecitabine for early breast cancer：15-year overall survival results From a Randomized Trial［J］.J Clin Oncol，2022，40（10）：1051-1058.

【研究背景和目的】

　　卡培他滨是一种口服的氟尿嘧啶前体药，在体内经胸苷磷酸化酶催化为氟尿嘧啶而起到抗肿瘤作用。在临床前模型中，多西紫杉醇、紫杉醇和环磷酰胺等药物可增加癌细胞胸苷磷酸化酶的浓度，从而促进卡培他滨在肿瘤内转化为氟尿嘧啶，这表明与单药卡培他滨相比，卡培他滨与以上药物同时服用可提高疗效。本研究是为了探讨蒽环类药物联合紫杉类药物为主的辅助化疗方案中，加入卡培他滨能否改善早期乳腺癌患者的预后。

【入组条件】

1. 纳入标准

（1）年龄在18～65岁。

（2）美国东部肿瘤协作组（Eastern Cooperative Oncology Group，ECOG）评分为0～1分。

（3）术后12周内。

（4）浸润性乳腺癌。

（5）淋巴结阳性。

（6）如果淋巴结阴性，则肿瘤直径≥2 cm且孕激素受体为阴性（孕激素受体阴性定义为免疫组织化学染色阳性细胞＜10%）。

（7）心、肝、肾功能正常（谷丙转氨酶≤1.5倍正常值上限，碱性磷酸酶≤2.5倍正常值上限，胆红素≤1.0倍正常值上限）。

2. 排除标准

（1）存在远处转移。

（2）淋巴结阴性的黏液性、乳头状、髓样或小管状乳腺癌。

（3）接受过新辅助化疗。

【试验设计】

1. 试验类型 一项前瞻性、开放标签、多中心Ⅲ期临床试验。

2. 主要研究终点 无复发生存（RFS）定义为随机到局部复发、远处转移或死亡的时间。对侧乳腺癌和第二原发癌症不算RFS事件。

3. 次要研究终点 OS和安全性，OS定义为随机到死亡的时间。

4. 统计方法 假设在中位随访5年后，将RFS从83.0%提高到88.5%，风险比为0.65，检验效能80%，210例RFS事件，$\alpha = 0.028$（双侧），需要样本量1500例。

【试验流程】

FinXX研究流程见图10-1。

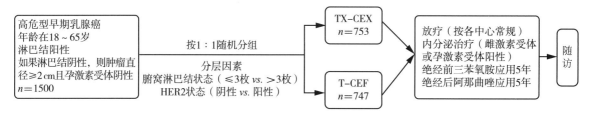

图 10-1 FinXX研究流程图
注：HER2. 人表皮生长因子受体2。

流程说明

1. 试验组为TX-CEX方案。TX：多西他赛60 mg/m²，第1天（d1）；卡培他滨900 mg/m²，2次/天，第1～15天（d1～15），每3周为1个周期。CEX：环磷酰胺600 mg/m²，第1天（d1）；表柔比星75 mg/m²，第1天（d1）；卡培他滨900 mg/m²，2次/天，第1～15天（d1～15），每3周为1个周期。

2. 对照组为T-CEF方案。T：多西他赛80 mg/m²，第1天（d1），每3周为1个周期。CEF：环磷酰胺600 mg/m²，第1天（d1）；表柔比星75 mg/m²，第1天（d1）；氟尿嘧啶600 mg/m²，第1天（d1），每3周为1个周期。

3. 2005年修改方案后，HER2阳性可同时使用曲妥珠单抗治疗。

4. 入组时间为2004年1月27日至2007年5月29日。

【结果】

1. 中位随访15.3年的研究结果显示，试验组的TX-CEX方案相较于对照组的T-CEF方案可以显著提高高危早期乳腺癌的总生存率，15年的总生存率两组分别为77.6%和73.3%（*HR* 0.81，95%*CI* 0.66～0.99，*P* = 0.037）。与对照组相比，试验组死亡风险相对降低19%。

2. 探索性亚组分析结果显示，雌激素受体阴性患者（*HR* 0.67，95%*CI* 0.46～0.99）和HER2阴性患者（*HR* 0.79，95%*CI* 0.64～0.99）更能从卡培他滨治疗中获益。

3. 在三阴性乳腺癌亚组中，试验组和对照组的15年生存率分别为74.5%和64.2%（*HR* 0.59，

95%CI 0.36～0.97，log-rank检验$P = 0.051$，Gehan-Breslow-Wilcoxon检验$P = 0.033$），故加入卡培他滨可以使三阴性乳腺癌患者的死亡风险相对降低41%。

【结论】

本研究结果显示，在辅助化疗基础上加用卡培他滨可以改善早期乳腺癌患者的预后，尤其是三阴性乳腺癌患者获益更显著。

（上海交通大学医学院附属仁济医院　严婷婷　周力恒　殷文瑾　陆劲松）

二、专家解读

卡培他滨是一种口服氟尿嘧啶前体物，在体内被代谢成为具有抗肿瘤活性的5-氟尿嘧啶，卡培他滨单药或与其他化疗或靶向药物联合在乳腺癌的解救治疗中具有重要的地位和确切的证据。在临床前模型中，多西紫杉醇、紫杉醇和环磷酰胺等药物会增加癌细胞胸苷磷酸化酶的浓度，可能会提高卡培他滨在肿瘤内转化为氟尿嘧啶的效率，这表明与单药卡培他滨相比，与以上化疗药物合用可能增效卡培他滨，并进一步提高疗效。在早期乳腺癌的辅助治疗过程中，卡培他滨单药或联合用药是否能够改善患者的预后，一直是临床研究的重点方向，在不同的分子分型中的作用是目前探索的重点。

多个临床研究包括FinXX研究中的化疗方案的设计就是基于此理论基础，采用卡培他滨与常规的化疗药物紫杉类药物联合探索在乳腺癌辅助治疗中的效能。FinXX研究前期发表的6年随访结果提示，试验组（TX-CEX方案）相较于对照组（T-CEF方案）未能改善早期乳腺癌患者的RFS（HR 0.79，95%CI 0.60～1.04，$P = 0.087$）。10年随访结果也未能发现在标准辅助化疗中加入卡培他滨能够提高早期乳腺癌的RFS和OS（HR 0.88，95%CI 0.71～1.08，$P = 0.23$和HR 0.84，95%CI 0.66～1.07，$P = 0.15$）。这2次的报道均为阴性结果。O'Shaughnessy等也做了关于卡培他滨加入辅助化疗的研究，该研究入组的2611例早期乳腺癌患者被随机分为对照组（AC-T方案：阿霉素60 mg/m^2＋环磷酰胺600 mg/m^2，序贯多西他赛100 mg/m^2）或试验组（AC-XT方案：阿霉素60 mg/m^2＋环磷酰胺600 mg/m^2，序贯卡培他滨825 mg/m^2，2次/天，第1～14天＋多西他赛75 mg/m^2），中位随访5年后，研究未能达到主要研究终点，即辅助化疗中加入卡培他滨未能改善乳腺癌患者的DFS（HR 0.84，95%CI 0.67～1.05，$P = 0.125$）。但是次要研究终点（OS）结果显示，试验组（AC-XT方案）相较于对照组（AC-T方案）可以改善患者的OS（HR 0.68，95%CI 0.51～0.92，$P = 0.011$）。这些研究设计有一个共同特点就是卡培他滨整合到方案中都是以联合用药方式（TX形式）进行的。

那么，卡培他滨以联合用药方式加入辅助治疗常用方案后能否延长无瘤生存期或提高总生存率？笔者团队在2012年就针对这个课题方向做了荟萃分析，结果提示，与对照组相比，卡培他滨以联合用药方式整合在辅助治疗方案中，加用卡培他滨组在无病生存率（HR 0.83，95%CI 0.71～0.98，$P = 0.027$）、总生存率（HR 0.71，95%CI 0.57～0.88，$P = 0.002$）、远处复发率（HR 0.79，95%CI 0.66～0.94，$P = 0.008$）和乳腺癌症专病死亡（HR 0.65，95%CI 0.51～0.83，$P = 0.001$）方面均有显著改善。同时，亚组分析显示，卡培他滨改善了三阴性乳腺癌（HR 0.71，95%CI 0.53～0.96，$P = 0.028$）、激素受体阴性（HR 0.73，95%CI 0.56～0.94，$P = 0.017$）和HER2阴性（HR 0.081，95%CI 0.67～0.98，$P = 0.034$）患者的DFS。这个研究分析在10年前其实就预测了标准辅助化疗中以联合用药方式加入卡培他滨可以改善乳腺癌患者的总生存率，由于该荟萃研究中每个临床试验的样本量和随访时间比较有限，而扩大样本量的联合荟萃分析可以部分弥补随访时间短的缺陷，但是仍需要后续的大样本量的临床随机研究及延长随访时间去验证。FinXX本次的长期随访研究结果也佐证了笔者团队10年前预测的结果。随着随访时间的延长，FinXX研究最终得到阳性结果，中位随访时间为

15.3年的结果显示，TX-CEX相较于T-CEF组可以显著提高高危早期乳腺癌的总生存率，两组15年总生存率分别为77.6%和73.3%（HR 0.81，95%CI 0.66～0.99，P＝0.037），与对照组（T-CEF方案）相比，试验组（TX-CEX方案）死亡风险相对降低19%。在三阴性乳腺癌亚组中，试验组和对照组的15年生存率分别为74.5%和64.2%（HR 0.59，95%CI 0.36～0.97，log-rank检验P＝0.051，Gehan-Breslow-Wilcoxon检验P＝0.033），加入卡培他滨可以使三阴性乳腺癌患者的死亡风险相对降低41%。可见在三阴性乳腺癌的辅助化疗中加入卡培他滨对改善预后可能更加明显。

那么，卡培他滨以单一用药短疗程序贯方式整合入辅助治疗方案结果如何呢？GEICAM/2003-10试验与FinXX研究的研究设计不同，该试验就是卡培他滨以单药4个疗程序贯用药方式整合入常用的蒽环类药物联合多西他赛。该研究入组了1384例早期淋巴结阳性乳腺癌患者，随机分为对照组（EC-T方案：表柔比星90 mg/m² 和环磷酰胺600 mg/m²，4个周期，序贯4个周期的多西他赛100 mg/m²）和试验组（ET-X方案：表柔比星90 mg/m² 和多西他赛75 mg/m²，4个周期，序贯卡培他滨1250 mg/m²，2次/天，第1～14天，4个周期），研究结果显示，加入卡培他滨未能改善无浸润灶疾病生存率，对照组（EC-T方案）和试验组（ET-X方案）的5年无浸润灶疾病生存率分别为86%和82%（HR 1.30，95%CI 1.03～1.64，P＝0.03），两组的OS相似（HR 1.13，95%CI 0.82～1.55，P＝0.06）。该研究未达到研究终点，提示试验组化疗方案比对照组化疗方案的疗效差。

三阴性乳腺癌在辅助化疗结束后，如果继续接受卡培他滨单一序贯长疗程维持治疗是否能够改善预后呢？下面2个临床研究可以回答这个问题。SYSUCC-001研究入组了434例早期三阴性乳腺癌患者，在完成标准的辅助治疗后随机分配到治疗组［小剂量卡培他滨（650 mg/m²，2次/天，连续服用1年）］和观察组，5年无浸润灶疾病生存率治疗组为82.8%，观察组为73.0%（HR 0.64，95%CI 0.42～0.95，P＝0.03），且大多数患者可以耐受小剂量的卡培他滨治疗。由于随访时间较短，目前的结果暂时显示还未改善总生存率。CREATE-X研究针对新辅助化疗后有残留病灶的HER2阴性乳腺癌，术后给予6～8个周期卡培他滨（1250 mg/m²，2次/天，第1～14天，21天为1个周期）相对于对照组可以延长总组的DFS（HR 0.70，95%CI 0.53～0.92，P＝0.01）和OS（HR 0.59，95%CI 0.39～0.90，P＝0.01），以及三阴性乳腺癌患者的DFS（HR 0.58，95%CI 0.39～0.87，P＝0.01）和OS（HR 0.52，95%CI 0.30～0.90，P＝0.01）。

虽然FinXX研究的15年随访结果取得了非常好的结果，但是仍存在如下不足：该研究是以无复发生存（RFS）为主要研究终点设计的临床研究，但是这次报道并未含主要研究终点的RFS数据。另外，由于本研究开展得较早，当时抗HER2的靶向药物尚未普及，因此，HER2阳性患者中使用靶向药物的比例较低，这可能也会对结果造成一定的影响。

FinXX研究是目前卡培他滨应用于乳腺癌辅助化疗的随机临床研究中随访时间最长的临床研究，进一步证实了卡培他滨在乳腺癌辅助治疗中的效能，提示卡培他滨在三阴性乳腺癌辅助治疗中有着重要的地位，在以蒽环类、紫杉类为基础的辅助化疗方案中以联合用药方式加入卡培他滨，或者以单药后续长疗程维持治疗方式加入卡培他滨可以显著改善乳腺癌的预后，尤其对于具有高危复发风险的三阴性乳腺癌等。进一步的转化性研究急需要进一步的探索含卡培他滨方案的辅助治疗的敏感性生物标志物，以及在其他分子分型高危复发风险亚组乳腺癌中的作用。

三、同类研究

FinXX研究及同类研究见表10-1。

表 10-1　同类研究对比

临床研究	研究性质	研究假设	入组人群	主要研究终点	治疗方案	无病生存率/无复发生存率	总生存率	结论
SYSUCC-001试验	辅助治疗	TNBC患者完成术后标准辅助化疗后接受1年低剂量卡培他滨维持治疗可以改善预后	• TNBC • IDC • $T_{1b\sim3}N_0\sim_{3c}M_0$但没有阳性锁骨上淋巴结及内乳淋巴结转移 • 完成标准辅助治疗直接手术或既往接受新辅助手术人群	无病生存率	卡培他滨650 mg/m², 2次/天, 连续服用1年	5年无病生存率: 82.8%vs.73.0%（P=0.03）	5年总生存率: 85.5% vs. 81.3%（P=0.22）	在接受标准辅助治疗的早期TNBC女性中, 低剂量（650 mg/m², 2次/天）卡培他滨维持治疗1年可提高5年无病生存率
CREATE-X试验	辅助治疗	新辅助治疗后未达到pCR的HER2阴性乳腺癌患者应用卡培他滨辅助治疗可以改善预后	• HER2阴性 • I～Ⅲb接受过新辅助治疗 • 手术后未达到pCR	无病生存率	在新辅助化疗（含有蒽环类、紫杉烷或两者）及手术后, 随机接受卡培他滨1250 mg/m², 2次/天, 服用2周停用1周（6～8个周期）或不用卡培他滨	5年无病生存率: 74.1%vs.67.6%（P=0.01）	5年总生存率: 89.2% vs. 83.6%（P=0.01）	新辅助治疗后未达到pCR的HER2阴性乳腺癌患者应用卡培他滨辅助治疗可以提高无病生存率及总生存率
FinXX试验15年更新（本研究）	辅助治疗	在蒽环类联合紫杉类药物为主的辅助化疗方案中, 加入卡培他滨可以进一步改善早期乳腺癌患者的预后	• 年龄18～65岁 • IDC • 淋巴结阳性, 如果淋巴结阴性则肿瘤直径≥2 cm且孕激素受体阴性（孕激素受体阴性定义为免疫组化染色阳性细胞<10%） • 心、肝、肾功能正常	无复发生存率	• 试验组为TX-CEX方案。TX: 多西他赛60 mg/m², 第1天, 第1～15天, 3周为1个周期; CEX: 环磷酰胺600 mg/m², 第1天; 卡培他滨900 mg/m², 2次/天, 第1～15天, 3周为1个周期。 • 对照组为T-CEF方案。T: 多西他赛80 mg/m², 第1天, 每3周为1个周期。CEF: 环磷酰胺600 mg/m², 第1天; 表柔比星75 mg/m², 第1天; 氟尿嘧啶600 mg/m², 第1天, 3周为1个周期	5年无复发生存率: 86.6%vs.84.1%（P=0.087） 10年无复发生存率: 78.5%vs.76.5%（P=0.23）	5年总生存率: 92.6% vs. 89.7%（P=0.080） 10年总生存率: 84.0%vs.82.4%（P=0.15） 15年总生存率: 77.6% vs. 73.3%（P=0.037）	含卡培他滨的TX-CEX方案用于高危早期乳腺癌术后患者辅助治疗, 可较T-CEF方案显著提高患者的15年总生存率, 尤其是雌激素受体阴性、TNBC患者获益更显著

注: TNBC.三阴性乳腺癌; pCR.病理学完全缓解; HER2.人表皮生长因子受体2; IDC.浸润性导管癌。

（上海交通大学医学院附属仁济医院　严婷婷　周力恒　殷文瑾　陆劲松）

参考文献

[1] FUJIMOTO-OUCHI K, TANAKA Y, TOMINA-GA T. Schedule dependency of antitumor activity in combination therapy with capecitabine/5'-deoxy-5-fluorouridine and docetaxel in breast cancer models [J]. Clin Cancer Res, 2001, 7 (4): 1079-1086.

[2] ENDO M, SHINBORI N, FUKASE Y, et al. Induction of thymidine phosphorylase expression and enhancement of efficacy of capecitabine or 5'-deoxy-5-fluorouridine by cyclophosphamide in mammary tumor models [J]. Int J Cancer, 1999, 83 (1): 127-134.

[3] JOENSUU H, KELLOKUMPU-LEHTINEN P L, HUOVINEN R, et al. Adjuvant capecitabine, docetaxel, cyclophosphamide, and epirubicin for early breast cancer: final analysis of the randomized FinXX trial [J]. J Clin Oncol, 2012, 30 (1): 11-18.

[4] JOENSUU H, KELLOKUMPU-LEHTINEN P L, HUOVINEN R, et al. Adjuvant capecitabine in combination with docetaxel, epirubicin, and cyclophosphamide for early breast cancer: the randomized clinical FinXX trial [J]. JAMA Oncol, 2017, 3 (6): 793-800.

[5] O'SHAUGHNESSY J, KOEPPEN H, XIAO Y Y, et al. Patients with slowly proliferative early breast cancer have low five-year recurrence rates in a phase Ⅲ adjuvant trial of capecitabine [J]. Clin Cancer Res, 2015, 21 (19): 4305-4311.

[6] MARTIN M, RUIZ SIMON A, RUIZ BORREGO M, et al. Epirubicin plus cyclophosphamide followed by docetaxel versus epirubicin plus docetaxel followed by capecitabine as adjuvant therapy for node-positive early breast cancer: results from the GEICAM/2003-10 study [J]. J Clin Oncol, 2015, 33 (32): 3788-3795.

[7] Jiang Y W, Yin W J, Zhou L H, et al. First efficacy results of capecitabine with anthracycline-and taxane-based adjuvant therapy in high-risk early breast cancer: a meta-analysis [J]. PLoS One, 2012, 7 (3): e32474.

[8] JOENSUU H, KELLOKUMPU-LEHTINEN P L, HUOVINEN R, et al. Adjuvant capecitabine for early breast cancer: 15-year overall survival results from a randomized trial [J]. J Clin Oncol, 2022, 40 (10): 1051-1058.

[9] WANG X, WANG S S, HUANG H, et al. Effect of capecitabine maintenance therapy using lower dosage and higher frequency vs observation on disease-free survival among patients with early-stage triple-negative breast cancer who had received standard treatment: the SYSUCC-001 randomized clinical trial [J]. JAMA. 2021, 325 (1): 50-58.

[10] MASUDA N, LEE S J, OHTANI S, et al. Adjuvant Capecitabine for Breast Cancer after Preoperative Chemotherapy [J]. N Engl J Med, 2017, 376 (22): 2147-2159.

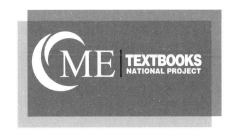

PROMISE-GIM6试验最终分析：绝经前早期乳腺癌患者化疗期间使用药物性卵巢抑制的长期预后

第11章

一、概述

【文献来源】

LAMBERTINI M，BONI L，MICHELOTTI A，et al.Long-term outcomes with pharmacological ovarian suppression during chemotherapy in premenopausal early breast cancer patients［J］.J Natl Cancer Inst，2022，114（3）：400-408.

【研究背景和目的】

卵巢功能早衰（premature ovarian insufficiency，POI）是化疗的不良反应之一，可能导致不孕或提前闭经，因此，对乳腺癌患者化疗期间卵巢功能的保护十分重要。虽然年轻患者可以通过胚胎冷冻保存的方式来保存生育能力，但是没有从根本上保护卵巢功能。目前，化疗期间使用促性腺激素释放激素激动剂（gonadotropin-releasing hormone agonist，GnRHa）获得的卵巢抑制被推荐用来保护绝经前乳腺癌患者的卵巢功能。GnRHa又称促黄体素释放激素类似物（luteinizing hormone releasing hormone analogue，LHRHa），可以通过影响下丘脑-垂体-卵巢轴，使卵巢分泌的性激素降至绝经后水平，停药后该作用可逆，这类药物包括戈舍瑞林（诺雷德）、亮丙瑞林（抑那通）、曲普瑞林（达菲林）。PROMISE-GIM6试验是一项研究绝经前早期乳腺癌患者化疗期间使用GnRHa（曲普瑞林）进行卵巢功能抑制的随机Ⅲ期临床试验，该研究已达到主要研究终点，即完成化疗1年内，化疗引起的提前绝经率显著降低。该研究更新了次要研究终点的结果显示（中位随访时间为7.3年），化疗期间使用曲普瑞林与更高的5年卵巢功能恢复率有关，但长期的安全性数据有待明确。本文报道了该研究超过12年的随访结果，对DFS、OS、治疗后妊娠数据进行探索性分析，以确定这一策略的长期安全性，并在携带胚系*BRCA*突变的患者中进行描述性分析。

【入组条件】

1. 组织学证实为Ⅰ～Ⅲ期的乳腺癌患者。

2. 准备开始进行辅助或新辅助化疗的患者。

3. 年龄在18 ～ 45岁。

4. 激素受体阳性或阴性（激素受体阳性定义为，至少1%的肿瘤细胞雌激素和/或孕激素受体阳性）。

5. 绝经前（定义为在化疗开始前的6周内有活跃的月经周期或正常月经）。

【试验设计】

1. 试验类型　一项平行、随机、开放标签、Ⅲ期优效性设计的试验。

2. 主要研究终点　比较单独接受化疗或化疗联合曲普瑞林治疗的患者因化疗引起提前绝经的发生率［提前绝经的定义：化疗结束后1年内没有恢复月经活动，并且卵泡刺激素（follicle-stimulating hormone，FSH）和雌二醇（estradiol，E2）未知或都处于绝经后水平］。

3. 次要研究终点　治疗后妊娠数据、DFS、OS、胚系 *BRCA* 状态与提前绝经的相关性。

4. 统计设计　假设单纯化疗组提前绝经率为60%，化疗＋曲普瑞林组提前绝经率降至40%，预设检验效能为90%，双侧α误差为5%，所需样本量为280例。由于试验方案中没有预设长期结果及DFS、OS的统计分析能力，本研究中关于DFS、OS和治疗后妊娠的分析为探索性。

【试验流程】

PROMISE-GIM6试验流程见图11-1。

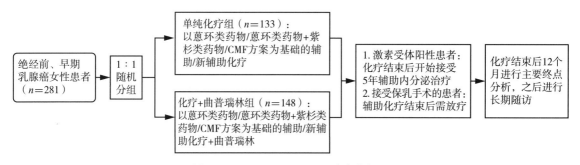

图11-1　PROMISE-GIM6试验流程图

注：CMF. C 为环磷酰胺，M 为甲氨蝶呤，F 为氟尿嘧啶。

流程说明

1. 曲普瑞林用法：①首次，开始化疗前至少1周肌内注射3.75 mg；②化疗期间，每4周注射1次直至最后1周期化疗前。

2. 两组化疗结束后的12个月观察期内或在5年随访中任何时间恢复卵巢功能的激素受体阳性患者都可以接受卵巢抑制至少2年（作为内分泌治疗的一部分）。

3. CMF方案：C，环磷酰胺；M，甲氨蝶呤；F，氟尿嘧啶。

4. 分层因素方案：激素受体状态。

【结果】

1. 基本情况　2003年10月至2008年1月，共入组281例患者，2011年发表的主要研究终点结果显示，完成化疗1年内，由化疗引起的提前绝经率显著降低；2015年发表的中位随访7.3年的次要研究终点结果显示，化疗期间使用曲普瑞林与更高的5年卵巢功能恢复率有关。最终分析时（中位随访时间为12.4年），其中38例（13.5%）患者失访。

2. 12年无病生存率　化疗＋曲普瑞林组与单纯化疗组相比差异无统计学意义（65.7%*vs.*69.2%，*HR* 1.16，95%*CI* 0.76 ～ 1.77，*P*＝0.50），激素受体阴性亚组（55.7%*vs.*73.4%，*HR* 1.93，95%*CI* 0.73 ～ 5.07）和激素受体阳性亚组（68.3%*vs.*68.5%，*HR* 1.02，95%*CI* 0.63 ～ 1.63）的差异均无统计学意义，但激素受体阴性亚组中化疗＋曲普瑞林组的12年DFS在数值上与单纯化疗组相比有变差的趋势。

3. 12年总生存率　化疗＋曲普瑞林组和单纯化疗组分别为81.2%和81.3%（*HR* 1.17，95%*CI* 0.67 ～ 2.03，*P*＝0.58），与12年DFS结果相似，虽然在激素受体阴性亚组（73.0%*vs.*77.6%，*HR* 1.24，95%*CI* 0.41 ～ 3.79）和激素受体阳性亚组（83.2%*vs*82.3%，*HR* 1.12，95%*CI* 0.59 ～ 2.11）的差异均无统计学意义，但激素受体阴性亚组中化疗＋曲普瑞林组的12年总生存率在数值上较单纯化疗组差。

4. 12年妊娠累积发生率　化疗＋曲普瑞林组和单纯化疗组妊娠12年累积发生率分别为6.5%和3.2%（*HR* 2.14，95%*CI* 0.66 ～ 6.92，*P*＝0.20），经过调整年龄（*HR* 2.00，95%*CI* 0.63 ～ 6.40，*P*＝0.24），排除随访期间没有妊娠意愿的患者（*HR* 2.41，95%*CI* 0.64 ～ 9.03，*P*＝0.19）后两组差异无统计学意义。

5. *BRCA*突变状态与提前绝经率　43例患者接受*BRCA*基因检测，10例患者携带胚系*BRCA*突变，突变患者在化疗＋曲普瑞林组和单纯化疗组中化疗引起的提前绝经发生率分别为0（0/4）和33%（2/6）。

【结论】

化疗期间联合GnRHa（曲普瑞林）与单独化疗相比，可以保护绝经前早期乳腺癌患者的卵巢功能，并且长期安全性较好，尤其是激素受体阳性患者。

（上海交通大学医学院附属仁济医院　吴　琼　盛小楠　殷文瑾　陆劲松）

二、专家解读

PROMISE-GIM6试验是一项前瞻性、优效性设计、Ⅲ期、随机对照试验，主要用于评估绝经前早期乳腺癌患者化疗期间联合使用GnRHa进行卵巢抑制是否可以发挥保护卵巢功能、防止提前绝经的作用。卵巢功能早衰是化疗患者常见的一种不良反应，可能引起不孕不育或提前绝经等。数据显示，化疗导致长期闭经的发生率达40%以上，因此，对年轻乳腺癌患者的卵巢功能进行保护十分重要。目前，有多种辅助生殖技术，如冷冻卵子、胚胎等可以帮助保留患者的生育功能，但这些技术无法从根本上保护卵巢功能，而GnRHa可以通过调节下丘脑-垂体-性腺轴，降低体内的性激素水平，从而达到保护卵巢功能的效果。目前在临床上，GnRHa主要与内分泌药物联合用于绝经前激素受体阳性乳腺癌患者。虽然已有一些临床试验证实，GnRHa与化疗联用可以保护卵巢功能，减少卵巢功能早衰，但对于其长期安全性数据还缺少相关数据。

PROMISE-GIM6试验纳入了281例绝经前早期女性乳腺癌患者，激素受体阳性、阴性患者均可入组，前期结果已证实了使用GnRHa（曲普瑞林）对于提前绝经发生率的影响（提前绝经定义为化疗结束后1年内没有恢复月经活动，并且FSH和E2未知或都处于绝经后水平），2011年，PROMISE-GIM6研究发表了主要研究结果，主要研究终点为化疗引起的提前绝经率，化疗结束1年时，ITT分析显示，单纯化疗组提前绝经率为25.9%，化疗＋曲普瑞林组为8.9%，绝对差异为17%，化疗＋曲普瑞林组的提前绝经率显著低于单纯化疗组（95%*CI* -26% ～ -7.9%，*P*＜0.001）；多因素分析显示，只有曲普瑞林治疗与提前绝经率显著降低相关（*OR* 0.28，95%*CI* 0.14 ～ 0.59，*P*

＜ 0.001）。2015 年发表的 5 年随访结果对两组患者化疗后月经恢复数据进行分析发现，化疗＋曲普瑞林组患者月经恢复的 5 年累计发生率为 72.6%，单纯化疗组为 64.0%，故化疗＋曲普瑞林组与单纯化疗组月经恢复的 5 年累计发生率的差异具有临界的统计学意义（HR 1.28，95%CI 0.98 ～ 1.68，P = 0.07）。在调整了患者的年龄后结果显示，化疗＋曲普瑞林组的月经恢复率显著更高（HR 1.48，95%CI 1.12 ～ 1.95，P = 0.006），这一结果证实，化疗＋曲普瑞林治疗可以提高卵巢功能恢复的长期概率。

然而，既往研究结果仅报道了 GnRHa 的使用对于卵巢功能的影响，并未探讨 GnRHa 与化疗联用是否会影响长期生存。而既往的 SOFT＋TEXT 大型临床试验结果显示，使用他莫昔芬联合GnRHa 卵巢抑制的患者与单独使用他莫昔芬的患者相比，8 年无病生存率（83.2%$vs.$78.9%，HR 0.76，95%CI 0.62 ～ 0.93，P = 0.009）和 8 年总生存率（93.3%$vs.$91.5%，HR 0.67，95%CI 0.48 ～ 0.92，P = 0.01）均得到显著延长，证实了 GnRHa 卵巢抑制联合内分泌治疗对于长期生存的改善作用。因此，在本次 PROMISE-GIM6 试验的最终分析中，首先对两组之间的无病生存率、总生存率的数据进行了报道，中位随访时间为 12.4 年时，未观察到化疗＋曲普瑞林组和单纯化疗组的 12 年无病生存率（HR 1.16，95%CI 0.76 ～ 1.77，P = 0.50）和 12 年总生存率（HR 1.17，95%CI 0.67 ～ 2.03，P = 0.58）存在显著差异，并且多变量分析显示，是否联用曲普瑞林与无病生存率、总生存率均无显著相关性。但值得注意的是，在不同乳腺癌亚型的亚组分析结果中还发现，在激素受体阴性亚组中，化疗＋曲普瑞林组患者的无病生存率、总生存率较单纯化疗组在数值上有降低趋势，但差异无统计学意义。之前开展的 POEMS 试验仅纳入了激素受体阴性的早期乳腺癌患者，其探究了化疗联合 GnRHa（戈舍瑞林）是否可以降低卵巢功能早衰的概率。随访 5 年的数据分析发现，在激素受体阴性患者中，GnRHa（戈舍瑞林）的使用似乎对无病生存率（88.1%$vs.$78.6%，HR 0.55，95%CI 0.27 ～ 1.10，P = 0.09）和总生存率（91.7%$vs.$83.1%，HR 0.45，95%CI 0.19 ～ 1.04，P = 0.06）具有临界统计学意义的改善。导致两项研究生存结果产生差异的原因可能有 2 种：①PROMISE 试验的纳入人群未限制激素受体状态，激素受体阴性患者基线人数较少，且失访患者的数量较多，随访12 年时只剩余 19 例患者的无病生存率数据和 22 例患者的总生存率数据，考虑到个别事件对生存曲线趋势影响较大，可能影响了结果；②两项研究分别使用了不同的 GnRHa 药物戈舍瑞林和曲普瑞林，不同药物之间是否会对生存结果产生影响尚不清楚。因此，未来还需要更大规模的试验对激素受体阴性患者使用曲普瑞林的生存结果进行进一步研究。

PROMISE 研究的既往结果似乎仅关注到是否导致提前绝经及月经是否及时恢复正常，而没有关于可以直接反映生育功能的妊娠数据。因此，在最终分析中，还报道了治疗结束后妊娠累计发生率的结果，化疗＋曲普瑞林组和单纯化疗组妊娠 12 年累计发生率分别为 6.5% 和 3.2%（HR 2.14，95%CI 0.66 ～ 6.92，P = 0.20），经过调整年龄（HR 2.00，95%CI 0.63 ～ 6.40，P = 0.24）及排除随访期间没有妊娠意愿的患者（HR 2.41，95%CI 0.64 ～ 9.03，P = 0.19）后，仅在数值上观察到联合治疗组妊娠率的一些优势。本研究的局限性在于研究方案中未对妊娠数据进行计划研究，并且在基线时未统计患者的妊娠意愿，两组间患者的月经恢复情况、是否有妊娠意愿、是否避孕都会对妊娠结果产生影响，故对于妊娠数据只能作探索性分析，尚无法充分证明 GnRHa 可以作为一种保留生育能力的手段用于乳腺癌治疗。PROMISE-GIM6 试验的一个亮点是对 $BRCA$ 基因状态的分析。有研究表明，$BRCA$ 突变对女性的生殖功能有潜在的负面影响，携带 $BRCA$ 致病突变的患者可能比较容易发展为卵巢功能早衰，其原因可能与前期卵巢储备减少，以及卵巢池缺乏 DNA 修复能力有关，影响配子发生和卵巢衰老的过程，可能对生育能力有潜在负面影响。因此，本研究对 $BRCA$ 基因状态与提前绝经率的关系进行了分析。虽仅有 43 例患者接受了 $BRCA$ 基因检测，其中 10 位患者携带胚系 $BRCA$ 突变，但在这 10 例患者中发现了与总人群中相似的结果，化疗＋曲普瑞林组和单纯化疗组中化疗引起的提前绝经发生率分别为0（0/4）和33%（2/6），似乎提示GnRHa对*BRCA*突变的患者同样具有保护作用，但因样本量较小，本研究只能做描述性分析，尚不能就此得出结论，期待后续更大规模的研究对*BRCA*状态与化疗导致的提前绝经结果进行相关性分析。

本研究的结果显示，与单独化疗相比，化疗期间联合GnRHa（曲普瑞林）可以保护绝经前早期乳腺癌患者的卵巢功能，虽然未显示出曲普瑞林对于长期生存结果的改善作用，但两组的无病生存率、总生存率的差异无统计学意义，证明了GnRHa与化疗联用的长期安全性良好，不会增加疾病的复发风险。2021年发布的《中国早期乳腺癌卵巢功能抑制临床应用专家共识（2021年版）》中推荐，根据激素受体阳性乳腺癌化疗前的卵巢功能状态，决定辅助内分泌治疗方案，如果考虑卵巢保护，推荐GnRHa同步化疗。

我国乳腺癌患者与西方国家相比，平均发病年龄小，因此，临床中的年轻乳腺癌患者相对更多。对于年轻乳腺癌患者卵巢功能的保护是一个十分值得深入探讨的问题。期待之后更多前瞻性研究对GnRHa与化疗联用保护早期乳腺癌患者生育功能的作用进行验证。

三、同类研究

PROMISE-GIM6试验及同类研究见表11-1。

表11-1 同类研究对比

试验名称	研究设计	研究目的	治疗阶段	入组人群	主要研究终点	治疗方案	主要研究终点：卵巢功能早衰率/提前绝经率	其他终点：无病生存率/总生存率	结论
POEM-SWOG研究	随机、开放标签、Ⅲ期、优效性设计试验	评估绝经前早期乳腺癌患者化疗期同联合卵巢功能抑制是否可以降低卵巢功能早衰的概率	新辅助/辅助化疗或联合卵巢功能抑制	绝经前、激素受体阴性早期乳腺癌患者（n=257）	化疗结束2年时卵巢功能早衰率（定义为化疗结束后闭经6个月，且卵泡刺激素水平在化疗结束2年时处于绝经后水平）	含环磷酰胺的辅助/新辅助化疗加或不加戈舍瑞林[化疗+戈舍瑞林组（n=113例）vs.单纯化疗组120）]	单纯化疗组vs.戈舍瑞林组卵巢功能早衰率：22%vs.8%（OR 0.30,95%CI 0.09~0.97，$P=0.04$）	5年随访 化疗+戈舍瑞林组vs.单纯化疗组病生存率：88.1%vs.78.6%（HR 0.55，95%CI 0.27~1.10，$P=0.09$）化疗+戈舍瑞林组vs.单纯化疗组总生存率：91.7%vs.83.1%（HR 0.45，95%CI 0.19~1.04，$P=0.06$）	化疗期同联合戈舍瑞林与单纯化疗相比，独立避免绝经前激素受体阴性早期乳腺癌患者提前绝经，且不会影响总生存结果
PROMISE-GIM 6（本研究）	随机、开放标签、Ⅲ期、优效性试验	评估绝经前早期乳腺癌患者化疗期同联合曲普瑞林使用进行卵巢抑制是否可以保护卵巢功能	新辅助/辅助联合卵巢功能抑制	绝经前、早期乳腺癌患者（n=281）	化疗结束1年时的提前绝经率（化疗结束后1年内没有恢复月经，并且卵泡刺激激素和雌二醇未知或均处于绝经后水平）	以蒽环类药物或蒽环类药物+紫杉类药物的CMF为基础的辅助/新辅助化疗加或不加曲普瑞林[（化疗+曲普瑞林组（n=148例），单纯化疗组（n=133）]	单纯化疗组vs.曲普瑞林组1年提前绝经率：25.9%vs.8.9%，（OR 0.28，95%CI 0.14~0.59，$P<0.001$）	化疗期同联合GnRHa曲普瑞林12年随访 • 无病生存率：65.7%vs.69.2%（HR 1.16，95%CI 0.76~1.77，$P=0.50$）激素受体阳性亚组：68.3%vs.68.5%，（HR 1.02，95%CI 0.63~1.63）激素受体阴性亚组：55.7%vs.73.4%（HR 1.93，95%CI 0.73~5.07）• 总生存率：81.2%vs.81.3%（HR 1.17，95%CI 0.67~2.03，$P=0.58$）激素受体阳性亚组：83.2%vs.82.3%（HR 1.12，95%CI 0.59~2.11）激素受体阴性亚组：73.0%vs.77.6%（HR 1.24，95%CI 0.41~3.79）	化疗期同联合化疗与单独化疗相比，可以保护绝经前乳腺癌患者的卵巢功能，并且长期安全性较好，尤其是在激素受体阳性患者中

注：戈舍瑞林/曲普瑞林用法，开始化疗前至少1周首次给药，化疗期间每4周注射1次；CMF.C为环磷酰胺，M为甲氨蝶呤，F为氟尿嘧啶。

（上海交通大学医学院附属仁济医院　吴琼　盛小楠　殷文瑾　陆劲松）

参考文献

［1］DEL MASTRO L，BONI L，MICHELOTTI A，et al. Effect of the gonadotropin-releasing hormone analogue triptorelin on the occurrence of chemotherapy-induced early menopause in premenopausal women with breast cancer：a randomized trial［J］. JAMA，2011，306（3）：269-276.

［2］LAMBERTINI M，BONI L，MICHELOTTI A，et al. Ovarian suppression with triptorelin during adjuvant breast cancer chemotherapy and long-term ovarian function，pregnancies，and disease-free survival：a randomized clinical trial［J］. JAMA，2015，314（24）：2632-2640.

［3］FRANCIS P A，PAGANI O，FLEMING G F，et al. Tailoring adjuvant endocrine therapy for premenopausal breast cancer［J］. N Engl J Med，2018，379（2）：122-137.

［4］LAMBERTINI M，BONI L，MICHELOTTI A，et al. Long-term outcomes with pharmacological ovarian suppression during chemotherapy in pre-menopausal early breast cancer patients［J］. J Natl Cancer Inst，2022，114（3）：400-408.

［5］MOORE H C，UNGER J M，PHILLIPS K A，et al. Goserelin for ovarian protection during breast-cancer adjuvant chemotherapy［J］. N Engl J Med，2015，372（10）：923-932.

［6］MOORE H C F，UNGER J M，PHILLIPS K A，et al. Final analysis of the prevention of early menopause study（POEMS）/SWOG intergroup S0230［J］. J Natl Cancer Inst，2019，111（2）：210-213.

［7］DE LA NOVAL B D. Potential implications on female fertility and reproductive lifespan in BRCA germline mutation women［J］. Arch Gynecol Obstet，2016，294（5）：1099-1103.

［8］FAN L，STRASSER-WEIPPL K，LI J J，et al. Breast cancer in China［J］. Lancet Oncol，2014，15（7）：e279-e289.

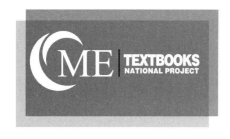

SAFE试验：接受蒽环类药物化疗非转移性乳腺癌患者的心脏保护策略随机临床试验

第 12 章

一、概述

【文献来源】

LIVI L，BARLETTA G，MARTELLA F，et al.Cardioprotective strategy for patients with nonmetastatic breast cancer who are receiving an anthracycline-based chemotherapy：a randomized clinical trial［J］.JAMA Oncol，2021，7（10）：1544-1549.

【研究背景和目的】

以蒽环类药物为基础的化疗方案仍然是目前乳腺癌常用的治疗策略，然而其心脏毒性可能导致治疗中断和停止，甚至增加死亡风险。已有研究提示血管紧张素转换酶抑制剂（angiotensin converting enzyme inhibitor，ACEI）/血管紧张素 II 受体阻滞剂（angiotensin II receptor blocker，ARB）和β受体阻滞剂在肿瘤治疗中有心脏保护作用，因此，本研究旨在接受心脏毒性治疗的患者中探索预防心肌功能障碍的最佳心脏保护策略。

【入组条件】

1. 纳入标准

（1）非转移性、组织学确诊乳腺癌。

（2）拟使用以蒽环类药物为主的方案（含或不含曲妥珠单抗）进行新辅助或辅助治疗。

（3）患者签署知情同意书。

（4）患者年龄≥18岁。

2. 排除标准

（1）已使用蒽环类药物治疗。

（2）正在接受血管紧张素转换酶抑制剂、血管紧张素 II 受体阻滞剂或β受体阻滞剂治疗。

（3）基线左心室射血分数（left ventricle ejection fraction，LVEF）＜50%。

（4）既往诊断其他实体瘤。

（5）复发性和/或转移性乳腺癌。

（6）无法用超声心动图评价左心室功能。

（7）有心力衰竭症状。

（8）既往诊断有心肌病、冠状动脉疾病、中重度二尖瓣和主动脉疾病。

（9）有哮喘药物治疗史。

【试验设计】

1. 试验类型　一项多中心、2×2析因、随机、Ⅲ期、双盲、安慰剂对照试验。

2. 主要研究终点　通过标准超声心动图、三维超声心动图、LVEF、左心室整体纵向应变（global longitudinal strain，GLS）测量发现的心肌功能和形态的任何亚临床损害（恶化定义为相应的指标变差程度≥10%）。

3. 次要研究终点　是通过常规超声心动图、脉冲多普勒和一些心肌毒性生物标志物的测量，评估收缩期和舒张期、早期和晚期心脏损伤的减少。

4. 研究假设　在化疗开始持续1年使用心脏保护药物可以降低超声心动图评估的亚临床心脏损害。既往研究报道亚临床损害改变率为25%～70%，假设亚临床改变的中位率为40%，治疗组可以减少15%，研究设计要求每个治疗组纳入90例患者以提供80%的统计能力。期中分析基于组内左心室舒张末期容积指数（indexed left ventricular end diastolic volume，EDVI）预期发生11%的变化，标准差为20 ml/㎡，双边显著性水平为0.05，实现80%的统计效能，每组则需要47例患者。

【试验流程】

SAFE试验流程见图12-1。

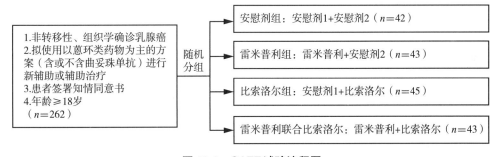

图12-1　SAFE试验流程图

流程说明： 如果患者耐受，所有试验组的剂量以1周为间隔递增至比索洛尔（5 mg）、雷米普利（5 mg）和安慰剂的目标剂量。治疗从化疗开始持续1年基线（T0）、3个月（T1）、6个月（T2）、12个月（T3，治疗结束）和24个月（T4，研究结束）分别接受心脏监测。

【结果】

从2015年7月至2020年6月，将纳入的262例患者进行随机分组并给予相应的治疗。其中，174例患者到达完成治疗的评估时间，剩余88例患者未到达完成治疗的评估时间。在第12个月时（从基线算起），患者的评估结果如下。

1. 三维左心室射血分数（three dimension left ventricle ejection fraction，3D LVEF）下降
安慰剂组，雷米普利、比索洛尔、雷米普利联合比索洛尔组分别下降4.4%、3.0%、1.9%和1.3%

（$P = 0.010$）。

2. GLS 安慰剂组、雷米普利组、比索洛尔组GLS分别降低了6.0%、1.5%和0.6%，而雷米普利联合比索洛尔组无变化，GLS反而上升了0.1%（$P < 0.001$）。

3. 3DLVEF和GLS 3DLVEF下降≥10%的患者在安慰剂组有8例（19.0%），雷米普利组有5例（11.5%），比索洛尔组有5例（11.4%），雷米普利联合比索洛尔组有3例（6.8%）；GLS恶化≥10%的患者在安慰剂组有15例（35.7%），雷米普利组有7例（15.9%），比索洛尔组有6例（13.6%），雷米普利联合比索洛尔组有6例（13.6%），$P = 0.030$。

【结论】

SAFE试验的预先设计的期中分析表明，接受蒽环类药物化疗的乳腺癌患者的心脏保护药物策略总体上耐受良好，可以预防LVEF下降和心脏重塑。本试验的初步结果希望在今后最终结果分析中得到证实。

（上海交通大学医学院附属仁济医院　王耀辉　殷文瑾　陆劲松）

二、专家解读

近年来，随着乳腺癌治疗水平的逐步提高，无论是患者的生活质量还是生存时间均得到了极大改善。其中心血管疾病逐渐成为威胁乳腺癌患者的第二大死因。乳腺癌治疗中最常见的蒽环类药物、抗HER2靶向药物会带来一定的心血管疾病相关风险。因此，如何在积极治疗乳腺癌的同时早期监测心脏功能，预防心肌功能障碍，进而实现最佳心脏保护策略是目前重要的研究方向。

这项来自意大利的随机、2×2析因、Ⅲ期、双盲、安慰剂对照、多中心SAFE临床试验在接受以蒽环类药物为基础方案化疗的早期乳腺癌患者中，探索心脏预防治疗是否可以减少亚临床的心脏损害。研究中的心脏预防治疗药物采用β受体阻滞剂比索洛尔、ACEI雷米普利或2种药物组合与安慰剂相比。治疗时间从化疗开始起需要维持1年，在HER2阳性患者中需要维持使用直至曲妥珠单抗治疗结束。主要研究终点定义为标准超声心动图、三维超声心动图、LVEF、GLS测量发现的心肌功能和形态的任何亚临床损害。预先设定的期中分析显示，即在第12个月心脏评估的结果显示，LVEF下降≥10%或GLS恶化患者在雷米普利组、比索洛尔组或雷米普利联合比索洛尔组显著低于安慰剂组（$P = 0.03$）。该期中分析表明，接受蒽环类药物化疗的乳腺癌患者的心脏保护药物策略总体上耐受良好，可以预防LVEF减退和心脏重塑。

与既往较多研究的主要研究终点为LVEF下降不同，本研究的一大亮点在于，研究者采用的主要研究终点是复合终点（复合终点是指将多个临床相关结局合并为一个单一变量），其中不仅包括LVEF下降，还包括GLS恶化及超声心动图测定的心肌功能和形态的任何亚临床损害。LVEF是指每搏输出量占心室舒张末期容积量的百分比，可以通过心脏超声测定，LVEF越低代表心功能越差，是临床上比较常用于监测接受具有心脏毒性药物治疗患者心脏功能的常用指标。2016年，欧洲心脏病学会关于化疗诱导的心脏毒性定义为，LVEF下降≥10%或LVEF＜50%。有研究表明，在心肌已经耗尽其功能储备之后才会出现LVEF的下降，此时，左心室收缩功能损害处于相对较晚的阶段。一旦蒽环类药物治疗使LVEF降低，尽管接受了心力衰竭治疗，仍有约45%的患者无法恢复到以前基线的LVEF水平。GLS是指通过心脏超声测定的左心室心肌沿纵轴方向的缩短，其绝对值越低，代表左心室整体功能越差，是一项近期研究较多且逐渐被临床认可的指标。相比于LVEF下降发现的是较晚的收缩功能障碍，GLS是左心室收缩功能不全的早期标志物且与临床预后密切相关。荟萃分析发现，在接受具有心脏毒性化疗的患者中，GLS可以用于进展为心脏毒性损害之前的早期检测亚临床左心室功能障碍。当LVEF仍在正常范围内时，GLS可以显示早期的心脏损害，且GLS可以预测随后发生的LVEF下降。美国超声心动图学会和欧洲心血管成像学会相关指南提出，常规使用GLS监测接受潜在心脏毒性化疗方案的患者，当GLS相对于基线降低＞15%时，可定义为发生心脏毒性。在中国临床肿瘤学会（CSCO）《肿瘤治疗相关心血管毒性防治指南2021》中，关于肿瘤相关心血管毒性的诊断方法中也提到，可以运用超声心动图检测LVEF和GLS，其中LVEF下降≥10%或LVEF＜50%提示，癌症治疗相关的心功能障碍（cancer therapy-related cardiac dysfunction，CTRCD）；GLS与基线相比降低＞5%提示亚临床CTRCD，推荐等级为Ⅰ级。但是，目前GLS在临床上仍没有大规模的应用，在肿瘤心脏病学中的地位仍需要更多的前瞻性研究证据。在目前已发表的文献中，评估单独或联合使用β受体阻滞剂和ACEI来预防接受心脏毒性治疗患者的GLS恶化的研究较少。SAFE试验中纳入GLS为其复合终点之一，一方面更全面评估了单独或联合使用β受体阻滞剂和ACEI对于更早期亚临床心脏损伤的作用，另一方面，其数据也支持了GLS鉴别亚临床心肌损伤的高敏感性。

虽然SAFE试验显示出了ACEI和β受体阻滞剂对于心脏保护的应用前景，但是目前多项研究的结论仍不统一，中国临床肿瘤学会《肿瘤治疗相关心血管毒性防治指南2021》中也指出，ACEI/ARB与β受体阻滞剂用于预防蒽环类药物心血管毒性的临床证据仍不十分充足，尤其基线评估低危患者应用心脏保护治疗是否获益存在争议。

在预防LVEF下降方面，SAFE试验中雷米普利和比索洛尔均显示出显著的心脏保护作用，含比索洛尔组的保护效果可能更优；在MANTICORE试验中，类似的含比索洛尔组在LVEF下降的保护方面也显示出更优的保护作用。但在PRADA试验中，未能发现应用美托洛尔和坎地沙坦的相关获益。MANTICORE试验是一项双盲、安慰剂随机对照临床试验，拟在接受含曲妥珠单抗辅助治疗的HER2阳性早期乳腺癌患者中探索ACEI和β受体阻滞剂是否可以预防曲妥珠单抗相关的心脏毒性。研究中将受试者按1∶1∶1比例随机分为β受体阻滞剂比索洛尔组、ACEI培哚普利组、安慰剂组。预防药物持续使用至曲妥珠单抗治疗结束。主要研究终点是左心室重塑，其定义为从基线到曲妥珠单抗治疗完成时，心血管磁共振成像（magnetic resonance imaging，MRI）测定的EDVI的变化。次要研究终点是从基线到曲妥珠单抗治疗完成时，心血管MRI测定的LVEF的变化。从2011年10月至2014年6月，共筛查了402例HER2阳性早期乳腺癌患者，99例患者接受随机分组。结果发现，相对于ACEI培哚普利组（-3±4%）和安慰剂组（-5±5%），β受体阻滞剂索洛尔组的患者（-1±5%）中曲妥珠单抗介导的LVEF下降减弱（$P=0.001$）。因此，MANTICORE试验证实，培哚普利和比索洛尔在接受曲妥珠单抗治疗的HER2阳性早期乳腺癌患者中耐受性良好，可以防止与癌症治疗相关的LVEF下降，且β受体阻滞剂效果更佳。此外，β受体阻滞剂在保护LVEF方面可能更具有优势，这也在一项大型的系统综述和荟萃分析β受体阻滞剂和ACEI/ARB预防乳腺癌患者因蒽环类药物或曲妥珠单抗引起的左心室功能不全的研究中得到证实。该研究发现，在曲妥珠单抗和蒽环类药物治疗期间，ACEI/ARB相比安慰剂可以减弱LVEF的下降，但差异无统计学意义［平均差（mean difference，MD）为1.5，95%CI 0.6～3.7，$P=0.110$］，而与β受体阻滞剂相比，安慰剂减弱了LVEF的下降（MD 2.4，95%CI 0.3～4.5，$P=0.033$），具有显著的统计学差异。

在预防左心室重塑（即整个左心室形态和大小的改变）方面，SAFE试验中雷米普利和比索洛尔被证实具有心肌重塑的保护作用，且EDVI和左心室收缩末期容积指数（endsystolic volume，ESVI）获益均可维持至24个月，支持了β受体阻滞剂和ACEI的预防使用可能对心脏重塑具有保护作用。EDVI和ESVI是评估左心室重塑的重要替代指标，其可以通过超声心动图进行测量，其中，

EDVI等于左心室舒张末期容积/体表面积，ESVI等于左心室收缩末期容积/体表面积；正常值范围：EDVI＜97 ml/m^2，ESVI＜49 ml/m^2。但是，MANTICORE试验并未达到其主要研究终点，曲妥珠单抗导致的左心室重塑并没有被比索洛尔或培哚普利阻止。无论是培哚普利组（＋7±14 ml/m^2）、比索洛尔组（＋8±9 ml/m^2），还是安慰剂组（＋4±11 ml/m^2，$P＝0.360$）治疗的患者的EDVI均有增加。但PRADA试验的结果显示，ACEI坎地沙坦的预防使用可以显著降低EDVI，实现心室重塑的保护，也部分支持本研究有关EDVI的结果。PRADA试验是一项2×2析因、随机、安慰剂对照、双盲、单中心临床试验，拟在接受含蒽环类药物辅助治疗早期乳腺癌患者中，探索ACEI坎地沙坦和β受体阻滞剂美托洛尔或两者联合应用是否可以预防心脏功能下降和心肌损伤。试验将受试者1∶1∶1∶1随机分为坎地沙坦联合美托洛尔组、坎地沙坦组、美托洛尔组、安慰剂组。预防药物使用直至辅助治疗结束（10～61周）。主要研究终点是心血管MRI评估的LVEF下降。次要研究终点包括左心室容积、超声心动图评估GLS和循环肌钙蛋白浓度的变化。与非坎地沙坦组相比，坎地沙坦组与EDVI显著减少有关（$P＝0.021$）。该研究未达到主要研究终点，美托洛尔和坎地沙坦在患者接受含蒽环类药物辅助治疗期间同时使用并不能阻止LVEF的下降，PRADA试验的作者也提出，大多数没有心血管疾病的早期乳腺癌患者，可能不需要广泛的心脏保护措施。

综上所述，ACEI、β受体阻滞剂用于预防蒽环类药物及抗HER2药物引起的心脏毒性的治疗可能具有一定的保护作用，但仍需要进一步大规模的前瞻性研究进行探索，以寻找适宜的人群和理想的获益生物标志物。

三、同类研究

SAFE试验及同类研究见表12-1。

表12-1 同类研究对比

研究名称	研究目的	入组患者	研究终点	分组及样本量	结果	结论
• SAFE试验 • 多中心、四臂、随机、双盲、安慰剂对照试验	探索心脏预防治疗策略β受体阻滞剂比索洛尔、血管紧张素转化酶抑制剂雷米普利或2种药物组合是否可以减少亚临床的心脏损害	含蒽环类药物辅助治疗加或不加曲妥珠单抗的早期乳腺癌患者	主要研究终点：通过标准超声心动图、三维超声心动图、LVEF、GLS测量发现的心肌功能和形态的任何亚临床损害（恶化≥10%）	• 安慰剂组：安慰剂1＋安慰剂2治疗（$n=42$） • 雷米普利组：雷米普利＋安慰剂1治疗（$n=43$） • 比索洛尔组：比索洛尔＋安慰剂2治疗（$n=45$） • 雷米普利联合比索洛尔组：雷米普利联合比索洛尔治疗（$n=43$）治疗1年，HER2阳性患者维持到曲妥珠单抗治疗结束	LVEF下降≥10%：安慰剂组8例（19.0%），雷米普利组5例（11.5%），比索洛尔组5例（11.4%），雷米普利加比索洛尔组3例（6.8%）；GLS恶化率：安慰剂组15例（35.7%），雷米普利组7例（15.9%），比索洛尔组6例（13.6%）和雷米普利加比索洛尔组6例（13.6%）（$P=0.03$）	接受蒽环类药物化疗的乳腺癌患者的心脏保护药物策略总体上耐受性良好，可能可以预防LVEF下降和心脏重塑

续　表

研究名称	研究目的	入组患者	研究终点	分组及样本量	结果	结论
• MANTI-CORE试验 • 多中心、随机、双盲、安慰剂对照试验	探索血管紧张素转化酶抑制剂和β受体阻滞剂是否可以预防曲妥珠单抗相关的心脏毒性	辅助治疗+曲妥珠单抗的HER2阳性早期乳腺癌患者	• 主要研究终点：从基线到曲妥珠单抗治疗完成时心血管磁共振成像测定的左心室EDVI的变化。 • 次要研究终点：从基线到曲妥珠单抗治疗完成时心血管磁共振成像测定的LVEF的变化	• 培哚普利组（n＝34） • 比索洛尔组（n＝33） • 安慰剂组（n＝32） 治疗维持到曲妥珠单抗治疗结束至少1年	• 主要研究终点（EDVI）：培哚普利组（＋7±14 ml/m²）、比索洛尔组（＋8±9 ml/m²）、安慰剂组（＋4±11 ml/m²，P＝0.36）治疗的患者EDVI均有增加，三组间的差异无统计学意义 • 次要研究终点（LVEF）：相对于培哚普利（-3±4%）组和安慰剂（-5±5%）组，比索洛尔组的患者（-1±5%）中曲妥珠单抗介导的LVEF下降减弱（P＝0.001）	培哚普利和比索洛尔在接受曲妥珠单抗治疗的HER2阳性早期乳腺癌患者中可以预防与肿瘤治疗相关LVEF下降；然而，曲妥珠单抗介导的左心室重塑并没有被这些药物治疗所阻止
• PRADA试验 • 单中心、2×2析因、随机、双盲、安慰剂对照试验	探索血管紧张素转化酶抑制剂坎地沙坦与β受体阻滞剂美托洛尔或两者联合治疗是否可以预防心脏功能下降和心肌损伤	含蒽环类药物辅助治疗或不加曲妥珠单抗早期乳腺癌患者	• 主要研究终点：心血管磁共振成像评估的LVEF • 次要研究终点包括左心室容积、超声心动图评估的GLS和循环肌钙蛋白浓度的变化	• 安慰剂1＋安慰剂2（n＝33） • 坎地沙坦酯＋安慰剂1（n＝33） • 琥珀酸美托洛尔＋安慰剂2（n＝32） • 坎地沙坦酯＋琥珀酸美托洛尔（n＝32） 辅助治疗结束即可停止治疗，10～61周	• 主要研究终点（LVEF）：LVEF下降在各组间没有观察到显著的差异［坎地沙坦酯，1.7%（95% CI 0.5%～2.8%）；无坎地沙坦酯，1.8%（95% CI 0.6%～3.0%）；琥珀酸美托洛尔，1.6%（95% CI 0.4%～2.7%）；不含琥珀酸美托洛尔，1.9%（95% CI 0.7%～3.0%）］ • 次要研究终点：与非坎地沙坦组相比，坎地沙坦与左心室舒张末期容积显著减少有关（P＝0.021）。组间心肌肌钙蛋白浓度的变化未观察到差异	含蒽环类药物的早期乳腺癌辅助疗法与LVEF下降有关。坎地沙坦并不能阻止LVEF下降，但与左心室舒张末期容积的减少有关。对于大多数没有心血管疾病的早期乳腺癌患者，可能不需要广泛的心脏保护措施

注：LVEF.左心室射血分数；GLS.左心室整体纵向应变；EDVI.左心室舒张末期容积指数。

（上海交通大学医学院附属仁济医院　王耀辉　殷文瑾　陆劲松）

参考文献

［1］LIVI L, BARLETTA G, MARTELLA F, et al. Cardioprotective strategy for patients with nonmetastatic breast cancer who are receiving an anthracycline-based chemotherapy: a randomized clinical trial［J］. JAMA Oncol, 2021, 7（10）: 1544-1549.

［2］ZAMORANO J L, LANCELLOTTI P, RODRIGUEZ MUNOZ D, et al. 2016 esc position paper on cancer treatments and cardiovascular toxicity developed under the auspices of the esc committee for practice guidelines: the task force for cancer treatments and cardiovascular toxicity of the european society of cardiology（ESC）［J］. Eur Heart J, 2016, 37（36）: 2768-2801.

［3］TAN T C, NEILAN T G, FRANCIS S, et al. Anthracycline-induced cardiomyopathy in adults

［J］. Compr Physiol, 2015, 5（3）: 1517-1540.

［4］OIKONOMOU E K, KOKKINIDIS D G, KAM-PAKTSIS P N, et al. Assessment of prognostic value of left ventricular global longitudinal strain for early prediction of chemotherapy-induced cardiotoxicity: a systematic review and meta-analysis［J］. JAMA Cardiol, 2019, 4（10）: 1007-1018.

［5］COCCO L D, CHIAPARINI A F, SAFFI M A L, et al. Global longitudinal strain for the early detection of chemotherapy-induced cardiotoxicity: a systematic review and meta-analysis［J］. Clin Oncol（R Coll Radiol）, 2022, 34（8）: 514-525.

［6］PLANA J C, GALDERISI M, BARAC A, et al. Expert consensus for multimodality imaging evaluation of adult patients during and after cancer therapy: a report from the american society of echocardiography and the european association of cardiovascular imaging［J］. Eur Heart J Cardiovasc Imaging, 2014, 15（10）: 1063-1093.

［7］PITUSKIN E, MACKEY J R, KOSHMAN S, et al. Multidisciplinary approach to novel therapies in cardio-oncology research（manticore 101-breast）: a randomized trial for the prevention of trastuzumab-associated cardiotoxicity［J］. J Clin Oncol, 2017, 35（8）: 870-877.

［8］LEWINTER C, NIELSEN T H, EDFORS L R, et al. A systematic review and meta-analysis of beta-blockers and renin-angiotensin system inhibitors for preventing left ventricular dysfunction due to anthracyclines or trastuzumab in patients with breast cancer［J］. Eur Heart J, 2022, 43（27）: 2562-2569.

［9］HECK S L, MECINAJ A, REE A H, et al. Prevention of cardiac dysfunction during adjuvant breast cancer therapy（PRADA）: extended follow-up of a 2×2 factorial, randomized, placebo-controlled, double-blind clinical trial of candesartan and metoprolol［J］. Circulation, 2021, 143（25）: 2431-2440.

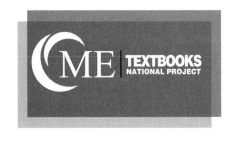

SUCCESS A试验：5年对比2年唑来膦酸辅助治疗早期乳腺癌的Ⅲ期随机临床试验

第13章

一、概述

【文献来源】

FRIEDL T W P，FEHM T，MÜLLER V，et al.Prognosis of patients with early breast cancer receiving 5 years vs 2 years of adjuvant bisphosphonate treatment：a phase 3 randomized clinical trial[J].JAMA Oncol，2021，7（8）：1149-1157.

【研究背景和目的】

双膦酸盐由于其具有维持骨量和预防骨骼相关不良事件发生的作用，已经成为早期乳腺癌术后患者辅助治疗中的一部分，目前，指南大多推荐双膦酸盐辅助治疗3～5年，但其最佳治疗持续时间尚未确定。本研究旨在比较早期乳腺癌术后辅助化疗患者唑来膦酸治疗5年和2年的生存结局。

【入组条件】

1. 纳入标准

（1）年龄≥18岁的女性。

（2）原发浸润性乳腺癌（$pT_{1\sim4}$，pM_0）。

（3）腋窝淋巴结阳性或高风险的淋巴结阴性（术后病理肿瘤≥2 cm、组织学分约为3级、激素受体阴性、年龄≤35岁）。

（4）完成原发浸润性肿块切除不超过6周。

（5）ECOG评分≤2分。

（6）骨髓功能良好（白细胞计数≥3.0×10^9/L且血小板计数≥100×10^9/L）。

（7）肝功能尚可（胆红素在参考值范围2倍内，谷丙转氨酶、谷草转氨酶、碱性磷酸酶在参考值范围1.5倍内）。

2. 排除标准

（1）炎性乳腺癌。

（2）曾经或正在接受本研究外的细胞毒性药物或全身抗肿瘤治疗。

（3）有影响骨代谢的疾病史（原发性甲状旁腺功能亢进症）或治疗史（骨佩吉特病等）。

（4）6个月内接受过双膦酸盐治疗。

（5）严重肾功能不全（使用Cockcroft-Gault公式计算肌酐清除率＜30 ml/min）。

（6）存在第二原发肿瘤（子宫颈原位癌和充分治疗的皮肤基底细胞癌除外）。

（7）心室功能不全（NYHA心功能分级在Ⅱ级以上）的心肌病，影响LVEF并需要药物治疗的心律不齐，6个月内心肌梗死或心绞痛病史，未经药物控制的动脉高压。

（8）对本研究用药（多西他赛、表柔比星、环磷酰胺、氟尿嘧啶、吉西他滨）过敏史。

（9）处于妊娠期或哺乳期。

（10）患有口腔科疾病，如牙齿或颌骨感染、牙齿或固定器创伤、既往或现在患有颌骨坏死、口腔操作后愈合缓慢。

（11）近期（6周内）或计划牙齿或颌骨手术。

【试验设计】

1. 试验类型　多中心、非盲、2×2析因设计、随机对照Ⅲ期临床试验。

2. 分组　患者随机分为2组接受3个周期氟尿嘧啶＋表柔比星＋环磷酰胺，序贯3个周期多西他赛或多西他赛＋吉西他滨的辅助化疗。再随机分为2组，分别接受5年或2年唑来膦酸治疗。

3. 主要研究终点　DFS（定义为从唑来膦酸治疗2年后开始至疾病进展）。

4. 次要研究终点　总生存期（定义为从唑来膦酸治疗2年后开始至任何原因导致的死亡）、DDFS（定义为从唑来膦酸治疗2年后开始至远处复发任何原因导致的死亡）和骨骼相关不良事件发生率。

【试验流程】

SUCCESS A试验流程见图13-1。

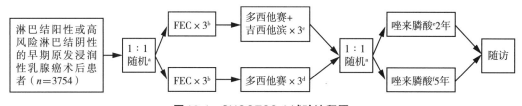

图13-1　SUCCESS A试验流程图

> **流程说明：** [a]2次随机均为1:1随机，分层因素为淋巴结状态、激素受体状态、组织学分级、停经与否和HER2状态。[b]氟尿嘧啶500 mg/m^2＋表柔比星100 mg/m^2＋环磷酰胺500 mg/m^2，每3周为1个周期，共3个周期。[c]试验组接受多西他赛75 mg/m^2＋吉西他滨（1000 mg/m^2，第1天和第8天）每3周为1个周期，共3个周期。[d]对照组接受多西他赛100 mg/m^2，每3周为1个周期，共3个周期。[e]唑来膦酸2年组每3个月接受4 mg唑来膦酸静脉注射，共2年；5年组前2年每3个月接受4 mg唑来膦酸静脉注射，后3年每6个月接受4 mg唑来膦酸静脉注射。[f]激素受体阳性（ER≥10%）的患者在化疗结束后都接受2年他莫昔芬治疗，绝经前患者额外他莫昔芬治疗3年，绝经后患者额外阿那曲唑治疗3年。

【结果】

1. 基本情况　SUCCESS A试验共纳入3754例患者，3421例患者在术后化疗完成后开始唑来膦酸治疗，在唑来膦酸治疗的前2年，195例患者发生了DFS事件，239例失去随访。最终共有2987例患者（2年组1447例，5年组1540例）进入最终分析。

2. 主要研究终点（DFS）　中位随访时间为35.4个月，唑来膦酸治疗5年组事件数为129例，唑来膦酸治疗2年组事件数为121例，两组DFS相似（$HR\ 0.97$，$95\%CI\ 0.76 \sim 1.25$，$P = 0.83$）。

3. 次要研究终点　唑来膦酸治疗5年组死亡数为59例，唑来膦酸治疗2年组死亡数为57例，两组总生存期相似（$HR\ 0.93$，$5\%CI\ 0.65 \sim 1.34$，$P = 0.71$）；2组DDFS相似（$HR\ 0.86$，$95\%CI\ 0.64 \sim 1.16$，$P = 0.32$）。

4. 亚组分析　在停经状态、手术方式、激素受体状态、HER2状态、淋巴结状态、组织学分级、组织学病理类型、辅助化疗方案的各亚组中，DFS均无显著差异。

5. 循环肿瘤细胞状态　唑来膦酸治疗5年组有10.5%（43/410）检测到至少1个循环肿瘤细胞（circulating tumor cell，CTC），唑来膦酸治疗2年组有7.2%（22/304）检测到至少1个CTC，两组CTC状态相似（$P = 0.14$）。

6. 无骨转移生存　唑来膦酸治疗5年组骨转移数为25例，2年组骨转移数为28例，两组无骨转移生存相似（$HR\ 0.80$，$95\%CI\ 0.47 \sim 1.38$，$P = 0.43$）。

7. 安全性　5年组相比唑来膦酸治疗2年组，不良事件发生率较高（46.2%$vs.$27.2%，$P < 0.001$），3～4级不良反应发生率也较高（7.6%$vs.$5.1%，$P = 0.006$）；骨痛和关节痛是2种常见的不良反应，在治疗5年组中的发生率更高（8.3%$vs.$3.7%和5.1%$vs.$3.1%）。唑来膦酸治疗5年组和2年组分别有14例和3例发生骨折，11例和5例发生颌骨坏死，但差异均无统计学意义。

【结论】

早期乳腺癌术后辅助化疗患者，唑来膦酸治疗5年与唑来膦酸治疗2年相比，生存结局未显著改善，不良事件发生率较高，尤其是骨痛和关节痛。因此，目前临床指南推荐的双膦酸盐治疗持续时间可以从3～5年缩短至2年。

（上海交通大学医学院附属仁济医院　李　烨　吴子平　殷文瑾　陆劲松）

二、专家解读

双膦酸盐是一类能与含钙结晶体高度亲和的人工合成药物，可以特异性结合到骨表面，靶向破骨细胞中法尼基焦磷酸合成酶，抑制破骨细胞的活性和促进其凋亡。唑来膦酸是第三代双膦酸盐药物的典型代表，与其他同类药物相比，唑来膦酸具有疗效好、用药剂量小、给药途径方便、安全性高等优点，在乳腺癌的治疗中常用于预防内分泌治疗引起的骨质疏松及骨转移。多项临床前和临床研究表明，唑来膦酸对乳腺癌的进展具有多种直接或间接抑制作用，如改变骨髓微环境、抑制由肿瘤细胞释放的多种刺激因子引起的破骨细胞活性增强、促进破骨细胞凋亡，抑制血管新生，与内分泌治疗药物和细胞毒性药物协同作用，激活 γ、δ、T 细胞，促进其增殖和发挥肿瘤免疫。2020年，欧洲肿瘤内科学会（ESMO）发布的《ESMO临床实践指南：癌症患者骨健康》中推荐，高复发风险的早期乳腺癌患者进行2～5年双膦酸盐辅助治疗，以预防复发及转移。2017年，美国临床肿瘤学会（ASCO）发表《骨改良药物对转移性乳腺癌的作用》[以下简称"ASMO指南（2017版）"]和2023年美国国立综合癌症网络（NCCN）发布《临床实践指南：乳腺癌（版本3.2022）》[以下简称"NCCN指南（2022第3版）"〕中推荐双膦酸盐的治疗时长均为3～5年，每次4 mg，每6个月1次。然而，这些指南的推荐的治疗时长均基于间接证据，而直接对比双膦酸盐不同治疗持续时间的研究尚未有报道。

已有多项研究均提示，辅助治疗加用唑来膦酸可以提高乳腺癌的治疗疗效。ABCSG12试验是一项多中心、2×2析因、随机对照的Ⅲ期临床试验，共纳入1803例激素受体阳性的Ⅰ～Ⅱ期的绝经前乳腺癌患者，按照1:1:1:1随机分入戈舍瑞林＋他莫昔芬＋唑来膦酸组、戈舍瑞林＋阿那曲唑＋唑来膦酸组、戈舍瑞林＋他莫昔芬组及戈舍瑞林＋阿那曲唑组共4个治疗组。该试验对比了早期绝经前乳腺癌患者使用卵巢抑制剂联合他莫昔芬或芳香化酶抑制剂的疗效，以及内分泌治疗加用或不加用唑来膦酸的疗效。主要研究终点为DFS。中位随访94.4个月的结果显示，内分泌治疗加用唑来膦酸的两组（戈舍瑞林＋他莫昔芬＋唑来膦酸组和戈舍瑞林＋阿那曲唑＋唑来膦酸组）DFS事件的发生风险显著降低（$HR\ 0.77$，$95\%CI\ 0.60 \sim 0.99$，$P = 0.042$），而戈舍瑞林＋他莫昔芬组和戈舍瑞林＋阿那曲唑组的DFS无显著差异（$HR\ 1.13$，$95\%CI\ 0.88 \sim 1.45$，$P = 0.335$）。AZURE试验是一项国际多中心、开放、平行分组、随机对照的Ⅲ期临床试验，共纳入3360例淋巴结阳性或T_3/T_4的Ⅱ～Ⅲ期浸润性乳腺癌患者，将患者按照1:1随机分入辅助治疗加用5年唑来膦酸治疗组或仅接受辅助治疗组，评估了辅助化疗联合唑来膦酸治疗早期高危乳腺癌的疗效是否优于仅接受辅助治疗。中位随访59个月的结果表明，两组患者主要研究终点DFS和次要研究终点iDFS、OS均无显著差异。值得注意的是，AZURE试验亚组分析显示，绝经5年以上亚组中辅助治疗加用5年唑来膦酸治疗组在iDFS有显著获益（$HR\ 0.77$，$95\%CI\ 0.63 \sim 0.96$）。笔者团队的一项荟萃分析纳入了共7354例乳腺癌患者的随访数据，评估了辅助治疗加用唑来膦酸对临床结局的影响。研究结果显示，尽管在总体人群中，辅助治疗加用唑来膦酸并未显著改善患者的生存结局，但在绝经后亚组，辅助治疗加用唑来膦酸显著提高了无病生存率（$RR\ 0.763$，$95\%CI\ 0.658 \sim 0.884$，$P < 0.001$）、降低了远处转移风险（$RR\ 0.744$，$95\%CI\ 0.611 \sim 0.906$，$P = 0.003$）和复发风险（$RR\ 0.508$，$95\%CI\ 0.340 \sim 0.760$，$P = 0.001$）。

由此可见，唑来膦酸在术后辅助治疗中，尤其是对绝经后，或者绝经前应用卵巢抑制内分泌治疗的患者，具有预防肿瘤复发转移的作用，但最佳的治疗时长目前尚不清楚。SUCCESS A试验的目的之一是探索应用2年唑来膦酸辅助治疗与应用5年唑来膦酸辅助治疗的疗效。本研究是一项多中心、非盲、2×2析因设计、随机对照Ⅲ期临床试验，共入组3754例淋巴结阳性或高风险淋巴结阴性的原发乳腺浸润性癌术后患者（术后病理肿瘤≥2 cm、组织学分级为3级、激素受体阴性、年龄≤35岁）。先随机分为2组接受3个周期氟尿嘧啶＋表柔比星＋环磷酰胺（FEC）序贯3个周期多西他赛加或不加吉西他滨辅助化疗。之后再随机分为2组，接受5年或2年唑来膦酸治疗。研究统计学假设是FEC序贯多西他赛＋吉西他滨组将5年无病生存率提升了4%（从78.3%提高至82.3%），5年唑来膦酸治疗也将5年无病生存率提升4%，双侧$\alpha = 0.05$，统计效能设为80%。该试验探索了早期乳腺癌术后辅助化疗患者FEC序贯多西他赛＋吉西他滨的无病生存率是否优于仅序贯多西他赛，以及同时探索唑来膦酸治疗5年的无病生存率是否优于唑来膦酸治疗2年。针对不同化疗方案的研究结果显示，FEC序贯多西他赛组和吉西他滨联合多西他赛组5年无病生存率（86.6%$vs.$87.2%，$HR\ 0.93$，$95\%CI\ 0.78 \sim 1.12$，$P = 0.47$）和总生存率（92.8%$vs.$92.5%，$HR\ 0.94$，$95\%CI\ 0.74 \sim 1.19$，$P = 0.60$）无显著差异。

本试验的另一个研究目的是唑来膦酸治疗5年的DFS是否优于治疗2年。值得注意的是，不同于指南推荐的标准使用方法（每次4 mg，每6个月1次），本研究中唑来膦酸2年组和唑来膦酸5年组的前2年每3个月接受4 mg唑来膦酸治疗，唑来膦酸5年组后3年每6个月接受4 mg唑来膦酸治疗。针对唑来膦酸5年和2年治疗的研究结果显示，2组主要研究终点无病生存率相似，次要研究终点总生存率、DDFS、无骨转移生存相似。亚组分析方面，两组在停经状态、手术方式、激素受体状态、HER2状态、淋巴结状态、组织学分级、组织学病理类型、辅助化疗方案的各亚组中无病生存率均没有显著差异。安全性方面，唑来膦酸5年组无论是总体不良反应发生率还是3～4级不良反应的发生率均显著高于唑来膦酸2年组。因此，笔者认为双膦酸盐治疗持续时间3～5年并不优于2年。

　　然而，本试验有一些不足。首先，该研究最初计算的样本容量为3658例，但从第1次随机到唑来膦酸治疗2年有部分患者失访，只有2987例患者进入最终分析。此外，尽管2/3的患者淋巴结阳性，超过50%患者肿瘤大小至少为pT$_2$，仍然只发生了250例DFS事件，两组均取得了高于90%的无病生存率。如此低的事件发生率不但使得统计学差异难以被观测到，同时也降低了试验的统计功效。另外，中位随访时间仅3年，这对于72%患者都为激素受体阳性的试验来说，随访时间显然不够长，更长的随访时间也许可以带来两组生存结局的差异。此外，相比于指南推荐的每6个月给予唑来膦酸治疗1次，本研究唑来膦酸治疗用法与治疗推荐标准方法不同，前2年为每3个月应用1次，故用药频率相对比较密集。因此，虽然2年组接受唑来膦酸治疗的时长为2年，但总的治疗次数与指南推荐的每6个月1次、共3～5年的次数剂量相似。因此，如果将治疗时长缩短为2年，那么必须要强调用药的频率为3个月1次，不能只看到治疗时长的缩短，而未发现用药总次数或药物的总剂量与指南推荐相似。那么，是否唑来膦酸治疗的次数和剂量才是影响其疗效的关键而非时长，这个问题值得进一步研究。

　　SUCCESS A试验的另一不足之处是没有纳入未接受唑来膦酸治疗的对照组，纳入试验的两组均为治疗组，这两种治疗原则上都要优于不治疗组。而早期乳腺癌研究者协作组（Early Breast Cancer Trialists' Collaborative Group，EBCTCG）的一项荟萃分析纳入了18 766例女性的随访数据的结果显示，与不接受唑来膦酸治疗组相比，辅助双膦酸盐治疗组可以有效降低骨转移发生率（10年风险7.8%*vs.*9.0%，*RR* 0.83，*P*＝0.004），尽管绝对降低风险数值比较低。其中，绝经前患者（42%）辅助双膦酸盐治疗没有获益，但对于绝经后患者，复发率（*RR* 0.86，95%*CI* 0.78～0.94，2*P*＝0.002），尤其是骨转移发生率（*RR* 0.72，95%*CI* 0.60～0.86，2*P*＝0.000 2）和死亡率（*RR* 0.82，95%*CI* 0.73～0.93，2*P*＝0.002）均显著降低。该荟萃分析还发现，相对于双膦酸盐治疗超过2年的亚组和治疗2年的亚组，不接受唑来膦酸治疗组在远处转移方面有相似的风险比（治疗2年组*vs.*不接受唑来膦酸治疗组：*RR* 0.76，95%*CI* 0.60～0.97，2*P*＝0.026；治疗超过2年组*vs.*不接受唑来膦酸治疗组：*RR* 0.85，95%*CI* 0.73～0.99，2*P*＝0.037），这也是双膦酸盐最佳治疗时间的间接证据，部分支持了SUCCESS A试验的研究结论。

　　以上2项研究都是针对唑来膦酸辅助治疗时长的研究，那么，对于雌激素受体阳性需要接受内分泌治疗的患者，何时开始接受唑来膦酸更好呢？ ZO-FAST研究共入组1065例绝经后激素受体阳性的乳腺癌患者，以来曲唑同时或延迟加用唑来膦酸为标准分为同时治疗组和延迟治疗组（同时治疗组患者在随机化1个月内开始唑来膦酸治疗；延迟治疗组的患者在发生骨密度下降或骨折后开始唑来膦酸治疗），主要研究终点是患者腰椎的骨密度改变率，次要研究终点是DFS。随访60个月发现，同时治疗组和延迟治疗组腰椎骨密度改变率分别为＋4.3%和-5.4%（*P*＜0.000 1）。此外，在生存方面，同时治疗组比延迟治疗组无病生存率相对危险度降低了34%（*HR* 0.66，95%*CI* 0.44～0.97，*P*＝0.037 5），局部复发（0.9%*vs.*2.3%）和远处转移（5.5%*vs.*7.7%）也显著降低。在延迟治疗组中，较晚联用唑来膦酸较单用内分泌治疗亦能进一步提高患者的无病生存率。该研究表明，唑来膦酸与内分泌治疗同时进行优于延迟治疗，也提示唑来膦酸的延迟治疗也可能优于不治疗，故唑来膦酸与内分泌治疗有协同作用，不仅能预防因内分泌治疗带来的骨密度下降，还能为乳腺癌患者带来生存方面的获益。

　　地舒单抗是ASMO指南（2017版）和NCCN指南（2022第3版）推荐的另一个骨保护药

物，是一种人类 NF-κB 受体激活蛋白配体（receptor activator of NF-κB ligand，RANKL）抑制剂。RANKL 可由肿瘤细胞和成骨细胞分泌，与破骨细胞表面的 RANK 受体结合，从而促进破骨细胞的成熟、增殖和存活。地舒单抗可以抑制 RANKL/RANK 信号通路，使破骨细胞失活，从而减少骨质吸收。ABCSG-18 试验是一项随机、双盲、安慰剂对照的Ⅲ期临床试验，共纳入 3425 例绝经后早期激素受体阳性乳腺癌患者。按照 1 : 1 随机原则，在接受芳香化酶抑制剂治疗期间，患者随机接受每 6 个月 1 次的地舒单抗或安慰剂治疗。主要研究终点为随机后临床首次骨折发生时间，次要研究终点为无病生存率、无骨转移生存率和总生存率。中位随访 8 年的结果显示，地舒单抗组和安慰剂组分别发生 201 例和 255 例骨折；与安慰剂组相比，地舒单抗组临床首次骨折发生时间显著延后（HR 0.76，95%CI 0.63 ～ 0.92，P = 0.004）。与安慰剂组相比，地舒单抗组无病生存率、无骨转移生存率和总生存率均得到改善，11 年无病生存率分别为 74.4% 和 69.0%（HR 0.83，95%CI 0.71 ～ 0.97，P = 0.02）；11 年无骨转移生存率分别为 85.7% 和 81.3%（HR 0.81，95%CI 0.65 ～ 1.00，P = 0.05）；11 年总生存率分别为 88.8% 和 83.6%（HR 0.74，95%CI 0.58 ～ 0.94，P = 0.013）。该研究结果与唑来膦酸研究相似，故激素受体阳性接受芳香化酶抑制剂治疗的患者，地舒单抗不仅可以预防骨相关不良事件，还能有效改善患者的生存结果。

尽管以上同类研究试验设计和入组特征不尽相同，但都提示辅助唑来膦酸治疗可以影响特定人群的复发和生存，如绝经后人群和激素受体阳性人群。此外，唑来膦酸也会带来的诸如颌骨坏死等严重不良反应，尽管十分罕见，但必须重视并有效地预防。因此，使用唑来膦酸辅助治疗，需要结合受益人群、安全性、用药时机等问题来多方权衡利弊。

三、同类研究

SUCCESS A 试验及同类研究见表 13-1。

表 13-1　同类研究对比

试验名称及性质	研究目的与假设	入组人群及样本量	研究设计分组、处理及样本量	结果（主要研究终点及其他重要结果）	结论
• SUCCESS A 试验 • Ⅲ期 • 辅助治疗	评估 5 年与 2 年唑来膦酸辅助治疗早期高危乳腺癌的疗效	淋巴结阳性或高风险淋巴结阴性的早期乳腺癌术后患者（n = 2987）	• 1 : 1 随机 • 5 年组：前 2 年 每 3 个月 1 次，后 3 年每 6 个月 1 次（n = 1540） • 2 年组：每 3 个月 1 次（n = 1447）	• 中位随访 3 年 • 无病生存率：5 年组 vs. 2 年组（HR 0.97，95%CI 0.76 ～ 1.25，P = 0.83） • 总生存率：5 年组 vs. 2 年组（HR 0.93，95%CI 0.65 ～ 1.34，P = 0.71）	按照作者定义的唑来膦酸使用方法，对于淋巴结阳性或高风险淋巴结阴性的早期乳腺癌术后患者，5 年唑来膦酸治疗的 DFS 不优于 2 年唑来膦酸治疗
• AZURE 试验 • Ⅲ期 • 辅助治疗	评估辅助化疗联合或不联合唑来膦酸治疗早期高危乳腺癌的疗效	淋巴结阳性或 T_3/T_4 的Ⅱ～Ⅲ期浸润性乳腺癌患者（n = 3359）	• 1 : 1 随机 • 5 年组：辅助治疗＋唑来膦酸每 3 ～ 4 周 1 次（6 个月）→每 3 个月 1 次（2 年）→每 6 个月 1 次（2.5 年）（n = 1678） • 对照组：单纯辅助治疗（n = 1681）	• 中位随访 7 年 • 无病生存率：5 年组 vs. 对照组（HR 0.94，95%CI 0.82 ～ 1.06，P = 0.3） • 无浸润灶疾病生存率：5 年组 vs. 对照组（HR 0.93，95%CI 0.82 ～ 1.05，P = 0.22） • 骨转移率（骨转移为第一事件）：5 年组 vs. 对照组（HR 0.78，95%CI 0.63 ～ 0.96，P = 0.02）	淋巴结阳性或高风险淋巴结阴性的早期乳腺癌术后患者，辅助化疗联合唑来膦酸的 DFS 不优于单纯化疗

续　表

试验名称及性质	研究目的与假设	入组人群及样本量	研究设计分组、处理及样本量	结果（主要研究终点及其他重要结果）	结论
• ZO-FAST试验 • Ⅲ期 • 辅助治疗	评估来曲唑同时或延迟唑来膦酸辅助治疗绝经后激素受体阳性早期乳腺癌患者的疗效	绝经后激素受体阳性的Ⅰ～Ⅲa期乳腺癌患者（$n=1065$）	• 1∶1随机 • 来曲唑同时唑来膦酸组：每6个月治疗1次治疗5年（随机化1个月内开始唑来膦酸治疗）（$n=532$） • 来曲唑延迟唑来膦酸组：每6个月治疗1次（骨密度下降或骨折后开始唑来膦酸治疗）（$n=533$）	• 中位随访5年 • 腰椎骨密度改变率：同时治疗组和延迟治疗组分别提高了4.3%和下降了5.4%（$P<0.0001$） • 无病生存率：同时治疗组 vs. 延迟治疗组（$HR\ 0.66$, 95% $CI\ 0.44\sim0.97$, $P=0.0375$）	绝经后激素受体阳性的Ⅰ～Ⅲa期乳腺癌患者，来曲唑与唑来膦酸同时治疗优于唑来膦酸延迟治疗
• ABCSG-18试验 • Ⅲ期 • 辅助治疗	评估芳香化酶抑制剂联合地舒单抗或安慰剂治疗绝经后早期激素受体阳性乳腺癌患者的疗效	绝经后早期激素受体阳性乳腺癌患者（$n=3320$）	• 地舒单抗组：芳香化酶抑制治疗期间每6个月皮下注射地舒单抗60 mg（$n=1711$） • 安慰剂组：芳香化酶抑制治疗期间每6个月皮下注射安慰剂（$n=1609$）	• 中位随访8年 • 随机后临床首次骨折发生率：地舒单抗组 vs. 安慰剂组（$HR\ 0.76$, 95% $CI\ 0.63\sim0.92$, $P=0.004$） • 无病生存率：地舒单抗组 vs. 安慰剂组（74.4% vs. 69.0%, $HR\ 0.83$, 95% $CI\ 0.71\sim0.97$, $P=0.02$） • 总生存率：88.8% vs. 83.6%（$HR\ 0.74$, 95% $CI\ 0.58\sim0.94$, $P=0.013$）	绝经后早期激素受体阳性乳腺癌患者芳香化酶抑制剂联合地舒单抗在预防骨折和生存结局方面优于芳香化酶抑制剂联合安慰剂

（上海交通大学医学院附属仁济医院　李　烨　吴子平　殷文瑾　陆劲松）

参考文献

[1] COLEMAN R, HADJI P, BODY J J, et al. Bone health in cancer：ESMO Clinical Practice Guidelines [J]. Ann Oncol, 2020, 31（12）：1650-1663.

[2] DHESY-THIND S, FLETCHER G G, BLANCHETTE P S, et al. Use of adjuvant bisphosphonates and other bone-modifying agents in breast cancer: a cancer care ontario and American Society of Clinical Oncology Clinical Practice Guideline[J]. J Clin Oncol, 2017, 35（18）：2062-2681.

[3] GRADISHAR W J, MORAN M S, ABRAHAM J, et al. Breast cancer, version 3. 2022, NCCN clinical practice guidelines in oncology [J]. J Natl Compr Canc Netw, 2022, 20（6）：691-722.

[4] COLEMAN R, DE BOER R, EIDTMANN H, et al. Zoledronic acid（zoledronate）for postmenopausal women with early breast cancer receiving adjuvant letrozole（ZO-FAST study）: final 60-month results [J]. Ann Oncol, 2013, 24（2）：398-405.

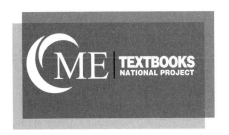

第四篇

乳腺癌辅助内分泌治疗相关重要临床试验

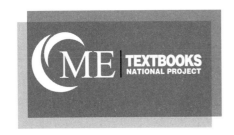

EBCTCG荟萃分析：绝经前、雌激素受体阳性、早期乳腺癌卵巢功能抑制联合芳香化酶抑制剂对比卵巢抑制联合他莫昔芬的一项来自4个随机临床试验的7030例女性患者个体水平的荟萃分析

第14章

一、概述

【文献来源】

EARLY BREAST CANCER TRIALISTS' COLLABORATIVE GROUP（EBCTCG）.Aromatase inhibitors versus tamoxifen in premenopausal women with oestrogen receptor-positive early-stage breast cancer treated with ovarian suppression：a patient-level meta-analysis of 7030 women from four randomised trials［J］.Lancet Oncol，2022，23（3）：382-392.

【研究背景和目的】

早期乳腺癌临床试验协作组（EBCTCG）曾在患者个体水平的荟萃分析发现，绝经后雌激素受体阳性早期乳腺癌患者，经过5年内分泌治疗（芳香化酶抑制剂或他莫昔芬），使用芳香化酶抑制剂（AI）相比于使用他莫昔芬（TAM）可以相对降低30%的复发率。那么对于绝经前的雌激素受体阳性早期乳腺癌患者，如果应用卵巢功能抑制（ovarian function suppression，OFS）达到类似绝经后的生理状态，AI相比于他莫昔芬，到底孰优孰劣呢？EBCTCG通过对来自4项随机临床试验的7030例女性患者进行个体病例水平荟萃分析，以期得到答案。

【入组条件】

1. 纳入标准

（1）SOFT试验、TEXT试验、HOBOE试验、ABCSG Ⅻ试验4项临床试验患者。

（2）早期乳腺癌术后、雌激素受体阳性。

（3）绝经前女性。

（4）内分泌治疗为OFS＋AI或OFS＋他莫昔芬。

2. 排除标准

（1）雌激素受体阴性、孕激素受体阳性。

（2）HOBOE临床试验中有一个队列治疗方案为来曲唑＋双膦酸盐，该组患者被排除，因为没有对照组治疗方案是他莫昔芬＋双膦酸盐。但SOFT试验和TEXT试验中因为骨密度降低而使用双膦酸盐的患者允许入组。

【试验设计】

1. 试验类型　一项来自4个随机临床试验的7030例女性患者个体病例水平的荟萃分析。

2. 主要研究终点　浸润性乳腺癌复发率（复发包括远处复发、局部区域复发、对侧新发）、乳腺癌死亡率、无复发死亡率、全因死亡率。

3. 次要研究终点　第二原发癌（包括子宫内膜癌）的发病率和部位，以及骨折发生率。

4. 研究假设　绝经前、雌激素受体阳性、早期乳腺癌的内分泌治疗方案，卵巢功能抑制联合AI优于卵巢功能抑制联合他莫昔芬。

5. 统计设计　优效性检验，预设双侧 $\alpha = 0.05$，计算AI相比于他莫昔芬首发事件率的相对危险度（relative risk，*RR*）和95% 置信区间（95%*CI*）；在预设亚组分析时为99%*CI*。

【试验流程】

EBCTCG荟萃分析流程见图14-1。

【结果】

1. 主要研究结局　综合4项临床试验，在中位随访8年时，绝经前雌激素受体阳性早期乳腺癌

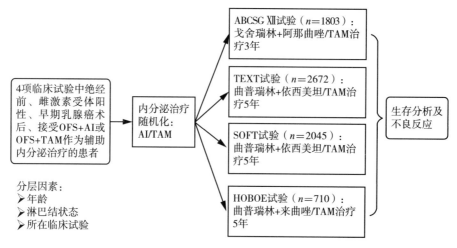

图 14-1　EBCTCG荟萃分析流程图

注：AI. 芳香化酶抑制剂；TAM. 他莫昔芬；OFS. 卵巢功能抑制。

术后患者，卵巢功能抑制联合 AI（OFS ＋ AI 组）相比于卵巢功能抑制联合他莫昔芬（OFS ＋ TAM组）可以显著降低浸润性乳腺癌复发率（RR 0.79，95%CI 0.69 ～ 0.90；P = 0.000 5）；5 年浸润性乳腺癌复发率绝对值降低了 3.2%（95%CI 1.8% ～ 4.5%，其中，OFS ＋ AI 组复发率为 6.9%，OFS ＋TAM 组复发率为 10.1%）。OFS ＋ AI 组和 OFS ＋ TAM 组的 10 年浸润性乳腺癌复发率分别为 14.7%和 17.5%。相比于 OFS ＋ TAM 组，OFS ＋ AI 组显著降低远处复发率（RR 0.83，95%CI 0.71 ～ 0.97，P = 0.018）。OFS ＋ AI 组和 OFS ＋ TAM 组的乳腺癌死亡率（RR 1.01，95%CI 0.82 ～ 1.24，P = 0.94）和全因死亡率（RR 1.04，95%CI 0.86 ～ 1.27，P = 0.68）无显著差异。

2. 次要研究结局　OFS ＋ AI 组和 OFS ＋ TAM 组的非乳腺癌死亡率无显著差异（RR 1.30，95%CI 0.75 ～ 2.25，P = 0.34），其中绝大多数死亡是由于第二原发癌导致，OFS ＋ AI 组为 22 例，OFS ＋ TAM 组为 10 例（P = 0.015），主要发生部位为肺、卵巢、胰腺、血液系统等。子宫内膜癌的 5 年发病率较低，OFS ＋ AI 组和 OFS ＋ TAM 组分别为 0.2% 和 0.3%（P = 0.14）。在骨折发生率方面，OFS ＋ AI 组和 OFS ＋ TAM 组存在显著差异，分别为 6.4% 和 5.1%（RR 1.27，95%CI 1.04 ～ 1.54，P = 0.017）。

【结论】

对于绝经前、雌激素受体阳性、早期乳腺癌患者，OFS 联合 AI 相比于 OFS 联合他莫昔芬可显著降低浸润性乳腺癌复发风险，但两者对乳腺癌死亡率的影响需要更长时间的评估。

（上海交通大学医学院附属仁济医院　赵英莺　袁陈伟　殷文瑾　陆劲松）

二、专家点评

内分泌治疗是雌激素受体阳性乳腺癌治疗的基石之一，早期乳腺癌临床常用的内分泌治疗药物包括雌激素受体调节剂（如他莫昔芬）和芳香化酶抑制剂。他莫昔芬结构类似于雌激素但具有微弱的雌激素样作用，在体内主要是通过竞争性结合雌激素受体阻断其进一步与雌激素结合而达到抗癌疗效。芳香化酶可以催化体内雄激素转化为雌激素，这是绝经后女性患者体内雌激素的主要来源，AI 通过抑制芳香化酶的活性从而阻断这条途径来降低体内雌激素，达到抗肿瘤作用。但是对于绝经前女性患者，卵巢尚有功能，体内雌激素的来源主要是性腺轴调节下卵巢分泌雌激素，如果此时应用 AI，机体会因为负反馈调节机制诱导卵巢产生更多的雌激素，反而促进肿瘤生长。因此对于绝经前女性患者，内分泌治疗不可单独使用 AI。

卵巢功能抑制（OFS）是乳腺癌治疗方法之一，它通过外科手术（如切除双侧卵巢）或局部放疗去势，或者借助药物作用抑制卵巢功能，从而达到类似"人工绝经"状态。临床 OFS 治疗是使用促性腺激素释放激素（gonadotropin-releasing hormone，GnRH）的类似物，即 GnRHa，其包括激动剂和抑制剂，而目前临床使用最为广泛的是激动剂，包括戈舍瑞林、曲普瑞林、亮丙瑞林等，GnRH 激动剂进入体内后可以与垂体表面的相应受体结合，先短暂激动后，再持续抑制垂体分泌黄体生成素和卵泡生长素，使得下游卵巢功能被抑制，雌激素分泌迅速减少，导致绝经前女性进入类似绝经期的状态。如前所说，绝经前女性患者不可单独使用 AI 的原因在于卵巢尚有功能，如果可以同时使用 OFS 治疗，那么绝经前女性患者也可以使用 AI 内分泌治疗，从而使得临床用药的选择大大增加。那么对于雌激素受体阳性、早期乳腺癌女性患者来讲，内分泌治疗是优选 AI 还是他莫昔芬，二者到底孰优孰劣呢？

EBCTCG 成立于 1983 年，定期通过患者个体水平的荟萃分析评估各种治疗对乳腺癌复发时间、乳腺癌相关死亡、第二原发癌、其他原因死亡等的影响。2015 年 EBCTCG 荟萃分析通过对 31 920

例绝经后雌激素受体阳性早期乳腺癌术后患者进行分析并发现，相比于接受他莫昔芬治疗，接受 AI 治疗可以降低患者约 30% 的复发风险。那么，绝经前女性如果使用 OFS 达到类似"人工绝经"状态，在此基础上联合使用 AI 是否也优于他莫昔芬呢？本荟萃分析应运而生。

本研究共纳入了 ABCSG XII 试验、SOFT 试验、TEXT 试验和 HOBOE 试验共 4 项大型随机临床试验的 7030 例绝经前雌激素受体阳性早期乳腺癌术后女性患者，所有入组患者内分泌治疗方案均为 OFS ＋ AI 或 OFS ＋ TAM，其中 ABCSG XII 的 OFS 药物为戈舍瑞林，AI 为阿那曲唑；SOFT 试验和 TEXT 试验的 OFS 药物为曲普瑞林，AI 为依西美坦；HOBOE 试验的 OFS 药物为曲普瑞林，AI 为来曲唑。四项试验的 OFS 药物均是 GnRHa，作用机制基本相似，且都为每 28 天治疗 1 次。AI 可根据结构分为甾体类 AI 和非甾体类 AI，其中依西美坦是甾体类 AI，是一种类固醇类物质，是芳香化酶的一种不可逆抑制剂。而阿那曲唑和来曲唑是非甾体类 AI，是芳香化酶的可逆抑制剂。除 ABCSG XII 试验的内分泌治疗为 3 年外，其余 3 项试验的内分泌治疗时长均为 5 年。综合分析提示，本荟萃分析所纳入的绝经前女性患者中位年龄在 43 ～ 45 岁，雌激素受体阳性/HER2 阴性乳腺癌占 85% 以上（ABCSG XII 试验由于开始较早，未常规评估 HER2 状态，所纳入的 1803 例患者 HER2 信息缺失，未纳入 HER2 相关统计），约 60.2% 的患者淋巴结阴性，可见大多数患者都年龄小且初诊时的病情不重。通过荟萃分析结果发现，经过 8 年中位随访时间，相比于 OFS ＋ TAM 组，OFS ＋ AI 组可以显著降低浸润性乳腺癌的复发率（RR 0.79，95%CI 0.69 ～ 0.90，$P = 0.000\,5$），包括远处复发、局部区域复发、对侧新发浸润性乳腺癌。相比于 OFS ＋ TAM 组，OFS ＋ AI 组显著降低复发率主要发生于内分泌治疗的前 4 年（RR 0.68，99%CI 0.55 ～ 0.85；$P < 0.000\,1$），两组间复发率差距逐年拉大，中位随访 5 年时浸润性乳腺癌复发率绝对值降低了 3.2%（95%CI 1.8% ～ 4.5%，其中 OFS ＋ AI 组复发率为 6.9%，OFS ＋ TAM 组复发率为 10.1%）；随着随访时间的延长，OFS ＋ AI 组相比于 OFS ＋ TAM 组的获益优势依旧存在，但优势没有进一步加大。OFS ＋ AI 组和 OFS ＋ TAM 组 10 年时浸润性乳腺癌复发率分别为 14.7% 和 17.5%。进一步分析乳腺癌死亡率和全因死亡率发现，两组间差异无统计学意义，OFS ＋ AI 组和 OFS ＋ TAM 组基本类似，故在改善总生存上，AI 并无明确优势。由于乳腺癌相关死亡大多数是由于远处复发导致，该研究也发现，相比于 OFS ＋ TAM 组，OFS ＋ AI 组可以显著降低远处复发率（RR 0.83，95%CI 0.71 ～ 0.97，$P = 0.018$）。随着随访时间的延长，AI 是否能在改善生存上表现出更多优势，仍待进一步结果显示。

该研究中非乳腺癌相关死亡事件总体不多，OFS ＋ AI 组和 OFS ＋ TAM 组两组间非乳腺癌死亡率无显著差异（RR 1.30，95%CI 0.75 ～ 2.25，$P = 0.34$），绝大多数事件是由于第二原发癌导致，其中 OFS ＋ AI 组为 22 例，OFS ＋ TAM 组为 10 例，主要发生部位为肺、卵巢、胰腺和血液系统等。子宫内膜癌的 5 年发病率很低，OFS ＋ AI 组和 OFS ＋ TAM 组分别为 0.2% 和 0.3%（$P = 0.14$）。由于 AI 可能会引起骨质疏松，骨折的发生率在两组间有显著差异，OFS ＋ AI 组和 OFS ＋ TAM 组分别为 6.4% 和 5.1%（RR 1.27，95%CI 1.04 ～ 1.54，$P = 0.017$），但总体发病率不高。在不良反应方面，无论是他莫昔芬可能引起的子宫内膜增厚甚至是子宫内膜癌，还是 AI 可能引起的骨质疏松导致的骨折，在 8 年中位随访期间的发生率均较低。

值得注意的是，尽管最终结果表明，对于绝经前 OFS 治疗的雌激素受体阳性、早期乳腺癌术后女性患者，AI 效果优于他莫昔芬，但本研究的亚组分析发现，4 项临床试验对于 OFS 联合 AI 更优，还是 OFS 联合他莫昔芬更优表现出不同的趋势。SOFT 试验、TEXT 试验和 HOBOE 试验发现，OFS ＋ 依西美坦/来曲唑优于 OFS ＋ TAM，而 ABCSG XII 的试验结果似乎提示，OFS ＋ TAM 优于 OFS ＋ 阿那曲唑。ABCSG XII 试验开始于 1999—2006 年，绝大多数患者未接受化疗，仅少部分患者接受新辅助化疗；由于该研究开展早于曲妥珠单抗等抗 HER2 靶向治疗，缺失 HER2 状态的信息，潜在的 HER2 阳性患者均未接受靶向治疗，且内分泌治疗的时长为 3 年。从术后辅助治疗可能的强度欠缺及内分泌治疗时间相对较短来讲，ABCSG Ⅻ试验与其他研究的可比性似乎稍弱。对于ABCSG Ⅻ试验结果显示的他莫昔芬相比于阿那曲唑的优势，如何解读还需进行更深入的研究，因为在绝经后女性患者中，所有应用AI的包括阿那曲唑均优于他莫昔芬。潜在的原因可能是绝经后患者体内整体激素水平与OFS治疗所达到的"人工绝经"状态下各类激素水平存在差异，机体对于不同OFS和AI的组合反应不同，但这些都需要后续更深入的转化研究来探索证实。基于SOFT试验和TEXT试验的结果，NCCN相关指南将OFS联合依西美坦内分泌治疗作为绝经前、雌激素受体阳性、早期乳腺癌术后高危女性患者（如年轻乳腺癌、组织学分级高、淋巴结阳性等）的推荐方案。

　　亚组分析中淋巴结阳性个数和HER2状态对于内分泌治疗方案的影响也同样值得关注。对于绝经前、淋巴结阳性个数为0～3枚的患者，OFS＋AI的治疗显著优于OFS＋他莫昔芬治疗，但对于≥4枚阳性的患者，AI组与他莫昔芬组之间无显著性差异。原因可能是对淋巴结阳性≥4枚的患者，OFS＋AI/OFS＋他莫昔芬的内分泌治疗作用有限，需要强化辅助内分泌治疗，如联合周期蛋白依赖性激酶4/6（cyclin dependent kinases 4/6，CDK4/6）抑制剂等。有研究发现，雌激素受体阳性乳腺癌的共同特征之一是雌激素介导的CDK4/6通路过度激活，且通常伴有功能性Rb蛋白表达。CDK4/6通路过度激活会引起增殖失控，促进肿瘤的发生和发展。CDK4/6抑制剂可将Rb蛋白作为靶点，进而发挥抗肿瘤作用。瑞波西利是CDK4/6抑制剂的代表之一，MONALESSA-7试验共纳入672例绝经前、激素受体阳性/HER2阴性晚期乳腺癌患者，按1∶1随机分组后接受OFS（戈舍瑞林）＋AI（阿那曲唑或来曲唑）/他莫昔芬联合瑞波西利或联合安慰剂治疗，结果发现，瑞波西利组相比于安慰剂组可以显著延长患者的无进展生存期（HR 0.55，95%CI 0.44～0.69，P＜0.000 1），分别为23.8个月和13.0个月。2022年，MONALESSA-7试验更新总生存结果，发现瑞波西利组相比于安慰剂组可以延长患者的中位总生存期（HR 0.763，95%CI 0.608～0.956），分别为58.7个月和48.0个月。阿贝西利是首个可以降低激素受体阳性/HER2阴性、淋巴结阳性、高危早期乳腺癌术后复发风险的CDK4/6抑制剂，monarchE试验共纳入5637例激素受体阳性/HER2阴性、淋巴结阳性高危早期乳腺癌患者，其中绝经前女性患者共有2453例，按1∶1随机分组后接受阿贝西利联合内分泌治疗（试验组）或单独内分泌治疗（对照组），结果发现，试验组相比于对照组可以显著降低绝经前女性无浸润灶疾病生存率（HR 0.63，95%CI 0.44～0.92）和无远处复发生存率（HR 0.65，95%CI 0.43～0.98）。经过更长时间随访发现，阿贝西利降低绝经前女性无浸润灶疾病生存率的优势依旧存在（HR 0.58，95%CI 0.44～0.76）。CDK4/6抑制剂的治疗逐步前移，或许可以进一步改善绝经前雌激素受体阳性早期高危乳腺癌患者的预后。对于绝经前卵巢抑制、雌激素受体阳性/HER2阴性早期乳腺癌患者，AI显著优于他莫昔芬，但雌激素受体阳性/HER2阳性亚型则没有表现出这种趋势，这与绝经后女性的亚组分析结果不同，对于绝经后雌激素受体阳性早期乳腺癌患者，不论是HER2阳性亚组还是HER2阴性亚组，AI均显著优于他莫昔芬。HER2通路与雌激素受体通路之间存在串扰，它们的相互作用一定程度上会影响肿瘤生物学行为，但这种HER2状态对于绝经前女性内分泌治疗方案的影响到底是偶然发现，还是偶然中的必然，值得更多研究深入发掘。

　　总而言之，本次荟萃分析表明，对于绝经前、雌激素受体阳性、早期乳腺癌术后女性患者，OFS联合AI（尤其是依西美坦和来曲唑），相比于OFS联合他莫昔芬，可以显著降低乳腺癌复发风险，包括远处复发风险。但OFS联合AI相比于OFS联合他莫昔芬对于总生存结果的改善，有待更长时间的随访。到底是哪类人群更适合OFS联合AI治疗，适合哪类OFS和AI药物，也需要更多的研究探索。

三、同类研究

　　EBCTCG荟萃分析及同类研究见表14-1。

表 14-1　同类研究对比

研究名称	入组人群	辅助内分泌治疗方案	治疗时间	主要研究结局			亚组分析	研究结论
				复发率	远处转移率	乳腺癌死亡率		
EBCTCG试验绝经前女性荟萃分析（本研究）	4项临床试验（SOFT, TEXT, HOBOE, ABCSG XII）术后早期ER阳性乳腺癌绝经前女性患者（n=7030）	OFS＋AI组 vs. OFS＋TAM组（OFS包括戈舍瑞林和曲普瑞林; AI包括阿那曲唑、来曲唑和依西美坦）	ABCSG XII为3年，其他临床试验均为5年	• RR 0.79，95%CI 0.60～0.90, P＝0.000 5 • 中位随访5年: 9.0% vs.10.1% • 中位随访10年: 14.7% vs.17.5%	• RR 0.83，95%CI 0.71～0.97, P＝0.018 • 中位随访5年: 5.6% vs.7.1% • 中位随访10年: 10.2% vs.12.1%	• RR 1.01，95%CI 0.82～1.24, P＝0.94 • 中位随访5年: 2.4% vs.3.0% • 中位随访10年: 6.8% vs.7.2%	• AI优于TAM的亚组: N_0～$_3$＋HER2阴性 • 2组AI分别为依西美坦和来曲唑	对于绝经前、ER阳性、早期乳腺癌患者，卵巢抑制联合AI相比于卵巢抑制联合TAM可显著降低浸润性乳腺癌复发风险，但需要更长时间来评估两者对乳腺癌死亡率的影响
EBCTCG试验绝经后女性荟萃分析	9项临床试验（这里显示其中A组绝经后AI与TAM比较结果，包含ATAC和IBCSG BIG 1-98试验）术后早期ER阳性乳腺癌绝经后女性患者（n=31 920例）	AI vs TAM（A组的AI包括阿那曲唑、来曲唑、依西美坦，其他组还包括依西美坦）	5年	• RR 0.80,95%CI 0.73～0.88, P＜0.000 01 • 中位随访5年: 9.0% vs.12.1% • 中位随访10年: 19.1% vs.22.7%	• RR 0.86, 95%CI 0.77～0.96, P＝0.007 • 中位随访5年: 7.3% vs.9.4% • 中位随访10年: 14.3% vs.16.3%	• RR 0.85, 95%CI 0.75～0.96, P＝0.009 • 中位随访5年: 4.5% vs.5.8% • 中位随访10年: 12.1% vs.14.2%	• AI优于TAM的亚组: 任何HER2; 任何N; • AI分为阿那曲唑、来曲唑和依西美坦	对于绝经后、ER阳性、早期乳腺癌患者，AI相比于TAM可相对降低约30%复发风险。与服用5年TAM相比，服用5年AI同使10年乳腺癌死亡风险相对降低15%，与未接受内分泌治疗相比可相对降低40%

注: RR.相对危险度，是指暴露组的发病率与非暴露组的发病率之比，用于说明前者是后者的多少倍，是用来表示暴露与疾病联系强度的指标; AI.芳香化酶抑制剂; TAM.他莫昔芬; HER2.人类表皮生长因子受体2; ER.雌激素受体; OFS.卵巢功能抑制。

（上海交通大学医学院附属仁济医院　赵英莺　袁陈伟　段文瑾　陆劲松）

参考文献

［1］EARLY BREAST CANCER TRIALISTS' COL-LABORATIVE GROUP（EBCTCG）. Aromatase inhibitors versus tamoxifen in early breast cancer：patient-level meta-analysis of the randomised trials［J］. Lancet, 2015, 386（10001）：1341-1352.

［2］GNANT M, MLINERITSCH B, STOEGER H, et al. Zoledronic acid combined with adjuvant endocrine therapy of tamoxifen versus anastrozol plus ovarian function suppression in premenopausal early breast cancer：final analysis of the Austrian Breast and Colorectal Cancer Study Group Trial 12［J］. Ann Oncol, 2015, 26（2）：313-320.

［3］FRANCIS P, PAGANI O, FLEMING G F, et al. Tailoring Adjuvant Endocrine Therapy for Premenopausal Breast Cancer［J］. N Engl J Med, 2018, 379（2）：122-137.

［4］PERRONE F, DE LAURENTIIS M, De Placido S, et al. Adjuvant zoledronic acid and letrozole plus ovarian function suppression in premenopausal breast cancer：HOBOE phase 3 randomised trial［J］. Eur J Cancer, 2019, 118：178-186.

［5］BOSCO E E, KNUDSEN E S. RB in breast cancer：at the crossroads of tumorigenesis and treatment［J］. Cell Cycle, 2007, 6（6）：667-671.

［6］TRIPATHY D, IM S A, COLLEONI M, et al. Ribociclib plus endocrine therapy for premenopausal women with hormone-receptor-positive, advanced breast cancer（MONALEESA-7）：a randomised phase 3 trial［J］. Lancet Oncol, 2018, 19（7）：904-915.

［7］LU Y S, IM S A, COLLEONI M, et al. Updated overall survival of ribociclib plus endocrine therapy versus endocrine therapy alone in pre-and perimenopausal patients with HR＋/HER2-advanced breast cancer in monaleesa-7：a phase Ⅲ randomized clinical trial［J］. Clin Cancer Res, 2022, 28（5）：851-859.

［8］JOHNSTON S R D, HARBECK N, HEGG R, et al. Abemaciclib combined with endocrine therapy for the adjuvant treatment of HR＋, HER2-, Node-Positive, High-Risk, Early Breast Cancer（monarchE）［J］. J Clin Oncol, 2020, 38（34）：3987-3998.

［9］HARBECK N, RASTOGI P, MARTIN M, et al. Adjuvant abemaciclib combined with endocrine therapy for high-risk early breast cancer：updated efficacy and Ki-67 analysis from the monarchE study［J］. Ann Oncol, 2021, 32（12）：1571-1581.

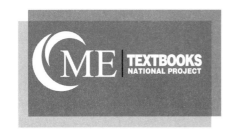

ABCSG-16/SALSA 试验：患者在完成5年的辅助内分泌治疗后，延长2年与延长5年阿那曲唑治疗的疗效对比研究

第15章

一、概述

【文献来源】

GNANT M，FITZAL F，RINNERTHALER G，et al.Duration of adjuvant aromatase-inhibitor therapy in postmenopausal breast cancer［J］.N Engl J Med，2021，385（5）：395-405.

【研究背景和目的】

激素受体阳性乳腺癌患者，50%的疾病复发出现在患者首次诊断的5年后，故其最佳的内分泌治疗时长一直备受关注。MA.17R试验结果显示，5年芳香化酶抑制剂（AI）治疗后，再延长5年AI治疗可以提高患者无病生存率。但考虑到AI的长期使用带来的骨相关不良事件，其最佳的治疗时长的探索仍具有一定价值。本研究旨在探索对于已完成5年内分泌治疗的患者，对比延长2年的阿那曲唑治疗与延长5年的阿那曲唑治疗在疗效和安全性上的差异。

【入组条件】

1. 绝经后，年龄≤80岁的女性。
2. 组织学确认的浸润性乳腺癌患者，雌激素受体和/或孕激素受体阳性。
3. 随机时确认疾病无复发。
4. $T_{1\sim3}$，$N_{0\sim1}$，M_0（第2次修正后改为N_0或N＋）。
5. 已完成5年内分泌治疗（±12个月）。
6. 末次内分泌治疗至入组时间≤12个月。

【试验设计】

1. **试验类型** 一项多中心、双臂随机对照的Ⅲ期临床试验。
2. **主要研究终点** 随机2年后未出组、无事件的患者的无病生存率（事件包括局部复发、远处转移、对侧乳腺癌、第二原发性肿瘤、任何原因的死亡）。

3. 次要研究终点　总生存率、对侧乳腺癌发生率、第二原发性肿瘤，首次临床骨折。

4. 试验假设　对于已完成5年内分泌治疗的患者，假设延长5年的阿那曲唑治疗与延长2年的阿那曲唑治疗相比，延长5年的阿那曲唑治疗的疗效更好。试验组（延长5年阿那曲唑治疗）和对照组（延长2年阿那曲唑治疗）在随机后5年的无病生存率分别为94%和92%，需要入组3500例患者产生433例事件，以提供85%的检测效能检测到风险比为0.74，双边 $P = 0.05$。

【试验流程】

ABCSG-16/SALSA试验流程见图15-1。

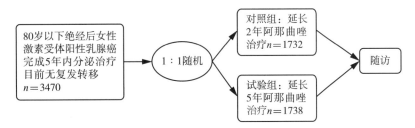

图15-1　ABCSG-16/SALSA试验流程图

【结果】

1. 从2004年2月至2010年6月，一共纳入意向治疗患者3470例，中位随访时间为118个月。

2. 对照组无病生存率为73.6%，试验组无病生存率为73.9%（ HR 0.99，95% CI 0.85～1.15， $P = 0.90$ ）。

3. 对照组总生存率为87.5%，试验组总生存率为87.3%（ HR 1.02，95% CI 0.83～1.25）。

4. 对侧乳腺癌发生率，对照组为2.2%，试验组为2.1%；第二原发性肿瘤的发病率，对照组为6.2%，试验组为6.7%。

5. 不良事件。随机5年后的骨折风险，对照组为4.7%，试验组为6.3%（ HR 1.35，95% CI 1.00～1.84）。严重不良事件（serious adverse event，SAE）的发生率，对照组为26.5%，试验组为40.2%，最常见的严重不良事件均为骨关节炎，对照组的发生率为1.7%，试验组为4.3%。

【结论】

已经完成5年内分泌治疗的乳腺癌患者，与延长2年阿那曲唑治疗相比，延长5年阿那曲唑治疗不仅不能提高治疗效果，还会增加骨折风险。

（上海交通大学医学院附属仁济医院　吴子平　殷文瑾　陆劲松）

二、专家解读

70%～80%的乳腺癌为激素受体阳性乳腺癌，内分泌治疗为此类型乳腺癌确切有效的治疗方式。尽管内分泌治疗普遍不良反应少、耐受良好，但是长期使用仍有增加患者骨不良事件、心脑血管疾病、第二原发性肿瘤的可能，因此，其最佳的治疗时长一直受到学界的持续研究和广泛关注。目前，对于激素受体阳性的浸润性乳腺癌，多数指南推荐至少5年以上的内分泌治疗，且不论患者的年龄大小、淋巴结的状态及是否接受过化疗。有研究显示，激素受体阳性的患者，在完成了5年内分泌治疗后，其疾病复发风险在治疗结束后20年都持续存在。因此，延长内分泌治疗以降低远期乳腺癌复发具有理论依据。

15年和10年内分泌治疗的比较，目前一些研究已有明确的结果。在最初接受AI治疗的女性中，一项随机Ⅲ期临床试验（MA17.R）评估了辅助AI治疗从5年延长至10年的效果。绝经后女性在完成了4.5～6.0年的AI治疗后（之前服用他莫昔芬治疗的平均持续时间为5年），被随机分为来曲唑组或安慰剂组，再接受为期5年的治疗（试验组实际接受内分泌总治疗时长约15年）。与安慰剂组相比（安慰剂组实际接受内分泌治疗总时长约10年），结果发现，再接受5年来曲唑组的5年无病生存率得到改善（95%$vs.$91%，HR 0.66，$P=0.01$）。与安慰剂组相比，来曲唑组的对侧乳腺癌年发病率较低（0.49%$vs.$0.21%，HR 0.42，95%CI 0.22～0.81）。然而，与接受安慰剂的患者相比，AI持续时间越长导致骨相关不良反应更多，且总生存率未得到改善。骨相关不良反应包括骨痛（18%$vs.$14%）、骨折（14%$vs.$9%）和新发骨质疏松症（11%$vs.$6%）。

10年和5年的内分泌治疗时长的疗效比较，在NSABP-B42试验中得到了验证。该试验将3923例已完成5年内分泌治疗的绝经后患者，随机分为来曲唑组或安慰剂组，再接受为期5年的延长治疗，预计来曲唑组可较安慰剂组进一步提高治疗效果。基于预先定义的主要研究终点DFS统计学显著性水平为$P=0.041\ 8$，7年的随访结果显示，与安慰剂组相比，来曲唑组的无病生存率（HR 0.85，$P=0.048$）和总生存率（HR 1.15，$P=0.220$）的差异无统计学意义。10年随访结果显示，无病生存率绝对获益扩大到4%（76.1%$vs.$72.1%，HR 0.84，$P=0.011$），研究终点，验证了该研究的研究假设（P值达到了预设的统计学差异），提示延长内分泌治疗时间越长，效果会越好。

在此基础上，为了进一步优化内分泌治疗时长，降低内分泌治疗的不良反应，一些对比2年和5年延长AI治疗的临床试验应运而生——如果7.5年左右的内分泌治疗可以达到与10年类似的治疗效果，那么就可以进一步缩短内分泌治疗的总时长。一项试验在完成5年内分泌治疗的绝经后女性中对比了延长2年（实际内分泌治疗总时长为7年）和延长5年的阿那曲唑（实际内分泌治疗总时长10年）治疗的效果，结果显示为阴性结果，即两组在总人群和亚组中均未看到DFS和OS上的差异，且延长的治疗会增加患者的骨折风险（4.7%$vs.$6.3%）。与其类似IDEAL试验也将绝经后激素受体阳性乳腺癌患者在接受任何内分泌治疗的最初5年后，随机分为2.5年或5年来曲唑治疗组。中位随访6.6年后，5年来曲唑治疗组中有152例患者发生DFS事件，而2.5年组有163例患者发生DFS事件（HR 0.92，95%CI 0.74～1.16，$P=0.70$）。两组的总生存率无差异。经典的亚组分析未发现患者能从5年延长治疗中显著获益，但在淋巴结阳性的患者中发现，5年来曲唑治疗仍有改善生存结果的趋势（HR 0.82，95%CI 0.64～1.06）。

另一项DATA试验入组了1912例绝经后激素受体阳性早期乳腺癌患者。在服用2～3年他莫昔芬辅助内分泌治疗后，随机接受3年或6年的阿那曲唑治疗，并比较疗效。结果显示，6年阿那曲唑治疗对提高患者5年或10年无病生存率无统计学意义（5年：83%$vs.$79%，$P=0.07$；10年：69.1%$vs.$66%，$P=0.073$）。

目前，虽然对比延长2年和5年AI的临床试验均为阴性结果，但笔者认为以下4点仍需要关注。

1. 激素受体阳性乳腺癌患者复发高峰较晚，术后复发模型具有双峰特征。正如前文所述，激素受体阳性乳腺癌的复发风险在其术后的20年都持续存在。笔者团队既往的研究显示，不同分子分型的乳腺癌具有不同的时间依赖性复发特征。激素受体阳性乳腺癌患者，第1个复发高峰大概在术后2～3年，之后其复发风险在术后6年内逐年降低，却在术后7～9年又逐渐出现第2个复发高峰。2个复发的峰值的作用机制可能不同，第1个复发高峰可能与手术治疗带来的炎症和应激有关。已有相关基础研究证实第2个高峰可能和体内的冬眠微转移灶复活有关，肿瘤细胞在遇到不利的环境因素，如化疗时，可诱导极低代谢的"冬眠状态"，待外环境稳定后重新快速增殖。因此，有必要针对这2个复发高峰所覆盖的时段进行内分泌封闭治疗。高复发风险的患者在第2个复发高峰会比较明显，而低风险的患者第2个复发高峰不明显。是否可以只进行延长2年的内分泌治疗，有待进一步验证。

2. 如何选择合适的患者。同样是延长的2年和5年AI治疗，IDEAL试验在淋巴结阳性的患者中观察到了阳性趋势，而ABCSG-16试验所有亚组均为阴性结果。对比两者的基线数据可以发现，ABCSG-16试验入组的患者病情较轻，其中65%的患者为N_0，70%的患者没有接受过化疗；而IDEAL试验中47%的患者为N_1，10%为N_2，70%的患者接受过化疗。在前文提到的DATA临床试验中，淋巴结阳性且雌激素受体、孕激素受体阳性的患者，延长6年的阿那曲唑治疗较延长3年阿那曲唑治疗的疗效更佳，10年无病生存显著较高（10年无病生存：68.7% vs. 60.7%，HR 0.74，95%CI 0.59～0.93，$P = 0.011$）。可以合理推测，病情较重的患者能从延长的治疗中获益更多。

3. 目前SALSA试验和IDEAL试验随访年限都尚短，可以从NSABP-B42试验中得知，随着其随访年限的延长，两组间无病生存的绝对差异可能会逐渐显露出来，最终研究结果有统计学差异，因此，期待SALSA试验和IDEAL试验的研究结果。

4. 乳腺癌指数（breast cancer index，BCI）对于远期复发风险预测、锁定第2复发高峰可能是一个有效的手段。BCI是一种基于基因表达特征的预测工具，由2个功能性生物标志物HOXB13/IL17BR（H/I）比例和分子等级指数（MGI）组成。通过H/I比例和MGI的算法组合，报告患者总体和晚期远处复发的个体化风险。将BCI应用于不同临床试验，则可预测患者对延长内分泌治疗的获益。Trans-aTTom试验入组了6956例乳腺癌患者，在完成至少4年他莫昔芬治疗后，随机给予额外5年他莫昔芬或安慰剂治疗，结果显示，延长治疗可提高3.8%的绝对无病生存率（HR 0.86，$P = 0.006$）。在此基础上研究者将583例淋巴结阳性的患者进行BCI评分，验证其对延长治疗疗效的预测作用。结果显示，49%的患者被归类为BCI高水平组，其可从10年他莫昔芬治疗中获得显著益处（HR 0.35，95%CI 0.15～0.86）。BCI低水平患者则无法从延长内分泌治疗中显著获益（HR 1.07，95%CI 0.69～1.65）。前文提到的IDEAL试验，虽然母研究是阴性结果，但其探索性分析提示，对于BCI高水平患者，可从延长来曲唑治疗中获益（HR 0.42，95%CI 0.21～0.84，$P = 0.011$），而对于BCI低水平患者延长来曲唑治疗则无显著益处（HR 0.95，95%CI 0.58～1.56，$P = 0.84$）。

综上所述，目前对于延长内分泌治疗的年限应综合考虑患者的病情、耐受性等，期待后续更多的临床试验结果提供更多的证据。

三、同类研究

ABCSG16试验及同类研究见表15-1。

表 15-1　同类研究对比

研究名称及性质	入组人群及样本量	研究假设	研究设计分组、处理	结果（主要研究终点及其他重要结果）	结论
• ABCSG16 试验 • 优效性设计	绝经后，完成 5 年内分泌治疗的乳腺癌患者（$n=3470$）	假设延长 5 年的阿那曲唑治疗能较延长 2 年进一步提高患者生存	延长治疗 2 年 vs. 延长 5 年阿那曲唑	8 年无病生存率：延长 5 年组的阿那曲唑治疗组为 73.6%；延长 2 年的阿那曲唑治疗组为 73.9%（$P=0.90$）	延长 5 年的阿那曲唑治疗不能较延长 2 年的阿那曲唑治疗进一步提高无病生存率
• MA.17R 试验 • 优效性设计	绝经后，完成 5 年 AI 治疗的乳腺癌患者（$n=1918$）	假设延长 5 年的来曲唑治疗能较安慰剂进一步提高患者生存	来曲唑治疗 vs. 安慰剂	5 年无病生存率：延长 5 年的来曲唑治疗组为 95%；安慰剂组为 91%（$P=0.01$）	延长 5 年的来曲唑治疗能较安慰剂进一步提高无病生存率
• NSABP-42 试验 • 优效性设计	绝经后，完成 5 年内分泌治疗的乳腺癌患者（$n=3923$）	假设延长 5 年的依西美坦治疗能较安慰剂进一步提高患者生存	依西美坦治疗 vs. 安慰剂	• 10 年无病生存率：延长 5 年组依西美坦治疗组为 76%；安慰剂组为 72%（$P=0.011$） • 前期使用他莫昔芬亚组：DFS（HR 0.75，$P=0.04$）	延长 5 年的依西美坦治疗能较安慰剂进一步提高无病生存率
• DATA 试验 • 优效性设计	绝经后，完成 2～3 年 TAM 治疗的乳腺癌患者（$n=1660$）	假设延长 6 年的阿那曲唑治疗能较延长 3 年的进一步提高患者生存	延长 6 年阿那曲唑治疗 vs. 延长 3 年阿那曲唑治疗	• 5 年无病生存率：延长 6 年的阿那曲唑治疗组为 83%；延长 3 年的阿那曲唑治疗组为 79%（$P=0.07$） • 10 年无病生存率：延长 6 年的阿那曲唑治疗组为 69.1%；延长 3 年的阿那曲唑治疗组为 66%（$P=0.073$）	延长 6 年的阿那曲唑治疗不能较延长 3 年的阿那曲唑治疗进一步提高无病生存率
• IDAL 试验 • 优效性设计	绝经后，完成 5.0 年内分泌治疗的乳腺癌患者（$n=1824$）	假设延长 5.0 年的来曲唑治疗能较延长 2.5 年的进一步提高生存	延长 2.5 年来曲唑治疗 vs. 延长 5.0 年来曲唑治疗	• 5 年无病生存率：延长 5.0 年的来曲唑治疗组为 88.4%；延长 2.5 年的来曲唑治疗组为 87.9%（$P=0.7$） • 第二原发乳腺癌：延长 5.0 年的来曲唑治疗组为 1.9%，延长 2.5 年的来曲唑治疗组为 0.9%（HR 0.37，$P=0.008$）	延长 5.0 年的来曲唑治疗不能较延长 2.5 年的来曲唑治疗进一步提高无病生存率

注：TAM. 他莫昔芬。

（上海交通大学医学院附属仁济医院　吴子平　殷文瑾　陆劲松）

参考文献

［1］GNANT M，FITZAL F，RINNERTHALER G，et al. Duration of adjuvant aromatase-inhibitor therapy in postmenopausal breast cancer［J］. N Engl J Med，2021，385（5）：395-405.

［2］GRADISHAR W J，MORAN M S，ABRAHAM J，et al. NCCN guidelines® insights：breast cancer，version 4. 2021［J］. J Natl Compr Canc Netw，2021，19（5）：484-493.

［3］PAN H，GRAY R，BRAYBROOKE J，et al. 20-year risks of breast-cancer recurrence after stopping endocrine therapy at 5 years［J］. N Engl J Med，2017，377（19）：1836-1846.

［4］GOSS P E，INGLE J N，PRITCHARD K I，et al. Extending aromatase-inhibitor adjuvant therapy to 10 years［J］. N Engl J Med，2016，17（7）：e275.

［5］MAMOUNAS E P，BANDOS H，LEMBERSKY B C，et al. Use of letrozole after aromatase inhibitor-based therapy in postmenopausal breast cancer（NRG Oncology/NSABP B-42）：a randomised， double-blind, placebo-controlled, phase 3 trial [J]. Lancet Oncol, 2019, 20 (1): 88-99.

[6] BLOK E J, KROEP J R, MEERSHOEK-KLEIN KRANENBARG E, et al. Optimal duration of extended adjuvant endocrine therapy for early breast cancer: results of the IDEAL trial (BOOG 2006-05) [J]. J Natl Cancer Inst, 2018, 110 (1): 40-48.

[7] TJAN-HEIJNEN V C G, VAN HELLEMOND I E G, PEER P G M, et al. Extended adjuvant aromatase inhibition after sequential endocrine therapy (DATA): a randomised, phase 3 trial [J]. Lancet Oncol, 2017, 18 (11): 1502-1511.

[8] TJAN-HEIJNEN V C G, LAMMERS S W M, GEURTS S M E, et al. Extended adjuvant aromatase inhibition after sequential endocrine therapy: final results of the phase Ⅲ DATA trial [J]. Ann Oncol, 2022, 33: S599.

[9] YIN W J, DI G H, ZHOU L H, et al. Time-varying pattern of recurrence risk for Chinese breast cancer patients [J]. Breast Cancer Res Treat, 2009, 114 (3): 527-535.

[10] YIN W J, LU J S, DI G H, et al. Clinicopathological features of the triple-negative tumors in Chinese breast cancer patients [J]. Breast Cancer Res Treat, 2009, 115 (2): 325-333.

[11] 周力恒, 殷文瑾, 陆劲松, 等. 乳腺癌患者术后不同部位复发转移的风险分布 [J]. 中国癌症杂志, 2008, 18 (2): 124-127.

[12] REHMAN S K, HAYNES J, COLLIGNON E, et al. Colorectal cancer cells enter a diapause-like dtp state to survive chemotherapy [J]. Cell, 2021, 184 (1): 226-242.

[13] LIN Y H, ZHU H. A malignant case of arrested development: cancer cell dormancy mimics embryonic diapause [J]. Cancer Cell, 2021, 39 (2): 142-144.

[14] BARTLETT J M S, SGROI D C, TREUNER K, et al. Breast cancer index and prediction of benefit from extended endocrine therapy in breast cancer patients treated in the adjuvant tamoxifen-to offer more?(aTTom)trial [J]. Ann Oncol,2019,30(11): 1776-1783.

[15] NOORDHOEK I, TREUNER K, PUTTER H, et al. Breast cancer index predicts extended endocrine benefit to individualize selection of patients with HR (+) early-stage breast cancer for 10 years of endocrine therapy [J]. Clin Cancer Res,2021,27 (1): 311-319.

[16] ANDRE F, ISMAILA N, ALLISON K H, et al. Biomarkers for adjuvant endocrine and chemotherapy in early-stage breast cancer: asco guideline update [J]. J Clin Oncol, 2022, 40 (16): 1816-1837.

[17] SGROI D C, SESTAK I, CUZICK J, et al. Prediction of late distant recurrence in patients with oestrogen-receptor-positive breast cancer: a prospective comparison of the breast-cancer index(BCI) assay, 21-gene recurrence score, and IHC4 in the TransATAC study population [J]. Lancet Oncol, 2013, 14 (11): 1067-1076.

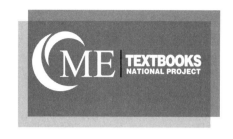

GIM4试验：绝经后早期乳腺癌延长来曲唑辅助内分泌治疗的一项多中心、开放、随机、Ⅲ期临床试验

第16章

一、概述

【文献来源】

DEL MASTRO L, MANSUTTI M, BISAGNI G, et al.Extended therapy with letrozole as adjuvant treatment of postmenopausal patients with early-stage breast cancer: a multicentre, open-label, randomised, phase 3 trial [J].Lancet Oncol, 2021, 22（10）: 1458-1467.

【研究背景和目的】

　　绝经后激素受体阳性的早期乳腺癌患者，超过50%的复发出现在首次诊断5年以后，因此，有必要进一步延长辅助内分泌治疗时间。ABCSG-16（SALSA）试验结果显示，完成术后5年内分泌治疗的激素受体阳性的绝经后早期乳腺癌，阿那曲唑延长治疗5年对比延长2年并不能改善患者的预后。但是来曲唑延长治疗是否能改善激素受体阳性绝经后乳腺癌患者的预后目前尚不清楚。本研究的目的是比较术后辅助治疗已使用他莫昔芬2～3年的绝经后早期乳腺癌患者序贯使用5年来曲唑延长治疗与使用来曲唑2～3年治疗的疗效和安全性。

【入组条件】

　　1. 纳入标准

　　（1）入组时为绝经状态［绝经后状态定义为：55岁或55岁以上停经；55岁以下且停经至少1年；55岁以下且在过去1年内有过自然月经，但促性腺激素（卵泡刺激素和黄体生成素）或雌二醇值在绝经后范围内；或者既往双侧卵巢切除术］。

　　（2）Ⅲ期经组织学证实且可以进行手术的激素受体阳性浸润性乳腺癌，接受至少2.00～3.25年的他莫昔芬辅助治疗。

　　（3）无疾病复发迹象。

　　（4）ECOG评分≤2分。

（5）允许接受过新辅助或辅助化疗、放疗。

（6）允许同时使用双膦酸盐。

（7）激素受体阳性（定义为免疫组织化学染色阳性肿瘤细胞＞1%）。

2. 排除标准

（1）男性。

（2）在过去5年内有远处转移，既往或伴发恶性肿瘤的患者（经充分治疗的皮肤基底细胞癌或鳞状细胞癌或宫颈原位癌除外）。

（3）同时接受任何其他抗癌治疗或试验药物治疗的患者。

（4）其他非恶性严重全身疾病的患者。

（5）在过去30天内接受系统研究药物的患者。

（6）随机分组前4周内使用激素替代治疗的患者。

【试验设计】

1. 试验类型　一项随机、开放、多中心、Ⅲ期临床试验。

2. 主要研究终点　无病生存期（DFS），其为定义，从随机到局部复发、远处转移、发生对侧或同侧乳腺癌（不包括导管原位癌）、第二原发恶性肿瘤，任何原因的死亡、失访或研究结束。

3. 次要研究终点　总生存期和安全性。

4. 研究假设　假设5年来曲唑延长治疗比来曲唑2～3年治疗可以显著提高已接受他莫昔芬治疗2～3年的绝经后早期乳腺癌患者的预后，并且有很好的安全性。

5. 统计方法　2004年10月试验开始时，假设对照组的6年无病生存率为80%，延长组6年无病生存率上升3%，80%检验效能，双侧α为0.05，909例DFS事件，样本量需要4050例。2010年BIG1-98试验结果发布后修改了试验方案，假设对照组在随机分组后6～7年的无病生存率为81%，延长组6～7年无病生存绝对值增加4%，80%检验效能，双侧α为0.05，464例DFS事件发生，样本量需要2000例，平均随访6年。

【试验流程】

GIM4试验流程见图16-1。

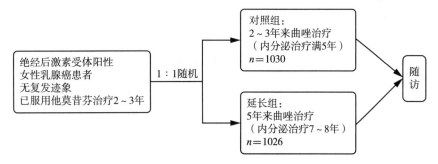

图16-1　GIM4试验流程图

注：来曲唑治疗方法，2.5 mg 口服，1 次/天。

【结果】

1. 中位随访11.7年的研究结果显示，延长组（来曲唑5年）相较于对照组（2～3年来曲唑）可以显著延长绝经后激素受体阳性乳腺癌患者的无病生存率，两组12年无病生存率分别为67%、62%（$HR\ 0.78$，$95\%CI\ 0.65～0.93$，$P=0.006\ 4$）。

2. 延长组相较于对照组可以显著延长绝经后激素受体阳性乳腺癌患者的总生存率，两组12年总生存率分别为88%和84%（$HR\ 0.77$，$95\%CI\ 0.60～0.98$，$P=0.036$）。

3. 亚组分析显示，来曲唑延长治疗在淋巴结阴性激素受体阳性绝经后乳腺癌患者中获益更明显，12年无病生存率分别为72.7%、63.1%（$HR\ 0.626$，$95\%CI\ 0.47～0.83$，$Pinteraction=0.026$）。

4. 对照组和延长组常见的3～4级不良事件分别为关节痛（2.2%、3%）、肌肉痛（0.7%、0.9%），治疗相关的严重不良事件分别为0.3%、0.8%。两组均无不良事件相关的死亡发生。

【结论】

本试验结果显示，在绝经后激素受体阳性的早期乳腺癌患者中，与标准的他莫昔芬2～3年后序贯来曲唑2～3年相比，来曲唑5年的延长治疗显著改善了无病生存率和总生存率，且患者的耐受性良好。

（上海交通大学医学院附属仁济医院　严婷婷　杜跃耀　殷文瑾　陆劲松）

二、专家解读

早期乳腺癌手术后的复发随着时间的变化具有一定的规律，笔者团队在2009年回顾性分析了2213例乳腺癌患者的术后复发风险规律，观察到全组患者的年复发风险曲线呈双峰型，第1次复发高峰于手术后第2年达到最大值，第2次复发高峰出现在手术后第7～9年。雌激素受体阳性乳腺癌患者，其术后复发风险同样表现为2个高峰，但这2个峰值出现的时间相对晚于ER阴性患者。乳腺癌术后复发风险的双峰模式和时间跨度进一步支持了肿瘤休眠假说，也有助于针对不同患者制定不同个体化治疗策略，如辅助治疗的类型和治疗持续的时间。激素受体阳性患者，其术后双峰型复发模式意味着仅进行5年的内分泌治疗并不充分，尤其是对于有高风险复发因素的患者，需要进一步延长内分泌治疗时间，从而抑制或延缓第2个复发高峰。

GIM4试验是一项随机、开放、多中心、Ⅲ期临床试验，该研究入组了接受他莫昔芬治疗2～3年的激素受体阳性绝经后早期乳腺癌患者，评估了2～3年来曲唑治疗对比5年来曲唑治疗的疗效及安全性。该研究假设进行5年来曲唑延长治疗比进行2～3年来曲唑治疗可以显著提高已接受2～3年他莫昔芬治疗的绝经后激素受体阳性早期乳腺癌患者的预后，并且有良好的安全性。研究入组了2056例已经接受2～3年他莫昔芬治疗的绝经后激素受体阳性早期乳腺癌患者，按1:1随机分为对照组（每天口服来曲唑2.5 mg，治疗周期为2～3年）和延长组（每天口服来曲唑2.5 mg，治疗周期5年）。中位随访11.7年的研究结果显示，来曲唑延长治疗可以显著提高绝经后激素受体阳性早期乳腺癌的无病生存率和总生存率，两组12年无病生存率分别为67%和62%（$HR\ 0.78$，$95\%CI\ 0.65～0.93$，$P=0.006\ 4$），12年总生存率分别为88%和84%（$HR\ 0.77$，$95\%CI\ 0.60～0.98$，$P=0.036$）。该试验是延长内分泌治疗临床试验中随访时间最长且首个得到总生存获益的研究，其研究结果显示，延长内分泌治疗可以覆盖第2个复发高峰，能显著改善患者的预后，该研究结论也支持了笔者团队的研究预测。

既往有多项临床试验探讨了采用不同药物、不同时长的延长内分泌治疗是否能改善患者的预后。NSABP-B42试验入组了已经完成5年辅助内分泌治疗的绝经后激素受体阳性早期乳腺癌患者，1∶1随机分配为再接受5年来曲唑延长治疗组和安慰剂对照组，一共入组了3966例患者，中位随访9.3年的研究结果显示，5年来曲唑延长治疗组相较于安慰剂对照组可以显著延长激素受体阳性绝经后早期乳腺癌患者的无病生存率，5年来曲唑延长治疗组和安慰剂对照组10年无病生存率分别为76.1%和72.1%（ HR 0.84，95%CI 0.74 ～ 0.96，P = 0.011）。

DATA试验入组了已经接受他莫昔芬治疗2 ～ 3年的激素受体阳性绝经后早期乳腺癌患者，随机再接受6年阿那曲唑和3年阿那曲唑治疗。2022年，欧洲肿瘤内科学会（ESMO）大会上发表了该研究的最终分析结果，在总人群中，接受6年阿那曲唑治疗相较于接受3年阿那曲唑治疗有改善患者无病生存率的趋势，P值具有临界的统计学意义（10年无病生存率分别为69.1%和66.0%，HR 0.86，95%CI 0.72 ～ 1.01，P = 0.073），但未改善总生存率（10年总生存率分别为80.9%和79.2%，HR 0.93，95%CI 0.75 ～ 1.16，P = 0.53）。其中亚组分析显示，对于淋巴结阳性且激素受体双阳性（雌激素受体阳性且孕激素受体阳性）的患者，6年阿那曲唑治疗相较于3年阿那曲唑治疗可以显著提高患者的无病生存率，10年的无病生存率分别为68.7%和60.7%（ HR 0.74，95%CI 0.59 ～ 0.93，P = 0.011）。基于这些研究结果，美国国家综合癌症网络（NCCN）和中国临床肿瘤学会（CSCO）发布的相关乳腺癌诊疗指南和共识均建议，对于淋巴结阳性的高危激素受体阳性乳腺癌患者，辅助内分泌治疗的时间可延长至10年。

然而，并不是所有延长内分泌治疗时间的临床研究结果都取得了阳性结果。ABCSG-16（SALSA）试验入组3484例激素受体阳性、已完成5年内分泌治疗、无复发转移的绝经后早期乳腺癌患者，将患者1∶1随机分为延长组（接受阿那曲唑治疗5年）和对照组（接受阿那曲唑治疗2年）。中位随访118个月的研究结果显示，对于完成术后5年内分泌治疗的激素受体阳性绝经后早期乳腺癌患者，5年阿那曲唑延长治疗对比2年阿那曲唑延长治疗，并不能改善患者的预后。2年阿那曲唑延长治疗组和5年阿那曲唑延长治疗组患者的8年无病生存率分别为73.6%和73.9%（ HR 0.99，95%CI 0.85 ～ 1.15，P = 0.90）；8年总生存率分别为87.5%和87.3%（ HR 1.02，95%CI 0.83 ～ 1.25）。

IDEAL试验设计与ABCSG16试验类似，该研究入组了1824例已完成5年内分泌治疗的绝经后激素受体阳性早期乳腺癌患者，将患者1∶1随机被分配给予2.5年来曲唑治疗和5.0年来曲唑治疗，中位随访6.6年的研究结果显示，延长5.0年的来曲唑治疗相较于延长2.5年的来曲唑治疗未能改善激素受体阳性绝经后早期乳腺癌患者的无病生存率（ HR 0.92，95%CI 0.74 ～ 1.16，P = 0.49）和总生存率（ HR 1.04，95%CI 0.78 ～ 1.45，P = 0.71）。上述2项研究设计均是在完成5年的辅助内分泌治疗基础上再进行的延长治疗，对比的是延长2年和延长5年的疗效，而激素受体阳性乳腺癌第2个复发高峰在手术后7 ～ 9年，因此，延长2年的治疗也正好覆盖或部分覆盖了第2个复发高峰。延长5年内分泌治疗对比不延长内分泌治疗的设计方案，可能不易得出阳性结果。鉴于内分泌治疗增加了骨质疏松等不良反应发生的风险，故目前尚不能对所有激素受体阳性患者均延长内分泌治疗的时间。因此，探索潜在的生物学指标，以筛选出更适合延长内分泌治疗的患者则是优化内分泌治疗的另一主要研究方向。

有研究针对IDEAL这一阴性研究的前瞻性数据进行回顾性检测乳腺癌指数（BCI），通过BCI评分的高低来预测延长内分泌治疗是否获益。BCI包括两部分基因表达特征，即HOXB13与IL17BR基因表达的比值（H/I）和分子等级指数（MGI）。HOXB13与IL17BR这2个基因与雌激素受体通路相关：HOXB13可抑制雌激素受体α转录，使肿瘤侵袭性增强；IL17BR则可上调雌激素受体α的表达。既往研究发现，H/I比值低的患者预后优于H/I比值高的患者。分子等级指数包括BUB1B、CENPA、RACGAP1、RRM2和NEK2共5个基因，均与细胞周期相关。有研究报道，接受内分泌治疗的乳腺癌患者中，高分子等级指数评分且高H/I比值的患者相较于低分子等级指数评分且低H/I

比值的患者预后显著较差（HR 24.2，95%CI 4.3 ～ 135.2，P = 0.000 3）。因此，分子等级指数和 H/I 比值组成了 BCI，用于评估激素受体阳性乳腺癌患者的复发风险。

Noordhoek 等从 IDEAL 试验入组患者的肿瘤石蜡标本中提取 RNA，通过反转录 PCR（reverse transcription PCR，RT-PCR）方法进行 BCI 基因表达的分析。研究发现，高 BCI（H/I）评分的患者接受延长 5.0 年来曲唑治疗的获益明显优于延长 2.5 年者（HR 0.42，95%CI 0.21 ～ 0.84，P = 0.011）。因此，重点并不是延长或不延长患者的辅助内分泌治疗，而是准确筛选出潜在获益的患者进行延长治疗。BCI 评分或许可作为筛选更适合延长内分泌治疗患者的优化指标。

综上所述，GIM4 试验结果推荐，对于所有激素受体阳性绝经后乳腺癌接受总时长为 7 ～ 8 年的辅助内分泌治疗是有显著获益的，未来仍需要更多的临床研究去探讨更合适的内分泌治疗时长，并且需要探索出更多的生物标志物，以筛选出能从延长内分泌治疗获益的患者，从而达到精准化、个体化治疗的目标。

三、同类研究

GIM4 试验及同类研究见表 16-1。

表 16-1　同类研究对比

试验名称	入组人群	治疗方案和主要研究终点	结果	结论
• GIM4 试验 • 辅助治疗（阳性结果）	绝经后激素受体阳性、接受过 2 年至 3 年 3 个月他莫昔芬辅助治疗的绝经后早期乳腺癌女性患者、无复发转移	• 2 ～ 3 年来曲唑治疗组 *vs.* 5 年来曲唑治疗组 • 主要研究终点：无病生存率	12 年无病生存率：2 ～ 3 年来曲唑组（62%）*vs.* 5 年来曲唑组（67%），HR 0.77，95%CI 0.60 ～ 0.98，P = 0.036	绝经后激素受体阳性的早期乳腺癌患者中，与标准的他莫昔芬 2 ～ 3 年后序贯来曲唑 2 ～ 3 年相比，来曲唑 5 年的延长治疗显著提高无病生存率和总生存率，并且耐受性良好
• ABCSG-16/SALSA 试验 • 辅助治疗（阴性结果）	80 岁以下绝经后女性、激素受体阳性乳腺癌、完成 5 年内分泌治疗、目前无复发转移	• 2 年阿那曲唑治疗组 *vs.* 5 年阿那曲唑治疗组 • 主要研究终点：无病生存率	8 年无病生存率：2 年阿那曲唑强化组 *vs.* 5 年阿那曲唑强化组（73.6% *vs.* 73.9%，HR 0.99，95%CI 0.85 ～ 1.15，P = 0.900）	绝经后女性、激素受体阳性乳腺癌、完成 5 年内分泌治疗后继续接受 5 年的阿那曲唑治疗相较于延长 2 年的阿那曲唑治疗未能改善患者的预后
• NSABP-B42 试验 • 辅助治疗（阳性结果）	Ⅰ ～ ⅢA 期、ER 阳性或 PR 阳性、绝经后、5 年内分泌治疗（AI 5 年或 TAM ≤ 3 年→AI 满 5 年）、没有复发转移	• 5 年来曲唑治疗组 *vs.* 安慰剂组 • 主要研究终点：无病生存率	10 年无病生存率：5 年来曲唑延长组 *vs.* 安慰剂组（76.1% *vs.* 72.1%，HR 0.84，95%CI 0.74 ～ 0.96，P = 0.011）	已经完成 5 年辅助内分泌治疗的绝经后激素受体阳性早期乳腺癌患者，继续接受 5 年来曲唑延长治疗相较于安慰剂组可以显著改善患者的预后

续　表

试验名称	入组人群	治疗方案和主要研究终点	结果	结论
• DATA试验辅助治疗（阴性结果）	激素受体阳性早期乳腺癌，绝经后，已接受过他莫昔芬治疗2～3年	• 6年阿那曲唑组 vs. 3年阿那曲唑组 • 主要研究终点：无病生存率	10年无病生存率：6年阿那曲唑组 vs. 3年阿那曲唑组（69.1% vs.66%，HR 0.86，95%CI 0.72～1.01，P＝0.073）	已经接受他莫昔芬治疗2～3年的激素受体阳性早期绝经后乳腺癌患者继续接受6年阿那曲唑相较于继续接受3年阿那曲唑治疗未能显著改善患者的预后
• IDEAL试验辅助治疗（阴性结果）	激素受体阳性早期乳腺癌，绝经后，已完成5.0年辅助内分泌治疗（TAM和/或AI）	• 2.5年来曲唑组 vs.5.0年来曲唑组 • 主要研究终点：无病生存率	5年无病生存率：2.5年来曲唑组 vs.5.0年来曲唑组（82% vs.83.4%，HR 0.92，95%CI 0.74～1.16，P＝0.49）	已完成5.0年内分泌治疗的绝经后激素受体阳性早期乳腺癌患者，延长5.0年的来曲唑治疗相较于延长2.5年的来曲唑治疗未能改善患者的预后

注：AI.芳香化酶抑制剂；TAM.他莫昔芬；ER.雌激素受体。

（上海交通大学医学院附属仁济医院　严婷婷　杜跃耀　殷文瑾　陆劲松）

参考文献

[1] YIN W J, DI G H, ZHOU L H, et al. Time-varying pattern of recurrence risk for Chinese breast cancer patients [J]. Breast Cancer Res Treat, 2009, 114（3）：527-535.

[2] DEL MASTRO L, MANSUTTI M, BISAGNI G, et al. Extended therapy with letrozole as adjuvant treatment of postmenopausal patients with early-stage breast cancer：a multicentre, open-label, randomised, phase 3 trial [J]. Lancet Oncol, 2021, 22（10）：1458-1467.

[3] TJAN-HEIJNEN V C G, VAN HELLEMOND IE G, PEER P G M, et al. Extended adjuvant aromatase inhibition after sequential endocrine therapy（DATA）：a randomised, phase 3 trial [J]. Lancet Oncol, 2017, 18（11）：1502-1511.

[4] 中国临床肿瘤学会指南工作委员会. 中国临床肿瘤学会（CSCO）乳腺癌诊疗指南（2022）[M]. 北京：人民卫生出版社, 2022.

[5] DENDULURI N, SOMERFIELD M R, Chavez-MacGregor M, et al. Selection of optimal adjuvant chemotherapy and targeted therapy for early breast cancer：ASCO guideline update [J]. J Clin Oncol, 2021, 39（6）：685-693.

[6] GNANT M, FITZAL F, RINNERTHALER G, et al. Duration of adjuvant aromatase-inhibitor therapy in postmenopausal breast cancer [J]. N Engl J Med, 2021, 385（5）：395-405.

[7] BLOK E J, KROEP J R, MEERSHOEK-KLEIN KRANENBARG E, et al. Optimal duration of extended adjuvant endocrine therapy for early breast cancer：results of the ideal trial（BOOG 2006-05）[J]. J Natl Cancer Inst, 2018, 110（1）：40-48.

[8] MA X J, WANG Z, RYAN P D, et al. A two-gene expression ratio predicts clinical outcome in breast cancer patients treated with tamoxifen [J]. Cancer Cell, 2004, 5（6）：607-616.

[9] MA X J, SALUNGA R, DAHIYA S, et al. A five-gene molecular grade index and HOXB13：IL-17BR are complementary prognostic factors in early stage breast cancer [J]. Clin Cancer Res, 2008, 14（9）：2601-2608.

[10] NOORDHOEK I, TREUNER K, PUTTER H, et al. Breast cancer index predicts extended endocrine benefit to individualize selection of patients with HR（＋）early-stage breast cancer for 10 years of endocrine therapy [J]. Clin Cancer Res, 2021, 27（1）：311-319.

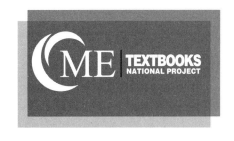

MonarchE试验：阿贝西利联合辅助内分泌治疗高风险早期乳腺癌疗效更新和Ki-67分析

第17章

一、概述

【文献来源】

HARBECK N，RASTOGI P，MARTIN M，et al.Adjuvant abemaciclib combined with endocrine therapy for high-risk early breast cancer：updated efficacy and ki-67 analysis from the monarche study[J]. Ann Oncol，2021，32（12）：1571-1581.

【研究背景和目的】

2020年公布的MonarchE试验2年随访结果证实，阿贝西利联合辅助内分泌治疗可显著改善激素受体阳性高风险早期乳腺癌患者的无浸润灶疾病生存和无远处复发生存期。本研究旨在报告MonarchE研究的3年随访结果，对激素受体阳性高风险早期乳腺癌术后阿贝西利联合辅助内分泌治疗的有效性和安全性结果进行更新，并对增殖指数Ki-67进行分析。

【入组条件】

1. 纳入标准

（1）年龄≥18岁、任何月经状态、激素受体阳性/HER2阴性、临床高风险（定义为，腋窝淋巴结病理阳性数量≥4枚或1～3枚腋窝淋巴结病理阳性并符合以下任意1条：①肿瘤大小≥5 cm；②组织学分级为3级；③中心评估的Ki-67≥20%的女性或男性乳腺癌患者。

（2）允许非内分泌治疗（手术、化疗、放疗）后接受过最长12周内分泌治疗的患者入组。

（3）距手术确诊为乳腺癌的时间不超过16个月。

（4）允许放疗后、接受过辅助和新辅助化疗的患者入组。

2. 排除标准

（1）隐匿性、转移性、淋巴结阴性或炎性乳腺癌。

（2）使用过内分泌治疗预防乳腺癌（他莫昔芬、芳香化酶抑制剂、雷洛昔芬）和/或CDK4/6抑制剂。

（3）静脉血栓栓塞史。

【试验设计】

1. 试验类型　一项前瞻性、随机、全球性、开放的Ⅲ期临床试验。

2. 随机分层因素　既往化疗（新辅助化疗、辅助化疗、未行化疗）、月经状态（诊断时间为节点）、地域。

3. 患者按个体高风险2个队列先后入组

（1）队列1入组条件：腋窝淋巴结病理阳性数量≥4枚或1～3枚腋窝淋巴结病理阳性并符合以下任意1条：①肿瘤大小≥5 cm；②组织学分级3级（也行中心评估Ki-67检测，但不作为分组条件）。

（2）队列2入组条件：在队列1招募1年后开始招募队列2，入组条件为1～3枚腋窝淋巴结病理阳性，同时满足肿瘤大小＜5 cm，组织学分级＜3级，中心评估的Ki-67≥20%。

4. 样本量计算　本研究假设阿贝西利联合内分泌治疗的疗效优于单纯内分泌治疗，效能约85%，风险比（*HR*）为0.73，累计双侧α水平为0.05，该人群中5年对照组无浸润灶疾病生存率为82.5%。预计在ITT人群中出现390个iDFS事件时，开始主要结局分析。

5. 主要研究终点　无浸润灶疾病生存期（iDFS）定义为从随机分配到首次出现同侧浸润性乳腺癌复发，局部或区域浸润性乳腺癌复发、远处复发、任何原因导致的死亡，对侧浸润性乳腺癌或第二原发癌。

6. 次要研究终点　无远处复发生存（distant relapse free survival，DRFS）定义为从随机到远处复发或任何原因导致的死亡；总生存期、Ki-67高表达组的iDFS、安全性。

【试验流程】

MonarchE试验流程见图17-1。

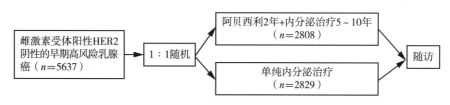

图17-1　MonarchE试验流程图

注：HER2. 人表皮生长因子受体2。

> **流程说明**：阿贝西利剂量为150 mg，2次/天，持续给药2年；内分泌治疗方案：雷洛昔芬、他莫昔芬或芳香化酶抑制剂联合/不联合卵巢功能抑制剂。

【结果】

1. 无浸润灶疾病生存期（ITT人群）　中位随访15.5个月后，本研究进行主要结局分析，结果显示，阿贝西利联合内分泌治疗组的无浸润灶疾病生存率显著高于单纯内分泌治疗组（92.3%*vs.*89.3%，*HR* 0.71，95%*CI* 0.58～0.87，*P*＝0.000 9）。中位随访27个月后，本研究进行应监管要求的额外分析，结果显示，阿贝西利联合内分泌治疗组的无浸润灶疾病生存率显著高于单纯内分泌治疗组（88.8%*vs.*83.4%，*HR* 0.70，95%*CI* 0.59～0.82，*P*＜0.000 1）。

2. 无浸润灶疾病生存率（队列1，中位随访27个月） 在队列1的Ki-67高表达人群中，阿贝西利联合内分泌治疗组的无浸润灶疾病生存率显著高于单纯内分泌治疗组（86.1%*vs.*79.0%，*HR* 0.63，95%*CI* 0.49 ~ 0.80，*P* = 0.000 2）。在队列1的Ki-67低表达人群中，阿贝西利联合内分泌治疗组的无浸润灶疾病生存率也显著高于单纯内分泌治疗组（91.7% *vs.*87.2%，*HR* 0.70，95%*CI* 0.51 ~ 0.98，*P* = 0.036）。

3. 无远处复发生存 中位随访15.5个月主要结局分析的结果显示，阿贝西利联合内分泌治疗组的无远处复发生存率显著高于单纯内分泌治疗组（93.8%*vs.*90.8%，*HR* 0.69，95%*CI* 0.55 ~ 0.86）。中位随访27个月应监管要求进行额外分析的结果显示，阿贝西利联合内分泌治疗组的无浸润灶疾病生存率显著高于单纯内分泌治疗组（90.3%*vs.*86.1%，*HR* 0.69，95%*CI* 0.57 ~ 0.83）。

4. 安全性 阿贝西利联合内分泌治疗组的总体不良反应发生率为98.4%，其中，单纯内分泌治疗组为88.8%。阿贝西利联合内分泌治疗组最常见的3 ~ 4级不良反应的发生率为49.2%，单纯内分泌治疗组为15.9%。阿贝西利联合内分泌治疗组的常见不良反应为腹泻、中性粒细胞减少症、乏力等，单纯内分泌治疗组的常见不良反应为关节痛、潮热、乏力。

【结论】

对于激素受体阳性HER2阴性淋巴结阳性的高风险早期乳腺癌患者，阿贝西利可显著提高术后辅助内分泌治疗的疗效，安全性可耐受。Ki-67具有预后意义，可结合临床病理特征用于预测复发风险较高的患者，且无论Ki-67的表达水平如何，使用阿贝西利均可使患者获益。

（上海交通大学医学院附属仁济医院　袁陈伟　殷文瑾　陆劲松）

二、专家解读

术后2年是激素受体阳性HER2阴性高风险早期乳腺癌患者复发的高峰时期。尽管不断优化的术后治疗进一步改善了患者的预后，如延长内分泌治疗时间、绝经前患者行卵巢抑制和个体化化疗等，但对于高复发风险患者的治疗效果仍有改善的空间。辅助治疗方式有待进一步创新优化，避免早期复发转移的出现。

细胞周期是指细胞从一次分裂完成开始到下一次分裂结束的全过程。肿瘤细胞周期调控机制的破坏是导致其失控性生长的关键原因。周期蛋白依赖性激酶（cyclin-dependent kinase，CDK）4/6是细胞分裂增殖周期中从G_1期进入S期的关键调控因子。阿贝西利是一种口服、持续给药的CDK4/6小分子抑制剂。既往研究发现，阿贝西利联合氟维司群或非甾体芳香化酶抑制剂可有效改善激素受体阳性HER2阴性的晚期乳腺癌患者的预后，但其在早期乳腺癌辅助治疗中的作用如何，目前尚不明确。

Ki-67是一种细胞核蛋白，其在细胞周期过程中广泛表达，被认为是反映肿瘤细胞增殖活性较为理想的生物标志物，目前，Ki-67在临床实践中作为一项常规的病理免疫组织化学检测指标而被普遍应用。Ki-67表达水平与乳腺癌等多种肿瘤的预后密切相关。笔者团队在2013年发表的一篇关于Ki-67的荟萃分析。共纳入5项临床研究中的4512例患者，该研究结果提示，高表达Ki-67患者的预后较差，并对蒽环类/紫杉类药物更敏感。此外，笔者在该研究中提出Ki-67为19%可能是用于预测激素受体阳性乳腺癌患者化疗药物敏感性较为理想的临界点，该临界点与MonarchE试验中采用的20%临界点相一致，而其对于阿贝西利的敏感性预测价值尚未研究。笔者团队的另一项研究提示，真空辅助穿刺活检系统10-G elite穿刺标本的Ki-67表达和石蜡标本的吻合度要高于14-G空心针穿刺标本，可以为临床医师提供更准确的病理信息。

MonarchE试验是一项前瞻性、随机、全球性、开放的Ⅲ期临床试验，评估了激素受体阳性高风险早期乳腺癌患者术后应用阿贝西利联合辅助内分泌治疗的有效性和安全性。本研究按1：1将患者随机分为阿贝西利联合内分泌治疗组（2808例）和单纯内分泌治疗组（2829例）。2020年发表的2年随访结果证实，阿贝西利联合内分泌治疗较单纯内分泌治疗显著改善激素受体阳性高风险早期乳腺癌患者的无浸润灶疾病生存率和无远处复发生存率。而3年随访结果进一步验证了上述结果。此外，本次研究进一步探索分析了增殖指数Ki-67对于该类患者的预后预测价值，并发现Ki-67具有预后意义，可结合临床病理特征预测患者的预后，Ki-67高表达的患者复发转移的风险较高，但其不能预测患者对阿贝西利治疗的敏感性。鉴于MonarchE试验的研究结果，2022年第1版美国国立综合癌症网络（National Comprehensive Cancer Network，NCCN）指南在辅助内分泌治疗（BINV-K）中增加脚注，建议对于激素受体阳性HER2阴性高风险乳腺癌患者，可以考虑术后内分泌治疗联合2年的阿贝西利治疗。

是否所有的患者都能从阿贝西利治疗中获益。目前尚没有可靠的生物学标志物来预测CDK4/6抑制剂的疗效。为了明确辅助CDK4/6抑制剂治疗的获益人群，同时也避免非必要的不良事件的发生及成本支出，寻找合适的治疗患者变得十分重要。鉴于CDK4/6抑制剂具有有效的抗增殖作用，而Ki-67是细胞增殖的标志物，且Ki-67检测价格相对便宜且广泛在临床使用，故本研究探索了Ki-67是否能够作为CDK4/6抑制剂使用的最佳患者的选择指标。队列1入组了的临床病理特征相对高风险的人群，其中，高表达（≥20%）Ki-67的患者亚组使用阿贝西利治疗后的3年无浸润灶疾病生存率显著得到提高，获得了最高的绝对获益率（7.1%）。低表达（<20%）Ki-67患者亚组使用阿贝西利治疗后的3年无浸润灶疾病生存率也有所提高，但获益较为有限（绝对获益率为4.5%）。从目前数据看，无论Ki-67如何，应用阿贝西利均可使激素受体阳性高风险早期乳腺癌患者获益，因此，Ki-67不具有预测阿贝西利疗效的作用，这2组人群的最终结果可能需要更长时间的随访来进一步验证。

需要注意的是，本研究选用了20%作为Ki-67的临界值，但Ki-67是一个连续变量，可不同水平的Ki-67能对疗效的预测效能不同。BIG 1-98是一项多中心、随机、双盲Ⅲ期国际临床试验，共有8028例患者入组，评估了来曲唑和他莫昔芬作为绝经后早期乳腺癌术后辅助治疗的疗效。研究发现，绝经后早期乳腺癌术后辅助治疗应用来曲唑的疗效优于他莫昔芬。后续该研究分析、探索了中心评估的Ki-67表达对绝经后早期乳腺癌术后辅助内分泌治疗的预后预测价值。这项分析研究一共纳入了BIG 1-98中2685例仅单药治疗且已行Ki-67检测的乳腺癌患者，其中来曲唑治疗组患者1361例，他莫昔芬治疗组患者1324例。该研究以11%作为Ki-67的临界值，结果发现，在Ki-67>11%的人群中，来曲唑的4年无病生存率显著高于他莫昔芬（90%*vs.*82%，*HR* 0.53，95%*CI* 0.39～0.72）；而在Ki-67≤11%的人群中，来曲唑的4年无病生存率相较于他莫昔芬并无显著差异（93%*vs.*91%，*HR* 0.81，95%*CI* 0.57～1.15）。虽然，在MonarchE试验中Ki-67不具有预测阿贝西利疗效的作用，但在BIG 1-98研究中Ki-67对来曲唑治疗的疗效有预测作用。总体而言，MonarchE试验再次验证了阿贝西利可显著提高激素受体阳性HER2阴性淋巴结阳性的高风险早期乳腺癌患者术后辅助内分泌治疗的疗效，Ki-67指数具有预后指导意义，但仍需要更多可靠的生物标志物以进一步识别那些最可能受益于阿贝西利的患者。

三、同类研究

MonarchE试验及同类研究见表17-1。

表17-1　Ki-67作为治疗敏感性的同类研究对比

研究名称及性质	研究目的	入组人群及样本量	研究设计	药物用法	主要研究终点	亚组分析	结论
• MonarchE研究（本研究随访更新） • Ⅲ期，优效性检验设计辅助治疗	对激素受体阳性高风险早期乳腺癌术后患者应用阿贝西利联合辅助内分泌治疗的有效性和安全性进行了更新，并对增殖指数Ki-67进行了分析	激素受体阳性/HER2阴性、临床高风险的早期乳腺癌患者（n=5637）	1:1随机分为阿贝西利+内分泌治疗组（n=2808）和单纯内分泌治疗组（2829）	阿贝西利：150 mg，每天2次，共2年	无浸润灶疾病生存率：阿贝西利+内分泌治疗显著优于单纯内分泌治疗（88.8% vs.83.4%，HR 0.70，95%CI 0.59～0.82，P<0.0001）	• 队列1Ki-67≥20%亚组：阿贝西利+内分泌组无浸润灶疾病无浸润灶纯内分泌治疗组存率显著高于单纯内分泌治疗组（86.1% vs.79%，95%CI 0.49～0.8，P=0.0002） • 队列1 Ki-67<20%亚组：阿贝西利+内分泌组无浸润灶纯内分泌治疗组存率显著高于单纯内分泌治疗组（91.7% vs.87.2%，95%CI 0.51～0.98，P=0.036）	激素受体阳性、HER2阴性、淋巴结阳性、高风险早期乳腺癌患者，阿贝西利可显著提高术后辅助内分泌治疗的疗效，安全性可耐受。Ki-67具有预后意义，可结合临床病理特征用于预测复发风险较高的患者，但是无论Ki-67如何，阿贝西利使用均可获益，对阿贝西利的治疗疗效没有预测作用
• BIG 1-98研究Ki-67预后后作用分析子研究 • Ⅲ期，优效性检验设计辅助治疗	评估Ki-67表达指数对绝经后早期乳腺癌术后辅助内分泌治疗的预后预测价值	绝经后早期乳腺癌患者（n=2685）	经中央评估Ki-67的患者分为来曲唑组（n=1361）和他莫昔芬组（n=1324）	来曲唑：2.5 mg/d，他莫昔芬20 mg/d，共5年	• 4年无病生存率Ki-67>11%：来曲唑 vs.他莫昔芬（90% vs.82%，HR 0.53，95%CI 0.39～0.72） • 4年无病生存率Ki-67≤11%：来曲唑 vs.他莫昔芬（93% vs.91%，HR 0.81，95%CI 0.57～1.15）	—	Ki-67表达指数对来曲唑疗效有预测意义，Ki-67高表达水平的患者更能从来曲唑辅助治疗中获益
• WSG-AGO研究 • Ⅲ期，优效性检验设计辅助治疗	评估基于紫杉类药物的化疗方案在pN1早期乳腺癌患者的疗效	pN1早期乳腺癌患者（n=2011）	1:1随机分为EC-T方案组（n=1008）和FEC方案组（n=828人）或CMF方案组（n=175）	$E_{90}C_{600} \times 4\text{-}T_{100} \times 4$ vs. $F_{500}E_{100}C_{500} \times 6$，每3周 $C_{600}M_{40}F_{600}$ 第1、8天，每4周1次	EC-T组 vs.对照组（FEC和CMF）的5年无事件生存率：89.8% vs.86.6%（P=0.013） EC-T vs.FEC组的5年无事件生存率：89.8% vs.87.3%（P=0.038）	Ki-67≥20%亚组5年无事件生存率：EC-T组 vs.FEC组（89% vs.74%，HR 0.38，95%CI 0.18～0.82） Ki-67<20%亚组5年无事件生存率：EC组-T vs.FEC组（92% vs.93.5%，HR 1.3，95%CI 0.5～3.56）	EC-T方案较FEC方案显著提高了1～3枚淋巴结阳性的早期乳腺癌患者的三年生存质量。此外，对于激素受体阳性的患者，在Ki-67≥20%的患者中，EC-T方案较FEC方案显著提高了患者的生存质量

注：EC-T.表柔比星+环磷酰胺→多西他赛；FEC. 5-氟尿嘧啶+表柔比星+环磷酰胺；CMF.环磷酰胺+甲氨蝶呤+5-氟尿嘧啶；$E_{90}C_{600} \times 4\text{-}T_{100} \times 4$.表柔比星90 mg/m²体表面积+环磷酰胺600 mg/m²体表面积，每3周为1个周期，共4个周期，后序贯多西他赛100 mg/m²体表面积，每3周为1个周期，共4个周期；$F_{500}E_{100}C_{500} \times 6$.5-氟尿嘧啶500 mg/m²体表面积+表柔比星100 mg/m²体表面积+环磷酰胺500 mg/m²体表面积，每3周为1个周期，共6个周期；$C_{600}M_{40}F_{600} \times 6$.环磷酰胺600 mg/m²体表面积+甲氨蝶呤40 mg/m²体表面积+氟尿嘧啶600 mg/m²体表面积，第1、8天，每4周为1个周期，共6个周期；—.无内容。

（上海交通大学医学院附属仁济医院　袁陈伟　殷文瑾　陆劲松）

参考文献

［1］YIN W J, DI G H, ZHOU L H, et al. Time-varying pattern of recurrence risk for Chinese breast cancer patients ［J］. Breast Cancer Res Treat, 2008, 114（3）: 527-535.

［2］LIU Y, YIN W J, YAN T T, et al. The clinical significance of Ki-67 as a marker of prognostic value and chemosensitivity prediction in hormone-receptor-positive breast cancer: a meta-analysis of the published literature ［J］. Curr Med Res Opin, 2013, 29（11）: 1453-1461.

［3］MD X S, MD Y W, MD F Y, et al. Ultrasound-guided breast biopsy: improved accuracy of 10-g cable-free elite compared with 14-g CCNB［J］. J Surg Res, 2020, 247: 172-179.

［4］JOHNSTON S R D, HARBECK N, HEGG R, et al. Abemaciclib combined with endocrine therapy for the adjuvant treatment of HR＋, HER2-, node-positive, high-risk, early breast cancer （monarchE）［J］. J Clin Oncol, 2020, 38（34）: 3987-3998.

［5］HARBECK N, RASTOGI P, MARTIN M, et al. Adjuvant abemaciclib combined with endocrine therapy for high-risk early breast cancer: updated efficacy and Ki-67 analysis from the monarchE study ［J］. Ann Oncol, 2021, 32（12）: 1571-1581.

［6］VIALE G, GIOBBIE-HURDER A, REGAN M M, et al. Prognostic and predictive value of centrally reviewed Ki-67 labeling index in postmenopausal women with endocrine-responsive breast cancer: results from breast international group trial 1-98 comparing adjuvant tamoxifen with letrozole ［J］. J Clin Oncol, 2008, 26（34）: 5569-5575.

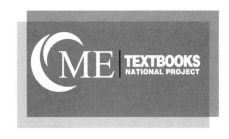

PALLAS试验：哌柏西利联合辅助内分泌治疗激素受体阳性早期乳腺癌

第18章

一、概述

【文献来源】

GNANT M，DUECK A C，FRANTAL S，et al.Adjuvant palbociclib for early breast cancer：the pallas trial results（ABCSG-42/AFT-05/BIG-14-03）[J].J Clin Oncol，2021，40（3）：282-293.

【研究背景和目的】

哌柏西利是口服的CDK4/6激酶抑制剂，PALOMA试验显示，哌柏西利联合内分泌治疗可显著改善激素受体阳性晚期乳腺癌患者的预后。但是在激素受体阳性早期乳腺癌的辅助治疗中，内分泌治疗联合哌柏西利是否有效尚未可知。PALLAS试验的目的是探讨在内分泌辅助治疗中加入2年的哌柏西利治疗能够提高激素受体阳性早期乳腺癌患者的预后。

【入组条件】

1. 纳入标准

（1）经组织学证实为Ⅱ或Ⅲ期激素受体阳性/HER2阴性乳腺癌患者。

（2）年龄≥18岁。

（3）在随机分组之前，患者已经完成了明确的乳腺手术，以及（新辅助）辅助化疗和/或放疗，如有需要。

（4）标准内分泌辅助治疗在组织学诊断后12个月内开始，且必须在内分泌治疗开始后6个月内进入研究。

（5）ECOG评分为0或1分。

（6）血小板计数＞$100×10^9$/L，淋巴细胞绝对值＞$1.5×10^9$/L，血红蛋白＞100 g/L，血清总胆红素、血肌酐在正常范围内，转氨酶水平不高于正常值上限的1.5倍。

2. 排除标准

（1）曾使用任何CDK4/6抑制剂进行治疗。

（2）Ⅰ期或Ⅳ期乳腺癌患者。

（3）随机分组前14天内未进行妊娠试验的患者或孕妇。

（4）有任何恶性肿瘤病史的患者在当前恶性肿瘤诊断前5年内接受过内分泌治疗的患者。

（5）接受抗逆转录病毒治疗的患者。有任何慢性肝病临床显著病史的患者。

（6）同时接受外源性激素治疗的患者（允许局部阴道雌激素治疗）。

【试验设计】

1. 试验类型　一项前瞻性、随机、全球性、开放标签的Ⅲ期临床试验。

2. 主要研究终点　无浸润灶疾病生存率，其定义为从随机化到局部复发、对侧浸润性乳腺癌、远处复发、第二原发浸润性癌或任何原因死亡的时间。

3. 相关和探索性研究终点　无浸润性乳腺癌生存率，无远处复发生存率、无局部区域复发生存率、总生存率和安全性等。

4. 统计方法　假设哌柏西利＋内分泌治疗组优于单独内分泌治疗组，风险比为0.75，3年的无浸润灶疾病生存率，哌柏西利＋内分泌治疗组为92.4%，内分泌单独治疗组为89.9%。检验效能85%，需要469例iDFS事件数，需要样本量4600例，2018年4月4日根据当时临床研究中观察到的结果修正了样本量，增加至5600例。

【试验流程】

PALLAS试验流程见图18-1。

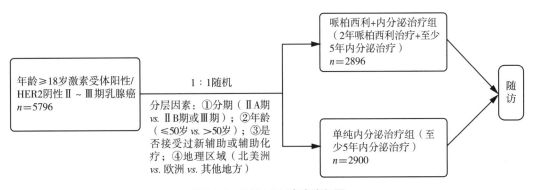

图18-1　PALLAS试验流程图

> **流程说明：**
> 1. 哌柏西利125 mg，1次/天，口服（第1～21天），每28天为1个周期。
> 2. 内分泌治疗，即他莫昔芬或芳香化酶抑制剂（来曲唑、阿那曲唑、依西美坦），加或不加促黄体素释放激素（LHRH）激动剂。
> 3. 入组时间为2015年9月1日至2018年11月30日。

【结果】

1. 中位随访31个月的研究结果　哌柏西利联合内分泌治疗组对比单纯内分泌治疗组未能改善激素受体阳性/HER2阴性早期乳腺癌患者的无浸润灶疾病生存率，两组的4年无浸润灶疾病生存率分别为84.2%和84.5%（*HR* 0.96，95%*CI* 0.81～1.14，*P*＝0.65）。

2. 次要研究终点结果　哌柏西利联合内分泌治疗组对比单纯内分泌治疗组未能改善激素受体阳性/HER2阴性早期乳腺癌患者无浸润性乳腺癌生存率，无远处复发生存率，无局部区域复发生存率和总生存率。两组的4年无浸润性乳腺癌生存率分别为85.4%和86.0%（*HR* 0.99，95%*CI* 0.82～1.19）；4年无远处复发生存率分别为86.2%和87.8%（*HR* 1.05，95%*CI* 0.87～1.28）；4年无局部区域复发生存率两组分别为96.8%和95.4%（*HR* 0.84，95%*CI* 0.57～1.23）；4年总生存率分别为93.8%和95.2%（*HR* 1.32，95%*CI* 0.98～1.78）。

3. 不良反应方面　最常见不良反应是中性粒细胞减少症，哌柏西利联合内分泌治疗组3～4级中性粒细胞减少症的发生率为61.9%，单纯内分泌治疗组为0.4%。44.9%的患者未能完成预计的2年哌柏西利治疗。

【结论】

本研究结果显示在激素受体阳性/HER2阴性的早期乳腺癌患者中，哌柏西利联合内分泌治疗对比内分泌单药治疗并不能改善患者的预后。

（上海交通大学医学院附属仁济医院　严婷婷　周力恒　殷文瑾　陆劲松）

二、专家解读

哌柏西利是周期蛋白依赖性激酶4/6抑制剂，可以阻滞细胞从G_1期进入S期从而阻止肿瘤细胞的增殖。PALOMA系列研究显示，哌柏西利联合内分泌治疗可以改善激素受体阳性/HER2阴性晚期乳腺癌的预后。那么在辅助内分泌治疗阶段加入哌柏西利能否改善激素受体阳性/HER2阴性早期乳腺癌的预后呢？PALLAS试验的目的就是为了回答这个问题。

PALLAS试验入组了5796例激素受体阳性/HER2阴性的Ⅱ～Ⅲ期乳腺癌患者，随机分为接受2年的哌柏西利联合内分泌治疗和单纯内分泌治疗，最近更新的中位随访31个月的研究结果和期中分析结果类似，在辅助内分泌治疗中加入2年哌柏西利强化治疗相对于单纯内分泌治疗在主要研究终点无浸润灶疾病生存率未能得到改善，两组的4年无浸润灶疾病生存率分别为84.2%和84.5%（*HR* 0.96，95%*CI* 0.81～1.14，*P*＝0.65），在次要研究终点方面，无浸润性乳腺癌生存率，无远处复发生存率，无局部区域复发生存率和总生存率均未能得到改善，该研究结果为阴性结果。

但是另一个CDK抑制剂阿贝西利的类似设计的辅助治疗研究，即monarchE试验却得到了阳性的研究结果。monarchE入组了5637例激素受体阳性HER2阴性早期高风险乳腺癌患者，并按1∶1随机接受2年阿贝西利联合内分泌治疗和单纯内分泌治疗。该研究中入组的高风险乳腺癌患者定义为腋窝淋巴结病理阳性≥4枚或存在1～3枚腋窝淋巴结病理阳性伴肿瘤大小≥5 cm或组织学分级3级或中心评估的Ki-67≥20%这3条中任意一条者。中位随访42个月的研究结果显示，阿贝西利联合内分泌治疗组相较于单纯内分泌治疗组可以将患者的iDFS相对提高33.6%（*HR* 0.664，95%*CI* 0.578～0.762，*P*＜0.000 1）。阿贝西利组的4年无浸润灶疾病生存率为85.8%（95%*CI* 84.2%～87.3%），单纯内分泌治疗组的4年无浸润灶疾病生存率为79.4%（95%*CI* 77.5%～81.1%），绝对值差异为6.4%，这是目前唯一一个在辅助治疗阶段得到阳性结果的CDK4/6抑制剂，NCCN和CSCO乳腺癌相关诊疗指南均建议，激素受体阳性HER2阴性高风险乳腺癌术后辅助内分泌治疗中加入阿贝西利强化治疗。

哌柏西利与阿贝西利的研究结果为何有如此大的差异呢？原则上分析可能有以下几个方面的原因：①入组人群方面。PALLAS试验入组人群的分期相较于monarchE试验早，Ⅲ期的患者PALLAS试验中占48.8%，而monarchE试验中占73.8%，由于预后好的早期患者较多，虽然不能直接比较，但从2个临床试验的对照组4年无浸润灶疾病生存率中可以推测出PALLAS试验的患者预后相对较好，在较短的随访时间内，哌柏西利可能尚未能显示出优势，可能需要更长的随访时间才能得到结果。②在给药方式方面。哌柏西利这种间断给药方式可能不能持续抑制细胞周期，这也可能是疗效不佳的原因。③这2个药物对于CDK4/6结合力的差异也可能是造成2种药物临床试验结果疗效差异的原因之一，哌柏西利对细胞周期蛋白D1-CDK4和细胞周期蛋白D2-CDK6复合物具有相似的效力，而阿贝西利对CDK4结合力是CDK6的14倍，并且它是一个泛CDK抑制剂，对于CDK家族的其他成员，如CDK，CKD1，CDK7和CDK9均有一定的抑制作用。由于PALLAS试验中患者停药率和减量率较高，也可能导致阴性结果的原因之一，在2年治疗期间，早期停用哌柏西利的累积发生率为44.9%（95%CI 43.1%～46.7%）；同时共有55.2%（95%CI 53.3%～57.0%）和33.4%（95%CI 31.7%～35.1%）的患者每日剂量分别减少至100 mg和75 mg。虽然本研究进行的Landmark分析并未显示长期服用哌柏西利的患者有显著无浸润灶疾病生存率的益处，然而在24个月的标志性分析中观察到，按照计划服药的患者与早期停用的患者之间存在数值上的差异（调整HR 0.79，95%CI 0.52～1.20），对结果可能有部分影响。但由于是回顾性探索分析，尚不能完全排除这一影响因素。

分析哌柏西利在解救治疗中的规律，可能对于理解辅助治疗有帮助。PALOMA 3试验是一项多中心、双盲、随机的Ⅲ期研究中，入组曾应用内分泌治疗后有疾病进展的、年龄≥18岁的激素受体阳性、HER2阴性的转移性乳腺癌患者，并根据对以往激素治疗的敏感性、绝经状态和是否存在内脏转移进行了分层。符合条件的患者包括：任何月经状态，ECOG评分为0～1，具有可测量疾病或仅骨疾病，晚期复发性乳腺癌既往内分泌治疗后复发或进展，或者辅助治疗完成后12个月内的复发转移者。按2∶1将患者随机分入哌柏西利（剂量为125 mg，连续使用21天，每天1次，随后休息7天，每28天为1个周期）联合氟维司群组（在第1个周期的第1天和第15天进行肌内注射500 mg，随后的28天周期的第1天进行），或者氟维司群加安慰剂组。主要研究终点是研究者评估的PFS。2016年，中位随访8.9个月（IQR 8.7～9.2）的PFS结果在《柳叶刀·肿瘤》杂志上报道，哌柏西利联合氟维司群组的mPFS为9.5个月（95%CI 9.2～11.0个月），而氟维司群加安慰剂组为4.6个月（95%CI 3.5～5.6个月）（HR 0.46，95%CI 0.36～0.59，P＜0.000 1）。2018年在《新英格兰医学》杂志报道了中位随访时间为44.8个月的结果显示，氟维司群联合哌柏西利组的mOS为34.9个月（95%CI 28.8～40.0个月），氟维司群加安慰剂组为28.0个月（95%CI 23.6～34.6个月）（HR 0.81，95%CI 0.64～1.03，P＝0.09，绝对差异为6.9个月）。在410例对既往内分泌治疗敏感的患者中，哌柏西利联合氟维司群组的mOS为39.7个月（95%CI 34.8～45.7个月），氟维司群加安慰剂组为29.7个月（95%CI 23.8～37.9个月）（HR 0.72，95%CI 0.55～0.94，绝对差异为10.0个月），氟维司群联合哌柏西利组的总生存率差异不显著，但在激素受体阳性、HER2阴性且对以往内分泌治疗敏感的晚期乳腺癌患者中，与氟维司群加安慰剂组相比，哌柏西利联合氟维司群组的总生存期更长。2022年，在《临床癌症研究》报道中位随访时间为73.3个月（95%CI 73.0～74.0个月）的结果显示，哌柏西利联合氟维司群组的mOS为34.8个月（95%CI 28.8～39.9个月），氟维司群加安慰剂组为28.0个月（95%CI 23.5～33.8个月）（HR 0.81，95%CI 0.65～0.99）。哌柏西利联合氟维司群组和氟维司群加安慰剂组的6年总生存率分别为19.1%（95%CI 14.9%～23.7%）和12.9%（95%CI 8.0%～19.1%）。在大多数亚组中，尤其是在内分泌敏感疾病患者中，观察到与氟维司群加安慰剂组相比，哌柏西利联合氟维司群组在OS更有优势。在随访6年后可以发现哌柏西利联合氟维司群组相对于氟维司群加安慰剂组可以改善患者的OS。从上述PALOMA 3试验的研究历程看，如果要追求哌柏西利在解救治疗中较短的时间内获得对生存的改善，可能需要寻找敏感的亚人群，如内分泌治疗敏感人群；而在总人群中间获得生存的优势需要更长的随访时间。但作为辅助治疗，目前尚没有一个提前获得内分泌敏感的具体指标，需要进一步的临床转化研究来寻找。由于解救治疗可以改善总生存，哌柏西利应用3周，停1周应该是一个有效的治疗方案，但可能不是导致PALLAS试验辅助治疗阴性结果的原因。

综上所述，CDK4/6抑制剂在乳腺癌辅助治疗中的使用仍需要进一步的探索，未来可以进一步研究组织或血清生物学标志物，预测对不同CDK4/6抑制剂的敏感性，以指导选择CDK4/6抑制剂最佳适用人群。

三、同类研究

PALLAS试验及同类研究见表18-1。

表18-1　同类研究对比

研究名称及性质	入组患者	治疗方案	CDK4/6抑制剂用法及使用时长	中位随访时间	主要研究终点及结果	停药率	结论
• PALLAS试验 • Ⅲ期辅助治疗 • 优效性设计（n＝5796）	• 激素受体阳性/HER2阴性Ⅱ～Ⅲ期乳腺癌 • 内分泌治疗开始6个月内随机 • 术后12个月内随机	哌柏西利＋内分泌治疗vs.安慰剂＋内分泌治疗	哌柏西利125 mg/d，服用3周停1周，共治疗2年	31.0个月	4年无浸润灶疾病生存率：84.2% vs. 84.5%（HR 0.96，95%CI 0.81～1.14，P＝0.65）	44.9%	在激素受体阳性/HER2阴性的早期乳腺癌患者中，哌柏西利联合内分泌治疗对比内分泌单药治疗并不能改善患者的预后
• monarchE试验 • Ⅲ期辅助治疗 • 优效性设计（n＝5637）	• 激素受体阳性/HER2阴性高风险乳腺癌（≥4枚腋窝淋巴结病理阳性或1～3枚腋窝淋巴结病理阳性＋以下任意1条：肿瘤大小≥5 cm；组织学分级3级；中心评估的Ki-67≥20%） • 随机前接受过12周的内分泌治疗 • 术后16个月内随机	阿贝西利＋内分泌治疗vs.安慰剂＋内分泌治疗	阿贝西利150 mg，2次/天，连续治疗2年	27.1个月	3年无浸润灶疾病生存率：88.8% vs. 83.4%（HR 0.70，95%CI 0.59～0.82，P＜0.000 1）	17.2%	对于激素受体阳性、HER2阴性、淋巴结阳性、高风险早期乳腺癌患者，阿贝西利联合内分泌治疗可显著改善患者的预后
• PENELOPE-B试验 • Ⅲ期辅助治疗 • 优效性设计（n＝1250）	• 新辅助化疗后未完全缓解的激素受体阳性/HER2阴性乳腺癌 • CPS-EG评分≥3分或2分，且淋巴结阳性（ypN＋）	哌柏西利＋内分泌治疗vs.安慰剂＋内分泌治疗	哌柏西利125 mg/d，服用3周停1周，共治疗1年	42.8个月	4年无浸润灶疾病生存率：73% vs. 72.4%（HR 0.93，95%CI 0.74～1.17，P＝0.525）	15.2%	哌柏西利联合标准辅助内分泌治疗治疗未能改善新辅助化疗后未完全缓解的激素受体阳性/HER2阴性乳腺癌患者的预后

（上海交通大学医学院附属仁济医院　严婷婷　周力恒　殷文瑾　陆劲松）

参考文献

［1］CRISTOFANILLI M，RUGO H S，IM S A，et al. Overall Survival with Palbociclib and Fulvestrant in Women with HR＋/HER2-ABC：Updated Exploratory Analyses of PALOMA-3，a Double-blind，Phase Ⅲ Randomized Study［J］. Clin Cancer Res，2022，28（16）：3433-3442.

［2］IM S A，MUKAI H，PARK I H，et al. Palbociclib Plus Letrozole as First-Line Therapy in Postmenopausal Asian Women With Metastatic Breast Cancer：Results From the Phase Ⅲ，Randomized PALOMA-2 Study［J］. J Glob Oncol，2019，5：1-19.

［3］GNANT M，DUECK A C，FRANTAL S，et al. Adjuvant Palbociclib for Early Breast Cancer：The PALLAS Trial Results（ABCSG-42/AFT-05/BIG-14-03）［J］. J Clin Oncol，2021：JCO2102554.

［4］JOHNSTON S R D，TOI M，O'SHAUGHNESSY J，et al. Abemaciclib plus endocrine therapy for hormone receptor-positive，HER2-negative，node-positive，high-risk early breast cancer（monarchE）：results from a preplanned interim analysis of a randomised，open-label，phase 3 trial［J］. Lancet Oncol，2023，24（1）：77-90.

［5］DENDULURI N，SOMERFIELD M R，CHAVEZ-MACGREGOR M，et al. Selection of optimal adjuvant chemotherapy and targeted therapy for early breast cancer：ASCO guideline update［J］. J Clin Oncol，2021，39（6）：685-693.

［6］中国临床肿瘤学会指南工作委员会. 中国临床肿瘤学会（CSCO）乳腺癌诊疗指南2022［M］. 北京：人民卫生出版社，2022.

［7］CHONG Q Y，KOK Z H，BUI N L，et al. A unique CDK4/6 inhibitor：current and future therapeutic strategies of abemaciclib［J］. Pharmacol Res，2020，156：104686.

［8］GEORGE M A，QURESHI S，OMENE C，et al. Clinical and Pharmacologic Differences of CDK4/6 Inhibitors in Breast Cancer［J］. Front Oncol，2021，11：693104.

［9］MAYER E L，FESL C，HLAUSCHEK D，et al. Treatment exposure and discontinuation in the palbociclib collaborative adjuvant study of palbociclib with adjuvant endocrine therapy for hormone receptor-positive/human epidermal growth factor receptor 2-negative early breast cancer（PALLAS/AFT-05/ABCSG-42/BIG-14-03）［J］. J Clin Oncol，2022，40（5）：449-458.

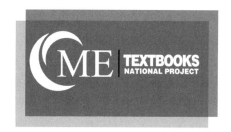

PALLAS/AFT-05/ABCSG-42/BIG-14-03试验的深度分析：PALLAS试验中激素受体阳性、人表皮生长因子受体2阴性早期乳腺癌患者哌柏西利联合内分泌治疗的药物暴露和停药分析

第19章

一、概述

【文献来源】

MAYER E L，FESL C，HLAUSCHEK D，et al.Treatment exposure and discontinuation in the palbociclib collaborative adjuvant study of palbociclib with adjuvant endocrine therapy for hormone receptor-positive/human epidermal growth factor receptor 2-negative early breast cancer（PALLAS/AFT-05/ABCSG-42/BIG-14-03）[J].J Clin Oncol，2022，40（5）：449-458.

【研究背景和目的】

近年来的临床研究显示，使用周期蛋白依赖性激酶4/6（CDK4/6）抑制剂联合内分泌治疗（氟维司群/芳香化酶抑制剂）在转移性乳腺癌的治疗中能够取得较好的疗效，并且具有良好的安全性、耐受性，但在辅助治疗阶段是否推荐应用CDK4/6抑制剂目前还没有足够的数据支持。前瞻性、随机、全球性、开放标签的Ⅲ期临床试验PALLAS研究在期中分析和之后的生存分析中都得到阴性结果，中位随访31个月的结果显示，哌柏西利联合内分泌治疗组与单纯内分泌治疗组2年的无浸润灶疾病生存率的绝对差异为0.3%（HR 0.96，P＝0.65）。由于PALLAS试验中在哌柏西利治疗期间有42.2%的患者提前停药，因此，本研究的目的在于深入探究哌柏西利联合辅助内分泌治疗药物暴露的预测因素及其对主要研究终点无浸润灶疾病生存率的潜在影响。

【入组条件】

1. 纳入标准

（1）年龄≥18岁，组织学证实的Ⅱ～Ⅲ期激素受体阳性、HER2阴性浸润性乳腺癌（AJCC 7.0版）。

（2）已完成乳房手术，完成辅助或新辅助化疗或放疗。

（3）辅助内分泌治疗需在组织学诊断后12个月内开始，已开始辅助内分泌治疗6个月内者可入组。

（4）允许多灶和/或多中心和/双侧乳腺癌入组。

（5）ECOG评分为0～1分。

2. 排除标准

（1）其他恶性肿瘤史。

（2）妊娠或计划妊娠、哺乳期。

（3）既往使用过任何CDK4/6抑制剂治疗。

（4）本次恶性肿瘤诊断前5年内曾用过内分泌治疗药物。

（5）同期使用外源性激素治疗（允许使用阴道局部激素治疗的患者入组）。

【试验设计】

1. 试验类型　前瞻性、随机、多中心、开放的Ⅲ期临床试验。

2. 主要研究终点　包含非乳腺来源第二原发癌的无浸润灶疾病生存率（从随机开始到首发事件的时间，其中首发事件包括同侧局部或区域浸润性乳腺癌、对侧浸润性乳腺癌、远处转移、非乳腺来源的第二原发浸润性癌或任何原因造成的死亡）。

3. 次要研究终点　不包含非乳腺来源第二原发浸润性癌的无浸润灶疾病生存率（从随机开始到首发事件的时间，其中首发事件包括同侧局部或区域浸润性乳腺癌、对侧浸润性乳腺癌、远处转移或任何原因造成的死亡）、无远处复发生存（DRFS，从随机到远处转移或因任何原因死亡的时间）、无局部区域复发生存期（LRRFS，从随机到同侧局部区域浸润性癌复发、对侧浸润性乳腺癌，或因任何原因死亡的时间）、总生存期（从随机到死亡的时间）和安全性等。

4. 哌柏西利早期停药的定义　在完成2年哌柏西利治疗之前停药（只要用过1次哌柏西利就判定为哌柏西利＋内分泌治疗组）。

5. 非方案定义的停药　未出现方案定义的不良反应时患者/医生决定的停药、依从性不佳或撤回知情同意。

【试验流程】

PALLAS/AFT-05/ABCSG-42/BIG-14-03研究的深度分析流程见图19-1。

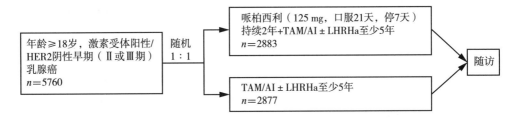

图19-1　PALLAS/AFT-05/ABCSG-42/BIG-14-03研究的深度分析流程图

注：TAM. 他莫昔芬；AI. 芳香化酶抑制剂；LHRHa. 促黄体激素释放激素激动剂；±. 加或不加。

【结果】

1. 停药原因。42.2%的患者出现早期停药。因不良事件停药者占27.2%（包括不能耐受的不良反应），其中，59.7%为中性粒细胞减少症；不遵从治疗方案停药者占4.7%；因疾病进展/第二原发恶性肿瘤停药者占3.6%；撤回知情同意停药者占3.5%；其他原因占3.3%。

2. 多因素竞争风险模型。哌柏西利早期停药与年龄较大、亚裔（仅代表研究人群中的一小部分）、解剖学分期较低与肿瘤分级较低有关；哌柏西利减量与亚裔、非西班牙裔、既往化疗暴露和较低的ECOG评分有关。

3. 无浸润灶疾病生存率。药物暴露时间长并没有显著提高无浸润灶疾病生存率。6、12、18、24个月用药强度大于70%均没有显著提高无浸润灶疾病生存率。

4. 在停药原因均符合方案规定的5035例患者中，治疗组和对照组的iDFS均未得到显著改善（$HR\ 0.89$，$95\%CI\ 0.72 \sim 1.11$）。

【结论】

在PALLAS研究中，哌柏西利药物暴露情况和停药情况与iDFS结果均无显著相关性。

（上海交通大学医学院附属仁济医院　马嘉忆　殷文瑾　陆劲松）

二、专家解读

CDK4/6抑制剂可以通过抑制CDK4/6阻滞细胞周期从G_1期进入S期，从而抑制肿瘤细胞的增殖。细胞周期的停滞还可以刺激细胞进入衰老状态，并伴随衰老相关的分泌表型发生变化。衰老相关分泌表型会促进肿瘤微环境的变化，如血管重塑，而且还会招募细胞毒性T细胞，增强肿瘤细胞表面的 I 类主要组织相容性复合体（major histocompatibility complex I，MHC- I ）的表达，从而促进细胞毒性T细胞的活化，进而重塑免疫微环境，进一步起到抗肿瘤作用。CDK4/6抑制剂联合内分泌治疗在激素受体阳性/HER2阴性乳腺癌的晚期治疗中已被指南推荐为一线治疗方案，为了研究其在辅助阶段强化治疗的作用，PALLAS研究应运而生。

哌柏西利是全球首个高特异性的CDK4和CDK6的抑制剂。PALLAS纳入了5760例已完成手术和化、放疗且在组织学诊断为乳腺癌12个月内、接受辅助内分泌治疗6个月内的 II ～ III 期激素受体阳性HER2阴性乳腺癌患者。治疗组的给药方案是内分泌治疗联合哌柏西利125 mg/d，应用3周停1周，共维持2年；对照组是单纯内分泌治疗（芳香化酶抑制剂或他莫昔芬）。主要研究终点为iDFS。

2021年1月，PALLAS研究在 *Lancet Oncology* 杂志上发表了第1次期中分析结果。中位随访23.7个月的结果发现，治疗组（哌柏西利＋内分泌治疗）和对照组（单纯内分泌治疗）的3年无浸润灶疾病生存率分别为88.2%和88.5%（$HR\ 0.93$，$95\%CI\ 0.76 \sim 1.15$，$P=0.51$）。2022年1月，PALLAS研究在 *Journal of Clinical Oncology* 杂志上发表了第2次期中分析结果。中位随访31个月的结果显示，治疗组和对照组分别发生253例和263例iDFS事件（$HR\ 0.96$，$95\%CI\ 0.81 \sim 1.14$，$P=0.65$）。

对于本研究的阴性结果，研究者们常将其与另一CDK4/6抑制剂阿贝西利在辅助内分泌治疗中的研究monarchE试验进行对比。monarchE试验是在 II 或 III 期激素受体阳性且HER2阴性乳腺癌中比较标准内分泌治疗加或不加CDK4/6抑制剂的疗效和安全性的 III 期临床试验，该研究允许乳腺癌术后16个月内、非内分泌治疗（手术、化疗、放疗）后接受过最长12周内分泌治疗的患者入组，共纳入5637例患者，将患者1:1随机分为阿贝西利＋内分泌治疗组和单纯内分泌治疗组，阿贝西利＋内分泌治疗组的无浸润灶疾病生存率显著优于单纯内分泌治疗组（*HR* 0.75，95%*CI* 0.60～0.93，*P*＝0.01），2年无浸润灶疾病生存率分别为92.2%和88.7%。

入组人群差异可能是导致研究结果不同的原因之一。monarchE试验中队列1要求入组患者的腋窝淋巴结病理阳性≥4枚或有1～3枚腋窝淋巴结病理阳性＋以下任意一条：肿瘤大小≥5 cm；组织学分级3级。由此可见，monarchE试验入组患者的病情明显重于PALLAS试验。

另一方面，两种CDK4/6抑制剂结构和功能也有所不同。monarchE试验中使用的阿贝西利是一种泛CDK抑制剂，与CDK4/6抑制剂，如哌柏西利、瑞波西利和达尔西利有所不同，阿贝西利不仅对CDK4的抑制效果是CDK6的14倍，同时也是CDK1、7、9的抑制剂。另外，阿贝西利对于糖原合成激酶（GSK）3α/β、Ca^{2+}-钙调蛋白依赖性蛋白激酶Ⅱ（calmodulin dependent protein kinase Ⅱ，CAMKⅡ）α/β/γα/β-γ、双特异性酪氨酸磷酸化调节激酶（DYRK）、PIM蛋白激酶、同源结构域相互作用蛋白激酶（HIPK）和CAMK家族也有一定抑制作用，有研究发现，阿贝西利致死的细胞伴有空泡表型，这说明阿贝西利可能产生溶酶体功能障碍相关的细胞毒性。因此，阿贝西利作为泛CDK抑制剂也可能是导致疗效差异的原因之一。

另外，阿贝西利和哌柏西利的不良反应不同，其所导致的停药原因及停药比例的不同也可能是造成研究结果不同的原因之一。不同于哌柏西利、瑞波西利和达尔西利的血液学毒性，阿贝西利的不良事件主要为2～3级的腹泻，但因腹泻停药的比例只有4.8%。而本研究表明，因不良事件导致的哌柏西利停药的患者中超过50%是因为中性粒细胞减少症，而在用药第1年，哌柏西利的停药率就达到30%，这大大减少了原本根据统计学假设计算出的样本量，这或许也是造成统计学上无法达到阳性结果的原因，也是本研究进一步调整模型后仍未能达到理想结果的可能原因。

当研究者对于不良反应的停药进一步分析解读发现一部分由于"非方案定义的原因"停药的患者。PALLAS研究的减量原则如下：出现2级不良事件≥4周（不包括脱发）；出现非复杂性的3级中性粒细胞减少症需暂停哌柏西利直到患者的不良反应恢复到≤2级；在第1次发生3级中性粒细胞减少症后，可继续以相同剂量恢复使用哌柏西利，后续每次发生均需减量，若出现4次中性粒细胞减少症则要求哌柏西利停药。停药原则如下：出现4级中性粒细胞减少症；按方案减量仍反复出现3级中性粒细胞减少症或持续出现其他毒性事件；手术延迟；出现iDFS事件；患者用药依从性不佳等。上述为"方案定义的原因"停药，而患者/医生决定停药且未出现方案定义的不良反应、依从性不佳或撤回知情同意则归为"非方案定义的原因"，说明哌柏西利治疗期间不良反应的管理及患者教育需要重视。并且就不良反应的管理而言，PALLAS试验的停药原则比较保守，另一项哌柏西利在新辅助治疗中的研究Penelope-B试验是一项对激素受体阳性/HER2阴性完成16周新辅助化疗后，乳房或淋巴结有肿瘤残余的患者进行辅助内分泌治疗是否需要加用13个周期哌柏西利强化治疗的研究，样本量为1250例患者，虽然这项研究结果也是阴性结果，但不良反应明显减少，哌柏西利早期停药率为17.5%，其中3%为不良反应。Penelope-B试验的减量方式如下：任何2级不良反应持续时间＞3周；非复杂性3级中性粒细胞减少症且恢复时间延迟了下个周期治疗；3级中性粒细胞减少症伴有文件记录的感染或体温≥38.5 ℃；4级中性粒细胞减少症和3或4级血小板减少。如按方案减量至75 mg仍出现以上需要减量的毒性相关事件，则选择停药。相比于PALLAS研究，Penelope-B研究对于持续发生任意2级不良反应的患者会更早地采取减量措施，而对于发生3级非复杂性中性粒细胞减少症且恢复时间较长的患者也有更大自由度的减量。上述结果提示，药物增加或减量的自由度可能改善患者的依从性，因此是临床医生可以参考的一种方式。

另外，本研究发现亚裔患者更容易出现哌柏西利早期停药和减量，可以推测亚裔患者对于该药物的耐受性或依从性更差。既往关于哌柏西利应用于晚期转移性乳腺癌治疗中的研究表明，亚裔更容易在哌柏西利治疗中出现血液学毒性，甚至3或4级的中性粒细胞减少症。PALOMA-2试验是一项探索哌柏西利联合来曲唑或来曲唑单药治疗激素受体阳性/HER2 阴性晚期乳腺癌的研究，共纳入 666 例患者，而哌柏西利组的 444 例患者中有 95 例亚裔患者，其中 95.4% 的亚裔患者出现中性粒细胞减少症，且 3 或 4 级中性粒细胞减少症的比例为 89.2%；非亚裔患者出现中性粒细胞减少症的比例为 76.8%，其中 62.5% 为 3 或 4 级中性粒细胞减少症。这一差异可能与不同人种的基因有关，Iwata 等研究者发现，在 PALOMA-2 试验和 PALOMA-3 试验中，ABCB1_rs1128503 处的 T/T 等位基因和 ERCC1_rs1615 处的 G/G 等位基因在亚裔患者中更为常见，因而使得这类患者在早期阶段更容易出现中性粒细胞减少症。因此，对于我国人群在应用哌柏西利的治疗期间不良反应的管理和患者依从性之间的平衡需要受到更多关注。

哌柏西利强化辅助治疗目前并没有看到令人满意的结果，可能与入组和排除条件的设计、患者教育与不良反应管理，以及随访时间有一定关联，也不排除与哌柏西利这一 CDK4/6 抑制剂的药物作用机制和疗效有关，而在晚期激素受体阳性/HER2 阴性乳腺癌中哌柏西利的疗效仍然较为优异。期待 PALLAS 及其相关研究的最终结果分析和更多的探索性分析。

三、同类研究

PALLAS 试验及同类研究见表 19-1。

表 19-1　同类研究对比

研究	入组患者	干预分组	中位随访时间	主要研究终点	结论	停药率
• PALLAS 试验 • 优效性研究	Ⅱ/Ⅲ期激素受体阳性 HER2 阴性早期乳腺癌（n＝5760）	TAM/AI±LHRHa 加或不加 2 年哌柏西利治疗	31.0 个月	无浸润灶疾病生存率：哌柏西利＋内分泌治疗组与内分泌治疗组无明显差异（88.2% vs.88.5%，HR 0.93，P＝0.51）	激素受体阳性/HER2 阴性早期乳腺癌辅助内分泌治疗基础上加用哌柏西利未能明显改善预后	42.20%
• monarchE 试验 • 优效性研究	Ⅱ/Ⅲ期激素受体阳性 HER2 阴性早期乳腺癌 队列1：腋窝淋巴结病理阳性≥4枚或1～3枚腋窝淋巴结病理阳性＋以下任意1条：①肿瘤大小≥5 cm；②组织学分级为3级（n＝5637）	托瑞米芬/TAM/AI＋OFS 加或不加 2 年阿贝西利	27.1 个月	无浸润灶疾病生存率：阿贝西利＋内分泌治疗优于单纯内分泌治疗（88.8% vs.83.4%，P＜0.000 1，HR 0.70，95%CI 0.59～0.82）	激素受体阳性/HER2 阴性早期乳腺癌辅助阿贝西利＋内分泌治疗优于单纯内分泌治疗	16.60%
• Penelope-B 试验 • 优效性研究	激素受体阳性/HER2 阴性完成 16 周新辅助化疗后乳房或淋巴结有肿瘤残余的患者（n＝1250）	TAM/AI＋LHRHa 加或不加 13 个疗程哌柏西利	42.8 个月	无浸润灶疾病生存率：哌柏西利＋内分泌治疗不优于单药内分泌治疗（HR 0.93，95%CI 0.74～1.17，P＝0.525）	激素受体阳性/HER2 阴性乳腺癌新辅助治疗后，有肿瘤残余的患者辅助治疗加用哌柏西利未进一步改善预后	17.50%

注：TAM. 他莫昔芬；AI. 芳香化酶抑制剂；OFS. 卵巢功能抑制；LHRHa. 促黄体素释放激素类似物。

（上海交通大学医学院附属仁济医院　马嘉忆　殷文瑾　陆劲松）

参考文献

［1］WAGNER V，GIL J．Senescence as a therapeutically relevant response to CDK4/6 inhibitors．Oncogene［J］．2020，39（29）：5165-5176．

［2］CARDOSO F，PALUCH-SHIMON S，SENKUS E，et al．5th ESO-ESMO international consensus guidelines for advanced breast cancer（ABC 5）．Ann Oncol［J］．2020，31（12）：1623-1649．

［3］GRADISHAR W J，MORAN M S，ABRAHAM J，et al．Breast cancer，version 3．2022，NCCN clinical practice guidelines in oncology．J Natl Compr Canc Netw［J］．2022，20（6）：691-722．

［4］MAYER E L，DUECK A C，MARTIN M，et al．Palbociclib with adjuvant endocrine therapy in early breast cancer（PALLAS）：interim analysis of a multicentre，open-label，randomised，phase 3 study［J］．Lancet Oncol，2021，22（2）：212-222．

［5］GNANT M，DUECK A J C，FRANTAL S，et al．Adjuvant palbociclib for early breast cancer：the pallas trial results（ABCSG-42/AFT-05/BIG-14-03）［J］．J Clin Oncol，2022，40（3）：282-293．

［6］JOHNSTON S R D，HARBECK N，HEGG R，et al．Abemaciclib combined with endocrine therapy for the adjuvant treatment of HR＋，HER2-，node-positive，high-risk，early breast cancer（monarchE）［J］．J Clin Oncol，2020，38（34）：3987-3998．

［7］CHONG Q Y，KOK Z H，BUI N L，et al．A unique CDK4/6 inhibitor：Current and future therapeutic strategies of abemaciclib［J］．Pharmacol Res，2020，156：104686．

［8］KLEIN M E，KOVATCHEVA M，Davis L E，et al．CDK4/6 inhibitors：the mechanism of action may not be as simple as once thought［J］．Cancer Cell，2018，34（1）：9-20．

［9］LOIBL S，MARME F，MARTIN M，et al．Palbociclib for residual high-risk invasive HR-Positive and HER2-negative early breast cancer-the penelope-b trial［J］．J Clin Oncol，2021，39（14）：1518-1530．

［10］IM S A，MUKAI H，PARK I H，et al．Palbociclib plus letrozole as first-line therapy in postmenopausal asian women with metastatic breast cancer：results from the phase Ⅲ，randomized PALOMA-2 Study［J］．J Glob Oncol，2019，5：1-19．

［11］IWATA H，UMEYAMA Y，LIU Y，et al．Evaluation of the association of polymorphisms with palbociclib-induced neutropenia：pharmacogenetic analysis of PALOMA-2/-3［J］．Oncologist，2021，26（7）：e1143-e1155．

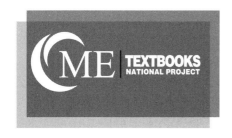

KARISMA试验二次分析：CYP2D6基因型预测他莫昔芬停药和药物反应

第20章

一、概述

【文献来源】

HE W，ERIKSSON M，ELIASSON E，et al.*CYP2D6* genotype predicts tamoxifen discontinuation and drug response：a secondary analysis of the KARISMA trial［J］.Ann Oncol，2021，32（10）：1286-1293.

【研究背景和目的】

他莫昔芬是乳腺癌内分泌治疗的重要药物，由细胞色素P450 2D6转化为活性更高的代谢产物，其中活性最高的代谢产物为内昔芬。CYP2D6代谢活性存在个体差异，导致用药后患者体内内昔芬浓度不同，这可能是导致他莫昔芬疗效差异的原因。然而，目前关于CYP2D6代谢型是否能影响他莫昔芬的疗效和不良反应仍存在争议。针对目前存在的争议，KARISMA试验在使用他莫昔芬的健康女性中，探索CYP2D6代谢型能否预测他莫昔芬用药后的不良反应、停药率及钼靶密度的改变。

【入组条件】

1. 纳入标准

（1）在入组前3个月内接受过钼靶检查的40～74岁健康女性。

（2）乳腺密度为BI-RADS B、C和D级的患者（乳腺密度的BI-RADS分级：①BI-RADS A级，乳房几乎全是脂肪；②BI-RADS B级，乳房内有零星的纤维腺体密度区域；③BI-RADS C级，乳房内存在异质性的致密区，可能会掩盖肿块；④BI-RADS D级：乳房密度极高降低了乳房钼靶检查的灵敏性）。

2. 排除标准

（1）曾经患过乳腺癌，包括原位癌；做过任何形式的乳腺手术；乳腺钼靶筛查出可疑病灶，需要进行额外检查者。

（2）使用口服（雌/孕）激素疗法；使用包括植物性雌激素的药物；使用干扰CYP2D6酶作用的药物；华法林用药史。

（3）患有心脑血管疾病；存在活化蛋白C抵抗；患有高血压或未受控制的糖尿病；患者已妊娠或计划妊娠。

【试验设计】

1. 多中心、随机6组、双盲、安慰剂对照的非劣效Ⅱ期临床试验。

2. 参与者按照1:1的比例随机分为安慰剂组、他莫昔芬1 mg、2.5 mg、5 mg、10 mg、20 mg组；分层因素为月经状态。

3. 计划样本量。考虑30%的失访率，为探索安慰剂组、他莫昔芬1 mg组、他莫昔芬2.5 mg组、他莫昔芬5 mg组和他莫昔芬10 mg组不劣效于20 mg组，非劣效边缘设置为17%，每组需要240例患者。

4. 主要研究终点为用药6个月后钼靶密度的改变。

5. 次要研究终点为用药6个月后他莫昔芬的停药率。

6. 本研究是KARISMA试验二次分析，是在母研究的基础上，将CYP2D6代谢型纳入用药后其不良反应，他莫昔芬停药及钼靶下乳腺密度变化进行分析。

【试验流程】

KARISMA试验母研究流程见图20-1。

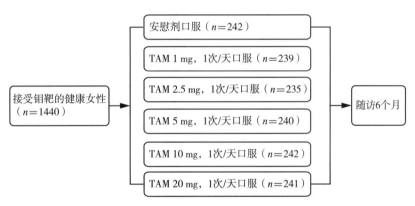

图20-1　KARISMA试验母研究流程图

注：TAM.他莫昔芬。

【结果】

1. 母研究结果如下，安慰剂组、他莫昔芬1 mg、2.5 mg、5 mg、10 mg、20 mg组在第6个月时钼靶密度下降的平均值为−0.1%、1.0%、6.9%、1.0%、6.8%、9.6%，第6个月时的停药率分别为21.9%、24.3%、30.2%、32.9%、28.1%、27.0%。研究发现，他莫昔芬2.5 mg组、5 mg组、10 mg组在服药6个月后，钼靶密度下降方面不劣于20 mg组。6组组间在第6个月停药率的差异无统计学意义。

2. 按每毫克他莫昔芬口服计，CYP2D6不良代谢型、中间代谢型、正常代谢型和超快代谢型的总体中位昔芬水平分别为0.18 ng/ml、0.38 ng/ml、0.56 ng/ml和0.67 ng/ml。

3. 相比于CYP2D6不良代谢型，CYP2D6超快代谢型用药后冷汗、潮热、情绪波动和易激惹的发生显著增加（$P < 0.05$），并且修正的癌症治疗功能评估−内分泌症状（functional assessment of

cancer therapy-endocrine symptoms，FACT-ES）评分显著增加（$P < 0.05$）。

4. 治疗第6个月时，CYP2D6不良代谢型、中等代谢型、正常代谢型和超快代谢型的他莫昔芬的停药率分别达到25.7%、23.6%、28.6%和44.4%。与不良代谢型相比，超快代谢型他莫昔芬的停药率显著升高（$P < 0.05$）；中等代谢型与正常代谢型他莫昔芬的停药率无显著性差异。

5. 在6个月时，CYP2D6不良代谢型、中等代谢型、正常代谢型和超快代谢型的钼靶下乳腺致密面积分别减少0.77 cm^2、4.48 cm^2、4.14 cm^{2}和8.01 cm^2。

【结论】

根据计算钼靶下乳腺致密面积的下降值变化，相较于CYP2D6超快代谢型，慢代谢型患者很可能对他莫昔芬的反应较弱。然而，相较于慢代谢型患者，CYP2D6超快代谢型治疗的不良反应更明显，且他莫昔芬停药率显著升高。

（上海交通大学医学院附属仁济医院　周伟航　周力恒　殷文瑾　陆劲松）

二、专家解读

他莫昔芬是一种选择性的雌激素受体调节剂，用于激素受体阳性乳腺癌的内分泌治疗，同时也被美国食品药品监督管理局批准用于具有发生乳腺癌高危风险女性的预防用药，是使用最广泛的抗雌激素药物之一。他莫昔芬本身的抗雌激素能力较弱，需要经过转氨酶代谢后转化为抗雌激素作用更强的代谢产物（如内昔芬），其中起主要作用的代谢酶包括CYP3A4/5和CYP2D6，但由于*CYP2D6*等位基因突变率较*CYP3A4/5*高，因此，CYP2D6的多态性是影响他莫昔芬代谢更重要的因素。

目前*CYP2D6*基因多态性是否能够影响他莫昔芬的疗效和不良反应尚存在争议。有研究认为*CYP2D6*基因多态性可能会影响他莫昔芬在人体内的代谢过程，使他莫昔芬的活性代谢产物的浓度产生差异，进而影响他莫昔芬的临床疗效。Schroth等开展的一项回顾性研究纳入了1325例使用他莫昔芬治疗的早期乳腺癌患者，在随访9年后发现快代谢型的患者DFS显著优于中间代谢型（*HR* 1.29，95%*CI* 1.03 ~ 1.61，$P = 0.02$），但在总生存期方面两者无显著性差异。徐兵河院士团队发表的一项回顾性研究分析了使用他莫昔芬的早期乳腺癌患者，研究共纳入325例患者，研究发现，中间代谢型患者的5年无病生存率要显著低于快代谢型者（54.9%*vs.*70.9%，$P = 0.007$）。此外，He等开展的一项前瞻性回顾性研究纳入使用他莫昔芬进行辅助内分泌治疗的1309例早期乳腺癌患者，根据*CYP2D6*基因分型分为慢代谢型、中等代谢型、正常代谢型和超快代谢型，研究发现CYP2D6代谢型和乳腺癌特异死亡率之间存在"U"形关联，即超快代谢型（*HR* 4.52，95%*CI* 1.42 ~ 14.37）和慢代谢型（*HR* 2.59，95%*CI* 1.01 ~ 6.67）的乳腺癌特异死亡率均高于正常代谢型。研究还发现，CYP2D6慢代谢型、中等代谢型、正常代谢型和超快代谢型在6个月时，他莫昔芬的停药率分别为7.1%、7.6%、6.7%和18.8%。

然而，也有研究发现CYP2D6代谢型不影响他莫昔芬内分泌治疗疗效。一项前瞻性的队列研究——CYPTAM试验纳入了667例使用他莫昔芬辅助内分泌治疗的早期乳腺癌患者，将CYP2D6代谢型分为慢代谢型、中间代谢型、杂合快代谢型、快代谢型和超快代谢型，并对用药后患者血浆中内昔芬的浓度进行测定。多因素COX回归显示，血浆中内昔芬浓度与患者的无复发生存期并无关联（*HR* 0.99，95%*CI* 0.95 ~ 1.04，$P = 0.691$）；超快代谢型＋快代谢型组相比于慢代谢型＋中间代谢型＋杂合快代谢型组的无复发生存期也无显著性差异（*HR* 0.93，95%*CI* 0.53 ~ 1.64，$P = 0.799$）。BIG 1-98试验的一项探索性分析纳入了1243例接受他莫昔芬治疗的早期绝经后乳腺癌患者，研究发现慢代谢型和中间代谢型患者相较于快代谢型患者在乳腺癌复发风险方面的差异无统计学意义（*HR* 0.86，95%*CI* 0.60 ～ 1.24）。ATAC试验的探索性分析发现，在588例接受他莫昔芬治疗的早期绝经后乳腺癌患者中，CYP2D6代谢型与乳腺癌复发无相关性（*HR* 0.99，95%*CI* 0.48 ～ 2.08，*P* = 0.99）。基于临床研究结果的不一致，美国国家综合癌症网络（NCCN）和美国临床肿瘤学会（American Society of Clinical Oncology，ASCO）发布的相关指南不推荐使用他莫昔芬的患者进行*CYP2D6*基因检测。

现有的临床研究的结论矛盾，其原因可能有以下3点。①各项研究对CYP2D6表型归类的存在差异，例如，CYPTAM试验并未根据临床药物遗传学实施联盟（Clinical Pharmacogenetics Implementation Consortium，CPIC）对CYP2D6代谢型进行分类。CPIC的相关指南中，将具有2个正常活性*CYP2D6*等位基因的个体归类为CYP2D6快代谢型，如果正常活性的等位基因发生基因扩增，则被归类为超快代谢型；具有1个或2个活性降低的等位基因归类为CYP2D6中间代谢型，具有2个无活性的等位基因归类为慢代谢型。与同类研究对CYP2D6代谢型分类的不同，CYPTAM试验中实际只对CYP2D6代谢型进行了二分类，可能造成研究结果的不同。②单核苷酸多态性与药物代谢相关的临床研究中，患者可能会同时使用其他药物。在乳腺癌治疗过程中，化疗药物也会影响CYP2D6的代谢活性，可能也会对结果产生一定的影响。③*CYP2D6*基因检测标本也存在不一致的情况，早期部分研究采用肿瘤组织对*CYP2D6*基因型进行分析，而目前临床上大多采用外周血进行检测。

KARISMA研究二次分析发现，CYP2D6超快代谢型的患者相比于慢代谢型的患者对他莫昔芬的反应（表现为钼靶密度的下降）显著增加，同时超快代谢型的患者用药后药物的不良反应的发生率和停药率也显著高于慢代谢型的患者。根据现有的研究结果发现，体内较高浓度的内昔芬是否一定会转化为更好的临床结局仍有待确认，但内昔芬浓度低于治疗范围者则多数可能导致治疗失败；而体内内昔芬浓度高于治疗范围可能会导致患者无法忍受的不良反应及停药，从而使他莫昔芬的疗效更差。

KARISMA试验二次分析探索了在不同代谢型下他莫昔芬的疗效和不良反应，同时也提示在未来在精准用药方面需要根据患者基因型和表型，在平衡药物和不良反应的基础上，为患者提供更合适的治疗方案。

三、同类研究

KARISMA试验及同类研究见表20-1。

表 20-1　同类研究对比

临床研究	入组人群	研究方案及研究假设	研究结果及结论
KARISMA 试验（本次解读的研究，Ⅱ期临床研究，本次报道为子研究）	能够接受钼靶、乳腺密度＞BI-RADS A 级的健康女性	• 方案：按 1∶1 比例随机分为安慰剂组、他莫昔芬 2.5 mg、5 mg、10 mg、20 mg 组，对比用药 6 个月后钼靶密度降低值 • 母研究假设：在降低钼靶密度方面，小剂量他莫昔芬不劣于标准剂量（20 mg） • 子研究假设：CYP2D6 代谢型能够预测他莫昔芬用药后钼靶密度的改变、不良反应及停药率	• 母研究主要研究终点：安慰剂组、他莫昔芬 2.5 mg、5 mg、10 mg、20 mg 组在第 6 个月时钼靶密度下降的平均值为 -0.1%、1.0%、6.9%、1.0%、6.8%、9.6%；他莫昔芬 2.5 mg、5 mg、10 mg 组在钼靶密度下降方面不劣于他莫昔芬 20 mg 组（非劣效检验 $P<0.001$） • 母研究结论：绝经前女性在服用 2.5 mg、5 mg、10 mg 他莫昔芬 6 个月后，乳房密度下降水平并不劣于 20 mg 组 • 子研究主要研究终点：CYP2D6 不良代谢型、中等代谢型、正常代谢型和超快代谢型的钼靶下乳腺致密面积分别减少 0.77 cm^2、4.48 cm^2、4.14 cm^2 和 8.01 cm^2，中等代谢型、正常代谢型和超快代谢型相较于不良代谢型，钼靶密度下降幅度显著增大（$P<0.05$） • 子研究次要研究终点：相比于 CYP2D6 不良代谢型，CYP2D6 超快代谢型用药后发生冷汗、潮热等不良反应显著增加（$P<0.05$），且停药率显著升高（$P<0.05$） • 子研究结论：相较于 CYP2D6 超快代谢型，慢代谢型患者很可能对他莫昔芬的反应减弱；相较于慢代谢型患者，CYP2D6 超快代谢型可能出现更明显的治疗不良反应，且他莫昔芬停药率显著升高
LIBRO1/KARMA 试验（前瞻/回顾性队列研究）	使用他莫昔芬辅助内分泌治疗的早期乳腺癌	• 方案：将使用他莫昔芬治疗的早期乳腺癌分为 CYP2D6 不良代谢型、中等代谢型、正常代谢型和超快代谢型，对预后和停药进行分析 • 研究假设：CYP2D6 代谢型能够影响他莫昔芬治疗的早期乳腺癌的预后和他莫昔芬停药	• 主要研究结果：相较于 CYP2D6 正常代谢型，超快代谢型（HR 4.52，95%CI 1.42～14.37）和慢代谢型（HR 2.59，95%CI 1.01～6.67）的乳腺癌特异死亡增加。研究还发现，CYP2D6 慢代谢型、中等代谢型、正常代谢型和超快代谢型在 6 个月时他莫昔芬的停药率分别为 7.1%、7.6%、6.7% 和 18.8%。相较于 CYP2D6 正常代谢型，超快代谢型他莫昔芬停药率显著升高（HR 2.06，95%CI 1.11～3.82） • 研究结论：在接受他莫昔芬治疗的患者中，与正常代谢型相比，慢代谢型和超快代谢型的患者的预后更差；超快代谢型的他莫昔芬停药率显著升高
CYPTAM 试验（前瞻性队列研究）	使用他莫昔芬辅助内分泌治疗的早期乳腺癌	• 方案：接受他莫昔芬辅助治疗的乳腺癌患者，进行 CYP2D6 代谢型的分类和体内内昔芬浓度测定，评估 CYP2D6 代谢型和内昔芬浓度对预后的影响 • 研究假设：接受他莫昔芬的早期乳腺癌患者的内昔芬浓度和 CYP2D6 基因型与临床结局相关	• 主要研究终点：RFS；将内昔芬浓度作为连续型变量，发现内昔芬浓度与 RFSt 之间无关（HR 0.991，95%CI 0.946～1.038，$P=0.691$）；CYP2D6 代谢型分为 2 组，超快代谢型和快代谢型为 1 组，慢代谢型和中间代谢型等为 1 组，发现两组间 RFSt 差异无统计意义（HR 0.929，95%CI 0.525～1.642，$P=0.799$） • 研究结论：在接受他莫昔芬辅助治疗的早期乳腺癌患者中，内昔芬浓度或 CYP2D6 代谢型与临床结果之间无关联

注：RFS. 无复发生存；RFSt. 患者在三苯氧胺停药时作为删失处理的 RFS。

（上海交通大学医学院附属仁济医院　周伟航　周力恒　殷文瑾　陆劲松）

参考文献

［ 1 ］HE W, GRASSMANN F, ERIKSSON M, et al. CYP2D6 genotype predicts tamoxifen discontinuation and prognosis in patients with breast cancer ［J］. J Clin Oncol. 2020, 38（6）: 548-557.

［ 2 ］SANCHEZ-SPITMAN A, DEZENTJÉ V, SWEN J, et al. Tamoxifen pharmacogenetics and metabolism: results from the prospective CYPTAM study ［J］. J Clin Oncol, 2019, 37（8）: 636-646.

［ 3 ］HE W, ERIKSSON M, ELIASSON E, et al. CYP2D6 genotype predicts tamoxifen discontinuation and drug response: a secondary analysis of the KARISMA trial ［J］. Ann Oncol, 2021, 32（10）: 1286-1293.

［ 4 ］HOSKINS J M, CAREY L A, MCLEOD H L. CYP2D6 and tamoxifen: DNA matters in breast cancer ［J］. Nat Rev Cancer, 2009, 9（8）: 576-586.

［ 5 ］GOETZ M P, SANGKUHL K, GUCHELAAR H J, et al. Clinical Pharmacogenetics Implementation Consortium（CPIC）Guideline for CYP2D6 and tamoxifen therapy ［J］. Clin Pharmacol Ther, 2018, 103（5）: 770-777.

［ 6 ］MA F, GUAN Y F, YI Z B, et al. Assessing tumor heterogeneity using ctDNA to predict and monitor therapeutic response in metastatic breast cancer ［J］. Int J Cancer, 2020, 146（5）: 1359-1368.

［ 7 ］LAN B, MA F, ZHAI X Y, et al. The relationship between the CYP2D6 polymorphisms and tamoxifen efficacy in adjuvant endocrine therapy of breast cancer patients in Chinese Han population ［J］. Int J Cancer, 2018, 143（1）: 184-189.

［ 8 ］ROLLA R, VIDALI M, MEOLA S, et al. Side effects associated with ultra-rapid cytochrome P450 2D6 genotype among women with early stage breast cancer treated with tamoxifen ［J］. Clin Lab, 2012, 58（11/12）: 1211-1218.

［ 9 ］JANSEN L E, TEFT W A, ROSE R V, et al. CYP2D6 genotype and endoxifen plasma concentration do not predict hot flash severity during tamoxifen therapy ［J］. Breast Cancer Res Treat, 2018, 171（3）: 701-708.

［10］ARAFAH A, YAKOUT K, REHMAN M U, et al. Prevalence of the co-prescription of tamoxifen and CYP2D6 inhibitors in Saudi population: a cross sectional study ［J］. Saudi Pharm J, 2020, 28（4）: 440-444.

［11］GOH L L, LIM C W, SIM W C, et al. Analysis of genetic variation in CYP450 genes for clinical implementation ［J］. PLoS One, 2017, 12（1）: e 0169233.

［12］SCHROTH W, GOETZ M P, HAMANN U, et al. Association between CYP2D6 polymorphisms and outcomes among women with early stage breast cancer treated with tamoxifen ［J］. JAMA, 2009, 302（13）: 1429-1436.

［13］REGAN M M, LEYLAND-JONES B, BOUZYK M, et al. CYP2D6 genotype and tamoxifen response in postmenopausal women with endocrine-responsive breast cancer: the breast international group 1-98 trial ［J］. J Natl Cancer Inst, 2012, 104（6）: 441-451.

［14］RAE J M, DRURY S, HAYES D F, et al. CYP2D6 and UGT2B7 genotype and risk of recurrence in tamoxifen-treated breast cancer patients ［J］. J Natl Cancer Inst, 2012, 104（6）: 452-460.

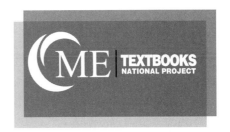

第五篇

乳腺癌辅助靶向治疗重要临床试验

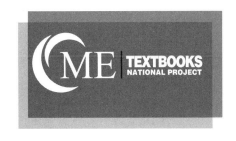

EBCTCG荟萃分析：曲妥珠单抗治疗早期人表皮生长因子受体2阳性乳腺癌——来自7项随机试验13 864例患者的荟萃分析

第 21 章

一、概述

【文献来源】

EARLY BREAST CANCER TRIALISTS' COLLABORATIVE GROUP（EBCTCG）.Trastuzumab for early-stage，HER2-positive breast cancer：a meta-analysis of 13 864 women in seven randomised trials［J］.Lancet Oncol，2021，22（8）：1139-1150.

【研究背景和目的】

人表皮生长因子受体2（HER2）阳性乳腺癌占所有乳腺癌的10%～20%。相较于其他类型的乳腺癌，HER2阳性乳腺癌更具侵袭性，且肿瘤复发风险较高。抗HER2治疗是HER2阳性乳腺癌治疗最重要的一环。曲妥珠单抗是一种人源化的单克隆抗体，通过靶向HER2蛋白的胞外段起到抗肿瘤的作用。HERA研究、NCCTG N9831研究及NSABP B31研究奠定了曲妥珠单抗在HER2阳性早期乳腺癌辅助治疗中的地位。目前，曲妥珠单抗联合化疗已成为HER2阳性早期乳腺癌的标准治疗方案。

然而，目前尚无关于HER2扩增比例、雌激素受体和孕激素受体状态等肿瘤临床特征对曲妥珠单抗抗HER2治疗疗效和安全性影响的系统性分析。早期乳腺癌试验者协作组（EBCTCG）通过对7项大型临床试验进行荟萃分析，旨在探索曲妥珠单抗治疗HER2阳性早期乳腺癌的长期结局，并探索相关肿瘤临床特征对曲妥珠单抗治疗疗效的影响。

【入组条件】

1. 纳入标准

（1）临床研究开始于2010年1月前。

（2）可手术的HER2阳性早期乳腺癌，无论是否存在淋巴结转移。

（3）试验组需要包括使用曲妥珠单抗的研究组（任何使用时长），以及不使用曲妥珠单抗的对照组（除曲妥珠单抗外，每个纳入的临床研究中2组的化疗方案需一致）。

2. 排除（临床试验）标准 接受过其他抗HER2生物制剂治疗（生物制剂是一种针对特定靶点通过分子生物工程研发的大分子单抗或小分子酪氨酸激酶抑制剂，抗HER2生物制剂有帕妥珠单抗、拉帕替尼等）。

【试验设计】

1. 试验类型 一项纳入7项临床研究13 864例患者的荟萃分析。

2. 主要研究终点 为浸润性乳腺癌复发（定义为远处复发、局部复发、对侧新发的浸润性乳腺癌）、乳腺癌死亡、无复发死亡和全因死亡。

3. 预设的亚组分析因素 包括复发的部位、雌激素受体状态、孕激素受体状态、淋巴结状态、肿瘤的大小、核分级、组织学类型、体重指数（body mass index，BMI）、增殖指数Ki-67、随访周期。

【试验流程】

EBCTCG荟萃分析流程见图21-1。

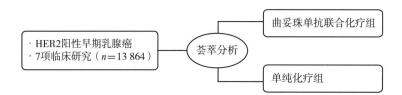

图21-1 EBCTCG荟萃分析流程图
注：HER2. 人表皮生长因子受体2。

流程说明
1. 在纳入的同一临床研究中，曲妥珠单抗联合化疗组和单纯化疗组所使用的化疗方案相同。
2. 所有纳入的临床研究，激素受体阳性乳腺癌均使用了内分泌治疗。

【结果】

1. 研究汇总了7项临床研究，包括FinHER研究（231例）、NSABP B-31研究（2119例）、NCCTG N9831研究（3505例）、HERA研究（5099例）、PACS 04研究（528例）、BCIRG 006研究（2147例）、NOAH研究（235例），共13 864例患者。

2. 中位随访时间为10.7年，共发生3685例乳腺癌复发事件（26.6%），2738例死亡事件（19.7%），死亡事件中有347例事件（12.7%）与乳腺癌死亡无关。

3. 荟萃分析结果显示，化疗联合曲妥珠单抗治疗相较于单纯化疗能够显著降低乳腺癌的复发率（RR 0.66，95%CI 0.62～0.71，P<0.000 1）和死亡率（RR 0.67，95%CI 0.61～0.73，P<0.000 1）；

4. 相较于单纯化疗组，曲妥珠单抗联合化疗组的10年绝对复发风险率降低了9%（95%CI 7.4%～10.7%，P<0.000 1），10年乳腺癌死亡率降低了6.4%（95%CI 4.9%～7.8%，P<0.000 1），10年的全因死亡率降低了6.5%（95%CI 5.0%～8.0%，P<0.000 1）。

5. 在复发部位方面，曲妥珠单抗降低了远处复发率（RR 0.63，99%CI 0.57～0.70）、局部复发率（RR 0.72，99%CI 0.59～0.89），但并未降低对侧乳腺癌复发率（RR 0.93，99%CI 0.68～1.26）。

曲妥珠单抗并未显著降低作为第一复发部位脑转移的复发率（*RR* 0.91，95%*CI* 0.73 ～ 1.13），但降低了除脑转移外其他远处转移的复发率（*RR* 0.60，95%*CI* 0.55 ～ 0.65）。

6. 在乳腺癌复发获益方面，与单纯化疗相比，曲妥珠单抗联合化疗，0 ～ 1年时的获益最显著（*RR* 0.53，99%*CI* 0.46 ～ 0.61），2 ～ 4年（*RR* 0.73，99%*CI* 0.62 ～ 0.85）和5 ～ 9年（*RR* 0.80，99%*CI* 0.64 ～ 1.01）仍有持续获益。

7. 不论雌激素受体状态如何，使用曲妥珠单抗后复发风险均降低［雌激素受体阴性肿瘤（*RR* 0.62，95%*CI* 0.56 ～ 0.69）与雌激素受体阳性肿瘤（*RR* 0.67，95%*CI* 0.60 ～ 0.74）］；在雌激素受体阳性的肿瘤中，孕激素受体阴性的肿瘤相较于孕激素受体阳性的肿瘤获益更明显［孕激素受体阴性肿瘤（*RR* 0.55，95%*CI* 0.45 ～ 0.67）与孕激素受体阳性肿瘤（*RR* 0.76，95%*CI* 0.67 ～ 0.86）］。

8. 相较于单纯化疗，曲妥珠单抗联合化疗使乳腺癌复发的降低比例不受年龄、BMI、曲妥珠单抗治疗持续时间或传统组织病理学特征（包括肿瘤大小、淋巴结状态、组织学分级或分子亚型）影响。

9. 相较于单纯化疗，曲妥珠单抗联合化疗组中无乳腺癌复发的死亡人数未显著增加（*RR* 0.90，95%*CI* 0.72 ～ 1.12，*P* = 0.35），曲妥珠单抗的使用并未增加心血管死亡风险（*RR* 1.23，95%*CI* 0.73 ～ 2.06，*P* = 0.44）或新发癌症死亡风险（*RR* 0.79，95%*CI* 0.54 ～ 1.17，*P* = 0.24）。

【结论】

曲妥珠单抗联合化疗相较于单纯化疗，能够降低HER2阳性早期乳腺癌中1/3HER2阳性早期乳腺癌的复发率和死亡率，且其安全性可控。

（上海交通大学医学院附属仁济医院　周伟航　盛小楠　殷文瑾　陆劲松）

二、专家解读

*HER2*基因的扩增发生在10% ～ 20%的乳腺癌中，并且与疾病的侵袭性增加和复发风险升高相关。HER2蛋白是一类跨膜蛋白，能够将细胞信号从细胞外部传递到细胞内部，激活包括PI3K/AKT通路和MAPK通路在内的促进细胞增殖和血管新生的信号通路，进而促进乳腺癌的侵袭和发展。在曲妥珠单抗问世前，乳腺癌的系统治疗仅有内分泌治疗和化疗两种手段，这两种治疗手段在面对凶险的HER2阳性乳腺癌时效果欠佳。曲妥珠单抗是靶向癌基因蛋白HER2的单克隆抗体，显著改善了早期和转移性HER2阳性乳腺癌的生存和生活质量。基于NSABP B-31试验、NCCTG N9831试验、HERA试验及BCIRG006试验的试验结果，HER2阳性早期乳腺癌患者术后辅助使用含赫赛汀的联合治疗方案及1年的曲妥珠单抗靶向治疗已被纳入各大指南。然而，目前对不同HER2扩增水平、患者的基线数据和肿瘤特征等因素是否会影响曲妥珠单抗的获益程度缺乏系统性的分析，且治疗获益与不良反应的长期随访数据也需要进一步的跟进。EBCTCG通过对7项大型临床试验进行荟萃分析，为曲妥珠单抗联合化疗辅助治疗的长期获益和风险带来了最新的证据支持。

本荟萃分析对7项随访时间长达10年及以上的临床试验分析后发现，对于HER2阳性早期乳腺癌患者，曲妥珠单抗联合化疗相较于单纯化疗，能够降低近1/3的复发率（*RR* 0.66，95%*CI* 0.62 ～ 0.71，*P* < 0.000 1）和死亡率（*RR* 0.67，95%*CI* 0.61 ～ 0.73，*P* < 0.000 1），其中以远处复发率的降低最为显著。亚组分析显示，传统的临床病理学指标，如肿瘤大小、肿瘤核分级和组织学类型均未显著影响曲妥珠单抗带来的获益。乳腺癌的淋巴结转移程度是影响曲妥珠单抗治疗获益的一个重要因素，转移的淋巴结数目越多，曲妥珠单抗带来的获益就越明显。

在HER2阳性乳腺癌中，约50%的肿瘤同时表达雌激素受体和/或孕激素受体，这类乳腺癌被称为HER2阳性激素受体阳性乳腺癌。本荟萃分析发现雌激素受体阳性和阴性的亚组中曲妥珠单抗的获益没有显著的差异（雌激素受体阴性肿瘤：RR 0.62，95%CI 0.56 ～ 0.69，$P<0.000\ 1$；雌激素受体阳性肿瘤：RR 0.67，95%CI 0.60 ～ 0.74，$P<0.000\ 1$），但雌激素受体阳性肿瘤和雌激素受体阴性肿瘤在复发时间上存在差异：使用曲妥珠单抗的雌激素受体阴性HER2阳性肿瘤0 ～ 4年的复发率为4.67%，5 ～ 10年的复发率为0.79%；使用曲妥珠单抗的雌激素受体阳性HER2阳性肿瘤0 ～ 4年的复发率为3.19%，5 ～ 10年的复发率为1.57%。在乳腺癌复发率和时间的关系上，笔者团队在2019年就报道了乳腺癌术后第2年左右复发高峰第1次达到最大值，第2次复发高峰约在9.5年左右，雌激素受体阴性肿瘤相比于雌激素受体阳性肿瘤更容易早期复发，这一点与本研究的结果相一致。HER2阳性雌激素受体阳性肿瘤的发生发展可能是由HER2和ER信号双驱动的，并且有研究表明，HER2和雌激素受体信号通路之间存在串扰作用，这种交互串扰作用可以导致肿瘤对抗HER2治疗耐药。在HER2阳性/雌激素受体阳性的异种移植瘤模型中，实验研究发现，单纯抗HER2治疗只能短暂地使肿瘤缩小，而同时进行抗HER2和内分泌治疗可以使肿瘤消退更明显。由此可见，HER2阳性雌激素受体阳性乳腺癌同时阻断HER2和雌激素受体通路的重要性。分子生物学特征及治疗策略的差异，可能是造成HER2阳性雌激素受体阳性和HER2阳性雌激素受体阴性乳腺癌临床发展过程存在差异的内在原因，因此，这两类乳腺癌应被认为是两种不同的疾病亚型。

亚组分析发现，曲妥珠单抗减少了远处复发（RR 0.63，99%CI 0.57 ～ 0.70）、局部复发（RR 0.72，0.59 ～ 0.89），但没有降低对侧乳腺癌的风险（RR 0.93，0.68 ～ 1.26）。类比EBCTCG对辅助他莫昔芬和辅助芳香化酶抑制剂的荟萃分析发现，辅助他莫昔芬和辅助芳香化酶抑制剂不仅能够降低患者远处复发、局部复发的风险，也能够降低对侧乳腺癌的风险。这样的结果提示，$HER2$基因在驱动乳腺癌发生方面和ER基因可能存在差异。小鼠实验表明，转基因乳腺肿瘤小鼠模型可以自发性地产生小鼠乳腺癌，而该转基因自发性乳腺癌小鼠模型基础上进一步进行HER2扩增，可以较单纯自发性小鼠乳腺肿瘤模型发生更为快速的进展，但是如果仅在蛋白水平提高HER2表达，小鼠则没有长出乳腺肿瘤。临床中也观察到，与更晚期的浸润性癌相比，早期乳腺癌中也存在更高程度的HER2表达水平，即HER2表达水平和乳腺癌临床分期并无相关性。这表明$HER2$基因的单独发生突变或扩增不足以促进乳腺肿瘤从相对良性进展到更恶性表型，这可能是曲妥珠单抗对预防对侧乳腺癌没有显著作用的一个原因。

本荟萃分析发现，曲妥珠单抗和化疗是序贯治疗还是联合治疗在统计学检验上无显著性的差异。在OS方面，联合治疗组的RR值为0.61（99%CI 0.53 ～ 0.70），序贯治疗组的RR值为0.69（99%CI 0.61 ～ 0.78），组间差异性$P=0.083$，差异无统计学意义，但是从RR值及接近0.05的差异性P值来看，联合治疗组相较于序贯治疗组生存获益的趋势更明显。

NCCTG N9831试验是一项随机对照3期临床研究，对比辅助化疗联合曲妥珠单抗和辅助化疗序贯曲妥珠单抗的疗效。NCCTG N9831试验入组的患者为HER2阳性早期可手术的乳腺癌患者，共有3个队列，其中队列A为辅助AC-T方案化疗（单纯化疗组，$n=1087$），队列B为AC-T方案，在化疗后序贯1年曲妥珠单抗治疗（序贯组，$n=1097$），队列C为AC-TH联合方案治疗，完成化疗后再继续完成1年曲妥珠单抗治疗（联合组，$n=949$例）。经过6年的随访，序贯组相较于单纯化疗组的疾病复发和死亡风险降低了31%（化疗组5年无病生存率为71.8%，序贯组5年无病生存率为80.1%，HR 0.69，95%CI 0.57 ～ 0.85，$P<0.001$），而联合组相较于序贯组疾病复发和死亡风险降低了23%（序贯组5年无病生存率为80.1%，联合组5年无病生存率为84.4%，HR 0.77，95%CI 0.53 ～ 1.11，$P=0.022$）。综合以上结果，化疗联合曲妥珠单抗相比于化疗序贯曲妥珠单抗的方案，在HER2阳性早期乳腺癌的辅助治疗阶段获益更大。

HER2阳性乳腺癌相比于其他分子亚型的乳腺癌更容易发生脑转移。本荟萃分析结果显示，曲妥珠单抗降低了除脑转移外的其他的远处转移复发率，但并未显著降低脑转移作为第一复发部位的复发率，这可能与曲妥珠单抗分子量较大，不易透过血-脑屏障，从而使中枢神经系统成为肿瘤细胞的"避难所"。因此，目前需要开发能够更有效穿过血-脑屏障的药物。小分子酪氨酸酶抑制剂图卡替尼是一种高选择性的HER2抑制剂，主要作用于胞内的HER2蛋白酪氨酸激酶区。HER2CLIMB试验纳入既往曲妥珠单抗、帕妥珠单抗、T-DM1治疗后的HER2阳性晚期乳腺癌（包括脑转移）患者612例，按照2∶1比例随机分为图卡替尼＋曲妥珠单抗＋卡培他滨组（图卡替尼联合组）和安慰剂＋曲妥珠单抗＋卡培他滨组（安慰剂联合组）。经过中位29.6个月的随访后，图卡替尼组的mOS为24.7个月，而安慰剂联合组mOS为19.2个月（HR 0.73，95%CI 0.59～0.90，$P=$ 0.004）。2组2年的总生存率分别为51%和40%。HER2CLIMB试验的探索性分析显示，对于脑转移的患者，图卡替尼联合组相较于安慰剂联合组的颅内进展或死亡风险要低68%（HR 0.32，95%CI 0.22～0.48，$P<0.000\,1$）。笔者期待在辅助治疗阶段，小分子酪氨酸酶抑制剂能够为HER2阳性乳腺癌带来更多希望。此外，全脑放疗可以增加血-脑屏障对曲妥珠单抗的通透性。Stemmler等在测量了接受全脑放疗前、后HER2阳性乳腺癌脑转移患者脑脊液和血清中曲妥珠单抗浓度发现，在放疗之前，曲妥珠单抗的脑脊液浓度与血清浓度比是1∶420，在放疗之后则上升为1∶76。同时也有研究表明，帕妥珠单抗联合大剂量曲妥珠单抗对HER2阳性晚期乳腺癌脑转移患者有效。

PATRICIA试验是一项单臂的2期临床研究，纳入39例HER2阳性晚期乳腺癌脑转移放疗后进展的患者，接受标准剂量帕妥珠单抗和大剂量曲妥珠单抗（6 mg/kg每周1次）治疗，中位随访4.5个月后，患者的中枢神经系统客观缓解率为11%，其中有4例患者达到部分缓解（中位缓解持续时间为4.6个月），4个月和6个月时的临床获益率分别为68%和51%，因此，在HER2阳性晚期乳腺癌脑转移患者中，大剂量曲妥珠单抗治疗具有一定治疗效果。

曲妥珠单抗作为首个抗HER2的药物，在早期乳腺癌辅助治疗中取得了显著的疗效。本项基于大样本临床试验的荟萃分析提示，曲妥珠单抗的治疗效果长期、可靠，并进一步巩固了曲妥珠单抗在HER2阳性早期乳腺癌中的地位。同时随着更多靶向药物的出现，如帕妥珠单抗、奈拉替尼、吡咯替尼等抗HER2药物，希望精准化的靶向治疗为更多的HER2阳性乳腺癌患者带来更好的生存质量。

三、同类研究

EBCTCG荟萃分析及同类研究见表21-1。

表21-1 同类研究对比

临床研究	纳入研究	研究设计及假设	研究结果及结论
EBCTCG荟萃分析	曲妥珠单抗治疗HER2阳性早期乳腺癌相关的随机对照临床研究，包括NSABP B31、FinHER、N9831、HERA、PACS 04、BCIRG 006、NOAH试验	• 研究设计：化疗联合曲妥珠单抗（$n=8184$）和单用化疗的疗效对比（$n=8328$） • 研究假设：化疗联合曲妥珠单抗相较于单用化疗能够提高患者生存率	• 主要研究结果：曲妥珠单抗联合化疗的乳腺癌复发风险（RR 0.66，95%CI 0.62～0.71，$P<0.0001$）和乳腺癌死亡风险（RR 0.67，95%CI 0.61～0.73，$P<0.0001$）、全因死亡风险（RR 0.69，95%CI 0.64～0.75，$P<0.0001$）低于单独化疗，无复发死亡没有显著差异（RR 0.90，95%CI 0.72～1.12，$P=0.35$）。曲妥珠单抗联合化疗相较于单纯化疗10年绝对复发风险率减少9.0%，10年乳腺癌相关死亡率减少6.4%，10年全因死亡率降低了6.5% • 结论：对于HER2阳性早期乳腺癌，化疗联合曲妥珠单抗相较于单纯化疗能够显著降低乳腺癌的复发和死亡风险
Cochrane系统综述	曲妥珠单抗治疗HER2阳性早期乳腺癌相关随机对照试验，包括NSABP B31、FinHER、HERA、PACS 04、BCIRG 006、NOAH、Buzdar试验	• 研究设计：化疗联合曲妥珠单抗（$n=4964$）和单用化疗的疗效对比（$n=4971$） • 研究假设：化疗联合曲妥珠单抗相较于单用化疗能够提高患者生存率	• 主要研究结果：曲妥珠单抗联合化疗在总生存率（HR 0.66，95%CI 0.57～0.77，$P<0.00001$）和无病生存率（HR 0.60，95%CI 0.50～0.71，$P<0.00001$）方面要优于单纯化疗方案 • 结论：对于HER2阳性早期乳腺癌，化疗联合曲妥珠单抗相较于单纯化疗能够显著降低乳腺癌的复发和死亡风险
Wenjin Yin（殷文瑾）等（荟萃分析，2011年发表于 *Plos One*）	曲妥珠单抗治疗HER2阳性早期乳腺癌相关的研究，包括BCIRG 006、FinHER、HERA、N9831、NSABP B31、PACS 04试验	• 研究设计：评估在化疗基础上加用曲妥珠单抗对乳腺癌复发、死亡风险的影响 • 研究假设：在化疗基础上加用曲妥珠单抗能够改善患者的乳腺癌的复发死亡风险	• 主要研究结果：与不使用曲妥珠单抗相比，使用曲妥珠单抗在总生存率（OR 0.78，95%CI 0.69～0.88，$P<0.001$）、无病生存率（OR 0.69，95%CI 0.59～0.80，$P<0.001$）有显著获益，同时局部复发风险（OR 0.53，95%CI 0.44～0.65，$P<0.001$）与远处复发风险（OR 0.62，95%CI 0.55～0.69，$P<0.001$）显著降低 • 结论：该分析验证了曲妥珠单抗在辅助治疗中的疗效，研究结果间接证实了在化疗同时使用曲妥珠单抗比序贯使用具有优越性
Gustavo等（荟萃分析，2007年发表于 *BMC Cancer*）	曲妥珠单抗治疗HER2阳性早期乳腺癌相关的随机对照试验，包括NSABP B31、FinHER、N9831、HERA、BCIRG 006试验	• 研究设计：评估在化疗基础上加用曲妥珠单抗的疗效，曲妥珠单抗组（$n=4555$），对照组（$n=4562$） • 研究假设：在化疗基础上加用曲妥珠单抗能够提高疗效	• 主要研究结果：与不使用曲妥珠单抗相比，曲妥珠单抗显著提高了总生存率（OR 0.52，95%CI 0.44～0.62，$P<0.00001$），无病生存率（OR 0.53，95%CI 0.46～0.60，$P<0.00001$），无复发生存率（OR 0.53，95%CI 0.45～0.61，$P<0.00001$） • 结论：对于HER2阳性早期乳腺癌，化疗联合曲妥珠单抗相较于单纯化疗能够显著降低乳腺癌的复发、转移和死亡风险

（上海交通大学医学院附属仁济医院　周伟航　盛小楠　殷文瑾　陆劲松）

参考文献

［1］YIN W J, DI G H, ZHOU L H, et al. Time-varying pattern of recurrence risk for Chinese breast cancer patients［J］. Breast Cancer Res Treat, 2009, 114（3）: 527-535.

［2］CURIGLIANO G，MUELLER V，BORGES V，et al. Tucatinib versus placebo added to trastuzumab and capecitabine for patients with pretreated HER2＋ metastatic breast cancer with and without brain metastases（HER2CLIMB）：final overall survival analysis［J］. Ann Oncol，2022，33（3）：321-329.

［3］PEREZ E A，SUMAN V J，DAVIDSON N E，et al. Sequential versus concurrent trastuzumab in adjuvant chemotherapy for breast cancer［J］. J Clin Oncol，2011，29（34）：4491-4497.

［4］PEREZ E A，ROMOND E H，SUMAN V J，et al. Trastuzumab plus adjuvant chemotherapy for human epidermal growth factor receptor 2-positive breast cancer：planned joint analysis of overall survival from NSABP B-31 and NCCTG N9831［J］. J Clin Oncol，2014，32（33）：3744-3752.

［5］CAMERON D，PICCART-GEBHART M J，GELBER R D，et al. 11 years´ follow-up of trastuzumab after adjuvant chemotherapy in HER2-positive early breast cancer：final analysis of the HERceptin Adjuvant（HERA）trial［J］. Lancet，2017，389（10075）：1195-1205.

［6］EARLY BREAST CANCER TRIALISTS' COLLABORATIVE GROUP（EBCTCG），DAVIES C，GODWIN J，et al. Relevance of breast cancer hormone receptors and other factors to the efficacy of adjuvant tamoxifen：patient-level meta-analysis of randomised trials［J］. Lancet，2011，378（9793）：771-784.

［7］EARLY BREAST CANCER TRIALISTS' COLLABORATIVE GROUP（EBCTCG）. Aromatase inhibitors versus tamoxifen in premenopausal women with oestrogen receptor-positive early-stage breast cancer treated with ovarian suppression：a patient-level meta-analysis of 7030 women from four randomised trials［J］. Lancet Oncol，2022，23（3）：382-392.

［8］ROSS J S，FLETCHER J A. The HER-2/neu oncogene in breast cancer：prognostic factor，predictive factor，and target for therapy［J］. Stem Cells，1998，16（6）：413-428.

［9］LEE E Y，MULLER W J. Oncogenes and tumor suppressor genes［J］. Cold Spring Harb Perspect Biol，2010，2（10）：a003236.

［10］Andrechek E R，Hardy W R，Siegel P M，et al. Amplification of the neu/erbB-2 oncogene in a mouse model of mammary tumorigenesis［J］. Proc Natl Acad Sci U S A，2000，97（7）：3444-3449.

［11］MOJA L，TAGLIABUE L，BALDUZZI S，et al. Trastuzumab containing regimens for early breast cancer. Cochrane Database Syst Rev［J］. 2012，2012（4）：CD006243.

［12］Viani G A，Afonso S L，Stefano E J，et al. Adjuvant trastuzumab in the treatment of Her-2-positive early breast cancer：a meta-analysis of published randomized trials［J］. BMC Cancer，2007，7：153.

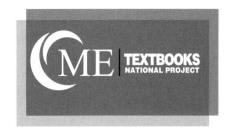

ATEMPT试验：在临床分期I期的早期人表皮生长因子受体2阳性乳腺癌中比较恩美曲妥珠单抗与紫杉醇联合曲妥珠单抗在辅助化疗中的疗效和生活质量的随机临床试验

第22章

一、概述

【文献来源】

TOLANEY S M，TAYOB N，DANG C，et al.Adjuvant trastuzumab emtansine versus paclitaxel in combination with trastuzumab for stage I HER2-positive breast cancer（ATEMPT）：a randomized clinical trial［J］.J Clin Oncol，2021，39（21）：2375-2385.

【研究背景和目的】

早期HER2阳性的乳腺癌患者，紫杉醇联合曲妥珠单抗（TH：T为紫杉醇；H为曲妥珠单抗，以下简称TH）方案辅助治疗的不良反应小于联合化疗加曲妥珠单抗的治疗，但TH方案仍存在不良反应。T-DM1是由曲妥珠单抗与微管抑制剂美坦新连接而成的抗体-药物偶联物。本研究旨在临床分期I期的HER2阳性乳腺癌患者中评估应用T-DM1辅助治疗1年的疗效，以及对比T-DM1与TH方案辅助治疗不良反应的差异。

【入组条件】

1. 患者年龄≥18岁。
2. ECOG评分≤1分。
3. LVEF≥50%。
4. 自最近1次乳腺癌手术起90天内，且既往无乳腺癌病史。
5. 根据美国癌症联合委员会（AJCC）第7版TNM分期为I期的乳腺癌（肿瘤直径≤2 cm），

HER2阳性的浸润性乳腺癌（HER2阳性通过中心检测，依据2013年美国病理协会发布的指南《乳腺癌HER2检测推荐》），淋巴结阴性（N_0）或≤1枚淋巴结为微转移（N_{1mi}）。

【试验设计】

假设T-DM1辅助治疗疗效可以临床接受，同时假设T-DM1与TH方案辅助治疗的不良反应更少。

1. 试验类型　一项前瞻性、多中心、随机的Ⅱ期临床试验。

2. 主要研究终点　①无浸润灶疾病生存率，定义为自随机后出现的局部或区域复发、对侧乳房浸润性癌、远处转移或任何原因导致的死亡。②临床相关毒性（clinically relevant toxicity，CRT）的发生率，CRT定义为≥3级非血液学毒性，≥2级神经毒性，或者≥4级血液学毒性，粒细胞缺乏症引起的发热，任何严重不良反应，任何需要治疗延迟或停药的不良反应。

3. 次要研究终点　无复发生存间期（recurrence-free interval，RFI），其定义为浸润性局部或区域复发、远处复发和任何因乳腺癌导致的死亡。比较两组间的生活质量、症状、对工作的影响、脱发的影响。

4. 统计分析　本研究设有2个主要研究终点，独立分析。对于T-DM1组，应用单臂使用样本成组序贯Poisson检验，基于患者随访年（PYFU）。假设T-DM1组3年复发率≤5%是可接受的，检验效能95%。两组间临床相关毒性CRT的比较：假设T-DM1组较TH组CRT可减少40%，检验效能81%，采用Fisher精确检验，双边Ⅰ类错误为0.05。T-DM1组和TH组的样本量分别为375例和125例。

【试验流程】

ATEMPT试验流程见图22-1。

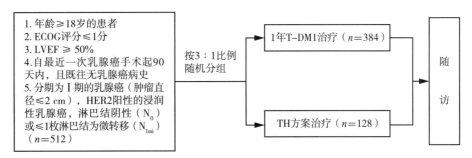

图22-1　ATEMPT试验流程图

注：T-DM1. 抗体－药物偶联物；TH. T为紫杉醇，H为曲妥珠单抗；HER2. 人表皮生长因子受体2；LVEF. 左心室射血分数。

> **流程说明**：T-DM1治疗组用药方法：3.6 mg/kg，静脉滴注，d1（化疗方案中第1天），21天为1个周期，共用药17个周期；TH方案治疗组用药方法：单周紫杉醇联合曲妥珠单抗×12次，其中紫杉醇80 mg/m²；化疗结束后曲妥珠单抗每3周1次，完成13个周期。

【结果】

1. 本研究自2013年5月17日至2016年12月13日共入组了512例患者。384例患者随机分配至T-DM1治疗组，其中1例患者撤回知情同意书且未接受治疗，其余383例患者均接受了研究方案中的治疗并纳入分析。128例患者随机分配至TH方案组，其中有13例患者撤回知情同意书，有1例患者在研究的治疗开始前因卒中死亡，最终TH方案组有114例患者接受了研究方案中的治疗并纳入分析。两组间患者和肿瘤的基线特征无显著差异。50%的患者肿瘤直径＞1 cm。373例（75%）患者为激素受体阳性。

2．生存结果

（1）主要研究终点：在接受 T-DM1 治疗的患者中，共有10例出现浸润性疾病或死亡。T-DM1组的3年的无浸润灶疾病生存率为97.8%（95%CI 96.3% ～ 99.3%）。T-DM1组的患者生存超过了方案预设的3年无浸润灶疾病生存率95%，该无浸润灶疾病生存率成功支持研究以拒绝无效假设（P＜0.000 1），达到第一个研究终点。

（2）次要研究终点：接受 T-DM1 治疗的患者3年无复发生存率为99.2%（95%CI 98.2% ～ 100%）。肿瘤直径＜1 cm 和≥1 cm 的患者生存结果相似；激素受体阳性和激素受体阴性的患者生存结果也相似。尽管本研究的检验效能不足以评估 TH 组的疗效，在接受 TH 方案治疗的患者中，有8例发生了 iDFS 事件（2例远处复发，5例局部或区域复发，1例新的对侧原发 HER2 阴性乳腺癌），3年的无浸润灶疾病生存率为93.4%（95%CI 88.7% ～ 98.2%）。接受 TH 治疗的患者3年无复发生存率为94.3%（95%CI 89.9% ～ 98.8%）。

3．患者报告的临床结局作为预先设定的次要研究终点之一，497例患者中有469人（94%）完成了患者生活质量报告结果（PRO）的调查。基线时通过 FACT-B 量表评估发现，TH 组患者的生活质量（quality of life，QOL）明显更差（P＜0.01）。与 T-DM1 组相比，TH 组 FACT-B 量表分数的变化更明显（P＜0.01）。由于是随机后进行 QOL 基线评估，可能造成偏倚。

4．安全性。中位随访时间为3.9年，CRT 在 T-DM1 和 TH 组的发生率分别为46%和47%（P＝0.83）。主要研究终点没有达到。①两组的具体不良事件发生情况不同。≥2级不良事件 TH 组明显比 T-DM1 组更常见，如神经病变（23% vs.11%，P＝0.000 3）、中性粒细胞减少症（12% vs. 0.3%，P＝0.000 3）、脱发（41% vs.0，P＜0.000 1）、腹泻（9% vs.4%，P＝0.04）、胃食管反流病（9% vs.4%，P＝0.04）、白细胞计数减少（6% vs.2%，P＝0.02），输液相关反应（11% vs.5%，P＝0.04）。相反，血小板计数减少（11% vs.1%，P＝0.000 1）和胆红素升高（5% vs.1%，P＝0.04）在 T-DM1 中更常见。②靶向治疗所关注的心脏毒性方面，T-DM1 组和 TH 组有症状的充血性心力衰竭发生率分别为0.8%和1.8%。无症状的 LVEF 数值下降在 TH 组（3.5%）中相比 T-DM1 组（0.5%）更常见。③在 TH 组和 T-DM1 组中，分别有23%和16%的患者发生了至少1件≥3级的不良事件，且分别有29%和17%的患者至少有1次减少剂量。对比减量的时间点，T-DM1 的剂量减少可能发生在1年治疗的任何时间点，而 TH 组的剂量减少发生在紫杉醇治疗前12周。④因不良事件而终止研究治疗的在 T-DM1 组高于 TH 组（17% vs.6%）。8%接受 T-DM1 治疗的患者因方案规定的不良事件而终止治疗，其的终止治疗是基于医生的决定。在那些终止使用 T-DM1 的患者中，有61%换用曲妥珠单抗并完成1年的治疗。前6个月内的停药率为8.2%，而在6 ～ 12个月停药率为10.7%。停用 T-DM1 最常见的原因是转氨酶或胆红素升高（28%）、神经病变（19%）和血小板减少（19%）。

【结论】

临床分期Ⅰ期 HER2 阳性的乳腺癌患者，T-DM1 辅助治疗1年可以达到较好的3年无浸润灶疾病生存率，但是临床相关毒性（CRT）的发生不少于 TH 治疗组。

（上海交通大学医学院附属仁济医院　杜跃耀　盛小楠　殷文瑾　陆劲松）

二、专家解读

早期 HER2 阳性的乳腺癌，含曲妥珠单抗的靶向治疗原则确立已久。但临床分期Ⅰ期的早期

HER2阳性的乳腺癌患者，特别是肿瘤直径小于1 cm的患者都基本被排除在曲妥珠单抗重要的辅助临床试验之外，但是这些患者是否需要辅助靶向治疗，曾有很大争论，笔者团队在2011年针对HER2阳性早期乳腺癌是否需要曲妥珠单抗治疗进行了荟萃分析，结果显示，HER2阳性的早期乳腺癌（小肿瘤$pT_{1a\sim b}N_0M_0$）接受曲妥珠单抗辅助治疗可以改善患者的预后，降低复发转移，同时针对HER2阳性乳腺癌即使是早期小肿瘤，虽然预后也相对较差，但靶向治疗也具有重要的临床意义，而这篇文章的部分观点也得到了目前NCCN治疗指南的引用。

相对早期的HER2阳性乳腺癌采用哪种化疗联合靶向的方案会更优化。APT研究是一项单臂、多中心的临床试验。该试验在HER2阳性的早期乳腺癌中评估紫杉醇联合曲妥珠单抗的疗效。研究入组肿瘤直径≤3 cm、HER2阳性且淋巴结阴性的乳腺癌患者。该试验定义9.2%的3年事件发生率被定义为不可接受，而低于5%的3年侵袭灶疾病发生率被定义为主要研究终点，计划的样本量为400例患者。中位随访期4年时报道的3年无侵袭灶疾病生存率为98.7%（95%CI 97.6% ～ 99.8%），达到了研究终点。进一步延长随访更新数据，7年的无浸润灶疾病生存率为93%，7年无复发生存率为97.5%。根据上述研究结果，紫杉醇联合曲妥珠单抗（PH）方案已成为Ⅰ期HER2阳性乳腺癌患者的标准优化治疗方案，并且在2022年美国国立综合癌症网络（NCCN）和2021年St.Gallen相关指南中已经作为推荐方案。第二代抗HER2靶向药物的发展为减少和替代常规化疗药物的降阶梯治疗提供了潜在的机会，这些药物在保持疗效的同时可以减少毒性。

ADC即抗体-药物偶联物，是将有化疗药物或生物活性的小分子药物通过连接子连接单克隆抗体，从而精准定位肿瘤细胞。与传统化疗药物相比，ADC通过抗原抗体特异性结合的方式大幅度提高了给药特异性，抗体与肿瘤细胞膜上的特异性抗原结合，诱发胞吞作用，使抗体连同其连接的细胞毒小分子进入细胞，随后，经过溶酶体降解，小分子药物释放化疗药物等进入细胞并发挥化疗药物的作用（如通过DNA插入或抑制微管合成等方式）诱导细胞凋亡。恩美曲妥珠单抗（T-DM1）是第一个被批准用于治疗晚期乳腺癌的ADC。T-DM1是曲妥珠单抗通过不可裂解的硫醚连接子连接到美坦新，美坦新是一种有效的微管抑制剂。T-DM1除了有效载荷化疗药物的抗肿瘤作用外，还具有曲妥珠单抗的所有细胞毒作用，包括抗体依赖细胞介导的细胞毒作用（antibody dependent cellular cytotoxicity，ADCC）和信号抑制作用。T-DM1对经紫杉类药物和曲妥珠单抗治疗后进展的晚期HER2阳性晚期乳腺癌患者有较好的疗效。此外，在解救治疗中，T-DM1与紫杉醇联合曲妥珠单抗的方案相比，两者疗效相似，但不良反应更小。HER2阳性的局部晚期乳腺癌经过新辅助化疗后有残留病灶的患者，T-DM1是辅助强化的优选治疗方案。然而，T-DM1在HER2阳性的早期乳腺癌辅助治疗中是否可以替代标准的紫杉醇联合曲妥珠单抗目前暂无定论。

ATEMPT试验是一项前瞻性、多中心、随机的Ⅱ期临床试验，该试验的目的是探索T-DM1单药在临床分期Ⅰ期HER2阳性乳腺癌患者中的疗效和安全性。结果显示，1年的T-DM1治疗组患者发生的局部复发和远处转移事件数非常少（仅2例发生远处复发），3年的无浸润灶疾病生存率达97.8%。值得注意的是，这项临床试验并不能比较T-DM1与紫杉醇联合曲妥珠单抗的疗效，而是比较了2个队列间的不良反应。无浸润灶疾病生存率作为其中的一个主要研究终点是一个单臂试验，并且达到了研究终点。

本试验中T-DM1的数据和另外2项T-DM1在早期乳腺癌中的临床研究得到的数据是一致的。KAITLIN试验是一项随机、开放标签的Ⅲ期临床研究，该试验的目的是，在早期高危HER2阳性乳腺癌中对比T-DM1联合帕妥珠单抗治疗与曲帕双靶向＋紫杉类药物作为辅助治疗的疗效和安全性。KAITLIN试验纳入的是淋巴结阳性或阴性，激素受体阴性，肿瘤大小＞2 cm的HER2阳性早期乳腺癌患者，主要研究终点为无浸润灶疾病生存率。该研究假设HER2阳性高危早期乳腺癌，在应用蒽环类药物化疗后用T-DM1＋帕妥珠单抗治疗替代曲妥珠单抗＋帕妥珠单抗治疗，可以提高 HER2 阳性高危早期乳腺癌辅助化疗的疗效并降低毒性。结果显示，在 3 年无浸润灶疾病生存率方面，T-DM1 组（93.1%）并不优于对照组（94.2%），两者差异无统计学意义，研究并没有达到主要研究终点，但两组的无浸润灶疾病生存率都较高。T-DM1 组和对照组 ≥ 3 级的不良事件（51.8% vs. 55.4%）及严重不良事件（21.4% vs. 23.3%）的发生率相似。因此，曲妥珠单抗＋帕妥珠单抗双靶向联合化疗仍然是早期高危 HER2 阳性乳腺癌的标准治疗。和 ATEMPT 试验相比，KAITLIN 试验并没有达到主要研究终点，从 2 个试验入组的患者来看，ATEMPT 试验入组的是 I 期的 HER2 阳性乳腺癌患者，而 KAITLIN 研究入组的是更高危的患者。

KRISTINE 研究是一项随机、多中心、开放标签的 III 期新辅助治疗临床研究。研究目的是在 II～III 期 HER2 阳性乳腺癌中比较 T-DM1 ＋帕妥珠单抗与多西他赛、卡铂和曲妥珠单抗（TCH：T 为多西他赛、C 为卡铂，H 为曲妥珠单抗）＋帕妥珠单抗新辅助治疗的疗效。该研究假设 T-DM1 ＋帕妥珠单抗新辅助治疗的病理学完全缓解率优于多西他赛、卡铂和曲妥珠单抗（TCH）＋帕妥珠单抗新辅助治疗的病理学完全缓解率。KRISTINE 研究的主要研究终点是病理学完全缓解率（pCR，$ypT_{0/is}$，ypN_0），研究共入组 444 例患者，T-DM1 ＋帕妥珠单抗组病理学完全缓解率为 44.4%；TCH ＋帕妥珠单抗组的病理学完全缓解率为 55.7%（$P = 0.016$），T-DM1 ＋帕妥珠单抗组病理学完全缓解率反而低于 TCH ＋帕妥珠单抗组，故该研究没有达到主要研究终点。在生存方面，中位随访 37 个月时，T-DM1 ＋帕妥珠单抗组术前的局部区域进展的事件数比 TCH ＋帕妥珠单抗组多［15（6.7%）vs. 0］；术后两组的 3 年无浸润灶疾病生存率相似；达到 pCR 患者的 3 年无浸润灶疾病生存率优于未达 pCR 的患者。从两组患者术后 3 年的无浸润灶疾病生存率来看，T-DM1 联合帕妥珠单抗对于部分无法耐受联合化疗的 HER2 阳性局部晚期乳腺癌患者不失为一个可供选择的新辅助治疗方案。

在 ATEMPT 研究中，T-DM1 辅助治疗可以保证术后患者的无浸润灶疾病生存率较高，但是与 TH 治疗组相比，T-DM1 组的临床相关毒性（CRT）却没有显著减少。两组之间的一个重要差异在于 TH 治疗组在单周紫杉醇联合曲妥珠单抗治疗后，继续曲妥珠单抗治疗至 1 年。而 T-DM1 组，仅使用 T-DM1 1 年。本研究中不良事件的情况和 T-DM1 的停药率（17%）与 KATHERINE 试验中报道的相似，且略低于 KAITLIN 试验报道的结果。此外，本试验分析了患者报告的临床结局（patient reported outcome，PRO）来评价安全性和生活质量等，PRO 是指直接来自患者对自身健康状况、功能状态及治疗感受的报告，其中不包括医护人员及其他任何人员的解释。PRO 数据是通过一系列标准化的问卷收集而来的，这些问卷作为测评工具，由明确的概念框架构成，其中包括了症状、功能（活动限制）、健康形态/健康相关生命质量（HRQL）或生命质量及患者期望等各个层面的内容。本研究的 PRO 结果提示，T-DM1 治疗组神经病变发生率较低，工作效率更高，脱发的发生更少，中性粒细胞减少症及胃食管反流的发生率较低，患者的生活质量更好。而 TH 治疗对患者的生活质量影响较大。综合来看，1 年 T-DM1 治疗的停药率较高，而患者的复发率非常低，因此，有必要开展更多的临床研究探索短疗程 T-DM1 治疗的疗效和安全性。

本研究中 T-DM1 治疗组患者的生活质量优于 TH 治疗组，I 期 HER2 阳性乳腺癌患者，T-DM1 辅助治疗可以作为除 TH 方案以外的另一种选择。尤其是那些比较关注 TH 方案相关不良反应，如神经病变和脱发的患者，如果这些患者能耐受，并有条件使用 T-DM1 治疗，那么 T-DM1 辅助治疗是一个理想的选择。

三、同类研究

ATEMPT 试验及同类研究见表 22-1。

表22-1　同类研究对比

试验名称	试验性质	研究设计	入组患者	治疗方案	主要研究终点	结果	结论
ATEMPT试验	Ⅱ期辅助治疗	对于临床分期Ⅰ期HER2阳性的乳腺癌，假设T-DM1辅助治疗疗效优可以临床接受；同时假设T-DM1与TH方案辅助治疗的不良反应更少（优效假设）	Ⅰ期HER2阳性乳腺癌［肿瘤≤2cm，N_0或≤1枚淋巴结为微转移（N_{1mi}）］	• T-DM1 • TH	T-DM1组的无浸润灶疾病生存率和两组的临床相关毒性	• T-DM1组生存方面3年无浸润灶疾病生存率为97.8%，达到研究终点 • 两组的临床相关毒性方面：46% vs.47%，未达到研究终点	T-DM1辅助治疗1年可以获得较好的3年无浸润灶疾病生存率，但是临床相关毒性的发生不少于TH治疗组
KAITLIN试验	Ⅲ期辅助治疗	假设早期高危HER2阳性乳腺癌，T-DM1联合帕妥珠单抗的辅助治疗的疗效优于曲帕双靶向＋紫杉类药物或疗效相似（非劣效假设）	HER2阳性早期乳腺癌，LN阳性或者LN阴性和激素受体阴性且肿瘤直径＞2 cm	• AC×3～4→T-DM1＋P • AC×3～4-THP	无浸润灶疾病生存率	• 3年无浸润灶疾病生存率：93.1% vs.94.2%	与曲妥珠单抗＋紫杉醇联合帕妥珠单抗相比，T-DM1联合帕妥珠单抗疗效相似，安全性方面并没有显示出优势
KRIS-TINE试验	Ⅲ期新辅助治疗	假设在Ⅱ～Ⅲ期HER2＋乳腺癌中T-DM1＋帕妥珠单抗新辅助化疗的疗效优于多西他赛、卡铂和曲妥珠单抗＋帕妥珠单抗（优效假设）	$cT_{2～4}/cN_{0～3}/cM_0$、HER2阳性乳腺癌	• T-DM1＋P • TCH＋P	病理学完全缓解率	• 病理学完全缓解率：44.4% vs.55.7%，未达到研究终点 • 3年无浸润灶疾病生存率：93.0% vs.92.0% • 3年无事件生存率：85.3% vs.94.2%	与TCH＋P相比，T-DM1＋P组术前EFS事件发生率更高，无浸润灶疾病生存率相似，≥3级的不良事件较少

注：T-DM1.恩美曲妥珠单抗；TH. T为紫杉醇，H为曲妥珠单抗；AC×3～4→T-DM1＋P.多柔比星或表柔比星联合环磷酰胺3～4个周期，序贯恩美曲妥珠单抗＋帕妥珠单抗；AC×3～4-THP.多柔比星或表柔比星联合环磷酰胺3～4个周期，T为紫杉类，H为曲妥珠单抗，P为帕妥珠单抗；T-DM1＋P.恩美曲妥珠单抗＋帕妥珠单抗；TCH＋P. T为多西他赛，C为卡铂，H为曲妥珠单抗，P为帕妥珠单抗；HER2.人表皮生长因子受体2；EFS.无事件生存。

（上海交通大学医学院附属仁济医院　杜跃耀　盛小楠　殷文瑾　陆劲松）

参考文献

［1］ ZHOU Q, YIN W J, DU Y Y, et al. For or against adjuvant trastuzumab for pT1a-bN0M0 breast cancer patients with HER2-Positive Tumors: a meta-analysis of published literatures［J］. PLoS ONE, 2014, 9（1）: e83646-e83647.

［2］ TOLANEY S M, GUO H, PERNAS S, et al. Seven-year follow-up analysis of adjuvant paclitaxel and trastuzumab trial for node-negative, human ep-idermal growth factor receptor 2-positive breast cancer［J］. J Clin Oncol, 2019, 37（22）: 1868-1875.

［3］ VERMA S, MILES D, GIANNI L, et al. Trastuzumab emtansine for HER2-positive advanced breast cancer［J］. N Engl J Med, 2012, 367（19）: 1783-1791.

［4］ VON MINCKWITZ G, HUANG C S, MANO M S,

et al. Trastuzumab emtansine for residual invasive HER2-positive breast cancer [J]. N Engl J Med, 2019, 380（7）: 617-628

[5] KROP I E, IM S A, BARRIOS C, et al. Trastuzumab emtansine plus pertuzumab versus taxane plus trastuzumab plus pertuzumab after anthracycline for high-risk human epidermal growth factor receptor 2-positive early breast cancer: the phase Ⅲ kaitlin study [J]. J Clin Oncol, 2022, 40（5）: 438-448.

[6] HURVITZ S A, MARTIN M, JUNG K H, et al. Neoadjuvant trastuzumab emtansine and pertuzumab in human epidermal growth factor receptor 2-positive breast cancer: three-year outcomes from the phase Ⅲ kristine study [J]. J Clin Oncol, 2019, 37（25）: 2206-2216.

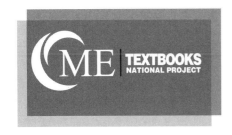

KAITLIN试验：蒽环类药物序贯恩美曲妥珠单抗联合帕妥珠单抗对比蒽环类药物序贯紫杉醇联合曲妥珠单抗及帕妥珠单抗治疗高危人表皮生长因子受体2阳性早期乳腺癌

第23章

一、概述

【文献来源】

KROP IE，IM SA，BARRIOS C，et al.Trastuzumab emtansine plus pertuzumab versus taxane plus trastuzumab plus pertuzumab after anthracycline for high-risk human epidermal growth factor receptor 2-positive early breast cancer：the phase Ⅲ KAITLIN study［J］.J Clin Oncol，2022，40（5）：438-448.

【研究背景和目的】

HER2阳性早期乳腺癌的标准辅助治疗是化疗加1年抗HER2靶向治疗。该治疗的一大挑战是化疗相关毒性，尤其是紫杉醇可能导致过敏性休克、粒缺性发热等严重不良反应。T-DM1作为一种抗体－药物偶联物，与化疗相比，不良反应相对较轻。因此，本研究拟探索在蒽环类药物辅助化疗后，是否可以用T-DM1替代紫杉醇加曲妥珠单抗，以提高HER2阳性早期高危乳腺癌辅助化疗的疗效并降低毒性。

【入组条件】

1. 组织学确认的HER2阳性浸润性乳腺癌。

2. 淋巴结阳性（多于1枚），任何肿瘤大小（T_0除外），任何激素受体状态；或者淋巴结阴性，病理肿瘤大小＞2 cm，激素受体阴性。

3. 充分的手术治疗（保乳手术、乳房全切术皆可）。

4. 左心室射血分数≥55%。

【试验设计】

对于HER2阳性早期乳腺癌患者，在蒽环类药物辅助化疗后，使用T-DM1替代紫杉醇加曲妥珠单抗，可以提高的无进展生存并降低不良反应。

1. 试验类型 一项随机对照、多中心、开放的临床试验。

2. 主要研究终点 淋巴结阳性患者的iDFS和所有患者的iDFS（定义为随机到以下任一事件：同侧浸润性癌复发，同侧或对则第二原发浸润性乳腺癌，远处转移，任何原因导致的死亡）。

3. 次要研究终点 无浸润灶疾病生存期，总生存期，不良反应等。

4. 统计学假设 假设风险比为0.64，为了达到82.5%的检测效能，在总体人群中，需要171例iDFS事件数；而在淋巴结阳性患者中则需要160例事件数，双侧$\alpha = 0.05$。根据此类患者既往iDFS数值，大约需要入组1850例（总人群）和1665例（淋巴结阳性人群）患者。

【试验流程】

KAITLIN试验流程见图23-1。

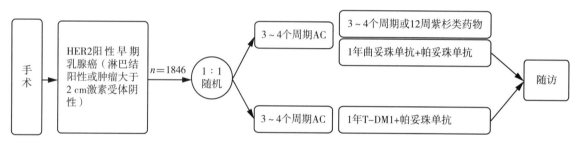

图23-1 KAITLIN试验流程图

注：HER2. 人表皮生长因子受体2；T-DM1. 恩美曲妥珠单抗。

流程说明： AC为蒽环类药物方案，包括FEC/EC/AC方案。紫杉类药物方案为多西他赛每3周1次3～4个周期或紫杉醇每周1次，共12周。患者需按指南接受辅助放疗和内分泌治疗。

【结果】

1. 分组和中位随访时间 从2014年1月至2015年7月，共有1846例患者入组，按1∶1的比例随机接受曲妥珠单抗（T）帕妥珠单抗（P）＋紫杉醇治疗（AC-THP组，$n = 918$），T-DM1（K）＋帕妥珠单抗（P）（AC-KP组，$n = 928$）；中位随访时间为57个月。

2. iDFS 在ITT总体人群中，AC-THP组发生88例（9.6%）iDFS事件，AC-KP组发生86例（9.3%）。AC-KP组与AC-THP组相比并未降低iDFS事件的风险（*HR* 0.98，95%*CI* 0.72～1.32）。在ITT分析淋巴结阳性亚组中，AC-THP组发生了82例（9.9%）iDFS事件，AC-KP组发生了80例（9.6%）iDFS事件。在淋巴结阳性亚组中，AC-KP组与AC-THP组相比不能降低iDFS事件的风险（*HR* 0.97，95%*CI* 0.71～1.32，*P* = 0.83）。

3. 不良反应 所有不良事件的发生率，AC-KP组为99.1%，AC-THP组为98.5%；在3～4级不良事件的发生率方面，AC-KP组为51.8%，AC-THP组为55.4%；3级以上中性粒细胞减少症，AC-KP组为16.6%，AC-THP组19.4%；3级以上血小板计数减少，AC-KP组为3.7%，AC-THP组为0.1%。

【结论】

本研究未达到主要研究终点。2个治疗组均获得了良好的iDFS。传统化疗联合曲妥珠单抗＋帕妥珠单抗治疗仍是高危HER2阳性早期乳腺癌的标准治疗方案。

（上海交通大学医学院附属仁济医院　吴子平　殷文瑾　陆劲松）

二、专家解读

T-DM1通过不可断链的硫醚键将靶向HER2的曲妥珠单抗与一种微管抑制剂美坦新偶联在一起，每个曲妥珠单抗上平均连接3.5个美坦新药物分子。曲妥珠单抗在HER2阳性乳腺癌中的临床应用价值已毋庸置疑，而美坦新作为微管抑制剂可以与微管蛋白结合，影响微管形成，干扰细胞的有丝分裂，从而起到抗肿瘤作用。两者偶联后，可将细胞毒性药物定向输送至HER2阳性肿瘤细胞中，达到高效低毒的靶向抗肿瘤治疗作用。

T-DM1在既往临床试验中疗效佳，目前主要应用于HER2阳性乳腺癌的解救及辅助治疗中。在EMILIA临床试验中，对于既往接受过曲妥珠单抗和紫杉类药物治疗的HER2阳性局部晚期或转移性乳腺癌患者，研究者对比单药T-DM1和拉帕替尼联合卡培他滨的疗效，结果显示，接受单药T-DM1治疗患者的客观缓解率可达到43.6%，无进展生存期为9.6个月，优于拉帕替尼联合卡培他滨（HR 0.65，95% CI 0.55～0.77，P＜0.001）。在KATHERINE试验中，对于接受过新辅助治疗后有残留病灶的HER2阳性乳腺癌患者，对比了接受2年T-DM1治疗或曲妥珠单抗治疗疗效的结果显示，T-DM1较曲妥珠单抗进一步提高了患者的DFS（3年无浸润灶疾病生存率分别为88.3%和77.0%，HR 0.50，95% CI 0.39～0.64，P＜0.001）。

基于前期临床数据，本试验拟在验证辅助治疗阶段应用帕妥珠单抗联合T-DM1治疗（AC-KP组）是否可以较曲妥珠单抗＋帕妥珠单抗＋紫杉醇（AC-THP组）提高患者的无浸润灶疾病生存率，并降低不良反应发生率的假设。遗憾的是，试验未达到预期假设的研究终点，取得了阴性结果，不论是在总人群还是在淋巴结阳性人群中，AC-KP组均不能较AC-THP组提高患者的无浸润灶疾病生存率。仅在亚组分析中发现了与假设相左的趋势，肿瘤体积＜2 cm（HR 1.4，95%CI 0.74～2.65），以及接受保乳手术（HR 1.73，95%CI 1.03～2.90）的患者似乎有从传统方案（AC-THP组）获益的趋势。

如何解读这个阴性结果？一方面，既往T-DM1取得阳性结果的临床试验常是将T-DM1与单纯靶向治疗或联用较弱的口服化疗药相对比，例如，在EMILIA试验中，T-DM1对比的标准治疗是卡培他滨联合拉帕替尼，而在KATHERINE试验中，T-DM1对比的是单药曲妥珠单抗（没有任何联合用药）。而一旦将T-DM1与曲妥珠单抗联合紫杉类药物相比则常取得阴性结果。例如，在KRISTINE试验中，对于HER2阳性乳腺癌患者，新辅助阶段随机接受多西紫杉醇＋卡铂＋曲妥珠单抗＋帕妥珠单抗，或者T-DM1＋帕妥珠单抗治疗，对比pCR数据。结果显示，T-DM1＋帕妥珠单抗治疗对比多西紫杉醇＋卡铂＋曲妥珠单抗＋帕妥珠单抗并不能提高病理学完全缓解率，甚至与预期相反（两组的病理学完全缓解率分别为44.4%和55.7%，P＝0.016），同样在MARIANNE试验中，研究者入组了HER2阳性晚期一线乳腺癌患者，比较T-DM1单药与曲妥珠单抗＋紫杉醇化疗的疗效，结果显示，前者既不劣于，又不优于后者（两组PFS分别为14.1个月和13.7个月，HR 0.91，95%CI 0.73～1.13）。

另一方面，T-DM1似乎对于肿瘤负荷大、病情较重的患者效果更好。在本试验为数不多有阳性趋势的亚组分析中发现，肿瘤大小＜2 cm及接受保乳手术的患者更加不易从T-DM1治疗中获益。肿瘤体积是保乳手术的一个重要指征，肿瘤体积越小越有利于保乳手术的开展，故而这两者的结果具有一致性。再结合KATHERINE试验的结果，有残留病灶的患者更可以从T-DM1治疗中获益。因此，我们可以推测，肿瘤负荷越大的患者越有可能从T-DM1治疗中获益。

本试验在设计上存在1个明显的缺点——试验设计不平衡。在帕妥珠单抗联合T-DM1组中，T-DM1使用时长为1年，而在曲妥珠单抗＋帕妥珠单抗＋紫杉醇组中，紫杉醇只使用3～4个周期。由于T-DM1的药物特性，可以认为AC-KP组的患者接受了长达1年的细胞毒化疗，治疗强度远大于AC-THP组。虽然如此，AC-THP组的iDFS仍不劣于AC-KP组，则更加说明传统化疗＋双靶向治疗方案可能在疗效上具有一定优势。

除了T-DM1以外，近年来新的ADC药物也不断问世，并取得了不错的成绩。曲妥珠德单抗鲁替康（T-DXd）便是其中佼佼者。该药通过四肽链将曲妥珠单抗与一种新型拓扑异构酶Ⅰ抑制剂伊喜替康甲磺酸盐衍生物（DX-8951衍生物，DXd）链接在一起。与T-DM1不同的是，T-DXd中一个曲妥珠单抗分子平均可连接8个DXd分子，并且可观察到更强的旁观者效应。旁观者效应是指ADC药物不仅能杀伤所靶向的肿瘤细胞，同时还可以非靶地杀伤周围的癌细胞。由于T-DXd的四肽连接键可以轻易地被肿瘤细胞溶酶体内的蛋白酶B和L裂解，并快速向四周释放大量的DXd分子，故而除了杀伤HER2高表达或低表达的肿瘤细胞外，还能对周围HER2不表达的肿瘤细胞产生杀伤作用，解决肿瘤异质性问题。DestinyBreast03试验入组了既往接受过紫杉醇和曲妥珠单抗治疗的HER2阳性晚期乳腺癌患者，随机接受单药T-DXd或T-DM1治疗。结果显示，单药T-DXd较T-DM1显著提高患者的中位PFS（28.8个月 $vs.$ 6.8个月，$HR\ 0.33$，$95\%CI\ 0.26\sim0.43$，$P<0.000\ 1$）和mOS（两组均未达到，$HR\ 0.64$，$95\%CI\ 0.47\sim0.87$，$P=0.003\ 7$）。T-DXd表现出了优异的抗肿瘤作用，因此，笔者也期待在未来看到TDXd等其他ADC药物在辅助或新辅助阶段的研究数据。

三、同类研究

KAITLIN试验及同类研究见表23-1。

表23-1　同类研究对比

试验名称及性质	研究目的及假设	假设、试验设计及干预	入组人群及总样本量	研究结果（主要研究终点及其他重要结果）	结论
KAITLIN 3期优效性设计（本研究）	假设在蒽环类药物辅助化疗后，T-DM1可较紫杉醇＋曲妥珠单抗提高患者的生存	T-DM1组（AC-T-DM1＋P）vs.紫杉醇组（AC-THP）	HER2阳性早期高危，辅助治疗（$n=1846$）	3年无浸润灶疾病生存率：T-DM1组为92.8%，紫杉醇组为94.1%（$P=0.83$），两组间差异无统计学意义	T-DM1较紫杉醇加曲妥珠单抗不能提高患者无浸润灶疾病生存率
KATHERINE 3期优效性设计	假设对于新辅助治疗后有残留的患者，T-DM1可较曲妥珠单抗提高患者生存	T-DM1组 vs.曲妥珠单抗组	HER2阳性早期新辅助治疗后有病灶残留，辅助治疗（$n=1486$）	3年无浸润灶疾病生存率：T-DM1组为88.3%，曲妥珠单抗组为77%，$P<0.001$，T-DM1更优	T-DM1可较单药曲妥珠单抗提高患者无浸润灶疾病生存率
KRISTINE 3期优效性设计	假设新辅助T-DM1＋帕妥珠单抗可较TCb＋曲妥珠单抗＋帕妥珠单抗提高病理学完全缓解率	T-DM1组（T-DM1＋P）vs.TCb组（TCb＋HP）	HER2阳性早期高危新辅助治疗（$n=574$）	病理学完全缓解率：T-DM1组为44% vs.TCb组为56%，$P=0.016$，T-DM1组病理学完全缓解率更低	T-DM1＋P较TCb＋H＋P不能提高患者病理学完全缓解率

续　表

试验名称及性质	研究目的及假设	假设、试验设计及干预	入组人群及总样本量	研究结果（主要研究终点及其他重要结果）	结论
MARIANNE 3期优效非劣效性设计	HER2阳性转移性乳腺癌应用T-DM1不劣于紫杉醇＋曲妥珠单抗	曲妥珠单抗组（紫杉醇＋曲妥珠单抗）vs.T-DM1组 vs.T-DM1＋帕妥珠单抗组	HER2阳性晚期一线治疗（n＝1095）	mPFS：曲妥珠单抗组13.0个月 vs.T-DM1组15.2个月 vs.T-DM1＋帕妥珠单抗组14.1个月，P1＝0.31，P2＝0.14	T-DM1组的mPFS不劣于但不优于曲妥珠单抗组
EMILIA，优效性设计	HER2阳性转移性乳腺癌T-DM1可较拉帕替尼＋卡培他滨提高患者的生存率	T-DM1组 vs.拉帕替尼＋卡培他滨组	HER2阳性晚期二线治疗（n＝991）	mPFS：T-MD1组9.6个月 vs.拉帕替尼＋卡培他滨组6.4个月，P＜0.001　OS：T-MD1组20.9个月 vs.拉帕替尼＋卡培他滨组25.1个月，P＜0.001	T-DM1组较拉帕替尼＋卡培他滨组延长了患者mPFS

注：TCb.T为多西他赛，Cb为卡铂；AC.蒽环类药物；H.曲妥珠单抗；P.帕妥珠单抗；HER2.人表生长因子受体2；mPFS.中位无进展生存期；T-DM1.恩美曲妥珠单抗。

（上海交通大学医学院附属仁济医院　吴子平　殷文瑾　陆劲松）

参考文献

［1］KROP I E，IM S A，BARRIOS C，et al，Trastuzumab emtansine plus pertuzumab versus taxane plus trastuzumab plus pertuzumab after anthracycline for high-risk human epidermal growth factor receptor 2-positive early breast cancer：the phase Ⅲ KAITLIN study［J］．J Clin Oncol，2022，40（5）：438-448.

［2］VERMA S，MILES D，GIANNI L，et al，Trastuzumab emtansine for HER2-positive advanced breast cancer［J］．N Engl J Med，2012，367（19）：1783-1791.

［3］VON MINCKWITZ G，HUANG C S，MANO M S，et al，Trastuzumab emtansine for residual invasive HER2-positive breast cancer［J］．N Engl J Med，2019，380（7）：617-628.

［4］HURVITZ S A，MARTIN M，SYMMANS W F，et al，Neoadjuvant trastuzumab，pertuzumab，and chemotherapy versus trastuzumab emtansine plus pertuzumab in patients with HER2-positive breast cancer（KRISTINE）：a randomised，open-label，multicentre，phase 3 trial［J］．Lancet Oncol，2018，19（1）：115-126.

［5］PEREZ E A，BARRIOS C，EIERMANN W，et al，Trastuzumab emtansine with or without pertuzumab versus trastuzumab plus taxane for human epidermal growth factor receptor 2-positive，advanced breast cancer：primary results from the phase Ⅲ MARIANNE study［J］．J Clin Oncol，2017，35（2）：141-148.

［6］NAKADA T，SUGIHARA K，JIKOH T，et al，The latest research and development into the antibody-drug conjugate，［fam-］trastuzumab deruxtecan（DS-8201a），for HER2 cancer therapy［J］．Chem Pharm Bull（Tokyo），2019，67（3）：173-185.

［7］DRAGO J Z，MODI S，CHANDARLAPATY S．Unlocking the potential of antibody-drug conjugates for cancer therapy［J］．Nat Rev Clin Oncol，2021，18（6）：327-344.

［8］HURVITZ S A，HEGG R，CHUNG W P，et al，Trastuzumab deruxtecan versus trastuzumab emtansine in patients with HER2-positive metastatic breast cancer：updated results from DESTINY-Breast03，a randomised，open-label，phase 3 trial［J］．Lancet，2023，401（10371）：105-117.

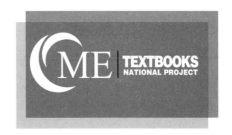

第六篇

乳腺癌辅助放射治疗相关重要临床试验

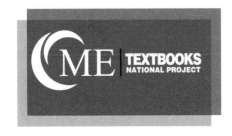

KROG 08-06试验：选择性内乳淋巴结放射治疗对淋巴结阳性乳腺癌患者无病生存期的影响的Ⅲ期、随机临床试验

第 24 章

一、概述

【文献来源】

KIM Y B，BYUN H K，KIM D Y，et al.Effect of elective internal mammary node irradiation on disease-free survival in women with node-positive breast cancer：a randomized phase 3 clinical trial［J］. JAMA oncology，2022，8（1）：96-105.

【研究背景和目的】

研究表明乳腺癌患者术后在全乳或胸壁放疗的基础上，加以区域淋巴结（锁骨上淋巴结加或不加腋窝淋巴结）放疗，可提高无病生存率并降低乳腺癌病死率和复发率，但目前对于内乳淋巴结放疗（internal mammary node irradiation，IMNI）所带来的临床获益仍存在争议。本研究旨在探索在适当全乳或胸壁放疗＋锁骨上淋巴结放疗的基础上，加以内乳淋巴结放疗，是否能提高淋巴结阳性乳腺癌患者的无病生存率。

【入组条件】

1. 纳入标准

（1）组织学证实的淋巴结有转移的浸润性乳腺癌。

（2）改良根治术或保乳术。

（3）腋窝淋巴结清扫≥8枚淋巴结。

2. 排除标准

（1）新辅助化疗的患者。

（2）远处转移的患者。

（3）除甲状腺癌、皮肤癌、子宫颈原位癌以外的其他恶性肿瘤个人史。

（4）男性。

（5）妊娠女性。

（6）双侧乳腺癌。

（7）有手术、放疗、化疗禁忌证。

（8）手术前锁骨上或内乳淋巴结受累的证据。

【试验设计】

1. 试验类型　一项多中心、前瞻性、Ⅲ期随机对照临床试验。于2008年6月1日至2020年2月29日在韩国13家医院展开。

2. 人群　基于意向治疗人群的分析。

3. 随机分组　根据淋巴结状态（N_1对比N_2/N_3）和手术类型［保乳手术对比乳房改良根治术（modified radical mastectomy，MRM）］对患者进行分层，将患者按1∶1的比例随机分为内乳淋巴结放疗组或对照组。

4. 检验假设　假设内乳淋巴结放疗组与对照组的7年无病生存率分别为70%和60%，风险比为0.698 2，在检验效能80%，双侧显著性水平为5%的前提下，共需入组711例患者。假设5%的患者可能失去随访，估计总共需要747例患者。

5. 主要研究终点　无病生存率（定义为从随机分组到同侧乳腺/胸壁复发、局部淋巴结区复发、远处复发或因乳腺癌死亡的时间）。

6. 次要研究终点　总生存率，乳腺癌病死率，局部复发率，区域复发率，无远处转移生存（distance metastasis free survival，DMFS）率，急性和晚期不良事件。

【试验流程】

KROG 08-06试验流程见图24-1。

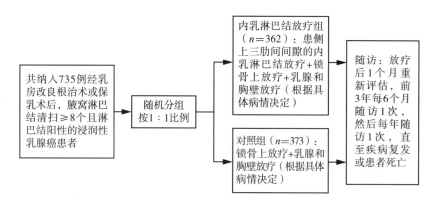

图24-1　KROG 08-06试验流程图

流程说明：①放射治疗每天1次，剂量为1.8～2 Gy，总剂量达45～50.4 Gy；②允许对保乳手术患者的瘤床进行连续加量放射治疗；③化疗应在放疗前进行，放疗应在化疗后6周内开始，放疗期间不允许使用化疗药物。局部复发风险高的患者，可化疗前先进行放射治疗；④全身治疗（化疗、内分泌治疗、抗HER2）依据指南执行。

【结果】

1. 无病生存率　与对照组相比，内乳淋巴结放疗组的无病生存率提高了3.4%，但差异无统计学意义（81.9% *vs.* 85.3%，*HR* 0.80，95% *CI* 0.57～1.14，*P* = 0.200）。

2. 总生存率　对照组和内乳淋巴结放疗组的总生存率分别为88.2%和89.4%（*HR* 0.87，95% *CI* 0.57～1.31，*P* = 0.500）。

3. 乳腺癌病死率　对照组和内乳淋巴结放疗组的乳腺癌病死率分别为10.8%和8.4%（*HR* 0.74，95% *CI* 0.47～1.16，*P* = 0.190）。

4. 局部复发率　对照组和内乳淋巴结放疗组的局部复发率分别为1.7%和1.7%（*HR* 0.98，95% *CI* 0.34～2.79）。

5. 区域复发率　对照组和内乳淋巴结放疗组的区域复发率分别为4.7%和2.0%（*HR* 0.57，95% *CI* 0.26～1.25）。

6. 无远处转移生存率　对照组和内乳淋巴结放疗组的无远处转移生存率分别为83.2%和85.8%（*HR* 0.81，95% *CI* 0.56～1.16，*P* = 0.250）。

7. 探索性亚组分析　肿瘤位于中央、内侧的患者，与对照组对比，内乳淋巴结放疗组的无病生存率显著提高（7年无病生存率分别为81.6%和91.8%，*HR* 0.42，95% *CI* 0.22～0.82，*P* = 0.008），乳腺癌特异性死亡率显著降低（7年乳腺癌特异性死亡率分别为10.2%和4.9%，*HR* 0.41，95% *CI* 0.17～0.99，*P* = 0.040），无远处转移生存率显著提高（7年无远处转移生存率分别为82.3%和91.8%，*HR* 0.44，95% *CI* 0.23～0.85，*P* = 0.010），总生存率有获益趋势但无统计学意义（7年总生存率分别为88.5%和93.2%，*HR* 0.51，95% *CI* 0.24～1.11，*P* = 0.084）。

8. 安全性　两组的不良事件的发生率无显著差异。内乳淋巴结放疗组放射性肺炎的发生率较高，但两组间差异无统计学意义（6.1% *vs.* 3.2%，*P* = 0.060）。内乳淋巴结放疗组同侧肺平均剂量显著高于对照组，然而较高的肺剂量并未导致严重放射性肺炎的发病率显著升高，在两组中均未观察到≥3级的放射性肺炎。

【结论】

将内乳淋巴结放疗纳入局部淋巴结放疗并不能显著改善淋巴结阳性乳腺癌患者的无病生存率。然而，肿瘤位于中央内侧的乳腺癌患者可能受益于内乳淋巴结放疗。

（上海交通大学医学院附属仁济医院　陈心如　杨　凡　殷文瑾　陆劲松）

二、专家解读

放射治疗作为乳腺癌术后辅助治疗的重要组成部分之一，其主要目的是降低患者复发率，多项大型随机对照临床研究均表明，术后辅助放疗可改善患者的预后，然而，医学界对于放疗具体范围的讨论和相关的探索性研究从未停滞过。已有多项研究表明，乳腺癌患者术后在全乳或胸壁放疗的基础上加以区域淋巴结放疗，可改善患者的预后。MA.20试验是一项Ⅲ期随机、对照临床研究，共纳入1832例伴有腋窝淋巴结受累，或者腋窝淋巴结阴性但具有高危因素、接受保乳手术和前哨淋巴结活检或腋窝淋巴结清扫的浸润性乳腺癌女性患者。淋巴结阴性的高危乳腺癌患者定义为原发肿瘤大小≥5 cm或原发肿瘤大小≥2 cm且切除腋窝淋巴结<10个，且至少包含以下1种情况：组织学分类3级、雌激素受体阴性或淋巴血管浸润者。将这些患者按1∶1的比例随机分配至试验组（*n* = 916）和对照组（*n* = 916），试验组患者接受全乳放疗＋区域淋巴结放疗，而对照组患者仅

接受全乳放疗，中位随访10年的研究结果显示，两组总生存率分别为82.8%和81.8%（*HR* 0.91，95%*CI* 0.72 ～ 1.13，*P* = 0.38），两组的无病生存率分别为82.0%和77.0%（*HR* 0.76，95%*CI* 0.61 ～ 0.94，*P* = 0.01），研究结果显示，对于保乳术后淋巴结阳性或高危淋巴结阴性的乳腺癌患者，在全乳放疗的基础上增加局部淋巴结放疗并不能提高总生存率，但可以降低乳腺癌复发率。

另一项Ⅲ期随机、对照临床试验EORTC 22922/10925试验，共纳入4004例原发肿瘤位于中央/内侧象限（无论是否有腋窝淋巴结受累）或肿瘤位于外侧象限同时伴有淋巴结受累的单侧早期乳腺癌患者，按1∶1的比例随机分到试验组（*n* = 2002）和对照组（*n* = 2002），试验组患者接受全乳/胸壁＋内乳淋巴结＋锁骨上淋巴结放疗（internal mammary and medial supraclavicular，IM-MS）放疗，而对照组患者仅接受全乳/胸壁放疗，中位随访15年的结果显示，试验组和对照组的总生存率分别为73.1%和70.9%（*HR* 0.95，95%*CI* 0.84 ～ 1.06，*P* = 0.360），试验组和对照组的乳腺癌复发率分别为24.5%和27.1%（*HR* 0.87，95%*CI* 0.77 ～ 0.98，*P* = 0.024），试验组和对照组的乳腺癌病死率分别为16.0%和19.8%（*HR* 0.81，95%*CI* 0.70 ～ 0.94，*P* = 0.005 5）。该研究结果表明，Ⅰ ～ Ⅲ期伴腋窝淋巴结受累或肿瘤位于中央内侧的乳腺癌患者，术后区域淋巴结放射治疗可显著降低乳腺癌病死率和乳腺癌复发率，而总生存虽有获益趋势但不具有统计学意义。基于该研究结果，美国国立综合癌症网络（NCCN）（2022年第2版）专家组建议，对于此类早期乳腺癌患者，需对锁骨下和锁骨上区域、内乳淋巴结和腋窝的任何可疑部位进行放疗（≥4个阳性淋巴结为1类证据；1 ～ 3个阳性淋巴结为2A类证据）。

以上2项研究的试验组相比对照组，均是在针对乳房（胸壁）的基础上，增加了针对区域淋巴结进行放疗，即包括锁骨上淋巴结、内乳淋巴结和未切除的腋窝淋巴结。虽然研究结果显示，区域淋巴结放疗可降低复发率，但随着放射学精准治疗时代的发展，人们不禁开始思考，区域淋巴结中究竟哪部分淋巴结放疗可以有助于改善患者的预后，哪部分淋巴结的放疗可以豁免。

内乳淋巴结位于胸骨外侧的胸骨旁肋间间隙，靠近内乳动静脉，常位于第1 ～ 4肋间间隙。内乳淋巴结其实同腋窝淋巴结一样，也被视作乳腺癌的第一站淋巴结引流区域，且在乳腺癌的TNM分期中占有一席之地，常与更差的预后相关。然而，由于内乳淋巴液引流量较少、孤立复发率低等原因，尚无针对内乳淋巴结的诊断和治疗的权威规范。KROG 08-06试验在探索在适当乳房/胸壁放疗＋锁骨上放疗的基础上加以内乳淋巴结放疗，是否能显著改善淋巴结阳性浸润性乳腺癌患者的预后。

KROG 08-06试验共入组了735例经改良根治术或保乳术后、腋窝淋巴结清扫≥8个且淋巴结阳性的浸润性乳腺癌患者，随机分为试验组（*n* = 362）和对照组（*n* = 373），试验组患者接受患侧内乳淋巴结放疗＋锁骨上放疗＋乳腺和胸壁放疗，对照组患者仅接受锁骨上放疗＋乳腺和胸壁放疗。结果表明，与仅接受锁骨上放疗＋乳腺和胸壁放疗相比，在适当全乳或胸壁放疗＋锁骨上淋巴结加/不加腋窝淋巴结放疗的基础上，加上内乳淋巴结放疗并不能显著改善患者的无病生存期、无远处复发生存期、总生存期等生存结局，对乳腺癌病死率和局部、区域复发率的控制方面，差异无统计学意义，但在生存率、病死率、复发率的绝对值方面，试验组均优于对照组，仍存在微小获益。探索性亚组分析结果显示，在疗效和肿瘤位置（外侧与中央内侧）之间发现了显著的相互作用（*P* = 0.030），本研究的肿瘤位于中央内侧定义为，根据超声检查结果确定肿瘤位置，当肿瘤的中心位于乳房的内部象限或12点或6点位置时，肿瘤被认为位于中央内侧。有多个肿瘤病灶的患者，如果其中任何一个肿瘤位于该区域，则认为该肿瘤位于中央内侧。肿瘤位置在中央内侧的乳腺癌患者，内乳淋巴结放疗可以显著延长其无病生存期，降低乳腺癌病死率和远处复发率，且总生存结果的获益趋势更为明显。可见这部分患者可能是内乳淋巴结放疗的潜在获益人群，但因未事先预设亚组，该结论仍需进一步随机对照临床试验进行验证。两组间的安全耐受性总体相似，无显著差异。

KROG 08-06试验在总体人群中未能达到研究终点的主要原因可能是检验假设高估了内乳淋巴结放疗组与对照组对无病生存率的改善，研究者根据既往回顾性研究预设内乳淋巴结放疗组和对照组的7年无病生存率分别为70%和60%，但结果显示，两组无病生存率实际上分别为85.3%和81.9%。随着更多全身性治疗（尤其是紫杉类药物和曲妥珠单抗等）的引入，以及临床大规模筛查使更多早期乳腺癌被发现从而使该类患者比例变大，疾病复发的基线风险也随之降低，故患者的总体生存结果得到了改善，从而使主要研究终点的事件发生率比预期低，降低了检验研究终点的统计学效能，也导致入组人数不足以检测出内乳淋巴结放疗的较小获益，这也许就是KROG 08-06试验未能取得阳性结果的重要原因之一。在全身治疗疗效优越的当代治疗环境体系之下，是否有必要对所有淋巴结受累的乳腺癌患者进行内乳淋巴结放疗，因此，寻求更容易获益的亚组人群是精准放疗的重点。

正如前文探索性亚组分析所述，内乳淋巴结引流占整个乳腺淋巴引流的25%～50%，尤其是对于肿瘤位于中央区或内侧的患者，淋巴引流更容易流向内乳淋巴结，本研究的亚组分析提示，额外接受内乳淋巴结放疗不仅可以延长无病生存期、降低乳腺癌病死率，还发现内乳淋巴结放疗似乎对于远处转移的发生率控制得更佳。其原因可能是，来自内乳淋巴结的淋巴液汇集直接流入胸导管，或者经颈深下淋巴结至对侧内乳淋巴结，肿瘤细胞进一步经血道或淋巴道向远处播散。就此解剖途径来看，内乳淋巴结的局部放疗对于阻断这一转移中转站、从而抑制远处转移的意义可能会大于对于局部区域转移的控制。笔者认为本研究的主要局限性在于试验设计过于宽泛，且未预设亚组，除肿瘤位于中央内侧的这部分乳腺癌患者需要验证内乳淋巴结放疗的价值以外，肿瘤深度（与胸大肌的距离）、腋窝淋巴结阳性数量（如≥4个或＜4个）等临床病理特征与内乳淋巴结放疗的疗效可以进一步深入探究。另外，放疗计划不统一、缺少中央审查也会导致研究结果偏倚。尽管本研究未发现内乳淋巴结使心脏、肺的毒性增加，但仍须延长随访时间，密切观察内乳淋巴结放疗可能带来的不良反应，为临床决策的利弊权衡提供数据支持。

关于内乳淋巴结放疗的同类研究有许多，例如，法国的一项Ⅲ期随机对照临床试验（French IMN试验）纳入了1334例经乳腺癌改良根治术后，伴有淋巴结受累或肿瘤位于中央、内侧伴或不伴淋巴结受累的乳腺癌患者，将患者随机分为试验组（$n=672$）和对照组（$n=662$），试验组接受胸壁＋锁骨上加或/不加腋窝＋内乳淋巴结放疗，而对照组仅接受胸壁＋锁骨上加/不加腋窝放疗，中位随访11.3年的结果发现，两组总生存率分别为62.6%和59.3%（$P=0.800$），两组的无病生存率分别为53.2%和49.9%（$P=0.35$），该研究表明，内乳淋巴结放疗并不能改善患者的无病生存率和总生存率，但不能排除内乳淋巴结放疗仍有微小益处，同时该研究也指出，肿瘤位于中央或内侧且有腋窝淋巴结受累的高危患者，不能忽略内乳淋巴结区域放疗所带来的获益。

此外，丹麦的一项前瞻性队列研究（DBCG-IMN试验）纳入了3089例经保乳术/乳房全切除术＋腋窝治疗且伴有淋巴结受累的单侧早期乳腺癌患者，该研究并非随机分组，而是根据乳腺癌的偏侧性进行分组，所有患者均接受区域淋巴结放疗，而右侧乳腺癌患者（$n=1491$）需额外接受内乳淋巴结放疗，左侧乳腺癌患者（$n=1598$）由于考虑到放射性心脏损伤的风险不进行内乳淋巴结放疗。中位随访14.8年的结果发现，接受内乳淋巴结放疗的患者与不接受内乳淋巴结放疗的患者相比，总生存率分别为60.1%和55.4%（校正HR 0.86，95%CI 0.77～0.96，$P=0.007$），远处复发率分别为35.6%和38.6%（校正HR 0.88，95%CI 0.79～0.99，$P=0.040$），乳腺癌病死率分别为31.7%和33.9%（校正HR 0.88，95%CI 0.78～1.00，$P=0.05$），该研究表明，根据乳腺癌的偏侧性选择是否给予内乳淋巴结放疗，可显著降低乳腺癌远处复发率和死亡风险，从而提高长期生存率。

KROG 08-06试验仅在肿瘤位于中央、内侧的患者中发现内乳淋巴结的潜在获益，而DBCG-IMN试验发现，内乳淋巴结放疗对总人群的总生存率、远处复发率、乳腺癌病死率等均有显著改善。两个研究显示出内乳淋巴结放疗获益人群的差异，其可能的原因如下：①试验设计方面。KROG 08-06试验将患者按1∶1随机分组，而DBCG-IMN试验是右乳癌患者接受内乳淋巴结放疗，左乳癌患者考虑到心脏风险不接受内乳淋巴结放疗，不是严格的随机对照研究设计。②在干预措施方面，DBCG-IMN试验针对1～4肋间放疗，而KROG 08-06试验针对第1～3肋间放疗，内乳淋巴结（lymph node，LN）放疗范围也可能与更显著的预后获益相关；③在系统治疗方面，DBCG-IMN试验开展时间相对更早，很少有患者接受紫杉类药物化疗，而在紫杉类药物作为全身标准治疗后，为确保治疗的同质性就停止继续入组了，KROG 08-06试验中几乎所有患者术后都以紫杉类药物作为标准化疗方案（96%），新一代的辅助治疗明显改善了治疗效果，在总体疗效提高、复发降低的基础上，放疗的进一步提高治疗效果的效应可能会被掩盖而失去统计学意义，因此，需要进一步扩大样本、延长随访时间的试验来探寻。若试验的治疗背景不同，患者整体预后不同，则无法直接相比。KROG 08-06试验更多地体现了在当代治疗体系下，内乳淋巴结放疗的意义和价值。因此，研究结果的横向比较亦要谨慎。

近年来，乳腺癌患者术后辅助内乳淋巴结放疗仍存在一定争议，从本研究的数据来看，腋窝淋巴结受累、肿瘤位于中央或内侧的患者，内乳淋巴结区域放疗可能带来一定程度的获益，但仍需要更多随机对照临床试验验证。

三、同类研究

KROG 08-06试验及同类研究见表24-1。

表24-1 同类研究对比

同类研究	入组患者	干预措施	随访时间	研究结果			研究结论
				总生存率	无病生存率	乳腺癌病死率	
• MA.20试验 • Ⅲ期优效性设计	淋巴结或高危淋巴结阴性保乳＋腋窝	• 区域淋巴结放疗：乳房＋锁骨上±腋窝＋内乳淋巴结（n＝916） • 区域淋巴结不放疗：乳房（n＝916）	9.5年	82.8%vs.81.8%（P＝0.38）	82%vs.77%（P＝0.01）	10.3%vs.12.3%（P＝0.11）	淋巴结阳性或高危淋巴结阴性的乳腺癌患者，在全乳放疗基础上加以区域淋巴结放疗虽然没有提高总生存率，但降低了乳腺癌复发率
• EORTC 22922试验 • Ⅲ期优效性设计	中央内侧或淋巴结阳性全切/保乳＋腋窝	• 区域淋巴结放疗：乳房/胸壁＋锁骨上±腋窝＋内乳淋巴结（n＝2002） • 区域淋巴结不放疗：乳房/胸壁（n＝2002）	15.0年	73.1%vs.70.9%（P＝0.36）	60.8% vs.59.9%（P＝0.18）	16%vs.19.8%（P＝0.0055）	淋巴结阳性或肿瘤位于中央、内侧的早期乳腺癌患者，在乳房/胸壁基础上加区域淋巴结放疗显著降低乳腺癌病死率和乳腺癌复发率，但未能转化为总生存率获益

续　表

同类研究	入组患者	干预措施	随访时间	研究结果			研究结论
				总生存率	无病生存率	乳腺癌病死率	
• French IMN试验 • Ⅲ期优效性设计	中央、内侧或淋巴结阳性改良	• 内乳淋巴结放疗：胸壁＋锁骨上±腋窝＋内乳（n＝672） • 内乳淋巴结不放疗：胸壁＋锁骨上±腋窝（n＝662）	11.3年	62.6%vs.59.3%（P＝0.8）	53.2%vs.49.9%（P＝0.35）	—	淋巴结阳性或肿瘤位于中央、内侧的早期乳腺癌患者，加以内乳淋巴结放疗未能看到总生存获益
• DB-CG-IMN试验 • 前瞻性队列研究	淋巴结阳性全切/保乳＋腋窝	• 内乳淋巴结放疗：乳房/胸壁＋锁骨上±腋窝＋内乳淋巴结（右乳癌n＝1941） • 内乳淋巴结不放疗：乳房/胸壁＋锁骨上±腋窝（左乳癌n＝1958）	14.8年	60.1%vs.55.4%（P＝0.007）	—	31.7%vs.33.9%（P＝0.05）	接受内乳淋巴结放疗的右乳癌患者比未接受内乳淋巴结放疗的左乳癌患者总生存率高
• KROG 0806试验 • Ⅲ期优效性设计（本研究）	淋巴结阳性改良/保乳＋腋窝淋巴结≥8枚	• 内乳淋巴结放疗：乳房/胸壁＋锁骨上±腋窝＋内乳淋巴结（n＝362） • 内乳淋巴结不放疗：乳房/胸壁＋锁骨上±腋窝（n＝373）	8.4年	89.4%vs.88.2%（P＝0.50）	85.3%vs.81.9%（P＝0.22）	8.4%vs.10.8%（P＝0.19）	加以内乳淋巴结放疗不能显著提高淋巴结阳性乳腺癌患者的无病生存率，肿瘤位于中央内侧的乳腺癌患者可能可以受益于内乳淋巴结放疗

注：—.无数据。

（上海交通大学医学院附属仁济医院　陈心如　杨　凡　殷文瑾　陆劲松）

参考文献

［1］POORTMANS P M, WELTENS C, FORTPIED C, et al. Internal mammary and medial supraclavicular lymph node chain irradiation in stage Ⅰ～Ⅲ breast cancer（EORTC 22922/10925）: 15-year results of a randomised, phase 3 trial［J］. Lancet Oncol, 2020, 21（12）: 1602-1610.

［2］WHELAN T J, OLIVOTTO I A, PARULEKAR W R, et al. Regional nodal irradiation in early-stage breast cancer［J］. N Engl J Med, 2015, 373（4）: 307-316.

［3］URANO M, DENEWAR F A, MURAI T, et al. Internal mammary lymph node metastases in breast cancer: what should radiologists know?［J］. Jpn J Radiol, 2018, 36（11）: 629-640.

［4］GIULIANO A E, CONNOLLY J L, EDGE S B, et al. Breast cancer-major changes in the american joint committee on cancer eighth edition cancer staging manual［J］. CA Cancer J Clin, 2017, 67（4）: 290-303.

［5］KIM Y B, BYUN H K, KIM D Y, et al. Effect of elective internal mammary node irradiation on disease-free survival in women with node-positive breast cancer: a randomized phase 3 clinical trial [J]. JAMA Oncol, 2022, 8 (1): 96-105.

[6] HENNEQUIN C, BOSSARD N, SERVAGI-VER-NAT S, et al. Ten-year survival results of a randomized trial of irradiation of internal mammary nodes after mastectomy [J]. Int J Radiat Oncol Biol Phys, 2013, 86 (5): 860-866.

[7] THORSEN L B J, OVERGAARD J, Matthiessen L W, et al. Internal mammary node irradiation in patients with node-positive early breast cancer: fifteen-year results from the danish breast cancer group internal mammary node study [J]. J Clin Oncol, 2022, 40 (36): 4198-4206.

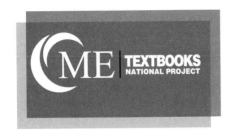

RTOG9804试验：低风险导管内癌保乳术后放疗的Ⅲ期临床试验

第25章

一、概述

【文献来源】

MCCORMICK B，WINTER K A，WOODWARD W，et al.Randomized phase Ⅲ trial evaluating radiation following surgical excision for good-risk ductal carcinoma in situ：long-term report from NRG Oncology/RTOG 9804［J］.J Clin Oncol，2021，39（32）：3574-3582.

【研究背景和目的】

通过钼靶筛查，在美国每年有超过5万例女性被诊断为乳腺导管原位癌（ductal carcinoma in situ of the breast，DCIS）。保乳术后放疗是DCIS的常规综合治疗方法之一，既往多项临床试验表明，辅助放疗可降低约50%同侧乳腺复发风险。之前有关DCIS保乳术后放疗的临床试验入组标准的范围较广，其中包括肿块较大、高级别和有症状的DCIS。然而，随着筛查不断普及和发展，有更多肿块小、级别低的乳腺导管原位癌被发现，而这类更低风险乳腺癌保乳术后放疗的益处目前尚未完全明确。本研究目的就是评估全乳放疗在低风险（good-risk）DCIS保乳术后中的作用，确定在较低风险DCIS人群中保乳术后放疗是否显著降低同侧乳腺癌复发风险。本研究中的低风险DCIS是指主要由钼靶筛查发现的、较小的（钼靶或标本上病灶最大径≤2.5 cm）、无症状、低级别DCIS。

【入组条件】

1. 纳入标准

（1）年龄≥26岁的女性。

（2）钼靶检查发现病灶，无症状（DCIS必须通过乳房X线检查或在良性手术组织活检后偶然发现的）。

（3）钼靶或标本上病灶最大径≤2.5 cm。

（4）DCIS分级为低、中级。

（5）切缘≥3 mm。

（6）临床淋巴结阴性。

（7）无活性结缔组织疾病。

（8）除基底细胞癌或鳞状细胞皮肤癌或子宫颈原位癌外，无既往恶性肿瘤病史（无疾病复发≥5年者除外）或并发恶性肿瘤。

（9）在研究开始时，没有同时进行激素治疗，他莫昔芬（TAM）除外。

2. 排除标准

（1）年龄＜26岁。

（2）存在活动性结缔组织疾病。

（3）处于妊娠期或哺乳期。

（4）既往有癌症病史的女性（基底癌、鳞状皮肤癌或子宫颈癌原位癌除外）。

（5）在研究开始时，接受激素治疗的女性（但必须在DCIS诊断后4周内开始的他莫昔芬治疗）。

【试验设计】

1. RTOG 9804是1项Ⅲ期、随机、对照、多中心临床试验，对比低风险DCIS保乳术后放疗加或不加他莫昔芬对比全乳放疗加或不加他莫昔芬。

2. 研究假设放疗使5年乳腺同侧复发率从6%降至3.5%（*HR* 0.58），统计显著性定义为双边$P = 0.05$，需要129个乳腺同侧复发事件，统计效能为80%。计划在6年内纳入1790例患者，至少随访5年。但由于入组缓慢，1999—2006年仅629例完成入组，该试验入组未达到计划样本量提前结束。

3. 主要研究终点是同侧乳腺癌复发（穿刺明确的同侧浸润性癌或DCIS复发）。次要研究终点是同侧浸润性乳腺癌复发（invasive IBR）、对侧乳腺癌事件（contralateral breast event，CBE）、OS、DFS、远处转移，乳房全切事件和安全性分析。

4. IBR、CBE、DM通过log-rank检验分析和竞争风险模型Gray检验及Fine-Gray多因素分析被用于多因素模型的构建。

5. 所有患者被纳入ITT分析。

6. 根据NSABP B-24试验的结果，他莫昔芬可以降低DCIS术后患者同侧/对侧乳腺癌复发，该研究开始时，要求两组均给予他莫昔芬治疗。然而，在2001年以后，根据UK/ANZ试验DCIS的结果（UK/ANZ发现，他莫昔芬对DCIS乳腺癌相关事件发生的预防证据有限），他莫昔芬的使用更改为选择性。

【试验流程】

RTOG9804试验流程见图25-1。

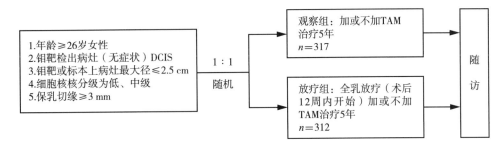

图25-1 RTOG9804试验流程图

注：TAM. 他莫昔芬；DCIS. 乳腺导管原位癌。

流程说明：分层因素为，年龄是否＜50岁；切缘≥10 mm或切缘为3～9 mm或阳性重新切除；肿块大小≤1 cm，肿块大小在1～2.5 cm；核分级低、中级，是否使用TAM。

【结果】

1. 本研究最终入组观察组317例，放疗组312例，平均年龄58岁，肿块最大径平均值为0.5 cm，观察组和放疗组（RT组）分别有66%和58%的患者使用了他莫昔芬治疗。

2. 在2015年的首次结果报道中，与观察组相比，放疗组显著降低了同侧乳腺癌复发率（7.2%*vs.*0.8%，Gray *P*＜0.001）。两组的总生存期无显著性差异（*HR* 1.56，95%*CI* 0.81～3.01，*P*＝0.18）；两组DFS无显著性差异（*HR* 0.84，95%*CI* 0.53～1.32，*P*＝0.44）。

3. 本次更新的结果中，与观察组相比，放疗组显著降低了主要研究终点同侧乳腺癌复发率（15.1%*vs.*7.1%，Gray *P*＝0.000 7）。

4. 与观察组相比，放疗组显著降低了浸润性同侧乳腺癌的发病率（9.5%*vs.*5.4%，Gray *P*＝0.02）。

5. 与观察组相比，放疗组术后10、12、15年同侧乳腺癌复发发生率显著降低：放疗组和观察组10年同侧乳腺癌复发的发生率分别为9.2%和1.5%；放疗组和观察组术后12年同侧乳腺癌复发的发生率分别为1.9%和3.4%；放疗组和观察组15年同侧乳腺癌复发的发生率分别为15.1%和7.1%（*P*＝0.000 7）。与观察组相比，放疗组术后10、12、15年浸润性同侧乳腺癌复发的发生率显著降低：放疗组和观察组术后10年浸润性同侧乳腺癌复发的发生率分别为4.3%和0.4%；放疗组和观察组术后12年浸润性同侧乳腺癌复发的发生率分别为7.0%和2.3%；放疗组和观察组术后15年浸润性同侧乳腺癌复发的发生率分别为9.5%和5.4%（*P*＝0.000 7）。两组在对侧乳腺事件的差异无统计学意义。

6. 多因素分析中，放疗（*HR* 0.34，95%*CI* 0.19～0.64，Fine Gray *P*＝0.000 7）和他莫昔芬治疗（*HR* 0.45，95%*CI* 0.25～0.78，Fine Gray *P*＝0.004 7）是影响同侧乳腺癌复发的独立影响因素。

【结论】

较低风险的乳腺导管原位癌，放疗显著减少了同侧乳腺癌事件的发生，并在15年后持续有效。

（上海交通大学医学院附属仁济医院　盛小楠　殷文瑾　陆劲松）

二、专家解读

随着乳腺癌筛查的不断普及，越来越多的早期、小肿块、低组织学分级的DCIS被发现并得到治疗，这大大改善了乳腺癌患者的预后。对于DCIS，保乳手术后放疗是一种常见的治疗方案，已有的研究提示，辅助放疗可将保乳术后同侧乳腺癌复发的风险降低约50%。保乳术后放疗也被各类指南和专家共识推荐。在美国国家综合癌症网络（NCCN）的相关指南中，放疗就被推荐用于保乳术后。但是由于目前越来越多早期、风险更低的DCIS被筛查出来，对于这类低复发风险的患者来说保乳术后的放疗获益并没有很明确的证据。RTOG9804试验聚焦于这类低风险DCIS保乳术后的放疗获益，为明确放疗对这类低风险DCIS保乳术后的获益情况，研究结果发现，对于低风险的DCIS，放疗依旧可以显著降低同侧乳腺复发的发病率。

RTOG9804是一项始于1999年的临床研究，研究入组的是低风险DCIS保乳术后患者（主要经钼靶筛查发现的、同时具有肿块≤2.5 cm、无症状、低级别DCIS的特征）。研究将入组患者随机分为放疗组和观察组，放疗组给予放疗联合或不联合5年他莫昔芬治疗，观察组给予或不给予5年他莫昔芬治疗。主要研究终点是同侧乳腺癌复发事件。根据统计假设需要计划入组1790例患者，但是临床实践中符合条件的患者的比例不高，从而导致实际入组速度较慢，至计划结束入组的2006年，该研究仅入组了629例低风险DCIS保乳术后患者。入组的629例患者的随访结果提示，放疗显著降低了主要研究终点同侧乳腺癌复发事件（观察组同侧乳腺癌复发发生率为7.1%，放疗组为15.1%，$P = 0.0007$），以及次要研究终点浸润性同侧乳腺癌复发发生率（观察组浸润性同侧乳腺癌复发发生率为9.5%，放疗组为5.4%，$P = 0.0200$）。在术后10、12、15年同侧乳腺癌复发事件中，与观察组相比，放疗组的优势均有统计学意义。通过多因素分析调整了包括年龄、切缘、肿块范围、组织学分级、他莫昔芬使用以后，放疗仍可以显著降低同侧乳腺癌复发的发生率（HR 0.34，95%CI 0.19 ~ 0.64，$P = 0.0007$），同时他莫昔芬的使用也是同侧乳腺癌复发事件发生的相关因素（HR 0.45，95%CI 0.25 ~ 0.78，$P = 0.0047$）。本研究提示，放疗可以显著降低低风险DCIS保乳术后同侧乳腺癌复发的发生率，但是总生存期未显著延长。目前，NCCN指南在推荐这类低风险患者如需要放疗可以考虑采用部分加速放疗替代全乳放疗。

横向对比一系列有关DCIS保乳术后放疗或他莫昔芬的研究，本研究最大的特点是入组人群为复发风险较低的DCIS保乳术后患者。另外，本研究除了验证了放疗对这类患者中的疗效外，还进一步验证了他莫昔芬对这类患者的IBR事件有预防作用。UK/ANZ研究同样是研究DCIS术后放疗/他莫昔芬治疗对同侧乳腺癌复发的影响，其入组的患者较RTOG9804试验复发风险更高，包括了单侧和双侧DCIS，微浸润性乳腺癌患者也可以入组，共入组的1694例患者随机分为无治疗组、他莫昔芬组、放疗组、放疗联合他莫昔芬组，主要研究终点为浸润性同侧乳腺癌复发事件。2003年UK/ANZ试验中位随访4年的结果显示，主要研究终点各组间浸润性同侧乳腺癌复发发生率的差异无统计学意义，但在2010年（即中位随访时间为12.7年）再次发布的结果得到了与本研究类似的结果，放疗（HR 0.32，95%CI 0.22 ~ 0.47，$P < 0.001$）和他莫昔芬治疗（HR 0.78，95%CI 0.62 ~ 0.99，$P = 0.040$）均能有效减少同侧乳腺癌复发的风险。

ECOG E5194试验则是一项观察性试验，未给予放疗，入组患者分为2个组，第一组患者与RTOG 9804试验中十分相似，均为低中级别、肿块小于2.5 cm的DCIS保乳术后患者，第二组患者则是高级别、肿块小于1 cm的DCIS保乳术后患者。结果显示，第一组患者的同侧乳腺癌复发率明显低于第二组，这在一定程度验证了RTOG 9804试验中入组患者的低复发率。但对比ECOG E5194和RTOG 9804试验中低风险队列术后10年和12年同侧乳腺癌复发率发现，RTOG 9804试验中观察组的同侧乳腺复发的发生率略低于ECOG E5194（RTOG 9804试验和ECOG E5194试验术后10年观察组同侧乳腺癌复发发生率为9.2%和12.5%；术后12年观察组的同侧乳腺癌复发的发生率为11.9%和14.4%），这可能是由于ECOG E5194试验中，使用他莫昔芬治疗的患者仅占30%，而RTOG 9804试验中达到了60%。虽然在ECOG E5194试验的研究结果显示，他莫昔芬对于DCIS术后同侧乳腺癌复发的预防并无显著统计学意义（HR 0.66，95%CI，0.40～1.06，$P=0.09$），但是从2项研究及其他研究的结果综合判断可以发现，他莫昔芬对于DCIS术后的同侧乳腺癌复发有预防作用。

在本研究结果报道之前，也有研究试图区分出一类低复发风险的、可以避免放疗的DCIS。Van Nays预后指数（van Nuys prognostic index，VNPI）最早于1995年发表在 *Lancet*，文章的作者之一是曲妥珠单抗的主要发明者Slamon教授，该指标最初纳入了细胞核分级、肿瘤坏死，用于预测DCIS的复发风险。1996年，VNPI增加了肿块大小和切缘宽度。2002年，南加州大学对VNPI评分进一步改良，在原先的基础上增加了年龄因素。从一项试验的VNPI评分中发现，VNPI评分较低的组是否接受放疗并不改变8年局部复发风险（无放疗组VNPI评分为3～4分患者8年无复发率为97%，放疗组为100%，P值无显著意义），而中风险和高风险组则需要放疗（VNPI评分为3～4分患者8年无复发率无放疗组为68%，放疗组为86%，$P=0.017$）。VNPI评分中得分较低的指标包括：肿块大小≤15 mm，切缘≥10 mm，细胞核分级为1或2，未见坏死及年龄＞60岁。与本研究相比，VNPI评分对于肿块大小的限制更小，但切缘更窄，虽然研究表明低风险DCIS可以免于放疗的结论，但是VNPI评分的随访时间较短，对于这一类本身复发风险就很低的DCIS，可能像本研究和UK/ANZ试验一样延长随访时间，也许会得到不同结论。

本研究也存在以下3个的问题：①研究中的用药发生过修改，在研究设计之初，1999年发表于 *Lancet* 的NSABP B-24试验的结果显示，该研究入组了DCIS术后，预期生存超过10年的乳腺癌患者，随机分为2组，一组给予放疗及5年他莫昔芬治疗，另一组仅给予放疗，该研究主要结果提示，即中位随访74个月的结果提示，他莫昔芬可以显著降低DCIS术后患者同侧/对侧乳腺癌的复发率（他莫昔芬组为8.2%，对照组为13.4%，$P=0.0009$）。因此，本研究要求2组的患者均使用他莫昔芬治疗。2001年以后，根据另一项UK/ANZ试验的结果（发现他莫昔芬对DCIS乳腺癌相关事件发生的预防证据有限），他莫昔芬的使用更改为选择性，同时作为分层因素。②由于入组效率较低，在结束入组时并没有达到计划的入组人数。③RTOG 9804试验在患者的基本信息中没有采集激素受体免疫组化的情况，直接使用了他莫昔芬治疗。

三、同类研究

RTOG9804试验及同类研究见表25-1。

表25-1　同类研究对比

试验名称	试验性质	研究目的	研究假设	入组人群	中位随访时间	试验方案	主要研究终点结果（同侧乳腺复发风险）	结论
RTOG9804试验（本试验）	Ⅲ期随机对照多中心，辅助治疗阶段，双臂	低风险DCIS术后是否可免于放疗	低风险DCIS术后可免于放疗	肿瘤大小≤2.5 cm，低级别DCIS，或者无症状保乳术后	13.9年	• 对照组：加或不加TAM（$n=317$） • 放疗组：加或不加TAM（$n=312$）	放疗组：HR 0.36，$P=0.0007$	低风险DCIS术后有放疗的必要

续 表

试验名称	试验性质	研究目的	研究假设	入组人群	中位随访时间	试验方案	主要研究终点结果（同侧乳腺复发风险）	结论
UK/ANZ试验	随机对照，（2×2析因分析），辅助治疗阶段	DCIS保乳术后TAM/放疗是否可减少复发	DCIS保乳术后TAM/放疗可减少复发	DCIS保乳术后乳腺癌	12.7年	• 对照组：$n=544$ • 放疗组：$n=567$ • TAM：$n=267$ • 放疗＋TAM组：$n=316$	放疗组：$HR\ 0.32$，$P<0.0001$	DCIS保乳术后放疗可减少复发
CALGB9343试验	随机对照研究，双臂	高龄（年龄＞70岁）DCIS保乳术后TAM治疗的患者是否可免于放疗	高龄（年龄＞70岁）DCIS保乳术后TAM治疗的患者可免于放疗	ER阳性，$T_1N_0M_0$，肿块切除后，切缘阴性	12.6年	• TAM组：$n=319$ • TAM＋放疗组：$n=317$	放疗组：$HR\ 0.18$，$P<0.001$	高龄DCIS保乳术后TAM治疗的患者放疗仍可降低复发风险

注：DCIS.乳腺导管原位癌；TAM.他莫昔芬。

（上海交通大学医学院附属仁济医院　盛小楠　殷文瑾　陆劲松）

参考文献

[1] MCCORMICK B, WINTER K A, WOODWARD W, et al. Randomized phase Ⅲ trial evaluating radiation following surgical excision for good-risk ductal carcinoma in situ: long-term report from NRG Oncology/RTOG 9804 [J]. J Clin Oncol, 2021, 39 (32): 3574-3582.

[2] SOLIN L J, GRAY R, HUGHES L L, et al. Surgical excision without radiation for ductal carcinoma in situ of the breast: 12-year results from the ECOG-ACRIN E5194 study [J]. J Clin Oncol, 2015, 33 (33): 3938-3944.

[3] FISHER B, DIGNAM J, WOLMARK N, et al. Tamoxifen in treatment of intraductal breast cancer: National Surgical Adjuvant Breast and Bowel Project B-24 randomised controlled trial [J]. Lancet, 1999, 353 (9169): 1993-2000.

[4] CUZICK J, SESTAK I, PINDER S E, et al. Effect of tamoxifen and radiotherapy in women with locally excised ductal carcinoma in situ: long-term results from the UK/ANZ DCIS trial [J]. Lancet Oncol, 2011, 12 (1): 21-29.

[5] SILVERSTEIN M J, LAGIOS M D, CRAIG P H, et al. A prognostic index for ductal carcinoma in situ of the breast [J]. Cancer, 1996, 77 (11): 2267-2274.

[6] SILVERSTEIN M J, LAGIOS M D. Treatment selection for patients with ductal carcinoma in situ (DCIS) of the breast using the University of Southern California/Van Nuys (USC/VNPI) prognostic index [J]. Breast J, 2015, 21 (2): 127-132.

[7] HUGHES K S, SCHNAPER L A, BELLON J R, et al. Lumpectomy plus tamoxifen with or without irradiation in women age 70 years or older with early breast cancer: long-term follow-up of CALGB 9343 [J]. J Clin Oncol, 2013, 31 (19): 2382-2387.

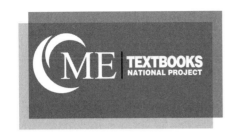

NSABP B-43试验：在接受保乳手术+放疗的人表皮生长因子受体2阳性乳腺导管原位癌中比较用或不用曲妥珠单抗治疗疗效的Ⅲ期临床试验

第26章

一、概述

【文献来源】

COBLEIGH M A, ANDERSON S J, SIZIOPIKOU K P, et al.Comparison of radiation with or without concurrent trastuzumab for HER2-positive ductal carcinoma in situ resected by lumpectomy：a phase Ⅲ clinical trial［J］.J Clin Oncol，2021，39（21）：2367-2374.

【研究背景和目的】

乳腺导管原位癌（DCIS）伴微浸润是DCIS发展为浸润性癌的中间阶段，易表现为三阴性或HER2过表达型。接受保乳手术的DCIS患者，HER2的表达与复发相关。本研究的目的是在HER2阳性、接受保乳手术的DCIS患者中评估曲妥珠单抗联合放疗预防同侧乳腺癌复发的作用。

【入组条件】

1. 纳入标准

（1）绝经前和绝经后DCIS的患者，或者混合型DCIS伴有小叶原位癌（lobular carcinoma in situ，LCIS）（雌激素受体或孕激素受体状态），HER2阳性且无浸润性癌成分。

（2）患者需接受保乳手术，切缘阴性。如果腋窝接受手术评估，要求淋巴结阴性［pN_0，pN_0（i2），pN_0（i1）pN_0（mol2），或pN_0（mol1）］。

2. 排除标准

（1）接受乳房切除手术。

（2）既往有浸润性癌或DCIS病史。

（3）随机前5年之内有其他恶性肿瘤的病史（除子宫颈原位癌、结肠原位癌、原位黑色素瘤、皮肤基地细胞癌或鳞癌外）。

（4）有较大的心脏危险因素。

【试验设计】

假设对于HER2阳性的乳腺导管原位癌，放疗的同时接受曲妥珠单抗治疗与仅接受放疗相比可以降低同侧乳腺癌的复发率。

1. 试验类型 一项前瞻性、多中心、随机的Ⅲ期临床研究。

2. 主要研究终点 从随机至同侧乳腺浸润性乳腺癌、同侧乳腺DCIS复发及同侧皮肤乳腺癌复发的时间。

3. 次要研究终点 无病生存期（DFS）定义为无浸润性疾病或DCIS生存期；无复发生存间期（RFI）定义为无浸润性疾病或DCIS复发生存间期；总生存期（OS）。

4. 统计分析 观察到163个同侧乳腺癌复发事件后对主要研究终点进行分析，预计研究开始后需要10.0～10.5年。假设同侧乳腺癌复发风险可降低36%，由1.73个浸润性乳腺癌（invasive breast carcinoma，IBC）事件/100个患者降低至1.11个IBC事件/100个患者，检验效能80%。预计样本量为2000例。

【试验流程】

NSABP B-43试验流程见图26-1。

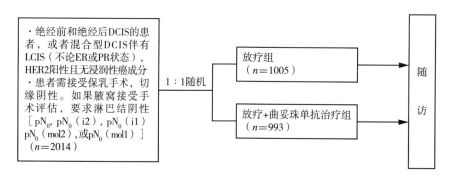

图26-1 NSABP B-43试验流程图

注：DCIS. 乳腺导管原位癌；LCIS. 小叶原位癌；ER. 雌激素受体；PR. 孕激素受体；HER2. 人表皮生长因子受体2。

> **流程说明**
>
> 1. 放疗：全乳放疗，传统分割（25次）或大分割（16～17次）。
>
> 2. 曲妥珠单抗：首次用药为放疗开始前1周内至放疗开始后5天内，首次剂量8 mg/kg，第2剂治疗为3周后给药，剂量6 mg/kg。

【结果】

1. 患者特征 这项研究自2008年12月10日至2014年12月8日共入组了2014例患者。截至2019年12月31日，中位随访时间为79.2个月。两组间患者的基线特征无显著差异。大部分患者为绝经后状态，需按计划接受内分泌治疗的患者略多于50%。

有2001例患者接受了放疗，1679例患者（83.9%）接受了放疗加量：放疗组846/1001（84.5%），放疗＋曲妥珠单抗治疗组833/1000（83.3%）。在1988例有放疗分割信息的患者中，284例（14.3%）患者使用小分割的放疗，其中放疗组有147/988（14.7%），放疗＋曲妥珠单抗治疗组有137/990（13.8%）。

本研究中患者的治疗依从性非常好。1965例患者完成了放疗（放疗组98.3%，放疗＋曲妥珠单抗治疗组为98.1%）。放疗＋曲妥珠单抗治疗组中有96.8%的患者至少接受了1次曲妥珠单抗治疗，94.3%的患者完成了2次的曲妥珠单抗的治疗。

2. 复发及生存结果

（1）放疗组有63个（6.3%）同侧乳腺癌复发事件数；放疗＋曲妥珠单抗治疗组有51个（5.1%）同侧乳腺癌复发事件数，其中50个是首个事件（*HR* 0.81，95%*CI* 0.56～1.17，*P*＝0.26）。

（2）在114个同侧乳腺癌复发事件数中，其中113个为首个事件；38个（33.3%）事件为浸润性癌，其中放疗组18个，放疗＋曲妥珠单抗治疗组20个（*HR* 1.11，95%*CI* 0.59～2.10，*P*＝0.71）；76个（66.7%）事件为非浸润性癌，其中放疗组45个，放疗＋曲妥珠单抗治疗组31个（*HR* 0.68，95%*CI* 0.43～1.08，*P*＝0.11）。

（3）浸润性癌和非浸润性癌的复发事件数为118个（11.7%）：放疗组64个（6.4%），放疗＋曲妥珠单抗治疗组54个（5.4%）（*HR* 0.83，95%*CI* 0.58～1.20，*P*＝0.34）。

（4）本研究中有288个（14.4%）DFS事件数：放疗组有155个（15.5%），放疗＋曲妥珠单抗治疗组133个（13.4%）（*HR* 0.84，95%*CI* 0.66～1.05，*P*＝0.13）。

（5）有48例患者死亡：放疗组有26例，放疗＋曲妥珠单抗治疗组22例（*HR* 0.85，95%*CI* 0.48～1.51，*P*＝0.59）。

（6）有150例（7.5%）第二原发癌发生：放疗组有78例（7.9%），放疗＋曲妥珠单抗治疗组72例（7.3%）（*HR* 0.91，95%*CI* 0.66～1.25，*P*＝0.57）。

（7）有4例患者发生远处复发：放疗组1例，放疗＋曲妥珠单抗治疗组3例（其中2例为首个事件）。根据不同的分层因素，2个治疗组间的同侧乳腺癌复发及次要研究终点无显著差异。

3. 安全性　两组间急性不良反应的发生率都比较低。没有患者因急性不良反应死亡。在放疗＋曲妥珠单抗治疗组有2例患者发生4级不良事件（1例是创伤，1例是代谢紊乱）均与治疗无关。放疗组和放疗＋曲妥珠单抗治疗组分别有39个（3.9%）和49个（4.9%）3级不良事件。两组中分别有2个患者发生3级心脏的不良事件。长期的不良事件较少见。放疗组有1个患者发生了浸润性HER2阳性的同侧乳腺癌复发，接受了含蒽环类药物的辅助治疗和抗HER2靶向治疗，最终因急性髓系白血病死亡。

【结论】

对于HER2阳性的DCIS，本试验未能验证原假设，得到了阴性结果。虽然在放疗加曲妥珠单抗组中观察到同侧乳腺癌复发获得19%的适度统计学上不显著的降低，但并没有实现原假设的同侧乳腺癌复发率降低36%的预设目标。放疗＋曲妥珠单抗治疗在HER2阳性DCIS行乳房保乳治疗患者中的临床应用价值尚需要进一步探索。

（上海交通大学医学院附属仁济医院　杜跃耀　陆劲松）

二、专家解读

约85%的浸润性乳腺癌是由DCIS发展而来，治疗DCIS可预防其进展为浸润性癌。然而，大部分DCIS不会进展，因此对DCIS可能存在过度治疗。故找出DCIS的危险因素鉴别有潜在进展危险的DCIS很重要。所有HER2过表达的DCIS具有大细胞、粉刺样组织学形态。分化差的DCIS经常过表达HER2和p53。

一篇来自EBCTCG的荟萃分析纳入4项DCIS患者接受放疗的研究，研究目的是在DCIS接受保乳手术后的患者中比较接受或不接受辅助放疗疗效的差异。该研究共纳入3729例患者，研究结果显示，放疗可以降低15.2%的10年同侧乳腺癌复发率（DCIS或浸润性癌复发）（$P<0.000\ 01$），该方法安全，且与确诊乳腺癌时的年龄、保乳手术的范围、是否接受他莫昔芬治疗、发现DCIS的检查方法、切缘情况、组织学分级、粉刺样坏死或肿瘤大小无关。亚组分析结果显示，与年轻女性相比，放疗在老年女性中可以更大程度地降低同侧乳腺癌复发率（$P<0.000\ 4$，年龄<50岁女性10年同侧乳腺癌复发风险：18.5%$vs.$29.1%，≥50岁女性10年同侧乳腺癌复发风险：10.8%$vs.$27.8%）。即使在切缘阴性及低级别肿瘤较小的患者中，10年同侧乳腺癌复发风险可以降低18%（12.1%$vs.$30.1%，$P=0.002$）。10年随访结果显示，放疗与否两组的乳腺癌死亡率、其他原因的死亡率及全因死亡率的差异无统计学意义。此外，Bijker等在DCIS中探索了保乳术后局部复发与组织学特征及标志物表达的关系，纳入的145例患者来自EORTC 10853试验中局部复发的患者。该研究结果显示，接受保乳手术的DCIS患者，HER2的表达与复发相关。然而，对于HER2阳性的DCIS，目前尚没有Ⅲ期临床研究探索抗HER2治疗是否可以有效地抑制局部复发、提高疗效。

NSABP B-43试验是一项前瞻性、多中心、随机的Ⅲ期临床研究。该试验的目的是在HER2阳性、接受保乳的乳腺导管原位癌患者中评估曲妥珠单抗联合放疗预防同侧乳腺癌复发的作用。研究的结果显示，放疗组和放疗＋曲妥珠单抗治疗组同侧乳腺癌复发事件发生率无显著差异，两组间不良事件发生率均较低。

Lowenfeld等的研究使用HER2肽脉冲树突状细胞疫苗来诱导抗HER2免疫反应以改善DCIS患者的预后。该研究的目的是通过在病灶内、淋巴结内或病灶和淋巴结内同时接种疫苗来评估免疫和临床反应。研究入组年龄≥18岁的女性，经活体组织检查（简称"活检"）证实为HER2阳性DCIS、DCIS伴微浸润、DCIS伴<5 mm的浸润性癌或乳头Paget病，且没有接受过治疗的患者。在新辅助HER2肽脉冲树突状细胞疫苗治疗的随机临床研究中，一共入组了54例HER2阳性患者（42例单纯DCIS、12例早期浸润性癌）。患者随机分入病灶内注射组、淋巴结内注射组或病灶和淋巴结内同时注射组。免疫反应通过ELISPOT或体外增敏试验检测外周血和前哨淋巴结。结果显示，3种途径注射疫苗均耐受良好且免疫反应均无显著差异。DCIS患者的病理学完全缓解率（28.6%）高于浸润性癌的患者（8.3%）。研究认为，抗HER2树突状细胞疫苗安全，具有免疫原性的治疗，可以在HER2阳性患者中诱导肿瘤特异性T细胞反应。此外，临床前的研究结果表明，曲妥珠单抗和/或HER2酪氨酸激酶抑制剂（TKI）可以增强放疗的疗效。该研究的目的是通过吉非替尼和曲妥珠单抗双重抑制表皮生长因子受体（EGFR）和HER2，评估其对于放疗敏感性的作用及机制。研究结果显示，放疗诱导的EGFR和HER2激活被吉非替尼和/或曲妥珠单抗抑制。吉非替尼还能抑制放疗诱导的HER2磷酸化。放疗同时联合HER家族抑制剂抑制下游生存信号AKT和MEK1/2的激活。该研究结果提示，同时靶向EGFR和HER2对于这2个通路激活的肿瘤具有潜在的放疗增敏作用。

基于以上临床前的研究结果，NSABP B-43试验是首个评估曲妥珠单抗联合放疗治疗HER2阳性DCIS疗效的随机对照临床研究。虽然该研究没有达到主要研究终点，得出阴性结果，但是从数值上看，同侧乳腺癌复发风险相对降低了19%，复发率相对降低了17%，所有DFS事件相对降低了16%。值得注意的是，在NSABP B-43试验中非浸润性同侧乳腺癌复发的数值降低了，但是浸润性同侧乳腺癌复发并没有降低。如果本研究的假设成立，那么曲妥珠单抗或曲妥珠单抗＋放疗可以治疗或预防复发病灶的DCIS。

NSABP B-43试验存在一些不足之处，例如，对于不良反应的统计比较笼统，研究也未设计对具有预测的生物标志物进行探索。此外，本研究纳入的是可以接受保乳手术并达到切缘阴性的HER2阳性DCIS患者，但不包括DCIS病灶广泛、不适合接受保乳手术而需要接受乳房切除术的患者，更多的临床研究将继续探索放疗＋曲妥珠单抗治疗对于接受保乳手术的HER2阳性DCIS患者的疗效。

三、同类研究

NSABP B-43试验及同类研究见表26-1。

表26-1　同类研究对比

项目	NSABP B-43试验	NSABP B-17试验	NSABP B-24试验	NSABP B-35试验
研究假设	对于HER2阳性的乳腺导管原位癌，在放疗的同时接受曲妥珠单抗治疗与仅接受放疗相比可以改善同侧乳腺癌的复发率	对于局灶DCIS，保乳＋放疗较保乳可以降低同侧乳腺癌复发率	对于接受保乳手术的局灶DCIS，保乳术后放疗＋他莫昔芬治疗较保乳＋放疗降低同侧乳腺癌的复发率	对于绝经后激素受体阳性接受保乳＋放疗的DCIS患者，5年阿那曲唑治疗较5年他莫昔芬治疗可以延长无乳腺癌复发间期
入组患者条件	HER2阳性接受保乳手术的DCIS	局灶DCIS	接受保乳手术的局灶DCIS	绝经后激素受体阳性接受保乳＋放疗的DCIS
研究设计分组与样本量	前瞻性、多中心、随机的Ⅲ期临床研究，优效假设（n＝2014）	前瞻性、随机、对照临床研究，优效假设（n＝813例）	前瞻性、随机、对照临床研究、优效假设（n＝1799）	前瞻性、随机、对照临床研究，优效假设（n＝3104）
治疗	放疗＋曲妥珠单抗 vs.放疗	保乳手术 vs.保乳手术＋放疗	5年安慰剂 vs.5年他莫昔芬	5年阿那曲唑 vs.5年他莫昔芬
主要研究终点	同侧乳腺癌复发	同侧乳腺癌复发	同侧乳腺癌复发	无乳腺癌复发
研究结果	放疗＋曲妥珠单抗较放疗数值上降低了19%同侧乳腺癌复发风险但未达到统计学意义（HR 0.81，95%CI 0.56～1.17，P＝0.26）	放疗降低了52%的浸润性同侧乳腺癌复发（HR 0.48,95%CI 0.33～0.69，P＜0.001）风险	他莫昔芬降低了32%的同侧乳腺癌复发风险（HR 0.68, 95%CI 0.49～0.95，P＝0.025）	10年无乳腺癌复发：93.1%$vs.$ 89.1%（HR 0.73，95%CI 0.56～0.96，P＝0.023 4）
结论	HER2阳性的DCIS，放疗的同时接受曲妥珠单抗治疗与仅接受放疗相比，不改善同侧乳腺癌的复发率	对于保乳手术的DCIS患者，放疗可以降低浸润性同侧乳腺癌复发的风险	对于接受保乳手术的DCIS患者，他莫昔芬治疗可以降低同侧乳腺癌复发的风险	阿那曲唑较他莫昔芬显著延长无乳腺癌复发间期，尤其是年龄＜60岁的女性

注：HER2.人表皮生长因子受体2；DCIS.乳腺导管原位癌。

（上海交通大学医学院附属仁济医院　杜跃耀　周力恒　陆劲松）

参考文献

［1］VAN DE VIJVER MJ, PETERSE JL, MOOI WJ, et al. Neu-protein overexpression in breast cancer. Association with comedo-type ductal carcinoma in situ and limited prognostic value in stage Ⅱ breast cancer ［J］. N Engl J Med, 1988, 319（19）: 1239-1245.

［2］MACK L, KERKVLIET N, DOIG G, et al. Relationship of a new histological categorization of ductal carcinoma in situ of the breast with size and the immunohistochemical expression of p53, c-erb B2, bcl-2, and ki-67 ［J］. Hum Pathol, 1997, 28（8）: 974-979.

［3］EARLY BREAST CANCER TRIALISTS' COL-LABORATIVE G, CORREA C, MCGALE P, et al. Overview of the randomized trials of radiotherapy in ductal carcinoma in situ of the breast ［J］. J Natl Cancer Inst Monogr, 2010, 2010（41）: 162-177.

［4］BIJKER N, PETERSE J L, DUCHATEAU L, et al. Histological type and marker expression of the primary tumour compared with its local recurrence after breast-conserving therapy for ductal carcinoma in situ ［J］. Br J Cancer, 2001, 84（4）: 539-544.

［5］LOWENFELD L, MICK R, DATTA J, et al. Dendritic Cell Vaccination Enhances Immune Responses and Induces Regression of HER2（pos） DCIS Independent of Route: Results of Randomized Selection Design Trial ［J］. Clin Cancer Res, 2017, 23（12）: 2961-2971.

［6］FUKUTOME M, MAEBAYASHI K, NASU S, et al. Enhancement of radiosensitivity by dual inhibition of the HER family with ZD1839（"Iressa"） and trastuzumab（"Herceptin"）［J］. Int J Radiat Oncol Biol Phys, 2006, 66（2）: 528-536.

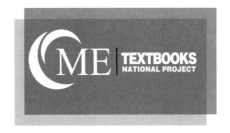

第七篇

乳腺癌新辅助影像相关重要临床试验

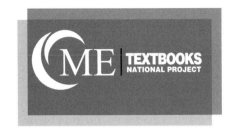

PHERGain试验：在人表皮生长因子受体2阳性早期乳腺癌患者中使用基于¹⁸F-氟代脱氧葡萄糖正电子发射体层成像的病理反应适应策略进行化疗降阶梯的多中心、随机、开放标签、非比较的II期临床试验

第27章

【文献来源】

PÉREZ-GARCÍA J M, GEBHART G, RUIZ BORREGO M, et al.Chemotherapy de-escalation using an ¹⁸F-FDG-PET-based pathological response-adapted strategy in patients with HER2-positive early breast cancer（PHERGain）: a multicentre, randomised, open-label, non-comparative, phase 2 trial [J] . Lancet Oncol，2021，22（6）：858-871.

一、概述

【研究背景和目的】

HER2靶向药物研发的巨大进步，改善了HER2阳性早期乳腺癌患者的预后。因此，部分患者可以进行化疗降级。WSG-ADAPT试验和PerELISA试验表明，曲妥珠单抗和帕妥珠单抗双靶向治疗带来了显著的病理学完全缓解率，为探索HER2阳性早期乳腺癌患者使用免除化疗的降阶梯治疗方案提供了合理性依据。但是如何预测患者仅用抗HER2治疗就能实现pCR呢？

通过评估早期代谢反应，¹⁸F-FDG PET（¹⁸F-氟代脱氧葡萄糖正电子发射体层成像）可能能够识别出对抗HER2治疗的敏感性，从而有可能实现预测HER2阳性肿瘤的pCR。PHERGain试验纳入了356例HER2阳性的早期乳腺癌患者，通过基于¹⁸F-FDG PET的病理反应调整治疗策略，评估HER2阳性早期乳腺癌患者仅使用曲妥珠单抗和帕妥珠单抗作为新辅助治疗和辅助治疗的疗效和安全性。

【入组条件】

1. 纳入标准

（1）年龄≥18岁。

（2）中心确诊的HER2阳性浸润性乳腺癌，以往未经过治疗。

（3）分期为Ⅰ～ⅢA期。

（4）可手术的乳腺癌（肿瘤直径≥1.5 cm），至少有1个可^{18}F-FDG PET评估的乳腺病灶。

（5）ECOG评分为0分或1分。

（6）左心室射血分数基线至少为55%。

2. 排除标准

（1）标准影像学评估为转移性疾病（Ⅳ期）。

（2）双侧乳腺癌。

（3）以往接受过针对浸润性乳腺癌的系统性治疗。

【试验设计】

1. 试验类型 一项多中心、随机、开放标签、非比较的Ⅱ期临床试验。

2. 主要研究终点 队列B^{18}F-FDG PET应答者的乳腺/腋窝病理学完全缓解率（ypT$_0$/Tis ypN$_0$）；队列B所有患者的3年无浸润灶疾病生存率。

3. 样本量计算 假设队列B^{18}F-FDG PET应答者的病理学完全缓解率≥30%，在单侧α水平为0.025的条件下，假设退出率为10%，则队列B需要170例^{18}F-FDG PET反应者，以提供80%的检验效能。假设队列B接受原发肿瘤切除手术的患者，3年无浸润灶疾病生存率高于95.0%，在单侧α水平为0.025的条件下，假设退出率为25%，队列B需要284例患者，以提供80%的检验效能。因此，本研究计划招募356例患者，按照1∶4比例随机分配至队列A（71例）和队列B（285例）。生存分析的结果（3年无浸润灶疾病生存率）本次未报道。

4. 次要研究终点 队列A和队列B患者的乳腺/腋窝病理学完全缓解率（ypT$_0$/Tis ypN$_0$）；队列B^{18}F-FDG PET无反应患者的乳腺/腋窝病理学完全缓解率（ypT$_0$/Tis ypN$_0$）；队列A和队列B患者根据激素受体状态和HER2蛋白表达状态的病理学完全缓解率等。

【试验流程】

PHERGain试验流程见图27-1。

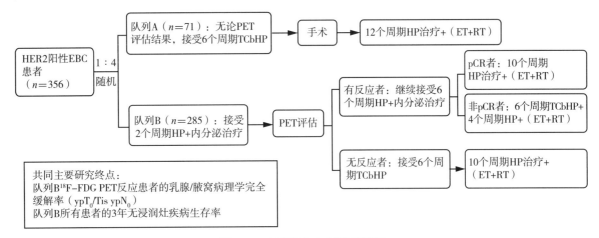

图27-1　PHERGain试验流程图

注：TCbHP. 多西他赛＋卡铂＋曲妥珠单抗＋帕妥珠单抗；HP. 曲妥珠单抗＋帕妥珠单抗；ET. 内分泌治疗；RT. 放疗；pCR. 病理学完全缓解；^{18}F-FDG PET. ^{18}F-氟代脱氧葡萄糖正电子发射体层成像。

【结果】

1. 2017年6月26日至2019年4月24日，本研究共招募了376例患者（来自西班牙、法国、比利时、德国、英国、意大利和葡萄牙的45家医院）。20位患者有亚临床转移病灶被纳入探索性队列。356例患者被随机分配到队列A（$n=71$）和队列B（$n=285$）。截止到第1个共同主要研究终点分析时（2019年11月21日），351例患者（99%）接受了至少1剂研究药物治疗。中位随访时间为5.7个月（IQR 5.3～6.0）。

2. 经过2个周期的治疗后，81%的患者为^{18}F-FDG PET有应答者，93%的患者完成新辅助治疗后接受了手术。队列B285例患者中的227例（80%）为^{18}F-FDG PET应答者。

3. 队列B的总体病理学完全缓解率为35.4%。队列B227例^{18}F-FDG PET应答者中的86例（37.9%，95%CI 31.6%～44.5%，与历史数据相比$P<0.0001$）获得病理学完全缓解，达到了首要共同研究终点标准。58例^{18}F-FDG PET无应答者的病理学完全缓解率为25.9%（95%CI 15.3%～39.0%，与历史数据相比$P=0.068$）。

4. 队列A的总体病理学完全缓解率为57.7%。队列A^{18}F-FDG PET应答者的病理学完全缓解率为65.6%（95%CI 52.3%～77.3%），^{18}F-FDG PET无应答者的病理学完全缓解率为10.0%（95%CI 0.2%～44.5%，$P=0.013$）。

5. 队列A（65.5%vs.23.1%，$P=0.023$）和队列B（39.8%vs.20.3%，$P=0.022$）HER2 IHC评分为（＋＋＋）的肿瘤比（＋＋）的肿瘤病理学完全缓解率更高。

6. 最常见的3～4级血液学不良事件是贫血［队列A有6例（9%）；队列B有4例（1%）］、中性粒细胞减少症（队列A和队列B分别为16例和10例）和发热性中性粒细胞减少症（14例vs.11例）。队列A的68例患者中有20例（29%）发生严重不良事件，队列B有13例（5%）。队列A和队列B分别有65.0%（95%CI 46.5%～72.4%）和35.5%（95%CI 29.7%～41.7%）患者的健康相关生活质量下降了至少10%。

【结论】

^{18}F-FDG PET可以被用来筛选能够从无化疗的双靶向治疗方案中获益的HER2阳性早期乳腺癌

患者，并且会降低对总体健康状态的影响。即将发布的 3 年无浸润灶疾病生存率的随访结果，可能将进一步支持这一结论。

（上海交通大学医学院附属仁济医院　王慧玲　杨　凡　殷文瑾　陆劲松）

二、专家解读

系统治疗的降阶梯无疑是 HER2 阳性早期乳腺癌治疗策略的新趋势，研究发现，HER2 靶向治疗已经显著改善了 HER2 阳性早期乳腺癌患者的预后。WSG-ADAPT 试验和 PerELISA 试验表明，不加化疗的单纯曲妥珠单抗和帕妥珠单抗双靶向治疗也可以得到不错的病理学完全缓解率（20.5% ～ 36.3%）。为探索 HER2 阳性早期乳腺癌患者使用免除化疗的降阶梯治疗方案提供了合理性依据。但是如何预测哪些患者仅用抗 HER2 治疗就能实现 pCR 呢？

PET/CT 是将 PET 和 CT 结合在一起的检查，CT 通过向人体照射 X 线来获取断层解剖信息，PET 捕捉人体内部散发出来的放射性物质来获取糖代谢信息。计算机再将两部分信息结合，用于发现肿瘤。乳腺癌相关研究提示，使用 ^{18}F-FDG PET 进行早期代谢评估，可能可以识别对抗 HER2 治疗高度敏感的 HER2 阳性肿瘤。有观点认为葡萄糖的摄取由 PI3K/AKT 通路调控，而 PI3K/AKT 通路会被 HER2 激活，因此，对于抗 HER2 治疗有反应的肿瘤对 ^{18}F-FDG 的摄取会减少。^{18}F-FDG PET 在肿瘤大小改变前就可以检测出肿瘤代谢改变（抗 HER2 治疗开始后 2 周），因此可以更早地提示疗效。PET/CT 最常使用的一个概念为最大标准摄取值（maximum standard uptake value，SUV_{max}），为关注区域内摄取 ^{18}F-FDG 放射活性最大的摄取值。一般来说，肿瘤恶性程度越高，SUV_{max} 值越高，当肿瘤对治疗有反应时，其 SUV_{max} 值会相应降低。不同临床研究对肿瘤有反应时，SUV_{max} 降低值的界定有所不同，PHERGain 试验采用的定义是，所有靶病灶 SUV_{max} 减少≥40%，非靶病灶无代谢进展，就认为患者对抗 HER2 治疗有反应。

PHERGain 试验纳入了 356 例 HER2 阳性的早期乳腺癌患者，随机分配到队列 A（$n=71$）和队列 B（$n=285$），队列 A 患者先接受 6 个周期的化疗联合双靶向（TCbHP）新辅助治疗，然后接受手术，术后接受 12 个周期 HP 治疗（联合内分泌治疗和放疗），队列 B 患者先接受 2 个周期单纯 HP 双靶向新辅助治疗（加或不加内分泌治疗），然后进行 PET/CT 评估，PET/CT 有应答者继续接受 6 个周期 HP（加或不加内分泌治疗）后手术，术后 pCR 的患者接受 10 个周期 HP 治疗（加或不加内分泌治疗联合放疗），术后未达到 pCR 的患者接受 6 个周期化疗联合双靶向治疗（TCbHP 方案）序贯 4 个周期 HP 双靶向治疗（加或不加内分泌治疗联合放疗），PET/CT 无应答者接受 6 个周期的 TCbHP 新辅助治疗后手术，术后再接受 10 个周期 HP 治疗（加或不加内分泌治疗联合放疗）。这项研究通过基于 ^{18}F-FDG PET 的影像参数的变化反应适应性调整策略，评估了 HER2 阳性早期乳腺癌患者仅使用曲妥珠单抗和帕妥珠单抗作为新辅助和辅助治疗的疗效和安全性。主要研究终点包括队列 B ^{18}F-FDG PET 有应答者的乳腺/腋窝病理学完全缓解率（$ypT_0/TisypN_0$）及队列 B 所有患者的 3 年无浸润灶疾病生存率。

研究结果表明，2 个周期治疗之后，总共 81% 的患者为 ^{18}F-FDG PET 应答者，93% 的患者完成新辅助治疗后接受了手术。队列 B 的 285 例患者中的 227 例（80%）为 ^{18}F-FDG PET 有应答者。队列 B 的总体病理学完全缓解率为 35.4%，且 227 例 ^{18}F-FDG PET 应答者中的 86 例（37.9%）达到病理学完全缓解，以及主要共同研究终点标准。58 例 ^{18}F-FDG PET 无应答者的病理学完全缓解率为 25.9%。队列 A 的总体病理学完全缓解率为 57.7%，其中 ^{18}F-FDG PET 应答者的病理学完全缓解率为 65.6%（95%CI 52.3% ～ 77.3%），^{18}F-FDG PET 无应答者的病理学完全缓解率为 10.0%（95%CI 0.2% ～ 44.5%，$P=0.013$）。虽然队列 A 的总体病理学完全缓解率由于联合化疗而高于单纯靶向治疗的队列B，但是队列B使不少患者能够豁免化疗，根据对不良反应的统计，队列B患者相比较队列A患者不良反应更少，健康相关生活质量下降程度也更小。此外，通过PET/CT预测，PHERGain试验的病理学完全缓解率优于既往其他仅使用双靶向治疗的同类研究。因此，使用PET/CT来预测HER2阳性早期乳腺癌患者靶向治疗疗效是值得开展大型的Ⅲ期临床试验进一步探索的，并且，这项研究3年无浸润灶疾病生存率的随访结果也是值得期待的。

使用PET/CT进行代谢反应评估的意义包括：①PET/CT是一项高特异性、高敏感性、无创性的检查；②在手术前使用PET/CT评估患者对抗HER2靶向治疗的敏感性，能帮助医生作出在新辅助治疗中是否能够豁免化疗的决策，进一步结合术后pCR结果，判断患者的辅助治疗是否能够豁免化疗。上述PHERGain试验的结果证实了PET/CT在预测pCR方面具有良好的应用价值，并且使用PET/CT使部分患者豁免化疗，显著改善了患者的健康相关生活质量，这是HER2阳性乳腺癌患者降阶梯治疗研究上的重要一步。另外，本研究进行了血液和组织样本的检测，将探索有哪些生物标志物可以帮助确定豁免化疗的患者。

PHERGain试验是第一项探索PET/CT预测HER2阳性乳腺癌患者靶向治疗疗效的前瞻性研究，TBCRC003试验是一项Ⅱ期临床试验，共纳入了87例HER2阳性转移性乳腺癌（metastatic breast cancer，MBC）患者，给予曲妥珠单抗联合拉帕替尼治疗，入组患者根据基线状态被分为队列1和队列2，队列1为未接受过曲妥珠单抗或接受曲妥珠单抗辅助治疗≥1年的MBC患者，队列2为接受过一线或二线化疗，包括曲妥珠单抗和/或曲妥珠单抗辅助治疗＜1年后复发的MBC患者。这项研究旨在评估曲妥珠单抗联合拉帕替尼治疗HER2阳性MBC的疗效，主要研究终点为客观缓解率，同时这项研究还探索了PET/CT显示的代谢反应与临床结局的相关性。在基线、治疗后第1周和第8周对患者进行PET/CT，评估治疗后第1周和第8周患者PET/CT有无应答及与客观缓解之间的相关性。结果发现，队列1的客观缓解率为50.0%（95%CI 33.8% ～ 66.2%），而队列2为22.2%（95%CI 11.3% ～ 37.3%）。患者第1周PET/CT显示无应答，与没有达到客观缓解存在相关性［阴性预测值：队列1为91%（95%CI 74% ～ 100%），队列2为91%（95%CI 79% ～ 100%）］，因此，TBCRC003试验认为，治疗后第1周的PET/CT能够被用来筛选只接受靶向治疗，而豁免细胞毒性化疗的患者。

NeoALTTO试验在455例HER2阳性乳腺癌患者当中，对比了拉帕替尼/曲妥珠单抗/拉帕替尼＋曲妥珠单抗治疗6周后，序贯12周同样的抗HER2治疗方案＋单周紫杉醇的新辅助治疗的疗效。这项Ⅲ期临床研究中有86例患者进行了基线、治疗后第2周和第6周的PET/CT检查，Gebhart等基于这些资料回顾性分析抗HER2治疗对肿瘤早期代谢反应的影响及早期代谢反应对pCR的预测价值。分析发现，肿瘤的代谢改变在靶向治疗2周后明显，患者的病理学完全缓解率与第2周和第6周SUV$_{max}$减少均相关，pCR组和非pCR组的SUV$_{max}$平均降低值，第2周分别为54.3%和32.8%（$P=0.02$），第6周分别为61.5%和34.1%（$P=0.02$）。因而该研究认为，当化疗分别联合曲妥珠单抗、拉帕替尼、曲妥珠单抗＋拉帕替尼进行新辅助治疗时，使用^{18}F-FDG PET/CT进行早期代谢评估，可以识别达到pCR可能性高的HER2阳性早期乳腺癌患者。

毫无疑问，这3项研究均探索HER2阳性乳腺癌免除化疗的可能性，且研究结果提示，PET/CT在这方面具有良好的潜在应用价值。但是目前使用PET/CT预测疗效尚存在未统一的问题，如进行PET/CT评估的时间点等，这些仍需要在未来进行探索和标准化。同时本研究没有对pCR进行统一的中心实验室病理学评估，而是由各个参与分中心独立评估（遵照指南），因此可能存在偏倚。另外，SUV$_{max}$降低值的最佳界值也有待进一步确定，目前各项研究采用的SUV$_{max}$降低值的最佳界值（cut-off值）均不一致。同时PET/CT的价格昂贵等都是目前临床上存在的不足，另外，未来探讨超声或MRI是否具有同样预测价值值得进一步的临床研究。

三、同类研究

PHERGain试验及同类研究见表27-1。

表27-1 同类研究对比

研究的名称和性质	治疗阶段	入组患者	治疗方案	主要研究终点	次要研究终点	结果	结论
• PHERGain Ⅱ期 • 非比较设计	新辅助治疗	Ⅰ～Ⅲ期HER2阳性乳腺癌	曲妥珠单抗＋帕妥珠单抗	• 队列B[18]F-FDG PET反应患者的乳腺/腋窝病理学完全缓解率（ypT$_0$/TisypN$_0$） • 队列B所有患者的3年无浸润灶疾病生存率	队列A和队列B患者的病理学完全缓解率，队列B[18]F-FDG PET无反应患者的乳腺/腋窝病理学完全缓解率；HRQOL和安全性等	队列B 227例[18]F-FDG PET应答者中的86例（37.9%，95%CI 31.6%～44.5%，P＜0.000 1）获得病理学完全缓解率，达到主要共同研究终点标准（30%）	^{18}F-FDG PET可被用来判定能够去化疗的HER2阳性早期乳腺癌患者
• Neo ALTTO • Ⅲ期（前瞻性研究的回顾性子研究分析）	新辅助治疗	HER2阳性早期乳腺癌患者	拉帕替尼/曲妥珠单抗/拉帕替尼＋曲妥珠单抗，分别联合紫杉醇化疗	病理学完全缓解率	总体应答率、EFS、总生存率	曲妥珠单抗联合拉帕替尼组病理学完全缓解率高于曲妥珠单抗组（51.3% vs. 29.5%，P＝0.000 1） 3个治疗组的总生存率和EFS没有差异 病理学完全缓解率与第2周和第6周SUV$_{max}$减少均相关，pCR组和非pCR组的SUV$_{max}$平均降低值分别为第2周的54.3%和32.8%（P＝0.02），第6周61.5%和34.1%（P＝0.02）	使用[18]F-FDG PET/CT进行早期代谢评估，可以识别新辅助曲妥珠单抗、拉帕替尼或其联合化疗后达到pCR可能性高的HER2阳性早期乳腺癌患者
• TBCRC 003 Ⅱ期 • 非比较设计	晚期解救治疗	• HER2阳性MBC • 队列1：既往未接受过曲妥珠单抗或接受曲妥珠单抗辅助治疗≥1年的MBC患者 • 队列2：接受过一线或二线化疗，包括曲妥珠单抗和/或曲妥珠单抗辅助治疗时间＜1年后复发的MBC患者	拉帕替尼＋曲妥珠单抗	依据RECIST 1.0标准计算的客观反应率（假设）	• 临床获益率 • mPFS	客观反应率：队列1为50.0%，队列2为22.2% 临床获益率：队列1为57.5%，队列2为40.0% mPFS：队列1为7.4个月，队列2为5.3个月 第1周[18]F-FDG PET无应答与无客观应答相关联：阴性预测值：队列1为91%（95%CI 74%～100%），队列2为91%（95%CI 79%～100%）	第1周[18]F-FDG PET/CT可以用来选择接受靶向治疗方案并避免化疗毒性的HER2阳性转移性乳腺癌患者

注：MBC.转移性乳腺癌；mPFS.中位无进展生存期；SUV$_{max}$.最大标准摄取值；EFS.无事件生存；pCR.病理学完全缓解；RECIST.实体瘤疗效评估标准；HER2.人表皮生长因子受体2；[18]F-FDG PET/CT.[18]F-氟代脱氧葡萄糖正电子发射体层显像仪。

（上海交通大学医学院附属仁济医院 王慧玲 杨 凡 殷文瑾 陆劲松）

参考文献

[1] PEREZ-GARCIA J M, GEBHART G, RUIZ BORREGO M, et al. Chemotherapy de-escalation using an（18）F-FDG-PET-based pathological response-adapted strategy in patients with HER2-positive early breast cancer（PHERGain）: a multicentre, randomised, open-label, non-comparative, phase 2 trial［J］. Lancet Oncol, 2021, 22（6）: 858-871.

[2] NITZ U A, GLUZ O, CHRISTGEN M, et al. De-escalation strategies in HER2-positive early breast cancer（EBC）: final analysis of the WSG-ADAPT HER2＋/HR-phase Ⅱ trial: efficacy, safety, and predictive markers for 12 weeks of neoadjuvant dual blockade with trastuzumab and pertuzumab ＋/-weekly paclitaxel［J］. Ann Oncol, 2017, 28（11）: 2768-2772.

[3] GUARNERI V, DIECI M V, BISAGNI G, et al. De-escalated therapy for HR＋/HER2＋breast cancer patients with Ki67 response after 2-week letrozole: results of the PerELISA neoadjuvant study［J］. Ann Oncol, 2019, 30（6）: 921-926.

[4] LIN N U, GUO H, YAP J T, et al. Phase Ⅱ study of lapatinib in combination with trastuzumab in patients with human epidermal growth factor receptor 2-positive metastatic breast cancer: clinical outcomes and predictive value of early［18F］fluorodeoxyglucose positron emission tomography imaging（TBCRC 003）［J］. J Clin Oncol, 2015, 33（24）: 2623-2631.

[5] GEBHART G, GAMEZ C, HOLMES E, et al. ^{18}F-FDG PET/CT for early prediction of response to neoadjuvant lapatinib, trastuzumab, and their combination in HER2-positive breast cancer: results from Neo-ALTTO［J］. J Nucl Med, 2013, 54（11）: 1862-1868.

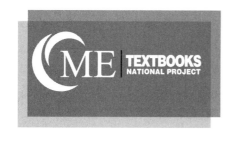

TBCRC026试验更新：标准摄取值预测乳腺癌曲妥珠单抗联合帕妥珠单抗新辅助靶向治疗疗效的Ⅱ期临床试验

第28章

一、概述

【文献来源】

CONNOLLY R M，LEAL J P，SOLNES L，et al.Updated results of TBCRC026：phase Ⅱ trial correlating standardized uptake value with pathological complete response to pertuzumab and trastuzumab in breast cancer［J］.J Clin Oncol，2021，39（20）：2247-2256.

【研究背景和目的】

NeoSPHERE试验和TRYPHAENA试验结果提示，HER2阳性乳腺癌患者，帕妥珠单抗加曲妥珠单抗联合化疗比曲妥珠单抗联合化疗更有效，也使以双靶向为基础的化疗方案成为高危HER2阳性乳腺癌辅助治疗的推荐方案。同时，NeoSPHERE试验和ADAPT试验的数据表明，部分患者或可仅从抗HER2靶向治疗中获益，即使豁免化疗——雌激素受体阴性且HER2阳性的患者，未经化疗而仅接受新辅助双靶向治疗的病理学完全缓解率约为30%。因此，开发预测性生物标志物，用于识别可从单用抗HER2靶向治疗中获益的乳腺癌患者具有积极的临床和科学意义。

^{18}F-氟代脱氧葡萄糖（^{18}F-FDG）正电子发射计算机体层显像仪（PET/CT）标准摄取值（standard uptake value，SUV）的变化，可能是评估抗HER2新辅助治疗反应的潜在预测因子。NeoALLTO试验中在新辅助化疗基础上联用抗HER2治疗，患者被随机分配到联合拉帕替尼组、联合曲妥珠单抗组或联合双联组。数据显示，在治疗开始2周后，^{18}F-FDG PET/CT即可检测到乳腺肿瘤的代谢变化，早期判断为治疗有效者的最终病理学完全缓解率是无效者的2倍。

【入组条件】

1. 女性。

2. 年龄≥18岁。

3. 临床分期$T_{2\sim4(a\sim c)}$，任意N，M_0。肿瘤直径＞2 cm，或者侵袭胸壁、皮肤，伴或不伴未达到炎性乳腺癌诊断标准的皮肤溃疡和/或同侧肉眼可见的卫星结节和/或水肿，淋巴结状况不限，无远处转移。

4．雌激素受体表达≤10%。

5．HER2阳性。

6．ECOG评分为0～1分。

7．LVEF≥50%，其他脏器功能正常。

【试验设计】

1．本试验为Ⅱ期、开放、单臂临床试验。

2．主要研究终点：PET检测经去脂体重校正的肿瘤标准摄取值（maximum standardized uptake values corrected for lean body mass，SUL_{max}）的变化（基线及第15天）预测pCR的敏感性；无效假设为：预测病理学完全缓解的15天SUL_{max}变化百分比曲线下面积（AUC）≤0.65，单侧Ⅰ类错误率为10%。

3．次要研究终点

（1）肿瘤胞质DNA中*PIK3CA*突变与pCR的相关性。

（2）PI3K通路（*PTEN，PIK3CA*突变及*HER1～4*表达）与pCR的相关性。

（3）Ki-67的变化（基线对比第15天）与pCR的相关性。

4．病理学完全缓解（pCR）定义，乳房及腋下无浸润性病灶。

【试验流程】

TBCRC026试验流程见图28-1。

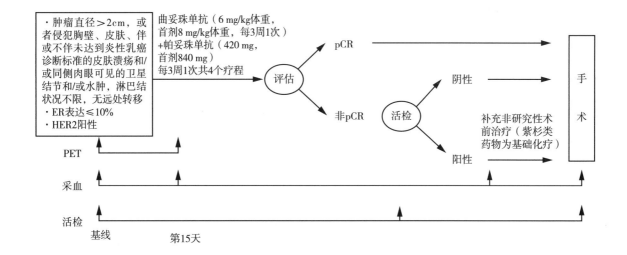

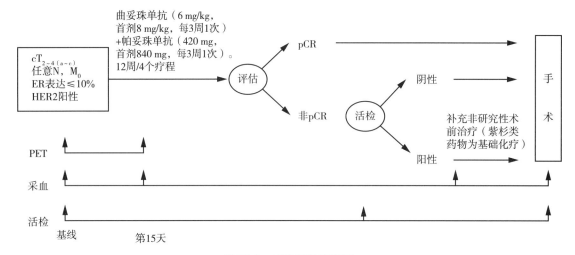

图 28-1 试验设计流程图

注：ER. 雌激素受体；HER2. 人表皮生长因子受体 2；pCR. 病理学完全缓解。

【结果】

1. 共入组 88 例女性患者（其中 83 例可评估），85%（88 例中的 75 例）患者完成了所有 4 个周期的曲妥珠单抗 / 帕妥珠单抗双靶治疗。

2. pCR 人数为 18（占可评估人数的 22%），非 pCR 人数为 65（占可评估人数的 78%）。

3. PET 检测基线 SUL_{max} 预测 pCR，AUC 为 0.57（80%CI 0.46～0.69）。

4. PET 检测 SUL_{max} 变化预测 pCR（主要研究终点），AUC 为 0.72（80%CI 0.64～0.80，$P=$ 0.12）。pCR 人群的 SUL_{max} 变化幅度较非 pCR 人群更为明显（中位变化值分别为 63.8% 和 41.8%，P ＜0.004），pCR 人群中 SUL_{max} 变化幅度超过 40% 的病例（15 例，占 83.0%）也较非 pCR 人群（4 例，占 52.0%）更为多见（$P=0.03$）。以 SUL_{max} 变化幅度超过 40% 预测 pCR，阳性预测值为 31%，阴性预测值为 91%。

5. PET 检测第 15 天 SUL_{max} 预测 pCR，AUC ＝ 0.77（80%CI 0.70～0.83，$P=0.009$）。

【结论】

尽管未达到主要研究终点，但 SUL_{max} 的早期变化可预测雌激素受体阴性和 HER2 阳性乳腺癌对曲妥珠单抗联合帕妥珠单抗治疗的反应。经过优化后这种定量成像策略可能有助于指导调整治疗。

（上海交通大学医学院附属仁济医院　杨　凡　周力恒　陆劲松）

二、专家解读

在 HER2 阳性乳腺癌患者中仅使用靶向药物而摒弃化疗药物需要谨慎，需要尽量精准挑选适用人群，亟待有效的手段来预测靶向治疗的疗效。因 Ki-67 指标反映肿瘤代谢能力被许多研究用于全身不同治疗疗效的预测。^{18}F-FDG PET/CT 同样具有检测肿瘤代谢的能力，且具有无创性的优势，在预测全身治疗的疗效上似乎有更好的研究和实用前景。但采用何种参数作为预测指标，尚需要进一步研究探索。

标准摄取值（SUV）为测量所得的组织放射性浓度与根据患者体重标准化的注射放射性浓度之比，是 ^{18}F-FDG PET/CT 评估组织代谢、鉴别良恶性肿瘤的主要参数之一。在 SUV 的基础上，进一步可测算出平均标准摄取值（mean standard uptake value，SUV_{mean}）、最大标准摄取值（SUV_{max}）和标准摄取值峰值（SUV_{peak}）。SUV_{mean}是某一指定肿瘤区域的平均SUV，优点是受到图像噪声影响较小，但易受到操作报告者手动圈画指定肿瘤范围差异的影响。SUV_{max}是肿瘤区域中SUV的最高值，在图像上表现为最亮的点，主要优点是易于测量，不受报告者圈画肿瘤范围差异的影响。SUV_{peak}则是圈画出肿瘤中最高摄取区域（其范围小于SUV_{mean}的范围），再计算最高摄取区域的平均SUV，类似SUV_{mean}，同样受到图像噪声影响较小，但也同样易受到报告者手动圈画肿瘤范围差异的影响。

在这三者中，SUV_{max}受人为差异的影响最小，目前似乎更受临床研究偏爱。NeoALTTO试验即采用SUV_{max}作为预测抗HER2治疗的疗效的参数。NeoALTTO试验是一项Ⅲ期对照随机临床试验，入组HER2阳性的局部晚期乳腺癌患者共455例。154例被随机分配到拉帕替尼组，149例分配到曲妥珠单抗组，152例分配到前两者药物联合治疗组中。随机接受拉帕替尼1500 mg/d或曲妥珠单抗单周方案（4 mg/kg首次，之后再每周予以2 mg/kg的单药抗HER2治疗），或者接受总疗程为6周的拉帕替尼（1000 mg/d）联合曲妥珠单抗治疗。结果显示，与单药相比，拉帕替尼和曲妥珠单抗联合治疗可显著提高病理学完全缓解率。在该研究中，分别在基线、治疗2周后及治疗6周后测量^{18}F-FDG-PET/CT的SUV_{max}，计算治疗2周、6周后SUV_{max}与基线SUV_{max}的变化。结果显示，在pCR患者对比非pCR患者，治疗2周、6周后SUV_{max}的变化均有统计学意义（54.3%$vs.$32.8%，$P=$0.02；61.5%$vs.$34.1%，$P=$0.02）。根据这一结果，该研究认为SUV_{max}的早期变化对抗HER2治疗的疗效具有预测作用。

PHERGain试验也选择了SUV_{max}作为预测抗HER2治疗的疗效参数。PHERGain试验是一项Ⅱ期随机非对照临床试验，研究评估了PET/CT预测曲妥珠单抗＋帕妥珠单抗治疗疗效及降阶梯治疗的可能性。该研究入组HER2阳性局部晚期乳腺癌患者共376例，按照1∶4的比例随机分组，A组接受3周方案多西他赛（75 mg/m^2）、卡铂（AUC＝6）和曲妥珠单抗（首次剂量为8 mg/kg，之后再每周予以6 mg/kg）、帕妥珠单抗（首次剂量为840 mg，之后再每周予以420 mg）双靶向治疗，B组仅接受曲妥珠单抗（首次剂量为8 mg/kg，之后再每周予以6 mg/kg）、帕妥珠单抗（首次剂量为840 mg，之后再每周予以420 mg）双靶向治疗，激素受体阳性者同时接受内分泌治疗。该研究测量基线及治疗2个疗程后的SUV_{max}，将治疗2个疗程后较基线的SUV_{max}下降40%认定为FDG-PET/CT有反应。在A组中，对^{18}F-FDG PET/CT有反应人群的病理学完全缓解率更高（65.6%$vs.$10.0%，$P=$0.013）；在B组中，对^{18}F-FDG PET/CT有反应的人群对比^{18}F-FDG PET/CT无反应的人群病理学完全缓解率在数值上较好，具有临界的统计学差异（37.9%$vs.$25.9%，$P=$0.068）。由此该研究认为，^{18}F-FDG PET/CT可帮助预测HER2阳性的早期乳腺癌患者中可能受益于曲妥珠单抗和帕妥珠单抗的去化疗单纯双HER2靶向治疗的人群。

SUL_{max}是经去脂体重校正的肿瘤标准摄取值，纳入了体重纠正，在SUV_{max}的基础上进一步减少了患者间体重差异的干扰也许是更优的预测参数。TBCRC008是一项Ⅱ期随机、对照临床试验，目的在于评估白蛋白结合型紫杉醇＋卡铂的基础上加用伏立诺他［一种组蛋白脱乙酰酶抑制剂（histone deacetylase inhibitor，HDACI）］的有效性和安全性。共入组62例局部晚期HER2阴性的乳腺癌患者，将患者按1∶1比例随机分配至对照组和试验组。对照组患者接受单周方案白蛋白结合型紫杉醇100 mg/m^{2}及卡铂（AUC＝2）的治疗，试验组在此基础上联合使用伏立诺他400 mg/d（口服，每周的第1～3天）。该研究发现，以SUL_{max}的早期变化（第15天SUL_{max}与基线SUL_{max}的变化）可以预测pCR，敏感度为75%，特异度为74%，阴性预测值为89%，阳性预测值为52%（AUC 0.76，95%CI 0.60～0.91）。因此，该研究提示，术前治疗开始后15天^{18}F-FDG PET上SUL_{max}的早期变化有可能预测HER2阴性乳腺癌患者的pCR。

在本研究TBCRC026试验中的数据支持了上述的研究结论，以SUL_{max}的早期变化（第15天

SUL_{max} 与基线 SUL_{max} 对比）预测 pCR 作为主要研究终点。主要研究终点的 AUC 为 0.72（ $80\%CI$ $0.64\sim0.80$，$P=0.12$），与设定的目标 AUC 为 0.65 的差异无统计学意义，不能拒绝无效假设，因此未达到主要研究终点。第 15 天 SUL_{max} 预测 pCR 的 AUC 为 0.77（ $80\%CI$ $0.70\sim0.83$，$P=0.009$），具有统计学意义，该结果支持了较 SUL_{max} 早期变化具有更优的预测价值。

从上述研究结果来看，无论采用 SUL_{max} 还是 SUV_{max} 作为预测参数，^{18}F-FDG PET/CT 在抗 HER2 治疗的疗效上均显示出不错的潜力。定量成像策略也许可以帮助筛选出避免使用化疗药物、仅使用靶向治疗就可以取得 pCR 的人群；同样，也可以在初始仅接受双靶向治疗的人群中预测耐药，提示及时修正治疗方案，增加化疗药物，同时具有重要的临床意义，最终通过精准筛选患者达到精准治疗的目的。近年来，抗 HER2 抗体标注的 PET/CT 正在研究中，其原理是在 HER2 抗体（如曲妥珠单抗）上标记放射性物质，代替 ^{18}F-FDG 作为显影剂进行 PET/CT 检测，其对 HER2 阳性病灶的患者具有高特异性的显示，将是预测抗 HER2 治疗疗效的新方向。

三、同类研究

TBCRC026 试验及同类研究见表 28-1。

表 28-1　同类研究对比

研究名称及性质	研究目的	入组患者主要研究终点	分组及样本量	结果（PET/CT 预测疗效相关结果）	结论（PET/CT 预测疗效相关结论）
TBCRC026 试验（本研究） • Ⅱ期、单臂 • 新辅助治疗	评估 ^{18}F-FDG PET SUL_{max} 的基线值及早期变化值预测单纯双靶向治疗（曲妥珠单抗＋帕妥珠单抗）HER2 阳性乳腺癌的能力	• 局部晚期 • ER 表达≤10%，HER2 阳性 • 主要研究终点：^{18}F-FDG PET SUL_{max} 的基线值及早期变化值预测曲妥珠单抗＋帕妥珠单抗治疗 HER2 阳性乳腺癌的能力	• 曲妥珠单抗＋帕妥珠单抗（$n=83$）	• 第 15 天 SUL_{max} 较基线 SUL_{max} 的变化值 AUC 为 0.72（ $80\%CI$ $0.64\sim0.80$，$P=0.12$） • 第 15 天 SUL_{max} 预测 pCR 的 AUC 为 0.77（ $80\%CI$ $0.70\sim0.83$，$P=0.009$）	尽管未达到主要研究终点，但 SUL_{max} 的早期变化可预测雌激素受体阴性和 HER2 阳性乳腺癌对曲妥珠单抗联合帕妥珠单抗的反应。优化后这种定量成像策略可能有助于调整治疗策略
TBCRC008 试验 • Ⅱ期、优效性设计 • 新辅助治疗	评估在白蛋白结合型紫杉醇＋卡铂的基础上加用伏立诺他的有效性和安全性	• 局部晚期 • ER 不限，HER2 阴性 • 主要研究终点：病理学完全缓解率 •（SUL_{max} 的早期变化值预测预测 pCR 为次要研究终点之一）	• 白蛋白结合型紫杉醇＋卡铂＋伏立诺他（$n=31$） • 白蛋白结合型紫杉醇＋卡铂＋安慰剂（$n=31$）	AUC＝0.76，$95\%CI$ $0.60\sim0.91$）	术前治疗开始后 15 天 ^{18}F-FDG PET 上 SUL_{max} 的早期变化有可能预测 HER2 阴性乳腺癌患者的 pCR。未来的研究将进一步测试 ^{18}F-FDG PET 的潜力治疗选择生物标志物

续　表

研究名称及性质	研究目的	入组患者主要研究终点	分组及样本量	结果（PET/CT预测疗效相关结果）	结论（PET/CT预测疗效相关结论）
• NeoALT-TO子研究 • 母研究为Ⅲ期优效性设计 • 新辅助治疗	• 母研究：评估在紫杉醇＋曲妥珠单抗基础上联合与不联合使用帕妥珠单抗的疗效 • 子研究：SUV$_{max}$的早期变化值预测预测pCR	• 局部晚期 • ER不限，HER2阳性 • 母研究主要研究终点：病理学完全缓解率（SUV$_{max}$的早期变化值预测预测pCR为次要研究终点之一）	• 紫杉醇＋拉帕替尼（n＝152） • 紫杉醇＋曲妥珠单抗（n＝154） • 紫杉醇＋拉帕替尼＋曲妥珠单抗（n＝149）	病理学完全缓解率（PET/CT评价有反应者 $vs.$ 无反应者） • 以第15天SUV$_{max}$较基线SUV$_{max}$的变化评估 • 54.3%$vs.$32.8%，P＝0.02 • 以第6周SUV$_{max}$较基线SUV$_{max}$的变化评估 • 61.5%$vs.$34.1%，P＝0.02	使用 ^{18}F-FDG PET进行的早期代谢评估可以预测新辅助曲妥珠单抗、拉帕替尼或其联合化疗后发生pCR的可能性
• PHER-Gain试验Ⅱ期非劣效性设计 • 新辅助治疗	评估PET/CT预测曲妥珠单抗＋帕妥珠单抗治疗疗效及降阶梯治疗的可能性	• 局部晚期 • ER不限，HER2阳性 • 主要研究终点：^{18}F-FDG PET 的SUV$_{max}$的变化预测pCR的能力；3年无浸润灶疾病生存率	• 多西他赛＋卡铂＋曲妥珠单抗＋帕妥珠单抗（n＝71） • 曲妥珠单抗＋帕妥珠单抗（可联合内分泌）（n＝285）	病理学完全缓解率（PET/CT评价有反应者 $vs.$ 无反应者） • 65.6%$vs.$10.0%，P＝0.013 • 37.9%$vs.$25.9%，P＝0.068	^{18}F-FDG PET可确定HER2阳性的早期乳腺癌患者中可能受益于曲妥珠单抗和帕妥珠单抗无化疗双重HER2阻断的人群

注：PET/CT.正电子发射计算机体层显像仪；ER.雌激素受体；SUL$_{max}$.经去脂体重校正的肿瘤最大标准摄取值；HER2.人表皮生长因子受体2；AUC.曲线下面积；pCR.病理学完全解；SUV$_{max}$.最大标准摄取值；^{18}F-FDG PET/CT. ^{18}F-氟代脱氧葡萄糖正电子发射体层显像仪。

（上海交通大学附属仁济医院　杨　凡　周力恒　陆劲松）

参考文献

[1] GIANNI L，PIENKOWSKI T，IM Y H，et al. Efficacy and safety of neoadjuvant pertuzumab and trastuzumab in women with locally advanced，inflammatory，or early HER2-positive breast cancer（NeoSphere）：a randomised multicentre，open-label，phase 2 trial［J］. Lancet Oncol，2012，13（1）：25-32.

[2] SCHNEEWEISS A，CHIA S，HICKISH T，et al. Pertuzumab plus trastuzumab in combination with standard neoadjuvant anthracycline-containing and anthracycline-free chemotherapy regimens in patients with HER2-positive early breast cancer：a randomized phase Ⅱ cardiac safety study（TRY-PHAENA）［J］. Ann Oncol，2013，24（9）：2278-2284.

[3] NITZ U A，GLUZ O，CHRISTGEN M，et al. De-escalation strategies in HER2-positive early breast cancer（EBC）：final analysis of the WSG-ADAPT HER2＋/HR-phase Ⅱ trial：efficacy，safety，and predictive markers for 12 weeks of neoadjuvant dual blockade with trastuzumab and pertuzumab ＋/-weekly paclitaxel［J］. Ann Oncol，2017，28（11）：2768-2772.

[4] GEBHART G，GÁMEZ C，HOLMES E，et al. ^{18}F-FDG PET/CT for early prediction of response to neoadjuvant lapatinib，trastuzumab，and their combination in HER2-positive breast cancer：results from Neo-ALTTO. J Nucl Med［J］，2013，54（11）：1862-1868.

[5] YERUSHALMI R，WOODS R，RAVDIN P M，

et al. Gelmon，Ki67 in breast cancer：prognostic and predictive potential［J］. Lancet Oncol，2010，11（2）：174−183.

［6］PÉREZ-GARCÍA J M，GEBHART G，RUIZ BORREGO M，et al. Chemotherapy de-escalation using an ^{18}F-FDG-PET-based pathological response-adapted strategy in patients with HER2-positive early breast cancer（PHERGain）：a multicentre，randomised，open-label，non-comparative，phase 2 trial［J］. Lancet Oncol，2021，22（6）：858−871.

［7］WAHL R L，JACENE H，KASAMON Y，et al. From RECIST to PERCIST：evolving considerations for PET response criteria in solid tumors［J］. J Nucl Med，2009，50 Suppl 1（Suppl 1）：122S-150S.

［8］CONNOLLY R M，LEAL J P，GOETZ M P，et al. TBCRC 008：early change in ^{18}F-FDG uptake on PET predicts response to preoperative systemic therapy in human epidermal growth factor receptor 2-negative primary operable breast cancer［J］. J Nucl Med，2015，56（1）：31−37.

［9］MIAO H T，SUN Y Y，JIN Y Z，et al. Application of a novel ^{68}Ga-HER2 affibody PET/CT imaging in breast cancer patients［J］. Front Oncol，2022，12：894767.

［10］ULANER G A，CARRASQUILLO J A，RIEDL C C，et al. Identification of HER2-positive metastases in patients with her2-negative primary breast cancer by using HER2-targeted ^{89}Zr-Pertuzumab PET/CT［J］. Radiology，2020，296（2）：370−378.

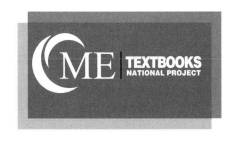

磁共振T₂加权像上乳腺水肿分型有助于诊断隐匿性炎性乳腺癌及预测其新辅助化疗后预后

第 29 章

一、概述

【文献来源】

HARADA T L，UEMATSU T，NAKASHIMA K，et al.Evaluation of breast edema findings at T2-weighted breast MRI is useful for diagnosing occult inflammatory breast cancer and can predict prognosis after neoadjuvant chemotherapy［J］.Radiology，2021，299（1）：53-62.

【研究背景和目的】

炎性乳腺癌（inflammatory breast cancer，IBC）仅占乳腺癌的3%，但复发率和死亡率较高，5年生存率不足50%。临床上，通常将新辅助化疗（NAC）用于治疗非转移性IBC，以增加手术机会，改善预后。隐匿性炎性乳腺癌是一种经病理证实有皮肤淋巴管血管浸润但MRI上无IBC临床征象的浸润性癌，属于非转移性炎性乳腺癌，是炎性乳腺癌的早期形式，预后较IBC好，但不易被临床和常规影像学检查所识别。研究表明，T₂加权MRI有助于隐匿性IBC的诊断。因此，该研究旨在对T₂加权像（T₂-weighted imaging，T₂WI）上乳腺水肿的表现进行分型，并评价不同水肿分型是否有助于诊断隐匿性IBC及预测NAC的预后。

【入组条件】

1. 纳入标准

（1）2011年1月至2018年12月期间在该中心诊断为乳腺癌并接受了NAC的患者。

（2）在NAC前进行MRI检查，并在NAC后进行了手术。

2. 排除标准

（1）在NAC前未进行过MRI检查的患者。

（2）有乳腺手术史或乳腺整形史的患者。

（3）有乳腺癌病史、伴有远处转移、双侧乳腺癌的患者。

（4）多原发肿瘤的患者。

【试验设计】

1. 本试验为回顾性，单中心临床研究。

2. 所有入组对象均在NAC前进行了MRI检查，MRI检查均采用3.0 T MRI。

3. 按照乳腺水肿评分（breast edema score，BES）对T_2WI上乳腺水肿表现进行分类：BES 1分，无水肿（图29-1A）；BES 2分，瘤周水肿（图29-1B）；BES 3分，胸肌前水肿（图29-1C）；BES 4分，皮下水肿（可疑隐匿性IBC）（图29-1D）；BES 5分，临床确诊的IBC，即多学科团队一致确认的临床症状，如皮肤泛红或肿胀等，不参考MRI结果。

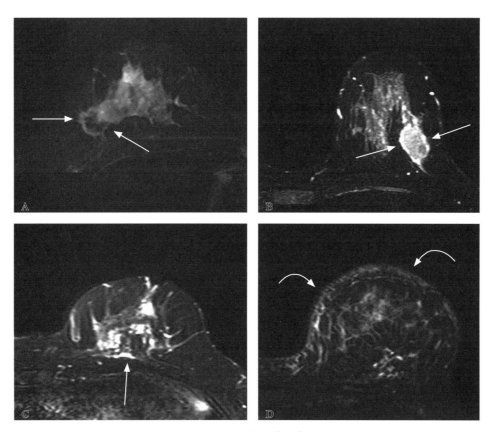

图29-1 乳腺水肿分类

注：A．箭头指向无水肿；B.箭头指向瘤周水肿；C.箭头指向胸肌前水肿；D.箭头指向皮下水肿。

【统计方法】

1. 应用对数秩检验比较不同BES评分患者间无进展生存期（PFS）和总生存期（overall survival，OS）的差异，使用Bonferroni方法进行P值的校正。

2. 使用Cox回归分析探究临床IBC（BES5）、可疑隐匿性IBC（BES4）、辅助化疗或内分泌治疗、非病理完全缓解、放疗、Ki-67表达量、核分级、组织学分级、有无淋巴结转移、分期、年龄与PFS和OS的关系。

【试验流程】

本试验流程见图29-2。

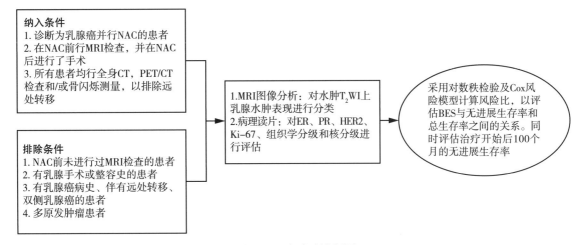

图 29-2　本试验流程图

注：T$_2$WI. T$_2$加权像；NAC. 新辅助化疗；MRI. 磁共振成像；CT. 计算机体层成像；ER. 雌激素受体；PR. 孕激素受体；HER2. 人表皮生长因子受体 2；BES. 乳腺水肿评分。

> **流程说明**
> 1. MRI 图像分析由 2 名有经验的乳腺影像学专家进行单盲（不知晓患者的临床资料和病理结果）读片，最后由 3 名放射科医师对最终的 BES 进行一致性评分。
> 2. 病理读片由 1 名有 36 年经验的乳腺病理学专家进行单盲（不知晓患者的临床资料和影像结果）读片。
> 3. ER、PR、HER2、Ki-67、组织学分级和核分级的表达主要通过化疗前的空心针穿刺标本进行分类和评估。

【结果】

1. 共纳入 408 例患者，其中复发 65 例（16%），死亡 27 例（7%）。中位随访时间为 49.5 个月。BES1～5 分的患者分别有 59、75、182、92 和 21 例。在 65 例复发病例中，BES1～5 分的患者分别有 3、10、25、29 和 8 例。在 27 例死亡病例中，BES1～5 分的患者分别有 1、5、9、10 和 2 例。

2. BES1～5 分的患者在随访 100 个月后的无进展生存率分别为 92%（95%*CI* 76%～98%）、85%（95%*CI* 74% ～ 92%）、80%（95%*CI* 70% ～ 87%）、62%（95%*CI* 45% ～ 74%）和 58%（95%*CI* 31%～77%）。对数秩检验显示 BES 评分为 4 分与 1 分、5 分与 1 分、2 分与 3 分之间存在统计学差异，*P* 值分别为 0.02、0.01、0.02 和 0.01。BES 4 分的患者预后在数值上比 BES 2 分（*P* = 0.28）和 BES 3 分（*P* = 0.08）差，但差异无统计学意义。

3. BES 1～5 分的患者在随访 100 个月后总生存率分别为 98%（95%*CI* 87% ～ 100%）、91%（95%*CI* 78% ～ 96%）、92%（95%*CI* 83% ～ 100%）、77%（95%*CI* 60% ～ 88%）和 86%（95%*CI* 55% ～ 97%），对数秩检验显示各组的 OS 无明显差异。

4. 多因素 Cox 回归分析显示，可疑的隐匿性 IBC（*HR* 2.23，95%*CI* 1.26 ～ 3.95，*P* = 0.01）、临床确诊的 IBC（*HR* 4.13，95%*CI* 1.78 ～ 9.54，*P* = 0.01）及非病理完全缓解（*HR* 3.29，95%*CI* 1.41 ～ 7.69，*P* = 0.01）是乳腺癌复发的独立预测因素。

【结论】

根据 T$_2$WI 上乳腺水肿的表现进行 BES 的评分和分型，从影像学角度为临床早期诊断隐匿性炎性乳腺癌提供有力支持，为患者接受新辅助化疗的预后预测提供参考依据。

（上海交通大学医学院附属仁济医院　万财凤　许雅芹　陆劲松）

二、专家解读

炎性乳腺癌（IBC）是一种以乳腺皮肤出现红斑、水肿、疼痛、皮肤温度升高和乳房肿胀等症状和体征为特征的一类少见的侵袭性较强的乳腺癌，预后差，五年生存率不足 50%。然而，约 10% 的 IBC 患者没有临床症状，只有病理证实真皮淋巴管血管侵犯的基础上才能做出诊断，这些病例被称为隐匿性 IBC。隐匿性 IBC 不同于隐匿性乳腺癌（是一种以腋下淋巴结转移为主要临床表现，临床体检和影像学检查均不能发现乳腺原发病灶的一种少见的乳腺癌），它在乳腺内均可以发现原发灶，但其没有 IBC 的典型临床表现。隐匿性 IBC 是一种非转移性早期 IBC，预后优于 IBC。因此，及时发现 IBC 对患者治疗的选择和预后的评估有重要临床意义，也是当前研究热点。

隐匿性 IBC 不易被临床和常规影像学检查所识别，研究显示，T_2WI 通过显示乳腺水肿有助于隐匿性 IBC 的诊断，T_2WI 上皮下和胸肌前水肿的存在多提示隐匿性 IBC。T_2WI 对水肿显示的原理主要是利用体液中的水具有长 T_2 特性，设计相应的脉冲序列，使人体内静止或缓慢流动的液体呈高信号，而实质性器官和背景组织呈低信号，从而达到水成像的目的。乳腺水肿在 T_2WI 上有不同的表现，不同类型的水肿可能与乳腺癌的预后存在相关性，探索它们之间的关系并阐明潜在的生物学机制，对于辅助制定治疗决策有重要意义。该研究参照以往有关乳腺水肿的研究，依据水肿的有无及发生部位的不同，将其在 T_2WI 上的表现进行 1～5 分的 BES，结果显示，BES 2 分（瘤周水肿）和 BES 3 分（胸肌前水肿）患者的预后介于 BES 1 分（无水肿）和 BES 4 分（皮下水肿）及 BES 5 分（临床确诊的 IBC）之间，且 BES 2 分和 3 分患者的 PFS 无明显差异。瘤周水肿是指 T_2WI 上肿瘤周围的信号增高，其产生的生物学机制尚不完全清楚，可能与肿瘤新生血管的形成及肿瘤向周围间质侵犯有关，也可能是癌周淋巴管受侵所致。研究表明，与伴有瘤周水肿（BES 2 分）的乳腺癌相比，不伴有瘤周水肿的乳腺癌（BES 1 分）直径较小，组织学分级较低，淋巴结转移率较低，预后相对较好。Cheon 等对 353 例浸润性乳腺癌患者的术前 MRI 图像进行了回顾性分析，探讨了 MRI 上是否有瘤周水肿对乳腺癌复发的预测价值。该研究表明，术前 MRI 上瘤周水肿的出现与乳腺癌复发呈独立正相关，三阴性乳腺癌较管腔上皮型乳腺癌的瘤周水肿率更高。瘤周水肿被认为是肿瘤侵袭性的标志之一，与不伴有瘤周水肿的患者相比，具有较差的预后。

癌细胞淋巴管浸润可能导致淋巴结转移，是评估乳腺癌预后的重要参考因素。胸肌前水肿和皮下水肿由癌细胞侵犯淋巴管引起，还常伴有淋巴管扩张和癌栓阻塞。胸肌前水肿的发生率虽然较低，但却是乳腺恶性肿瘤所特有的影像学表现，常提示广泛的淋巴管侵犯和腋窝淋巴结的转移，与乳腺癌的不良预后密切相关。研究表明，化疗耐药与乳腺癌伴胸肌前水肿显著相关，大多数伴有胸肌前水肿的乳腺癌存在耐药的可能。皮下水肿是癌细胞淋巴血管侵袭的最后阶段，可导致乳腺弥漫性水肿。存在皮下水肿的乳腺癌临床分期相对较高，预后亦较差。该研究中多因素回归分析显示，隐匿性 IBC（$HR\ 2.23, 95\%CI\ 1.26～3.95, P=0.01$），临床确诊的 IBC（$HR\ 4.13, 95\%CI\ 1.78～9.54, P=0.01$）及非病理完全缓解（$HR\ 3.29, 95\%CI\ 1.41～7.69, P=0.01$）是乳腺癌复发的独立预测因素。本研究中 BES 1～5 分的患者在随访 100 个月后总生存率在数值上优于之前的其他研究报道，分析原因可能是该研究入组的人群主要是接受 NAC 的乳腺癌患者，将一些伴有远处转移的乳腺癌病例进行了排除。同伴有转移的 IBC 相比，未发生远处转移的 IBC 具有较好的预后。从该研究结果中可以看出，BES 4 分患者的总生存率（77%）与 BES 5 分者比较相近（86%），这可能间接表明，疑似隐匿性IBC患者的预后与临床确诊的IBC患者相似。

但本研究是回顾性研究，样本量少，复发和死亡的病例数较少，无法显示BES不同评分患者间总生存率的差异。同时所有入组患者都接受了NAC，单纯依据粗针穿刺标本可能会使乳腺淋巴和血管侵犯的病理评估不完善，部分隐匿性IBC患者可能会被漏诊。基于大样本前瞻性的临床试验来进一步探讨不同BES的组织病理学特点及不同BES患者间总生存率的差异是一个值得探究的方向。

综上所述，本研究创新性地探讨了乳腺癌在T_2WI上水肿类型与乳腺癌患者接受NAC后预后的相关性。研究结果表明，根据T_2WI上乳腺水肿的表现进行分型，有助于预测乳腺癌患者接受NAC后的预后，是一种简单易行的无创评估手段。

三、同类研究

本试验及同类研究见表29-1。

表29-1　同类研究对比

临床研究	研究目的与假设	研究性质	研究设计分组、处理与样本量	入组人群及样本量	主要研究终点	结果　主要研究终点和其他重要结果	结论
● 浸润性乳腺癌：术前MRI中肿瘤周围水肿的预后价值	浸润性乳腺癌患者术前MRI上是否有瘤周水肿可预测预后	回顾性分析	对2011年1月至2012年12月诊断为浸润性乳腺癌患者术前MRI上是否有瘤周水肿进行分析	诊断为浸润性乳腺癌同时在术前进行过MRI检查的患者（$n=353$）	无病生存期	多因素分析显示，高N分期（$HR\ 4.84$，$P=0.002$），淋巴血管侵犯（$HR\ 2.48$，$P=0.044$）及瘤周水肿（$HR\ 2.77$，$P=0.022$）是乳腺癌复发的独立预测因素	T_2WI成像上的瘤周水肿有助于预测乳腺癌患者的预后
● 磁共振T_2加权像上乳腺水肿分型有助于诊断隐匿性炎性乳腺癌及预测其新辅助化疗后的预后（本研究）	依据乳腺在T_2WI成像上水肿的表现进行水肿分型。假设不同类型水肿与乳腺癌的预后存在相关性	新辅助化疗，回顾性分析	对2011年1月至2018年12月诊断为乳腺癌并接受新辅助化疗的患者化疗前MRI上有无水肿及出现的部位进行分型，并对不同类型水肿与乳腺癌患者的预后的相关性进行分析	接受新辅助化疗同时在化疗前进行过MRI检查的患者（$n=408$）	无进展生存率	BES评分为4分与1分、5分与1分、2分和3分之间在无进展生存率上有统计差异，P值分别为0.02、0.01、0.02和0.01。多因素Cox回归分析显示，可疑的隐匿性IBC（$HR\ 2.23$，$95\%CI\ 1.26\sim3.95$，$P=0.01$），临床确诊的IBC（$HR\ 4.13$，$95\%CI\ 1.78\sim9.54$，$P=0.01$）及非病理完全缓解（$HR\ 3.29$，$95\%CI\ 1.41\sim7.69$，$P=0.01$）是乳腺癌复发转移的独立预测因素	T_2WI成像上的水肿分型有助于预测乳腺癌患者新辅助化疗后的预后

注：MRI.磁共振成像；IBC.炎性乳腺癌；$T_2WI.T_2$加权像；BES.乳腺水肿评分。

（上海交通大学医学院附属仁济医院　万财凤　许雅芊　殷文瑾　陆劲松）

参考文献

[1] VAN UDEN D J, BRETVELD R, SIESLING S, et al. Inflammatory breast cancer in the Netherlands: improved survival over the last decades [J]. Breast Cancer Res Treat, 2017, 162（2）: 365–374.

[2] ROSSO K J, TADROS A B, WEISS A, et al. Improved locoregional control in a contemporary cohort of nonmetastatic inflammatory breast cancer patients undergoing surgery [J]. Ann Surg Oncol, 2017, 24（10）: 2981–2988.

[3] BONNIER P, CHARPIN C, LEJEUNE C, et al. Inflammatory carcinomas of the breast: a clinical, pathological, or a clinical and pathological definition [J]? Int J Cancer, 1995, 62（4）: 382–385.

[4] CAUMO F, GAIONI M B, BONETTI F, et al. Occult inflammatory breast cancer: review of clinical, mammographic. US and pathologic signs [J]. Radiol Med, 2005, 109: 308–320.

[5] UEMATSU T. Focal breast edema associated with malignancy on T2-weighted images of breast MRI: peritumoral edema, prepectoral edema, and subcutaneous edema [J]. Breast Cancer, 2015, 22（1）: 66–70.

[6] UEMATSU T, KASAMI M, WATANABE J. Can T2-weighted 3-T breast MRI predict clinically occult inflammatory breast cancer before pathological examination? A single-center experience [J]. Breast Cancer, 2014, 21（1）: 115–121.

[7] CHEON H, KIM H J, KIM T H, et al. Invasive breast cancer: prognostic value of peritumoral edema identified at preoperative MR imaging [J]. Radiology, 2018, 287（1）: 68–75.

[8] BALTZER P A, YANG F, DIETZEL M, et al. Sensitivity and specificity of unilateral edema on T2w-TSE sequences in MR-Mammography considering 974 histologically verified lesions[J]. Breast J, 2010, 16（3）: 233–239.

[9] UEMATSU T, KASAMI M, WATANABE J. Is evaluation of the presence of prepectoral edema on T₂-weighted with fat-suppression 3 T breast MRI a simple and readily available noninvasive technique for estimation of prognosis in patients with breast cancer [J]. Breast Cancer, 2014, 21（6）: 684–692.

[10] DAWOOD S, UENO N T, VALERO V, et al. Differences in survival among women with stage Ⅲ inflammatory and noninflammatory locally advanced breast cancer appear early: a large population-based study [J]. Cancer, 2011, 117（9）: 1819–1826.

[11] VAN UDEN D J, VAN LAARHOVEN H W, WESTENBERG A H, et al. Inflammatory breast cancer: an overview [J]. Crit Rev Oncol Hematol, 2015, 93（2）: 116–126.

[12] DAWOOD S, UENO N T, VALERO V, et al. Differences in survival among women with stage Ⅲ inflammatory and noninflammatory locally advanced breast cancer appear early: a large population-based study [J]. Cancer, 2011, 117（9）: 1819–1826.

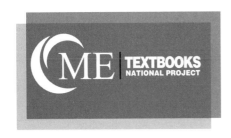

新辅助化疗期间乳腺磁共振成像：背景实质强化非抑制与较差疗效的相关性研究

第30章

一、概述

【文献来源】

ONISHI N，LI W，NEWITT D C，et al. Breast MRI during neoadjuvant chemotherapy：lack of background parenchymal enhancement suppression and inferior treatment response［J］.Radiology，2021，301（2）：295-308.

【研究背景和目的】

乳腺背景实质强化（background parenchymal enhancement，BPE）指在MRI检查中，注射对比剂后正常纤维腺体组织的强化，是乳腺影像报告和数据系统（breast imaging reporting and data system，BI-RADS）分类第五版新增词汇。临床常用四分类法对BPE进行定性分类，即极小、轻度、中度和显著强化。BPE反映了乳房组织复杂的生理活动，受内源性和外源性雌激素的影响。研究表明，新辅助化疗（neoadjuvant chemotherapy，NAC）后的乳腺MRI图像常表现为BPE抑制。但部分患者在NAC后BPE没有明显的抑制，甚至会出现增强。在行NAC的乳腺癌患者中，特别是激素受体阳性的患者中，未表现为BPE抑制的患者是否具有相对较差的化疗疗效。本研究的主要目的是探讨激素受体阳性或阴性的乳腺癌患者在接受NAC过程中BPE是否抑制及与化疗疗效的关系。

【入组条件】

该研究回顾性分析了2010年5月至2016年11月期间在I-SPY2试验（利用影像学和分子分析预测早期高复发风险乳腺癌患者新辅助化疗疗效的多中心随机Ⅱ期临床试验）中被诊断为乳腺癌并进行了NAC的患者988例。

1. 纳入标准

（1）年龄≥18岁被诊断为局部晚期乳腺癌（肿瘤直径≥2.5 cm），且无远处转移。

（2）正在接受雌激素替代治疗的符合入选条件的患者，应在NAC开始前停止治疗。

（3）所有患者均在治疗前（T0）、治疗早期（治疗3周后，T1）、治疗中期（治疗12周后，T2）及手术前（T3）4个时间点进行过MRI检查。

2. 排除标准

（1）激素受体阳性和HER2阴性的患者，通过70基因分析评估为低风险。

（2）没有绝经状态资料。

（3）同时患有双侧乳腺癌或有对侧乳腺癌病史。

（4）有对侧乳腺手术史。

（5）有胸部放射治疗史。

【试验设计】

1. 该研究是一项前瞻性、多中心、随机、Ⅱ期临床试验I-SPY2的回顾性分析。

2. 所有患者均在治疗前（T0）、治疗早期（治疗3周后，T1）、治疗中期（治疗12周后，T2）及术前（T3）4个时间点进行过MRI检查。

3. 化疗方案为给予12个周期的紫杉醇（每周给药）和/或联合9个试验用药，再序贯治疗4个周期的蒽环类药物-环磷酰胺治疗。HER2阳性患者在前12周接受曲妥珠单抗治疗。

4. 采用自动纤维组织分割方法（segmentation of fibroglandular tissue）对对侧乳腺的BPE进行评估，排除由于存在伪影、勾勒不完全、脂肪抑制不完全或信号不均匀而无法完成对侧乳腺轮廓自动测定的患者。对侧乳腺轮廓能够勾勒完全的图像采用三分法来评价纤维腺体组织分割质量：2分为良好；1分为充分；0分为差。分割质量评分为2分或1分的判定为高质量图像。随后的研究仅对高质量图像进行进一步的分析。

5. BPE是否抑制是通过BPE相对于T0时间点是否被抑制而进行二分类评估。如果T1时ΔBPE1＜0，则T1时的BPE被评估为抑制，如果ΔBPE1≥0，则评估为未抑制。

6. 在最初的分析中，高质量分割图像依据激素受体状态被分为激素受体阳性组和激素受体阴性组；后续再根据月经状态、HER2表达状态及化疗方案进行亚组分析。

7. 治疗反应分为病理完全缓解（pCR）和非pCR（nonpCR）。本研究中pCR被定义为NAC后乳腺及腋下淋巴结内均未见浸润癌组织残留。

8. Mann-Whitney U 检验、Fisher精确检验、比例Z检验及Yates连续性校正用于检测行新辅助化疗的激素受体阳性和激素受体阴性乳腺癌患者中BPE是否抑制与pCR之间的关系。

【试验流程】

新辅助化疗期间乳腺MRI：缺乏背景实质强化的抑制和较差的治疗反应的相关性研究流程见图30-1。

【结果】

1. 在最初分析的988例患者中，有106例患者被排除，最终共纳入882例患者，其中激素受体阳性474例，激素受体阴性408例。排除由于存在伪影、勾勒不完全、脂肪抑制不完全或信号不均匀而无法成功完成对侧乳腺轮廓自动测定的患者。自动分割高质量数据集里ΔBPE0 564例；ΔBPE1 433例；ΔBPE2 396例；ΔBPE3 380例。

2. 在激素受体阳性队列中，在不同化疗时间点有74%～82%的患者出现BPE抑制，BPE非抑制与较低的病理学完全缓解率在治疗中期（BPE非抑制和BPE抑制分别为11.8%和28.9%，$P=0.020$）和手术前（BPE非抑制和BPE抑制分别为5.3%和27.4%，$P=0.003$）均有明显的相关性。

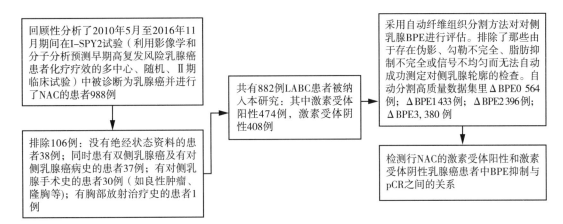

图30-1　新辅助化疗期间乳腺MRI成像：缺乏背景实质强化的抑制和较差的治疗反应的相关性研究流程图
注：LABC. 局部晚期乳腺癌。BPE. 乳腺背景实质强化；NAC. 新辅助化疗；pCR. 病理学完全缓解。

3. 在激素受体阴性队列中，在不同化疗时间点有73%～77%的患者出现了BPE抑制，BPE非抑制的队列在每个化疗时间点的病理学完全缓解率均低于出现BPE抑制的队列，但两者的差异无统计学意义（$P > 0.05$），即在激素受体阴性队列中是否存在BPE抑制与病理学完全缓解率无显著相关。

4. 通过对激素受体、HER2和绝经状态的亚组分析发现，部分亚组中发现了BPE抑制和pCR的显著相关性，具体如下：①T3时，激素受体阳性的围绝经期及绝经后的患者（$P = 0.048$）；②T3时激素受体阳性且HER2阳性患者（$P = 0.010$），在T3时激素受体阳性且接受了试验用药的患者（$P = 0.010$）；③T2时，激素受体阴性的围绝经期及绝经后的患者（$P = 0.010$）；④T2时，激素受体阴性且接受了试验用药的患者（$P = 0.040$）。

5. 在绝经前患者（激素受体阳性队列的82%～90%和激素受体阴性队列的73%～84%）和围绝经期及绝经后的患者（激素受体阳性队列的62%～73%和激素受体阴性队列的72%～77%）中均能观察到BPE抑制。

【结论】

在接受NAC的激素受体阳性乳腺癌患者中，化疗中期及化疗后BPE非抑制可能是NAC疗效较差的参考指标。

（上海交通大学医学院附属仁济医院　万财凤　周力恒　殷文瑾　陆劲松）

二、专家解读

在对比增强MRI中，注射造影剂后乳腺正常纤维腺体组织的强化被称为BPE。BPE是BI-RADS第五版新增词汇，其程度分为极小、轻度、中度和显著强化。这个背景强化的存在会降低乳腺MRI对病灶检出的灵敏性及特异性，因此，第五版BI-RADS分类提出，乳腺MRI报告中需对BPE进行描述。正常乳腺BPE一般从乳腺组织的边缘开始强化，最后逐渐过渡到乳腺的中央区域，典型表现为双侧、对称、弥漫性分布。BPE是一个动态变化的过程，不同患者，甚至同一患者在不同时期的BPE亦有所不同。BPE反映了乳房组织复杂的生理活动，受乳腺实质血管丰富程度和通透性及内源性和外源性雌激素的影响，绝经前女性通常表现得更明显。

研究显示，BPE水平的升高与乳腺癌的形成密切相关。乳腺癌NAC后常出现BPE水平的降低，BPE水平的变化可能是评估NAC疗效的预测因素。Preibsch等将双侧乳腺的BPE进行分类（background parenchymal enhancement categories，BEC），共分为4类（1＝少量，2＝轻度，3＝中度，4＝显著），并对乳腺癌患者在NAC前、后的BEC变化进行了分析。结果显示，NAC后BPE平均降低了0.87个BEC，且BPE降低的程度与肿瘤化疗的反应呈良好的正相关。You等对90例行NAC的乳腺癌患者对侧乳腺的BPE进行分析，结果显示，在NAC早期，BPE的降低与是否达到pCR呈正相关。另有研究对71例HER2阳性乳腺癌患者在化疗前及化疗2个疗程后对侧乳腺的BPE进行分析，结果显示，2个化疗疗程后对侧乳腺的BPE降低与pCR有相关性。但是这些研究多是基于小样本的单中心研究，且对BPE的分析主要基于主观定性的评价方法，但对BPE是否在个体水平上受到抑制没有进行分析。

　　本研究是一项前瞻性、多中心、随机、Ⅱ期临床试验的回顾性分析，旨在应用一种自动纤维组织分割方法定量评估激素受体阳性和激素受体阴性的乳腺癌NAC人群中，BPE在个体水平上是否抑制与化疗疗效的关系。本研究回顾性分析了2010年5月至2016年11月期间在I-SPY2试验（利用影像学和分子分析预测早期高复发风险乳腺癌患者化疗疗效的多中心、随机、Ⅱ期试验）中被诊断为乳腺癌并进行了NAC的患者。试验最终入组了882例患者，其中激素受体阳性474例，激素受体阴性408例。所有患者均在治疗前（T0）、治疗早期（治疗3周后，T1）、治疗中期（治疗12周后，T2）、术前（T3）4个时间点进行MRI检查。主要的化疗方案为12个周期的紫杉醇（每周给药）和/或联合9个试验药物治疗后，再序贯治疗4个周期的蒽环类药物 - 环磷酰胺治疗。HER2阳性患者在前12周接受曲妥珠单抗治疗。本研究采用自动纤维组织分割方法对对侧乳腺BPE进行客观定量的评估，关注的是BPE在患者个体水平上是否受到抑制，而不是所有研究队列平均BPE的增加或减少。结果显示，在激素受体阳性队列中，在不同化疗时间点有74%～82%的患者出现BPE抑制，BPE非抑制与较低的病理学完全缓解率在治疗中期（BPE非抑制和BPE抑制病理学完全缓解率为11.8%和28.9%，$P＝0.020$）和手术前（BPE非抑制和BPE抑制病理学完全缓解率为5.3%和27.4%，$P＝0.003$）均有明显的相关性。治疗中期BPE非抑制患者最终的NAC疗效可能较差，对于此部分患者可以及时调整化疗方案，实现个体化治疗。

　　本研究在激素受体阳性队列中观察到阳性的结果，但在激素受体阴性队列中，虽然在不同化疗时间点有73%～77%的患者出现了BPE抑制，但组间差异无统计学意义，即在激素受体阴性队列中，BPE是否抑制与pCR无显著相关性。本试验中所使用的环磷酰胺药物可在一定程度上抑制卵巢功能，因此，激素受体阳性队列中BPE抑制与病理学完全缓解率较高的相关性可能部分是由化疗诱导的卵巢功能抑制和相关的雌激素水平下降所致。该研究还进一步探讨了BPE是否抑制与月经状态的关系，结果显示，BPE抑制与月经状态没有显著相关性，在绝经前患者（激素受体阳性队列的82%～90%和激素受体阴性队列的73%～84%）和围绝经期及绝经后的患者（激素受体阳性队列的62%～73%和激素受体阴性队列的72%～77%）均能观察到BPE抑制，这进一步提示，BPE抑制可能并不单独受卵巢功能的影响，药物对乳腺实质增殖活性或微血管的影响也可能是影响BPE的因素之一。紫杉醇是具有抗血管生成和抗有丝分裂作用的药物，可能会抑制正常的乳腺微血管并导致BPE抑制。对侧乳腺是否存在BPE抑制可能会间接反映肿瘤间质微血管等肿瘤局部微环境状态，可以辅助NAC疗效的早期预测。

　　综上所述，激素受体阳性乳腺癌患者在NAC中期及化疗后出现明显的BPE抑制提示NAC敏感，反之，若BPE抑制不明显，则可能代表NAC疗效较差，BPE有助于指导个体化治疗方案的实施。由于本研究是一项前瞻性临床试验的回顾性分析，对于不同试验用药对BPE的影响及出现BPE抑制的相关机制未作进一步的探究。期待更大样本量的前瞻性、多中心临床研究对BPE抑制的相关机制进行更深入的探索。

三、同类研究

新辅助化疗期间乳腺MRI：缺乏背景实质强化的抑制和较差的治疗反应及同类研究见表30-1。

表30-1 同类研究对比

临床研究	入组人群	研究性质	研究目的	研究结果及结论
新辅助化疗期间乳腺MRI成像：缺乏BPE非抑制与较差疗效的相关性研究	年龄18岁或以上被诊断为局部晚期乳腺癌（肿瘤直径≥2.5 cm），且无远处转移，同时在治疗前（T0）、治疗早期（治疗3周后，T1）、治疗中期（治疗12周后，T2）及术前（T3）4个时间点进行过MRI检查的患者（共纳入882例患者）	单中心回顾性研究，新辅助化疗	本研究采用自动纤维组织分割方法对对侧乳腺BPE进行评估。主要研究目的是在激素受体阳性和激素受体阴性的乳腺癌新辅助化疗人群中，探讨对侧BPE是否抑制与化疗疗效的关系	激素受体阳性乳腺癌患者中，缺乏BPE抑制与较低的病理学完全缓解率在治疗中期（非抑制BPE和抑制BPE分别为11.8%和28.9%，$P=0.02$）和手术前（非抑制BPE和抑制BPE分别为5.3%和27.4%，$P=0.003$）均有明显的相关性
新辅助化疗前后乳腺MRI的BPE：与肿瘤治疗反应的相关性	经活检证实为乳腺癌并进行了新辅助化疗的患者，所有的患者均完成了6个周期的化疗，并且具备化疗前及化疗后的MRI图像	单中心回顾性研究，新辅助化疗	本研究将双侧乳腺的BPE强化程度的不同进行了分类（BEC），共分为4类（1＝少量，2＝轻度，3＝中度，4＝显著）。主要研究目的是探究接受新辅助化疗的乳腺癌患者MRI图像上BPE的BEC分类改变及与化疗疗效的相关性	经过新辅助化疗后BEC平均降低了0.87，在完全缓解组BEC平均降低了1.3，在部分缓解组BEC平均降低了0.83，在稳定组BEC平均降低了0.85，在疾病进展组BEC平均降低了0.4。相关性分析显示，BEC的降低和肿瘤的治疗反应有良好的相关性（r -0.24，$P=0.03$）

注：BPE. 乳腺背景实质强化；MRI.磁共振成像。

（上海交通大学医学院附属仁济医院 万财凤 周力恒 殷文瑾 陆劲松）

参考文献

［1］LIAO G J，HENZE BANCROFT L C，STRIGEL R M，et al. Background parenchymal enhancement on breast MRI: a comprehensive review［J］. J Magn Reson Imaging，2020，51（1）：43-61.

［2］KING V，GOLDFARB S B，BROOKS J D，et al. Effect of aromatase inhibitors on background parenchymal enhancement and amount of fibroglandular tissue at breast MR imaging［J］. Radiology，2012，264（3）：670-678.

［3］VAN DER VELDEN B H，DMITRIEV I，LOO C E，et al. Association between parenchymal enhancement of the contralateral breast in dynamic contrast-enhanced MR imaging and outcome of patients with unilateral invasive breast cancer［J］. Radiology，2015，276（3）：675-685.

［4］PREIBSCH H，WANNER L，BAHRS S D，et al. Background parenchymal enhancement in breast MRI before and after neoadjuvant chemotherapy: correlation with tumour response［J］. Eur Radiol，2016，26（6）：1590-1596.

［5］YOU C，PENG W J，ZHI W X，et al. Association between background parenchymal enhancement and pathologic complete remission throughout the neoadjuvant chemotherapy in breast cancer patients［J］. Transl Oncol，2017，10（5）：786-792.

［6］YOU C，GU Y J，PENG W，et al. Decreased

background parenchymal enhancement of the contralateral breast after two cycles of neoadjuvant chemotherapy is associated with tumor response in HER2-positive breast cancer [J]. Acta Radiol, 2018, 59 (7): 806-812.

[7] KUHL C. The current status of breast MR imaging. Part I. Choice of technique, image interpretation, diagnostic accuracy, and transfer to clinical practice [J]. Radiology, 2007, 244 (2): 356-378.

[8] STEARNS V, SCHNEIDER B, HENRY N L, et al. Breast cancer treatment and ovarian failure: risk factors and emerging genetic determinants [J]. Nat Rev Cancer, 2006, 6 (11): 886-893.

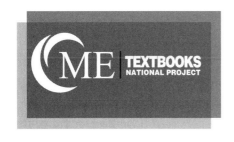

基于磁共振成像的乳腺癌新辅助化疗后疗效评价对预后的预测价值：一项回顾性队列研究

第31章

一、概述

【文献来源】

BITENCOURT A G V，PIRES B S，CALSAVARA V F，et al.Prognostic value of response evaluation based on breast MRI after neoadjuvant treatment：a retrospective cohort study［J］.Eur Radiol，2021，31（12）：9520-9528.

【研究背景和目的】

新辅助化疗（NAC）已成为局部晚期乳腺癌（locally advanced breast cancer，LABC）标准的治疗方法。NAC后能否达病理学完全缓解与患者的预后密切相关。利用无创的影像学方法对乳腺癌NAC疗效和预后进行早期预测和评估对于指导患者的后续治疗有重要意义。MRI是评估乳腺癌NAC疗效较常用和准确的影像学方法，在评估乳腺癌NAC后的预后方面亦有重要价值。将乳腺癌NAC后MRI评估的结果和病理评估结果相结合能否更好地对乳腺癌患者NAC后的预后进行分层和预测呢？本试验旨在探究乳腺癌NAC后MRI疗效评估的结果与病理评估结果相结合对乳腺癌患者NAC后无病生存期（DFS）的预测价值。

【入组条件】

1. 纳入标准

（1）2014年10月至2017年7月，在该中心经病理证实为浸润性乳腺癌并且进行过NAC的患者。

（2）所有患者在治疗前及治疗后均进行过MRI检查。

2. 排除标准

（1）未完成NAC的患者。

（2）在NAC过程中出现了转移的患者。

（3）病理资料不全和失访的患者。

【试验设计】

1. 本试验是一项单中心、回顾性研究，收集了2014年10月至2017年7月在该中心经病理证实为浸润性乳腺癌且接受过NAC，同时在NAC前和NAC后均进行过MRI检查的患者。

2. 入组患者使用的化疗方案：AC-T（阿霉素加环磷酰胺序贯紫杉醇）用于Luminal型乳腺癌；AC-THP（阿霉素加环磷酰胺序贯紫杉醇、曲妥珠单抗和帕妥珠单抗）、THP（多西他赛、曲妥珠单抗和帕妥珠单抗）或TCHP（多西他赛、卡铂、曲妥珠单抗和帕妥珠单抗）用于Luminal HER2阳性型和HER2过表达型乳腺癌。AC-TC（阿霉素加环磷酰胺序贯紫杉醇和卡铂）用于三阴性乳腺癌。

3. 由2名放射科医师在单盲情况下对每位患者分别在NAC前及NAC后的MRI图像进行读片。NAC前MRI主要的观察指标包括：病灶大小；肿块在MRI上的表型（肿块型、非肿块型、肿块和非肿块混合型）；病灶在MRI上的分布（单病灶、多病灶/多中心）。NAC后MRI的主要分析指标为病灶是否达到影像学完全缓解（radiological complete response，rCR）。

4. 依据NAC后病理和MRI对疗效的评估结果分为3组：①病理和MRI均评估为完全缓解，即pCR和rCR；②病理和MRI均评定为非完全缓解，即非病理学完全缓解（non-pCR）和非影像学完全缓解（non-rCR）；③病理和MRI评估结果不一致，即pCR和non-rCR及non-pCR和rCR。并对不同分组患者的预后进行对比分析。pCR［残余肿瘤负荷（residual cancer burden，RCB）0级 ypT_0/$ypTis\ ypN_0$］定义为术后标本按照RCB标准评估病理反应，乳腺和腋下淋巴结内均未见残余浸润性癌成分。rCR定义为原发灶区域未见明显强化或强化程度等于或低于周围正常乳腺组织；non-rCR定义为在原发灶区域残存肿块样、非肿块样或点状明显强化的病灶。

5. 主要研究终点为5年无病生存率，定义为进行组织学诊断之日至相关事件发生之日之间的时间段。

6. 统计方法为DFS计算基于KM生存曲线及Log-rank检验，单因素和多COX分析用于筛选和DFS相关的因素。

【试验流程】

本试验流程图见图31-1。

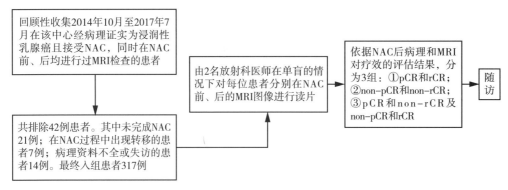

图31-1 本试验流程图

注：NAC. 新辅助化疗；pCR. 病理学完全缓解；non-pCR. 非病理学完全缓解；rCR. 影像学完全缓解；non-rCR. 非影像学完全缓解；MRI. 磁共振成像。

【结果】

1. 本研究共纳入317例患者，其中最多的分子表型为Luminal型（44.9%），其次为TNBC（26.8%）、Luminal HER2（17.7%）和HER2过表达型（10.1%）。

2. 一共126例（39.7%）患者在MRI上获得了rCR，119例（37.5%）术后证实获得了pCR。MRI和病理诊断一致的病例为252例（79.5%），诊断不一致的病例有65例（20.5%），其中有36个病例为rCR和non-pCR，29个病例为non-rCR和pCR（6个病例为残存DCIS）。

3. 主要研究终点：随访5年后，38例（12.1%）患者出现了复发（7例局部复发，31例远处转移），死亡25例。同时评估为pCR和rCR的患者较non-rCR和non-pCR、rCR和non-pCR及non-rCR和pCR患者有更长的DFS。non-rCR和pCR及rCR和non-pCR患者的生存曲线居中，而non-rCR和non-pCR患者的预后最差。各组生存曲线之间有显著差异（Log-rank $P = 0.003$）。

4. 单因素分析显示，患者的年龄大于50岁（HR 3.291，$P = 0.001$），肿瘤直径大于40 mm（HR 2.388，$P = 0.014$），未达到rCR（HR 3.609，$P = 0.004$）和pCR（HR 4.180，$P = 0.003$）是复发的高危因素。

5. 多因素分析显示，与rCR和pCR组患者相比，non-rCR和non-pCR患者（HR 5.626，$P = 0.020$）和仅MRI或病理检查中显示为完全缓解的患者的复发风险更高（HR 4.369，$P = 0.067$）。

【结论】

乳腺癌NAC后MRI疗效评估的结果和病理评估结果相结合有助于更好地预测乳腺癌患者NAC后复发风险和预后。

（上海交通大学医学院附属仁济医院　　万财凤　袁陈伟　殷文瑾　陆劲松）

二、专家解读

NAC已成为局部晚期乳腺癌标准治疗方法，它能降低乳腺癌的分期，减少复发和转移，提高保乳率。NAC后能否达pCR被认为是乳腺癌特别是TNBC和HER2阳性乳腺癌患者获得良好无复发生存和总生存期的潜在独立预后因素。MRI是评估乳腺癌NAC疗效较常用和准确的影像学方法，在评估预后方面亦有重要价值。

本研究是一项单中心、回顾性队列研究。入组了在该中心经病理证实为浸润性乳腺癌且接受过NAC，同时在NAC前、后均进行过MRI检查的患者317例。由2名放射科医师在单盲的情况下对每位患者分别在NAC前及NAC后的MRI图像进行读片，并评判病灶是否达rCR。乳腺恶性肿瘤可根据其在增强MRI上强化模式的不同分为两类：肿块样强化和非肿块样强化。一般呈现肿块样强化的病灶形态多不规则，部分肿块呈分叶状，强化多不均匀，部分肿块边缘可呈毛刺状，强化方式多为向心性增强。非肿块样病灶的分布特征多为线状、局灶性、段样、区域性或弥漫性。本研究中rCR的定义为，原发灶区域未见明显强化或强化程度等于或低于周围正常乳腺组织；non-rCR的定义为，在原发灶区域残存肿块样、非肿块样或点状明显强化的病灶。依据病理和MRI对疗效的评估结果将入组人群分为3组：①病理和MRI均评定为完全缓解，即pCR和rCR；②病理和MRI均评定为非完全缓解，即non-pCR和non-rCR；③病理和MRI评定结果不一致，即pCR和non-rCR及non-pCR和rCR，并对不同分组患者的预后进行对比分析。该研究多因素分析显示，同rCR和pCR组患者相比，non-rCR和non-pCR患者（HR 5.62，$P = 0.020$）和仅在MRI或病理检查中显示为完全缓解的患者（HR 4.369，$P = 0.067$）的复发风险更高。

在本研究同时提示，rCR 和 pCR 的患者与 non-rCR 和 pCR 患者相比具有较长的 DFS。即使在 non-pCR 的患者中，那些在 MRI 上显示为 rCR 的患者也会有较长的 DFS。本研究中 MRI 和病理评估一致的病例为 252 例（79.5%），评估不一致的病例为 65 例（11.5%）。评估不一致的病例中 36 例病例为 rCR 和 non-pCR，29 个病例为 non-rCR 和 pCR。对于 MRI 上显示有癌组织残存，但病理显示为 pCR 的原因，一方面可能是残存导管内癌的病例（29 个为 non-rCR 和 pCR 的病例中有 6 例为 DCIS）；另一方面，部分达 pCR 的患者可能存在化疗诱导的纤维化改变和炎性反应等可能也是导致 NAC 后 MRI 有增强的原因。而对于 MRI 上显示为 rCR，但病理却评估为 non-pCR 的病例的原因，一方面可能是由于在微观病理层面上，残存的癌组织在 MRI 上不易显示；另一方面，可能是 NAC 后残存肿瘤负荷较低的病灶，在 NAC 后强化程度不明显所致。本研究表明，对于是否有癌组织残留，MRI 和病理可起到很好的互补作用。虽然病理学可以准确地评估显微残存病变的存在，但 MRI 可以辅助估计残存病变的范围，特别是在多灶或多中心乳腺癌及有广泛导管内成分的乳腺癌。同时，病理取材和评估也有自身的局限性，存在漏诊和误诊的可能。

同类研究中，Gampenrieder 等回顾性分析了 246 例早期乳腺癌患者 NAC 后的 MRI 图像，对增强 MRI 在评估乳腺癌患者 NAC 后能否达 pCR 及预测其预后的价值方面进行了分析。该研究的患者主要为早期乳腺癌及局部晚期乳腺癌，所有患者均接受了 NAC 治疗，并且在治疗后进行了手术。结果显示，术前 MRI 不能准确地评估早期乳腺癌患者 NAC 后能否 pCR，特别是对于激素受体阳性的乳腺癌。但是 NAC 后 MRI 评定为 rCR 与患者的良好预后密切相关。多因素分析结果显示，病理和 MRI 显示为 pCR 和 rCR 与患者 3 年的 RFS（rCR $P = 0.037$, pCR $P = 0.033$）和 OS（rCR $P = 0.033$, pCR $P = 0.043$）有显著的相关性，患者预后良好。相比之下，显示为 non-rCR 和 non-pCR 的患者预后较差。提示 MRI 评估为 rCR 与 pCR 具有相似的预后的价值。这个研究的结果也间接地支持了本研究结果。

相对于前述的 2 个回顾性研究，Hylto 等开展了一项前瞻性多中心的临床研究，该研究的主要研究目的是评价体积磁共振成像对乳腺癌新辅助化疗后无复发生存的预测，并考虑其相对于 pCR 的预测性能。该研究对 162 例接受乳腺癌 NAC 患者化疗前、化疗 1 个疗程后、化疗中期及化疗后的 MRI 图像进行了分析，并计算功能肿瘤体积（functional tumor volume，FTV，利用信号增强比法对增强图像进行半自动计算机分析而获得）及不同化疗阶段肿瘤的体积相对于化疗前体积的变化。结果显示，从磁共振图像中测量到的 FTV 是 RFS 的独立强预测因子，其与 RCB 评分和激素受体状态相结合对 RFS 的预测更准确。

综上所述，乳腺癌 NAC 后 MRI 评估结果和病理评估结果相结合，有助于乳腺癌患者 NAC 后复发风险和预后的分层和预测。本研究是一项回顾性、单中心小样本量研究，研究者没有对不同分子亚型和化疗方案进行进一步的亚组分析。同时，对产生该研究结果潜在的病理学基础，研究者也未作进一步的探究是本研究的不足之处，也是未来进一步探索的方向。

三、同类研究

本试验及同类研究见表 31-1。

表31-1　同类研究对比

临床研究	研究目的与假设	研究性质	研究设计 分组、处理与样本量	入组人群及样本量	研究终点	结果	结论
早期乳腺癌患者NAC后增强MRI上显示为rCR但不能预测患者的无复发生存能否达pCR研究	增强MRI可评估早期乳腺癌患者NAC后能否达rCR，并能预测患者的无复发生存	回顾性分析，NAC	在该中心接受NAC的早期乳腺癌及可手术的局部晚期乳腺癌的术前增强MRI图像进行了分析	入组了该中心在对2006年8月至2016年5月接受NAC的可手术早期乳腺癌及局部晚期乳腺癌患者（$n=246$）	pCR、RFS、OS	• MRI评估pCR的敏感度为75%，检测残余癌组织的特异度和准确率分别为67%和69% • MRI评估激素受体阳性和阴性预测的乳腺癌NAC后能否达pCR的阳性预测值分别为33%和61%（$P=0.004$） • 多因素分析显示，病理和MRI同时评估为pCR和rCR的患者3年的RFS（rCR $P=0.037$，pCR $P=0.033$）和OS（rCR $P=0.033$，pCR $P=0.043$）有显著的相关性，预后良好。而评估为non-rCR和non-pCR的患者的预后较差	早期乳腺癌患者NAC后增强MRI上显示为rCR能预测的RFS但不能预测是否达pCR
基于MRI的乳腺癌NAC后疗效评价对预后的预测价值：一项回顾性队列研究（本研究）	将乳腺癌NAC后MRI评估的结果和病理评估的结果相结合以更好地对乳腺癌患者的预后进行分层和预测	回顾性分析，NAC	在该中心经病理学证实为浸润性乳腺癌并进行过NAC，同时在NAC前和NAC后均进行过MRI检查的患者。依据NAC后病理和MRI对疗效的评估结果，分为3组：①pCR和rCR；②non-pCR和non-rCR；③pCR和non-rCR及non-pCR和rCR	入组该中心在2014年10月至2017年7月经病理证实为浸润性乳腺癌并且进行过NAC且同时在NAC后进行了手术的患者（$n=317$）	pCR、DFS	与pCR和pCR组患者相比，non-rCR和non-pCR患者（$HR\ 5.626$，$P=0.020$）和仅在MRI或病理检查中评估为完全缓解的患者（$HR\ 4.369$，$P=0.067$）的复发风险更高	乳腺癌NAC后MRI评估结果与病理评估结果相结合有助于更好地预测乳腺癌患者NAC后复发风险和预后

注：MRI. 磁共振成像；NAC. 新辅助化疗；rCR. 影像学完全缓解；non-rCR. 非影像学完全缓解；pCR. 病理学完全缓解；non-pCR. 非病理学完全缓解；RFS. 无复发生存期；OS. 总生存期。

（上海交通大学医学院附属仁济医院　万财凤　袁陈伟　殷文瑾　陆劲松）

参考文献

［1］GRADISHAR W J, ANDERSON B O, BAL-ASSANIAN R, et al. Breast cancer, version 4. 2017. NCCN clinical practice guidelines in oncology［J］. J Natl Compr Canc Netw, 2018, 16（3）: 310-320.

［2］DERKS MGM, VAN DE VELDE CJH. Neoadjuvant chemotherapy in breast cancer: more than just downsizing［J］. Lancet Oncol,2018,19（1）: 2-3.

［3］SPRING L M, FELL G, ARFE A, et al. Pathologic complete response after neoadjuvant chemotherapy and impact on breast cancer recurrence and survival: A Comprehensive meta-analysis［J］. Clin Cancer Res, 2020, 26（12）: 2838-2848.

［4］FOWLER A M, MANKOFF D A, Joe. Imaging neoadjuvant chemotherapy response in breast cancer ［J］. Radiology, 2017, 285（2）: 358-375.

［5］MANN R M, CHO N, MOY L. Breast MRI: state of chemotherapy art［J］. Radiology, 2019, 292（3）: 520-536.

［6］GAMPENRIEDER SP, PEER A, WEISMANN C, et al. Radiologic complete response（rCR）in contrast-enhanced magnetic resonance imaging （CE-MRI）after neoadjuvant chemotherapy for early breast cancer predicts recurrence-free survival but not pathologic complete response（pCR）［J］. Breast Cancer Res, 2019, 21（1）: 19..

［7］HYLTON N M, GATSONIS C A, ROSEN M A, et al. Neoadjuvant chemotherapy for breast cancer: functional tumor volume by MR imaging predicts recurrence-free survival-results from the ACRIN 6657/CALGB 150007 I-SPY 1 trial［J］. Radiology, 2016, 279（1）: 44-55.

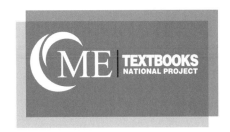

第八篇

乳腺癌人表皮生长因子受体 2 靶向新辅助治疗相关重要临床试验

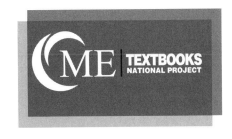

NeoATP试验：曲妥珠单抗和吡咯替尼新辅助治疗人表皮生长因子受体2阳性局部晚期乳腺癌的Ⅱ期试验

第32章

一、概述

【文献来源】

YIN W J，WANG Y H，WU Z P，et al.Neoadjuvant trastuzumab and pyrotinib for locally advanced HER2-positive breast cancer（NeoATP）：primary analysis of a phase Ⅱ study［J］.Clin Cancer Res，2022，28（17）：3677-3685.

【研究背景和目的】

　　吡咯替尼是一种新型不可逆的表皮生长因子受体（EGFR）及人表皮生长因子受体2（HER2）的酪氨酸激酶泛抑制剂。PHOEBE试验、PHENIX试验和PERMEATE试验的研究结果奠定了吡咯替尼在HER2阳性转移性乳腺癌中的地位，而在局部晚期乳腺癌中，吡咯替尼联合曲妥珠单抗的新辅助治疗方案尚需更多数据支持。研究者团队的前期研究提示，单周紫杉醇联合顺铂的去蒽环化疗方案联合曲妥珠单抗单靶向治疗在HER2阳性乳腺癌的新辅助治疗中可取得52.4%的病理学完全缓解率（$ypT_0 ypN_0$）和较好的安全性。因此，本研究旨在探究吡咯替尼/曲妥珠单抗双靶联合紫杉醇/顺铂方案在HER2阳性局部晚期乳腺癌中是否可以取得更好的疗效。

【入组条件】

1. 纳入标准

（1）女性，且年龄在18～70岁。

（2）病理证实为原发性浸润性乳腺腺癌患者，新辅助化疗前临床分期为ⅡA～ⅢC期［根据《美国癌症联合会（American Joint Committee on Cancer，AJCC）癌症分期手册》（第8版）临床分期标准］。

（3）根据实体瘤疗效评估标准（response evaluation criteria in solid tumor，RECIST）1.1标准，新辅助治疗前患者至少有1个可测量病灶。

（4）病理明确为乳腺原发灶或腋窝转移灶HER2阳性，HER2阳性定义为免疫组化检测HER2（＋＋＋）或荧光原位杂交（FISH）检测结果为阳性。

（5）新辅助治疗期间可同时给予药物性卵巢去势治疗。

（6）ECOG评分为0～1分。

（7）入组前的血常规、肝肾功能、肌酐清除率、心功能和心电图检查正常。

2. 排除标准

（1）随机前有影像学或病理学证实存在乳腺癌远处转移的患者。

（2）同时发现的双侧浸润性乳腺癌患者。

（3）入组前应用过除曲妥珠单抗以外的其他靶向治疗药物（如拉帕替尼、帕妥珠单抗、T-DM1等）。

（4）入组前应用过除紫杉醇以外的抗肿瘤治疗。

（5）存在影响胃肠道功能的疾病。

（6）有感觉或运动神经疾病、神经或精神障碍病史的患者。

（7）既往有其他恶性肿瘤病史，但已治愈的皮肤基底细胞癌或皮肤鳞状细胞癌、子宫颈原位癌除外。

（8）妊娠哺乳期和拒绝避孕的患者。

【试验设计】

1. 试验类型　前瞻性、开放标签、单臂、Ⅱ期临床研究。

2. 主要研究终点　病理学完全缓解率，定义为显微镜下检测乳房和腋窝淋巴结无存活的肿瘤细胞（浸润性或非浸润性）残余（$ypT_0\ ypN_0$）。

3. 次要研究终点　局部区域病理学完全缓解率，定义为乳房和腋窝无浸润灶病理学完全缓解率（ypT_0/Tis ypN_0）；残余肿瘤负荷0级与Ⅰ级的百分比（RCB 0/Ⅰ）；Miller-Payne（MP）分级为4与5级的百分比；无病生存期（DFS），定义为自手术日开始至首次出现局部和/或区域复发、对侧乳腺癌、远处转移或任何原因死亡的时间；总生存期（OS），定义为自手术日开始至出现任何原因死亡的时间；生物标志物分析；安全性。

【试验流程】

NeoATP试验流程见图32-1。

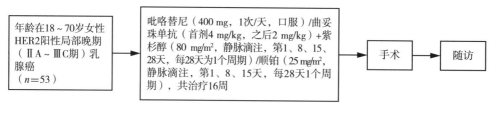

图 32-1　NeoATP试验流程图

注：HER2. 人表皮生长因子受体2。

【结果】

1. 总共53例患者中37例（69.81%）达到pCR；39例（73.58%）患者达到区域局部pCR。

2. RCB 0级与Ⅰ级的百分比为88.68%。

3．MP分级为4与5级的百分比为92.45%。

4．亚组分析发现，$cT_{1/2}$、$cN_{0/1}$、ⅡA～ⅢA、雌激素受体阴性或低表达、孕激素受体阴性、激素受体阴性、HER2免疫组化检测为（＋＋＋）、HER2比值≥4和HER2平均拷贝数≥14的患者更容易达到pCR。而不同PIK3CA状态、Ki-67指数和间质肿瘤浸润淋巴细胞亚组与pCR无明显相关性。

5．安全性。最常见的3或4级不良事件包括腹泻（45.28%）、白细胞减少症（38.62%）和中性粒细胞减少症（32.08%）。严重不良事件仅出现1例（由于血栓事件导致的住院）。没有患者出现发热性中性粒细胞减少症和4级腹泻，亦无患者发生3或4级心脏疾病。从基线到手术前，未出现左室射血分数（LVEF）＜50%或LVEF下降＞10%。

【结论】

吡咯替尼/曲妥珠单抗联合优化的去蒽环化疗方案治疗HER2阳性局部晚期乳腺癌可以取得较好的疗效和安全性。

（上海交通大学医学院附属仁济医院　马嘉忆　殷文瑾　陆劲松）

二、专家解读

对于HER2阳性的局部晚期乳腺癌患者，标准的新辅助治疗方案为化疗联合抗HER2靶向治疗。优化的化疗方案和靶向药物的选择可能是疗效的主要影响因素。一项回顾性研究纳入了300例接受过新辅助治疗的HER2阳性乳腺癌患者，比较了使用PH-FECH方案（紫杉醇＋曲妥珠单抗序贯氟尿嘧啶75 mg/m^2＋表柔比星＋环磷酰胺＋曲妥珠单抗方案）和使用TCH方案（多西他赛＋卡铂＋曲妥珠单抗）患者的病理学完全缓解率、无复发生存率和总生存率。结果发现，与TCH方案相比，PH-FECH方案可以达到更高的病理学完全缓解率（60.6% vs.43.3%，$P = 0.016$）、3年无复发生存率（93% vs.71%，$P < 0.001$）和总生存率（96% vs.86%，$P = 0.008$）。该临床研究提示了，即使在使用相同的靶向药物前提下，选择不同化疗方案对HER2阳性乳腺癌的疗效和预后也会产生影响。

抗HER2靶向药物日益更迭，不同种类靶向药物联合的双靶治疗在新辅助治疗中的疗效又如何呢？目前在临床上抗HER2靶向新辅助治疗主要应用大分子的单克隆抗体，其中包括曲妥珠单抗和帕妥珠单抗，所靶向的是HER2胞外段区域，通过阻碍HER2和其他HER受体形成同源和异源二聚体，抑制其自身的磷酸化，阻断下游信号通路的激活，从而抑制肿瘤细胞生长。NeoSphere试验是一项随机、开放、Ⅱ期临床试验，将417例HER2阳性局部晚期、炎性或早期可手术乳腺癌患者随机给予曲妥珠单抗联合多西他赛治疗（A组，$n = 107$）、曲妥珠单抗＋帕妥珠单抗联合多西他赛治疗（B组，$n = 107$）、帕妥珠单抗联合曲妥珠单抗治疗（C组，$n = 107$）和帕妥珠单抗联合多西他赛治疗（D组，$n = 96$）4个不同的新辅助治疗组，结果显示，4组的病理学完全缓解率分别为29.0%、45.8%、16.8%和24.0%，曲妥珠单抗＋帕妥珠单抗双靶向治疗联合多西他赛的化疗（B组）较单靶向联合化疗（A组）可显著改善患者的病理学完全缓解率（$P = 0.014\ 1$）。上述结果提示，大分子的单克隆抗体双靶向治疗相对于单靶向可以明显提高病理学完全缓解率。

临床上常用的抗HER2靶向治疗药物还有抗HER2的小分子酪氨酸激酶抑制剂（TKI），包括奈拉替尼、拉帕替尼和图卡替尼等。拉帕替尼是可逆的HER1、HER2、HER4酪氨酸激酶抑制剂。抗HER2的双靶向治疗如果采用的是大分子单克隆抗体联合小分子TKI是否比单靶向治疗进一步提高疗效呢？NeoALTTO试验是一项随机、开放标签、Ⅲ期临床试验，分别将455例原发灶＞2 cm的原发性HER2阳性乳腺癌的患者随机分到拉帕替尼单靶组（$n = 154$）、曲妥珠单抗单靶组（$n =$

149）和拉帕替尼联合曲妥珠单抗双靶向新辅助治疗组（$n = 152$），在上述药物治疗6周后，再分别联合紫杉醇周疗12周，结果显示，拉帕替尼单靶向和曲妥珠单抗单靶向组的病理学完全缓解率（$ypT_0/ypTis$）分别为24.7%和29.5%，拉帕替尼联合曲妥珠单抗双靶向新辅助治疗组的病理学完全缓解率为51.3%，较曲妥珠单抗单靶向治疗显著提高患者的病理学完全缓解率（$P = 0.000\ 1$）。该研究提示，大分子单克隆抗体联合小分子TKI双靶向治疗相对于单靶向治疗同样可以进一步提高病理学完全缓解率。奈拉替尼是不可逆的HER1、HER2小分子TKI。NSABP FB-7研究是一项随机、Ⅱ期临床试验，将纳入的126例ⅡB～ⅢC期HER2阳性乳腺癌患者随机分入曲妥珠单抗单靶组（$n = 42$）、奈拉替尼单靶向组（$n = 42$）和曲妥珠单抗联合奈拉替尼双靶向组（$n = 42$），3组的病理学完全缓解率分别为38%、33%和50%，虽然因样本量有限P值的差异无统计学意义，但是曲妥珠单抗联合奈拉替尼双靶向组的病理学完全缓解率在数值上相对于单靶向治疗有明显的提高。

上海交通大学医学院附属仁济医院乳腺外科团队探索了通过曲妥珠单抗单靶向＋紫杉醇/小剂量顺铂单周疗法，共16周的新辅助治疗方案在HER2阳性（非腔面型）局部晚期乳腺癌亚组中达到了64.3%的病理学完全缓解率（$ypT_0\ ypN_0$），在HER2阳性的Luminal B型亚组中达到了50%的病理学完全缓解率（$ypT_0\ ypN_0$），提示即使是联合单靶向治疗，采用优化的化疗方案，如紫杉醇联合小剂量顺铂周疗，可以达到甚至超过目前双靶向联合常规化疗方案的疗效。那么在曲妥珠单抗基础上再加用另一种抗HER2药物进行双靶向药物，是否能进一步提高病理学完全缓解率、达到更好的缩瘤效果呢？这个课题值得进一步探索。

吡咯替尼是一种我国拥有自主知识产权的1.1类创新药物，是一种抗HER2的不可逆小分子泛酪氨酸激酶抑制剂，可以与HER1和HER2胞内段激酶区的三磷酸腺苷（ATP）结合位点共价结合。开放标签、随机对照、Ⅲ期临床试验PHOEBE研究证实了吡咯替尼在解救治疗中优于拉帕替尼。该研究纳入了267例既往接受过曲妥珠单抗和紫杉醇治疗的HER2阳性晚期乳腺癌患者，按1:1比例随机分配到吡咯替尼＋卡培他滨组（$n = 134$）和拉帕替尼＋卡培他滨组（$n = 132$），吡咯替尼＋卡培他滨组的PFS明显长于拉帕替尼＋卡培他滨组（mPFS：12.5个月 $vs.$ 6.8个月，单侧$P < 0.000\ 1$）。

在新辅助阶段，吡咯替尼的表现又将如何？ NeoATP试验中，上海交通大学医学院附属仁济医院乳腺外科团队在曲妥珠单抗联合紫杉醇/小剂量顺铂单周方案的基础上增加了吡咯替尼，使病理学完全缓解率（$ypT_0\ ypN_0$）达到69.81%，局部区域病理学完全缓解率（$ypT_0/ypTis\ ypN_0$）达到73.58%，HER2阳性（非Luminal型）亚组中的病理学完全缓解率（$ypT_0\ ypN_0$）达到了85.7%，在HER2阳性的Luminal B型亚组中的病理学完全缓解率（$ypT_0\ ypN_0$）达到59.4%，提示去蒽环化疗联合双靶向治疗方案可以使紫杉醇/顺铂这一优化的去蒽环药物化疗方案在短时间治疗内取得良好的疗效。其中$cT_{1/2}$、$cN_{0/1}$、ⅡA～ⅢA期、雌激素受体阴性或低表达、孕激素受体阴性、激素受体阴性、HER2免疫组织化学检测（＋＋＋）、HER2比值≥4和HER2平均拷贝数≥14的患者更容易达到pCR。患者对该方案有着良好的耐受性，3或4级不良事件主要是腹泻（45.28%）、白细胞减少症（38.62%）和中性粒细胞减少症（32.08%）。

目前，在吡咯替尼新辅助治疗的研究中，有研究采用双靶向联合含蒽环类药物的新辅助化疗方案，ChiCTR1900022293研究纳入了19例Ⅰ～Ⅲ期HER2阳性乳腺癌患者，将吡咯替尼与表柔比星/环磷酰胺序贯多西他赛/曲妥珠单抗（EC-TH）3周方案联合，结果显示，病理学完全缓解率（$ypT_0/Tis\ ypN_0$）为73.7%，与NeoATP试验的73.58%相仿。在不良事件方面，3或4级的腹泻为45%，3或4级的白细胞减少症的发病率为30%，均与本研究相仿。

其他采用去蒽环类药物的化疗方案联合吡咯替尼/曲妥珠单抗双靶向的新辅助治疗研究也取得了较好的疗效。Panphila试验就是采用吡咯替尼/曲妥珠单抗双靶向联合不同的去蒽环类药物化疗的新辅助治疗方案。Panphila试验与本研究相仿，是一项单臂临床研究，采用吡咯替尼＋曲妥珠单抗联合多西他赛＋卡铂的去蒽环类药物化疗方案，也得到了55.1%的病理学完全缓解率（ypT_0/Tis ypN_0）。

NeoATP试验进行了多种生物标志物的探索性分析，例如，本研究发现区域/系统性炎症指标和吡咯替尼新辅助治疗的疗效相关，肿瘤浸润淋巴细胞（TILs）多（$\geq 60\%$）的患者和局部区域pCR呈正相关（Spearman $P = 0.016$）。Panphila试验也发现基线间质中$CD20^+$（$P = 0.002$）、$CD8^+$（$P < 0.001$）和$CD4^+$ TILs（$P = 0.001$）、高水平（$\geq 50\%$）与病理学完全缓解率显著相关。这些均提示，炎症免疫和吡咯替尼疗效的关系有待更多临床转化和生物基础相关的研究设计。

以上结果说明了吡咯替尼在新辅助治疗中具有令人满意的疗效和安全性。目前尚未见以吡咯替尼联合曲妥珠单抗双靶向为代表的TKI联合抗HER2抗体的双靶向治疗和曲妥珠单抗联合帕妥珠单抗双靶向为代表的双抗体双靶向治疗之间的头对头研究，尤其是两者生存的对比研究，因此，亟须进一步开展相关研究，为未来HER2阳性局部晚期乳腺癌患者新辅助治疗方案的决策提供更多可能性。另外，也期待吡咯替尼疗效和安全性相关的更多临床转化类研究。

三、同类研究

NeoATP试验及同类研究见表32-1。

表32-1 同类研究对比

试验名称	入组患者	干预分组	主要研究终点	次要研究终点	结论
NeoATP试验（单臂）	ⅡA～ⅢC期HER2阳性乳腺癌	曲妥珠单抗＋吡咯替尼＋紫杉醇＋顺铂（n＝53）	病理学完全缓解率（ypT0ypN0）：69.81%	局部区域病理学完全缓解率（ypT0/Tis ypN0）：73.58%	在曲妥珠单抗联合紫杉醇/顺铂类周疗方案的基础上加用吡咯替尼可以提高HER2阳性乳腺癌新辅助治疗的病理学完全缓解率
NeoALTTO试验（优效性检验）	T1以上的HER2阳性乳腺癌	• 拉帕替尼＋紫杉醇（n＝154） • 曲妥珠单抗＋紫杉醇（n＝149） • 拉帕替尼＋曲妥珠单抗＋紫杉醇（n＝152）	病理学完全缓解率（ypT0/Tis）：拉帕替尼组24.7%；曲妥珠单抗组29.5%；拉帕替尼联合曲妥珠单抗组51.3% 双靶向组相比曲妥珠单抗组明显提高了病理学完全缓解率（P＝0.0001）	tpCR（ypT0、ypN0）：拉帕替尼组20.0%；曲妥珠单抗组27.6%；拉帕替尼联合曲妥珠单抗组46.8% 6年总生存率：拉帕替尼＋曲妥珠单抗组82%；拉帕替尼组79%；曲妥珠单抗组85%	在曲妥珠单抗的基础上加用拉帕替尼可以显著提高HER2阳性乳腺癌新辅助治疗的病理学完全缓解率
NeoSphere试验（优效性检验）	局部晚期（T2～3，N2～3；T4a～c），炎性或早期可手术（T2～3，N0～1）乳腺癌	• A组：曲妥珠单抗＋多西他赛（n＝107） • B组：曲妥珠单抗＋帕妥珠单抗＋多西他赛（n＝107） • C组：帕妥珠单抗＋曲妥珠单抗（n＝107） • D组：帕妥珠单抗＋多西他赛（n＝96）	病理学完全缓解率（ypT0ypN0）：A组29.0%；B组45.8%；C组16.8%；D组24.0% B组相比A组显著提高了病理学完全缓解率（P＝0.0141）	5年无进展生存率：A组81%；B组86%；C组73%；D组73%	曲妥珠单抗联合化疗的基础上加用帕妥珠单抗或可提高HER2阳性乳腺癌新辅助治疗的病理学完全缓解率
ChiCTR19000 22293试验（单臂）	Ⅰ～Ⅲ期HER2阳性乳腺癌	吡咯替尼＋曲妥珠单抗＋多西他赛＋环磷酰胺（n＝19）	病理学完全缓解率（ypT0/Tis ypN0）：73.7%	ORR：100%	吡咯替尼＋曲妥珠单抗＋多西他赛＋环磷酰胺作为HER2阳性局部晚期乳腺癌患者新辅助治疗方案具有良好的疗效和安全性
NSABP FB-7试验（优效性检验）	ⅡB～ⅢC期HER2阳性乳腺癌	• 组1：曲妥珠单抗＋紫杉醇序贯多比星＋环磷酰胺（n＝42） • 组2：奈拉替尼＋紫杉醇序贯多柔比星＋环磷酰胺（n＝42） • 组3：曲妥珠单抗＋奈拉替尼＋紫杉醇序贯多柔比星＋紫杉醇（n＝42）	总病理学完全缓解率（ypT0ypN0）：3组分别38%（组1）、33%（组2vs.组1 P＝0.63）、50%（组3 vs.组1 P＝0.22）	分子分型与pCR的关系：FCGR3A-158F/F基因型的患者相比F/V或V/V更容易达到pCR（P＝0.009）	曲妥珠单抗联合化疗的基础上增加奈拉替尼或可提高HER2阳性乳腺癌新辅助治疗的病理学完全缓解率
Panphila试验（单臂）	T2～3/N0～3/M0，HER2阳性乳腺癌	吡咯替尼＋曲妥珠单抗＋多西他赛＋卡铂（n＝63）	pCR（ypT0/Tis ypN0）：55.1%	ORR：2个周期时达到88.7%，6个周期时达到100%	吡咯替尼＋曲妥珠单抗＋多西他赛＋卡铂作为HER2阳性局部晚期乳腺癌患者的新辅助治疗方案具有良好的疗效和安全性

注：HER2.人表皮生长因子受体2；ORR.客观缓解率；pCR.病理学完全缓解。

（上海交通大学医学院附属仁济医院 马嘉忆 殷文瑾 陆劲松）

参考文献

［1］CARDOSO F, PALUCH-SHIMON S, SENKUS E, et al. 5th ESO-ESMO international consensus guidelines for advanced breast cancer(ABC 5)［ J］. Ann Oncol, 2020, 31（12）: 1623-1649.

［2］GRADISHAR W J, MORAN M S, ABRAHAM J, et al. Breast Cancer, Version 3. 2022, NCCN Clinical Practice Guidelines in Oncology［ J］. J Natl Compr Canc Netw, 2022, 20（6）: 691-722.

［3］BAYRAKTAR S, GONZALEZ-ANGULO A M, LEI X D, et al. Efficacy of neoadjuvant therapy with trastuzumab concurrent with anthracycline-and nonanthracycline-based regimens for HER2-positive breast cancer［ J］. Cancer, 2012, 118（9）: 2385-2393.

［4］GIANNI L, PIENKOWSKI T, IM Y H, et al. Efficacy and safety of neoadjuvant pertuzumab and trastuzumab in women with locally advanced, inflammatory, or early HER2-positive breast cancer（ NeoSphere）: a randomised multicentre, open-label, phase 2 trial［ J］. Lancet Oncol, 2012, 13（1）: 25-32.

［5］LE DU F, DIERAS V, CURIGLIANO G. The role of tyrosine kinase inhibitors in the treatment of HER2＋ metastatic breast cancer［ J］. Eur J Cancer, 2021, 154: 175-189.

［6］BASELGA J, BRADBURY I, EIDTMANN H, et al. Lapatinib with trastuzumab for HER2-positive early breast cancer（ NeoALTTO）: a randomised, open-label, multicentre, phase 3 trial［ J］. Lancet, 2012, 379（9816）: 633-640.

［7］JACOBS S A, ROBIDOUX A, ABRAHAM J, et al. NSABP FB-7: a phase Ⅱ randomized neoadjuvant trial with paclitaxel ＋ trastuzumab and/or neratinib followed by chemotherapy and postoperative trastuzumab in HER2（＋） breast cancer［ J］. Breast Cancer Res, 2019, 21（1）: 133.

［8］ZHOU L H, XU S G, YIN W J, et al. Weekly paclitaxel and cisplatin as neoadjuvant chemotherapy with locally advanced breast cancer: a prospective, single arm, phase Ⅱ study［ J］. Oncotarget, 2017, 8（45）: 79305-79314.

［9］XU B H, YAN M, MA F, et al. Pyrotinib plus capecitabine versus lapatinib plus capecitabine for the treatment of HER2-positive metastatic breast cancer（ PHOEBE）: a multicentre, open-label, randomised, controlled, phase 3 trial［ J］. Lancet Oncol, 2021, 22（3）: 351-360.

［10］YIN W J, WANG Y H, WU Z P, et al. Neoadjuvant trastuzumab and pyrotinib for locally advanced her2-positive breast cancer（ NeoATP）: primary analysis of a phase Ⅱ Study［ J］. Clin Cancer Res, 2022, 28（17）: 3677-3685.

［11］XUHONG J C, QI X W, TANG P, et al. Neoadjuvant pyrotinib plus trastuzumab and chemotherapy for stage Ⅰ ～ Ⅲ HER2-positive breast cancer: a phase Ⅱ clinical trial［ J］. Oncologist, 2020, 25（12）: e1909-e1920.

［12］Liu Z Z, Wang C Z, Chen X C, et al. Pathological response and predictive role of tumour-infiltrating lymphocytes in HER2-positive early breast cancer treated with neoadjuvant pyrotinib plus trastuzumab and chemotherapy（ Panphila）: a multicentre phase 2 trial［ J］. Eur J Cancer, 2022, 165: 157-168.

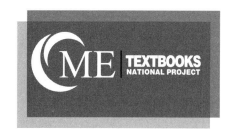

TRAIN-2试验二次分析：曲妥珠单抗＋帕妥珠单抗联合紫杉醇＋卡铂的新辅助治疗方案加或不加蒽环类药物治疗人表皮生长因子受体2阳性乳腺癌的3年随访结果

第33章

一、概述

【文献来源】

VAN DER VOORT A, VAN RAMSHORST M S, VAN WERKHOVEN E D, et al.Three-year follow-up of neoadjuvant chemotherapy with or without anthracyclines in the presence of dual ERBB2 blockade in patients with ERBB2-positive breast cancer: a secondary analysis of the TRAIN-2 randomized, phase 3 trial [J] .JAMA Oncol, 2021, 7（7）: 978-984.

【研究背景】

蒽环类药物通过抑制Ⅱα型DNA拓扑异构酶（Topo Ⅱα），促进DNA双链断裂，在乳腺癌治疗方面非常有效。由于编码Topo Ⅱα的*TOP2A*基因的扩增与*HER2*基因紧密相关，40%～50%的病例中与*HER2*共扩增，在HER2阳性乳腺癌中蒽环类药物可能有着重要的抗肿瘤作用。但由于蒽环类药物与抗HER2靶向药物联用可能导致一系列长期的不良反应，如蒽环类药物和曲妥珠单抗共同存在的心脏毒性风险。近年来，HER2阳性乳腺癌的新辅助治疗能否去除蒽环类药物一直存在争议。本研究为TRAIN-2临床试验，即曲妥珠单抗＋帕妥珠单抗联合紫杉醇＋卡铂的新辅助治疗方案加入蒽环类药物能否提高HER2阳性乳腺癌治疗获益的3年随访结果。

【入组条件】

1. 纳入标准

（1）未经治疗的Ⅱ～Ⅲ期HER2阳性乳腺癌患者。

（2）患者年龄≥18岁。

（3）世界卫生组织（World Health Organization，WHO）体能状态评分为0～1分。

（4）左心室射血分数（LVEF）≥50%。

（5）器官功能正常，包括中性粒细胞绝对值、血小板计数、谷草转氨酶、谷丙转氨酶、总胆红素和肌酐清除率均正常。

2. 排除标准

（1）处于妊娠期或哺乳期。

（2）有同时性对侧或同侧第二原发浸润性乳腺癌或其他恶性肿瘤（原位癌、皮肤基底细胞癌和鳞状细胞癌允许入组，其他恶性肿瘤已治愈至少5年且未接受放化疗者允许入组）。

【试验设计】

1. 一项多中心、开放的、随机对照Ⅲ期临床试验。

2. TRAIN-2试验的主要研究终点是病理学完全缓解率，定义为乳腺和腋窝均无浸润性癌细胞（ypT_0/Tis、ypN_0）。

3. 次要研究终点是无事件生存率，定义为从随机至疾病进展导致无法手术、复发（不包括对侧乳腺导管原位癌）、第二原发恶性肿瘤或任何原因死亡的时间，以及保乳率、OS、RFS、无远处转移生存期（distant metastasis-free survival，DMFS）、乳腺癌特异性生存期（breast cancer-specific survival，BCFS）和安全性分析。

4. 优效性检验，假设加用蒽环类药物可以将病理学完全缓解率从43%提高至61%，设定80%的检验效能，双侧$\alpha = 0.05$，需要入组394例患者。

5. 采用意向治疗（ITT）分析。

【试验流程】

TRAIN-2试验流程见图33-1。

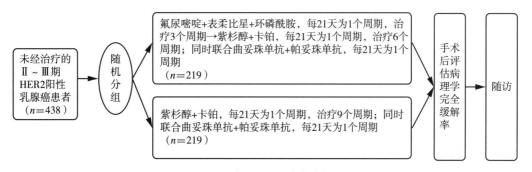

图33-1　TRAIN-2试验流程图

注：HER2. 人表皮生长因子受体2。

流程说明

1. 紫杉醇80 mg/m²，静脉滴注，第1、8天，每21天为1个周期。

2. 卡铂，AUC＝6，静脉滴注，每21天为1个周期；或者AUC＝3，第1、8天，每21天为1个周期。

3. 蒽环类药物治疗组化疗方案：氟尿嘧啶500 mg/m²，表柔比星90 mg/m²，环磷酰胺500 mg/m²，静脉滴注，每21天为1个周期。

4. 曲妥珠单抗和帕妥珠单抗用法和用量：曲妥珠单抗首次剂量为8 mg/kg，维持剂量为6 mg/kg；帕妥珠单抗首次剂量为840 mg，维持剂量为420 mg，与化疗同时进行，每3周1次。

【结果】

1. 2013年12月至2016年1月，共入组438例患者，随机分为蒽环类药物治疗组（$n=219$）和非蒽环类药物治疗组（$n=219$）。

2. 本文为TRAIN-2试验的二次分析结果的次要研究终点包括3年无事件生存率、3年总生存率和安全性相关数据。

3. 经过中位随访48.8个月，蒽环类药物治疗组共有23个（10.5%）无事件生存（event free survival，EFS）事件发生，非蒽环类药物治疗组共有21个（9.6%）EFS事件发生。蒽环类药物治疗组3年无事件生存率为92.7%（95%CI 89.3% ～ 96.2%），非蒽环类药物治疗组3年无事件生存率为93.6%（95%CI 90.4% ～ 96.9%），两组无事件生存率差异无统计学意义（HR 0.90，95%CI 0.50 ～ 1.63）。在不同激素受体、年龄、TNM分期、组织学分级的亚组中蒽环类药物治疗组和非蒽环类药物治疗组的无事件生存率差异均无统计学意义。

4. 蒽环类治疗组3年总生存率为97.7%（95%CI 95.7% ～ 99.7%），非蒽环类药物治疗组3年总生存率为98.2%（95%CI 96.4% ～ 100%），两组总生存率的差异无统计学意义（HR 0.91，95%CI 0.35 ～ 2.36）。

5. 3级及以上不良事件主要发生在新辅助治疗期间。蒽环类药物治疗组中发生LVEF下降（LVEF较基线下降10%及以上和LVEF低于50%）较为频繁（7.7%vs.3.2%，$P=0.04$）。蒽环类药物治疗组中2例患者在化疗结束111天和1067天后发生继发性急性白血病，均考虑与化疗相关。

【结论】

在Ⅱ～Ⅲ期HER2阳性乳腺癌患者中，曲妥珠单抗＋帕妥珠单抗双靶向联合紫杉醇＋卡铂的新辅助治疗方案加/不加蒽环类药物的3年无事件生存率、总生存率均无显著差异，应用蒽环类药物与更多心脏毒性作用和继发性恶性肿瘤风险相关。

（上海交通大学医学院附属仁济医院　吴一凡　许雅芊　殷文瑾　陆劲松）

二、专家解读

蒽环类药物是经典的化疗药物，通过抑制Topo Ⅱ α，促进DNA双链断裂。早年没有靶向治疗时，有荟萃分析报道，相比于不含有蒽环类药物的方案，含有蒽环类药物的辅助治疗对于早期HER2阳性乳腺癌患者的疗效更好。这是由于蒽环类药物能够靶向细胞核内的Topo Ⅱ α，而编码Topo Ⅱ α的TOP2A基因的扩增与HER2基因紧密相关。在HER2阳性患者中，TOP2A基因扩增的百分比为35% ～ 50%，蒽环类药物在发挥抑制Topo Ⅱ α作用的同时影响HER2信号通路，因此，HER2阳性同时TOP2A基因扩增的乳腺癌患者，以蒽环类药物为基础的治疗可能会改善预后。

随着抗HER2靶向药物的问世，曲妥珠单抗联合帕妥珠单抗作为新辅助抗HER2靶向治疗（在很大程度上提高了HER2阳性乳腺癌患者的病理学完全缓解率和5年无进展生存率。理论上，蒽环类药物与抗HER2靶向药物联用可以进一步增强抗HER2的作用，但两药联用可能导致一系列长期的不良反应，如蒽环类药物和曲妥珠单抗共同存在的心脏毒性风险，因此，近年来HER2阳性新辅助治疗能否免除蒽环类药物一直存在争议。TRAIN-2研究旨在探索抗HER2靶向药物曲妥珠单抗和帕妥珠单抗联合化疗方案中添加蒽环类药物能否提高疗效。

TRAIN-2是一项Ⅲ期、多中心、随机、对照临床试验，该试验纳入初治Ⅱ～Ⅲ期HER2阳性乳腺癌患者共 438 例，按 1∶1 比例随机分组并给予含有蒽环类和不含蒽环类药物的新辅助化疗方案，两组治疗期间均使用曲妥珠单抗和帕妥珠单抗双靶向治疗。2018 年母研究所发表的研究结果表明，蒽环类药物治疗组和非蒽环类药物治疗组的病理学完全缓解率无显著统计学差异（68% *vs.* 67%，*P* = 0.95）。经过 48.8 个月的中位随访，该研究此次更新了次要研究终点结果，发现两组间 3 年无事件生存率（蒽环类药物治疗组和非蒽环类药物治疗组分别为 92.7% 和 93.6%，*HR* 0.9，95%*CI* 0.5～1.63）和 3 年总生存率（蒽环类药物治疗组和非蒽环类药物治疗组分别为 97.7% 和 98.2%，*HR* 0.91，95%*CI* 0.35～2.36）均无显著统计学差异，即尚无证据提示，HER2 阳性患者，新辅助治疗期间曲妥珠单抗和帕妥珠单抗双靶向治疗方案中添加蒽环类药物可以进一步提高疗效。

在亚组分析方面，TRAIN-2 试验根据组织学分级、淋巴结分期、激素受体状态和年龄进行了分层，在各亚组中蒽环类药物治疗组和非蒽环类药物治疗组的病理学完全缓解率和无事件生存率均无显著统计学差异。亚组分析结果提示，在以上各亚组人群中接受曲妥珠单抗＋帕妥珠单抗双靶向治疗的前提下，并无证据表明，蒽环类药物能进一步提高疗效。虽然疗效相近，但是安全性方面，蒽环类药物治疗组出现了更频繁的左心室射血分数下降事件（7.7% *vs.* 3.2%，*P* = 0.04），以及 2 例由化疗引起的继发性急性白血病事件，提示化疗联合曲妥珠单抗＋帕妥珠单抗双靶向的新辅助治疗方案中加入蒽环类药物会使不良事件发生率升高。因此，临床上蒽环类药物联合曲妥珠单抗＋帕妥珠单抗双靶向治疗时要格外关注心脏毒性和白血病风险。

该研究是目前探索曲妥珠单抗＋帕妥珠单抗联合蒽环类药物在新辅助治疗中疗效的最大型临床试验。虽然主要研究终点 pCR、次要研究终点 3 年无事件生存率和总生存率结果均提示，含蒽环类药物化疗不能够提高曲妥珠单抗＋帕妥珠单抗双靶向的新辅助治疗疗效，但是该研究随访时间尚短，还需要进一步延长随访时间，以得到更可靠的结论。同类研究中，Ⅱ期临床试验 TRYPHAENA 同样比较了含或不含蒽环类药物的化疗方案联合双靶向治疗的疗效，该试验纳入可手术的 HER2 阳性局部晚期或炎性乳腺癌患者，在新辅助治疗阶段分别给予蒽环类药物联合双靶向治疗序贯多西他赛联合双靶向治疗，或者蒽环类药物序贯多西他赛联合双靶向治疗，或者多西他赛＋环磷酰胺联合双靶向治疗。试验数据显示，3 组均取得较高的病理学完全缓解率（61.6% *vs.* 57.3% *vs.* 66.2%）。然而从数值上看，该研究的病理学完全缓解率低于 TRAIN-2 研究，这可能是由于 TRYPHAENA 试验的新辅助治疗时程为 6 个疗程，而 TRAIN-2 临床试验为 9 个疗程。在安全性方面，TRYPHAENA 试验中 3 组的左心室收缩功能障碍（left ventricular systolic dysfunction, LVSD）发生率分别为 5.6%、5.3% 和 3.9%，表明含蒽环类药物治疗组的 LVSD 的发生率高于非蒽环类药物治疗组，提示蒽环类药物联合靶向治疗的安全性略低于不含蒽环类化疗药物联合靶向治疗，同样支持了 TRAIN-2 的试验结果。

此外，一项小型的多中心、开放标签的 Ⅱ 期随机对照临床试验 neoCARH 研究，同样是比较蒽环类药物和非蒽环类药物联合靶向治疗作为 HER2 阳性乳腺癌新辅助治疗的疗效。不同于 TRAIN-2 试验的是，neoCARH 研究联合的靶向治疗方案均为曲妥珠单抗单药。该研究纳入了 140 例 HER2 阳性早期乳腺癌患者，比较了表柔比星＋环磷酰胺序贯多西他赛联合曲妥珠单抗方案（EC-TH 组）与多西他赛＋卡铂联合曲妥珠单抗方案（TCbH 组）的新辅助治疗疗效。该研究结果表明，TCbH 组患者的病理学完全缓解率显著高于 EC-TH 组（EC-TH 组 *vs.* TCbH 组 37.3% *vs.* 59.9%，*P* = 0.032），但 TCbH 组发生了较多的血小板减少事件（7.5% *vs.* 25.0%，*P* = 0.006）。neoCARH 试验提示，HER2 阳性乳腺癌的患者接受不含蒽环类药物的 TCbH 方案在疗效和安全性方面可能均优于含蒽环类药物的 EC-TH 方案。有临床前研究发现，曲妥珠单抗与多西紫杉醇和铂类药物在 HER2 阳性乳腺癌细胞中均有协同细胞毒性效应，这一现象支持了 neoCARH 试验的研究结果，但是具体机制尚不明确，需要试验进一步探索。要注意的是，虽然在 neoCARH 研究中 TCbH 方案的疗效较好，但是该试验入组的样本量较少，且暂时没有生存结局的分析，因此该结论还需要进一步论证。

在 HER2 阳性乳腺癌辅助治疗阶段，BCIRG-006 Ⅲ期随机对照临床试验也间接探索了蒽环类药物与非蒽环类药物方案的疗效比较，该研究将 3222 例 HER2 阳性早期乳腺癌患者随机分为 3 组，分别给予多柔比星＋环磷酰胺序贯多西他赛（AC-T 组）、多柔比星＋环磷酰胺序贯多西他赛联合曲妥珠单抗（AC-TH 组）、多西他赛＋卡铂联合曲妥珠单抗（TCbH 组）方案的辅助治疗。虽然该研究主要目的并非直接比较蒽环类药物和非蒽环类药物联合曲妥珠单抗治疗的疗效，但是通过探索性比较 2 组的生存，可以发现 AC-TH 组与 TCbH 组的 5 年无病生存率分别为 84% 和 81%，5 年总生存率分别为 92% 和 91%，该研究结果提示，HER2 阳性乳腺癌患者接受含或不含蒽环类药物的辅助治疗后生存时间相近，这也间接支持了 TRAIN-2 研究的结果。在 AC-TH 组和 TCbH 组的亚组分析中，高复发风险患者的 5 年无病生存率的差异无统计学意义：对于淋巴结阳性患者，AC-TH 组和 TCbH 组的 5 年无病生存率分别为 80% 和 78%；肿块较大（＞2 cm）的患者，AC-TH 组和 TCbH 组的 5 年无病生存率分别为 82% 和 79%，以上差异均无统计学意义。在安全性方面，AC-TH 治疗组相比 TCbH 组发生了更多的充血性心力衰竭和心功能障碍事件（$P < 0.001$），表明非蒽环类药物治疗组的安全性更好。BCIRG-006 试验虽然没有直接比较蒽环类药物和非蒽环类药物在治疗中的疗效，而且靶向治疗只使用了曲妥珠单抗单靶治疗，但是该研究的随访时间较长，且与 TRAIN-2 试验结果类似，即没有发现蒽环类药物相比非蒽环类药物在 HER2 阳性乳腺癌治疗中可以取得更好的疗效，相反，蒽环类药物联合靶向治疗，其安全性较差。亚组分析中，对于 TOP2A 扩增的亚组，AC-TH 组与 TCbH 组无病生存率没有显著差别（5 年 DFS 85% vs. 82%）。基于上述结果，目前没有足够的证据支持在已经应用曲妥珠单抗的基础上，添加蒽环类药物可以使患者进一步获益。基于美国国家综合癌症网络（NCCN）的相关指南，早期 HER2 阳性乳腺癌患者的新辅助/辅助治疗，曲妥珠单抗＋帕妥珠单抗双靶向治疗联合紫杉醇＋卡铂的新辅助治疗方案加或不加蒽环类药物都是推荐方案，但首选推荐方案为安全性较高的不含蒽环类药物的曲妥珠单抗＋帕妥珠单抗联合紫杉醇＋卡铂方案。

综上所述，TRAIN-2 研究结果使人们重新审视了蒽环类药物在 HER2 阳性乳腺癌患者新辅助治疗中的作用，蒽环类药物对于早期 HER2 阳性乳腺癌患者，在已经应用曲妥珠单抗的基础上其额外获益可能有限，且安全性较差。如何在疗效和安全性之间寻找平衡是研究者和临床医师始终需要思考的临床课题，TRAIN-2 试验给人们提供了更多的临床证据参考。

三、同类研究

TRAIN-2 试验二次分析及同类研究见表 33-1。

表33-1　同类研究对比

试验名称	性质	研究目的与假设	入组人群	治疗方案	主要研究终点	结果（病理学完全缓解率、生存、安全性）	结论
TRAIN-2试验二次分析（本研究）	Ⅲ期优效性设计，新辅助治疗，2021年发表于JAMA Oncology	曲妥珠单抗+帕妥珠单抗联合紫杉醇+卡铂的新辅助治疗方案加入蒽环类药物能提高HER2阳性乳腺癌治疗获益	早期（Ⅱ~Ⅲ期）HER2阳性乳腺癌（n=438）	蒽环类药物（每21天为1个周期，治疗3个周期）序贯紫杉醇+卡铂（每21天为1个周期，治疗6个周期）联合双靶向治疗（每21天为1个周期，治疗9个周期）；紫杉醇+卡铂（每21天为1个周期）联合双靶向治疗（每21天为1个周期，治疗9个周期）	pCR（ypT_0ypN_0）	• 病理学完全缓解率：蒽环组和非蒽环组分别为67%vs.68%（$P=0.95$） • 3年无事件生存率：蒽环组和非蒽环组分别为92.7%和93.6%，HR 0.90，$95\%CI$ 0.50~1.63 • 3年总生存率：蒽环组和非蒽环组分别为97.7%和98.2%（HR 0.91，$95\%CI$ 0.35~2.36） • 安全性：蒽环组和非蒽环组分别为7.7%和3.2%（$P=0.04$），左心室射血分数降低在蒽环组中更频繁	在Ⅱ~Ⅲ期HER2阳性乳腺癌患者中，曲妥珠单抗+帕妥珠单抗联合紫杉醇+卡铂的新辅助治疗方案加或不加蒽环类药物的3年无事件生存率、总生存率没有显著差异，使用蒽环类药物与更多心脏毒性作用和继发性恶性肿瘤风险相关
TRYPHAENA试验	Ⅱ期安全性新辅助治疗，2013年发表于The Annals of Oncology	评估含或不含蒽环类药物的化疗方案联合双靶向治疗的疗效和安全性	HER2阳性，可手术的、局部进展的或炎性乳腺癌患者，肿瘤大于2cm（n=225）	• FEC（每21天为1个周期，治疗3个周期）序贯T（每21天为1个周期，治疗3个周期）联合双靶向治疗（每21天为1个周期，治疗6个周期） • FEC（每21天为1个周期，治疗3个周期）序贯T（每21天为1个周期，治疗3个周期）联合双靶向治疗（每21天为1个周期，治疗3个周期） • 多西他赛+环磷酰胺联合双靶向治疗（每21天为1个周期，治疗6个周期）	安全性，（左心室收缩功能障碍）	• 病理学完全缓解率（ypT_0/Tis）：61.6%vs.57.3%vs.66.2%（结果未展示P值） • 生存/安全性：左心室收缩功能障碍5.6%vs.5.3%vs.3.9%（结果未展示P值）	• 曲妥珠单抗+帕妥珠单抗抗HER2双靶联合或不含蒽环类药物的标准化疗导致有症状的左心室收缩功能障碍的发病率低，但数值上含蒽环类药物组的左心室收缩功能障碍发生率高于不含蒽环类药物的方案 • 疗效方面：含或不含蒽环类药物的方案无明显差异
BCIRG-006试验	Ⅲ期优效性设计比较，辅助治疗，2011年发表于The New England Journal of Medicine	评价曲妥珠单抗联合化疗与单纯化疗（含不含蒽环类药物）的有效性和安全性	早期HER2阳性乳腺癌患者（n=3222）	• AC（每21天为1个周期，治疗4个周期）序贯T（每21天为1个周期，治疗4个周期） • AC（每21天为1个周期，治疗4个周期）序贯TH（每21天为1个周期，治疗4个周期）、TCbH（每21天为1个周期，治疗6个周期）	无病生存率	• 病理学完全缓解/生存：AC-TH组和TCH组（仅数值上的比较）5年无病生存率分别为84%和81%，5年总生存率分别为92%和91% • 安全性：AC-TH组相比TCbH组发生了更多的充血性心力衰竭和心功能障碍事件（18.6%vs.9.4%，$P<0.001$）	1年的曲妥珠单抗辅助治疗显著提高了HER2阳性乳腺癌患者的无病生存率和总生存率。由于疗效相似，心脏急性毒性作用更少、心脏毒性和充血性心力衰竭心脏风险更低，风险-效益比更倾向于非蒽环类药物的方案

注：HER2.人表皮生长因子受体2；FEC.氟尿嘧啶+表柔比星+环磷酰胺；AC.A为多柔比星，C为环磷酰胺；T.多西他赛；H.曲妥珠单抗；Cb.卡铂；pCR.病理学完全缓解。

（上海交通大学医学院附属仁济医院　吴一凡　许雅芊　陆劲松）

参考文献

[1] GENNARI A, SORMANI M P, PRONZATO P, et al. HER2 status and efficacy of adjuvant anthracyclines in early breast cancer: a pooled analysis of randomized trials [J]. J Natl Cancer Inst, 2008, 100 (1): 14-20.

[2] GIANNI L, PIENKOWSKI T, IM Y-H, et al. 5-year analysis of neoadjuvant pertuzumab and trastuzumab in patients with locally advanced, inflammatory, or early-stage HER2-positive breast cancer (NeoSphere): a multicentre, open-label, phase 2 randomised trial [J]. Lancet Oncol, 2016, 17 (6): 791-800.

[3] VAN RAMSHORST M S, VAN DER VOORT A, van Werkhoven E D, et al. Neoadjuvant chemotherapy with or without anthracyclines in the presence of dual HER2 blockade for HER2-positive breast cancer (TRAIN-2): a multicentre, open-label, randomised, phase 3 trial [J]. Lancet Oncol, 2018, 19 (12): 1630-1640.

[4] VAN DER VOORT A, VAN RAMSHORST M S, VAN WERKHOVEN E D, et al. Three-year follow-up of neoadjuvant chemotherapy with or without anthracyclines in the presence of dual erbb2 blockade in patients with ERBB2-positive breast cancer: a secondary analysis of the TRAIN-2 randomized, phase 3 trial [J]. JAMA Oncol, 2021, 7 (7): 978-984.

[5] SCHNEEWEISS A, CHIA S, HICKISH T, et al. Pertuzumab plus trastuzumab in combination with standard neoadjuvant anthracycline-containing and anthracycline-free chemotherapy regimens in patients with HER2-positive early breast cancer: a randomized phase Ⅱ cardiac safety study (TRYPHAENA) [J]. Ann Oncol, 2013, 24 (9): 2278-2284.

[6] GAO H F, WU Z Y, LIN Y, et al. Anthracycline-containing carboplatin-containing neoadjuvant chemotherapy in combination with trastuzumab for HER2-positive breast cancer: the neoCARH phase Ⅱ randomized clinical trial [J]. Ther Adv In Med Oncol, 2021, 13: 17588359211009003.

[7] PEGRAM M D, KONECNY G E, O'Callaghan C, et al. Rational combinations of trastuzumab with chemotherapeutic drugs used in the treatment of breast cancer [J]. J Natl Cancer Inst, 2004, 96 (10): 739-749.

[8] SLAMON D, EIERMANN W, ROBERT N, et al. Adjuvant trastuzumab in HER2-positive breast cancer [J]. N Engl J Med, 2011, 365 (14): 1273-1283.

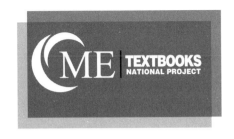

PREDIX HER2试验：在人表皮生长因子受体2阳性乳腺癌中新辅助曲妥珠单抗、帕妥珠单抗联合多西他赛对比恩美曲妥珠单抗的一项 II 期随机临床试验

第34章

一、概述

【文献来源】

HATSCHEK T，FOUKAKIS T，BJOHLE J，et al.Neoadjuvant trastuzumab，pertuzumab，and docetaxel vs trastuzumab emtansine in patients with ErbB2-positive breast cancer：a phase 2 randomized clinical trial［J］.JAMA Oncol，2021，7（9）：1360-1367.

【研究背景和目的】

恩美曲妥珠单抗（T-DM1）被批准用于接受紫杉类药物和曲妥珠单抗治疗的 HER2 阳性、不可切除局部晚期或转移性乳腺癌患者，以及接受紫杉类药物联合曲妥珠单抗为基础的新辅助治疗后，仍残存浸润性病灶的 HER2 阳性早期乳腺癌患者的辅助治疗，但其作为单药应用在新辅助治疗中的疗效尚不清楚。

本试验旨在评估对于 HER2 阳性乳腺癌患者新辅助治疗中 T-DM1 与常用的标准治疗方案之一曲妥珠单抗＋帕妥珠单抗双靶向联合化疗相比较的疗效、预测疗效指标、无事件生存（event free survival，EFS）、无浸润性疾病生存、无远处转移生存、安全性及生活质量等。

【入组条件】

1. 纳入标准

（1）年龄在18岁以上的女性或男性。

（2）HER2 阳性。

（3）乳房肿瘤直径大于 20 mm 和 / 或证实有腋窝淋巴结转移。

（4）LVEF ≥ 55%。

（5）ECOG 评分为 0 ～ 1 分。

（6）最多允许有 2 处远处转移病灶，且乳腺手术后这些病灶可以接受局部根治性治疗。

2. 排除标准

（1）最近 5 年内有临床意义的心脏、肝脏、肾脏疾病或精神疾病。

（2）最近 5 年内有临床意义的其他恶性肿瘤病史，除充分治疗的皮肤基底细胞癌、鳞状细胞癌或子宫颈原位癌外。

【试验设计】

1. 一项 Ⅱ 期、多中心、开放、随机对照临床试验。

2. 主要研究终点是病理学完全缓解率（定义为 ypT_0/ypTis、ypN_0）。

3. 次要研究终点是临床及影像学诊断客观缓解率、无事件生存、无浸润性疾病生存、无远处转移生存、总生存、安全性、生活质量评分、生物标志物、保乳率等。

4. 该研究样本量基于探索性设计，假设标准治疗组中 50% 的病例在 6 个周期后达到 pCR，2 种治疗方案之间具有 20% 的 pCR 绝对差异，双侧显著性水平为 $P < 0.10$，统计检验力为 80%，共需要纳入 166 例患者。目标样本量设定为 200 例患者。

【试验流程】

PREDIX HER2 试验流程见图 34-1。

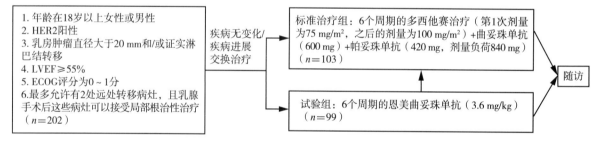

图 34-1　PREDIX HER2 试验流程图

注：HER2. 人表皮生长因子受体 2；ECOG. 美国东部肿瘤协作组；LVEF. 左心室射血分数。

【结果】

1. 总体病理学完全缓解率　从 2014 年 12 月至 2018 年 10 月，共 202 例患者进行随机分配，其中总体病理学完全缓解率为 44.7%，标准治疗组（应用多西他赛＋曲妥珠单抗＋帕妥珠单抗）中共有 45 个患者达到 pCR（病理学完全缓解率为 45.5%，95%CI 35.4% ～ 55.8%），试验组（应用恩美曲妥珠单抗）中共有 43 例患者达到 pCR（病理学完全缓解率为 43.9%，95%CI 33.9% ～ 54.3%），两组非显著性平均差值为 1.6%（95%CI 0.53% ～ 1.65%，$P = 0.82$），两组组间差异无统计学意义。

2. 亚组病理学完全缓解率　在亚组病理学完全缓解率分析中，两个治疗组中激素受体阴性肿瘤的病理学完全缓解率均高于激素受体阳性肿瘤 ［ 激素受体阴性肿瘤患者（72 例）中有 45 例（62.5%）达到 pCR；激素受体阳性肿瘤患者（125 例）中有 45 例（36.0%）达到 pCR ］。

3. 生存数据　黏膜炎中位随访时间为 40.4（95%CI 2.2 ～ 66.5）个月，两组间无事件生存差异无统计学意义（ log-rank $P = 0.35$）。敏感性分析后，去除交叉到另外一组治疗的患者，两组间的病理学完全缓解率及无事件生存的差异无统计学意义。

4. 安全性　共有198例患者接受了至少1个周期的研究治疗，并对其安全性进行了评估。3级/4级不良事件的发生率在标准治疗组为39.4%（39/99），试验组为10.1%（10/99）。中性粒细胞减少性发热的发生率在标准治疗组为26.3%（26/99），在试验组为3.0%（3/99）。标准治疗组常见报告的不良事件为腹泻、黏膜炎、皮疹和感觉神经病变；而试验组为头痛、黏膜炎、感觉神经病变和转氨酶升高。

5. 探索性分析　≥10%的肿瘤浸润淋巴细胞者显著更容易达到pCR（OR 2.76，95%CI 1.42～5.36，$P=0.003$）。^{18}F-氟代脱氧葡萄糖正电子发射体层成像/计算机体层成像（^{18}F-fluorode-oxyglucose positron emission tomography/computed tomography，^{18}F-FDG PET/CT）最大标准化摄取值相对降低≥68.7%，显著与pCR相关（OR 6.74，95%CI 2.75～16.51，$P<0.001$）。

【结论】

在这项试验中，标准新辅助组合方案多西他赛联合曲妥珠单抗及帕妥珠单抗的疗效与恩美曲妥珠单抗相当。

（上海交通大学医学院附属仁济医院　王耀辉　殷文瑾　陆劲松）

二、专家解读

肿瘤的个体化治疗一直是临床所追求的目标，医务人员既希望在治疗早期就能够预知高风险的患者，从而给予足量升阶梯治疗来预防肿瘤的复发、转移，同时也希望能筛选出低风险的患者，避免过强治疗带来的不良反应及导致生活质量降低。如何安全合理地降阶梯、选择合适的治疗策略达到最大的疗效，同时给患者带来最小的痛苦是非常重要的研究课题。

HER2阳性乳腺癌患者，曲妥珠单抗＋帕妥珠单抗双靶向治疗联合化疗的标准方案使患者获得较高的病理学完全缓解率，但同样也带来一定的不良反应及生活质量降低。因此，在新辅助阶段豁免化疗是否让一部分HER2阳性乳腺癌患者同样获得较好的疗效呢？

PREDIX HER2试验是一项Ⅱ期随机对照试验，在HER2阳性乳腺癌新辅助治疗中探索单用恩美曲妥珠单抗靶向治疗与目前双靶向联合化疗的标准方案之一的曲妥珠单抗、帕妥珠单抗联合多西他赛比较的疗效和安全性。从2014年12月至2018年10月，该研究共入组202例HER2阳性且原发灶大于20 mm和/或证实有淋巴结转移的患者，最终有197例患者纳入分析。试验组患者接受6个周期的恩美曲妥珠单抗治疗，而标准治疗组患者接受6个周期的曲妥珠单抗＋帕妥珠单抗＋多西他赛治疗后进行手术。术后，试验组完成4个周期的表柔比星、环磷酰胺治疗，而标准治疗组术后完成2个周期的环磷酰胺治疗。值得注意的是，在治疗的过程中如果两组患者疾病无变化或疾病进展是可以允许交叉互换到另一个组的。初步的结果分析显示，主要研究终点病理学完全缓解率在试验组为44.1%，略低于标准治疗组的46.4%，两组间差异无统计学意义（$P=0.75$）。试验组≥3级的不良反应发生率（10.1%）较标准治疗组（39.4%）显著降低，同时对患者的生活质量影响明显较小。虽然中位随访时间40.4个月的无事件生存结果显示，两组间目前差异并无统计学意义（$P=0.35$），但是从生存曲线图上仍可以直观地观察到试验组始终无交叉的略低于标准治疗组。考虑目前的随访尚不成熟，因此，恩美曲妥珠单抗单药在新辅助治疗中的疗效是否能等同于曲妥珠单抗＋帕妥珠单抗联合化疗的标准方案仍需要长期的随访及更大规模的研究。同时需要注意的是，标准治疗组采用的化疗方案为单药多西他赛3周疗法，并没有联合环磷酰胺或卡铂，也未应用紫杉醇的每周疗法。因此，本化疗方案可能疗效相对偏弱，而术后的辅助治疗中，标准治疗组术后仅接受2个疗程的环磷酰胺化疗，而试验组（应用恩美曲妥珠单抗）术后接受了4个疗程的环磷酰胺化疗，故在临床实践中，恩美曲妥珠单抗单药能否基本等同于曲妥珠单抗＋帕妥珠单抗联合化疗的标准方案的生存疗效获益需要谨慎对待。

恩美曲妥珠单抗＋帕妥珠单抗这2个靶向药物的联合是否可以在新辅助阶段实现患者豁免化疗的可能。KRISTINE试验是一项比较恩美曲妥珠单抗联合帕妥珠单抗靶向治疗与传统双靶向化疗进行新辅助治疗的随机、多中心、开放标签、Ⅲ期临床试验。研究共入组444例HER2阳性Ⅱ～Ⅲ期可手术的乳腺癌患者，单纯靶向治疗组患者接受6个周期的恩美曲妥珠单抗联合帕妥珠单抗治疗；传统双靶向化疗组患者在接受6个周期的曲妥珠单抗、帕妥珠单抗、多西他赛及卡铂治疗后，再进行手术。术后，单纯靶向治疗组的辅助治疗为12个周期的恩美曲妥珠单抗联合帕妥珠单抗，而传统双靶向化疗组接受12个周期的曲妥珠单抗联合帕妥珠单抗治疗。首次报告的主要研究终点为病理学完全缓解率在靶向治疗组为44%，显著低于传统双靶向化疗组的56%（$P = 0.0155$）。对比PREDIX HER2研究发现，单纯靶向治疗组的病理学完全缓解率均在44%左右，并没有因为在恩美曲妥珠单抗的基础上加用帕妥珠单抗而得到进一步提高。而在KRISTINE、PREDIX HER2两个研究中，单纯靶向治疗组在不良反应及患者生活质量报告均较传统双靶向化疗组体现出较好的耐受性。中位随访37个月的生存分析显示，单纯靶向治疗组的3年无事件生存率为85.3%，显著低于传统双靶向化疗组94.2%（HR 2.61，95%CI 1.36～4.98），其中，单纯靶向治疗组部分患者在新辅助治疗期间发生局部进展（$n = 15$，6.7%），而术后两组iDFS的差异无统计学意义（HR 1.11，95%CI 0.52～2.40）。因此，能否成为HER2阳性乳腺癌的新辅助标准治疗，无论是降阶梯到恩美曲妥珠单抗单靶向治疗，还是恩美曲妥珠单抗联合帕妥珠单抗双靶向治疗都为时尚早，但是不能耐受传统化疗的患者，恩美曲妥珠单抗不失为一种可选方案。

在KRISTINE试验的3年的无浸润性生存曲线中，达到病理学完全缓解的患者，靶向治疗组与传统双靶向联合化疗组的生存曲线几乎完全重叠。不禁猜想，如果可以提前预测在新辅助阶段接受单纯靶向治疗就可以达到病理学完全缓解的患者（即对单纯靶向治疗非常敏感的患者）或许可以豁免化疗。而KRISTINE试验中，导致靶向治疗组3年无事件生存率显著低于传统双靶向化疗组的重要原因之一可能是，靶向治疗组有6.7%的患者在新辅助治疗期间就发生局部进展。因此，与之前的猜想相反，如果可以提前预测对恩美曲妥珠单抗不敏感，就可以坚定对这类患者不选择降阶梯的疗法。因此，基于标志物预测敏感性分析指导下进行降阶梯治疗，以实现个体化治疗可能是未来重要的探索方向。

目前，已有多项研究针对能够预测恩美曲妥珠单抗敏感性的标志物进行探索性分析，也给人们带来较多启示。

首先，瘤内HER2异质性对恩美曲妥珠单抗的敏感性具有重要的影响。广义的瘤内HER2异质性可以定义为，同一肿瘤内不同空间位置存在表达不同或扩增状态不同的HER2。探索性分析KRISTINE试验中靶向治疗组的15例发生局部进展的患者特点后发现，患者多为HER2免疫组化判定存在异质性。该现象也在美国丹娜法伯（Dana-Farber）癌症中心开展的一项针对HER2阳性Ⅱ～Ⅲ期乳腺癌患者的新辅助治疗给予恩美曲妥珠单抗联合帕妥珠单抗靶向的单臂研究中发现。瘤内HER2的异质性是恩美曲妥珠单抗联合帕妥珠单抗靶向的强耐药预测因子。在用药前对每个肿瘤的2个部位的活检标本上评估HER2的异质性，在10%（16/157）的可评估病例中检测到HER2异质性，其中非异质性亚组的病理学完全缓解率为55%，而异质性组为0，两组间的差异有统计学意义（$P < 0.0001$）。这些数据表明，在优化治疗策略时，需要考虑HER2异质性对HER2靶向治疗的耐药的影响。

其次，*HER2*基因的扩增水平也是预测恩美曲妥珠单抗敏感性的重要因素。KRISTINE试验中，恩美曲妥珠单抗联合帕妥珠单抗的靶向治疗组中HER2/第17号染色体计数探针（centromeric probe for chromosome 17，CEP17）比值较低的患者更容易在新辅助治疗期间发生局部进展。笔者医院乳

腺外科团队也探索 *HER2* 基因增殖水平用于 HER2 阳性新辅助化疗联合曲妥珠单抗单靶向治疗的可行性。研究发现，HER2/CEP17 比值越高、*HER2* 基因拷贝数越高，患者越容易达到病理学完全缓解。因此，HER2 阳性患者，HER2/CEP17 比值和 *HER2* 基因拷贝数可能不仅是新辅助治疗曲妥珠单抗联合化疗的预测因子，也是恩美曲妥珠单抗联合帕妥珠单抗治疗疗效的预测因子。

此外，^{18}F-FDG PET/CT 检测的最大标准摄取值（maximum standard uptake value，SUV_{max}）及其变化也是预测恩美曲妥珠单抗敏感性的重要因素。SUV_{max} 是 PET/CT 检测到单位体积病变组织显像剂活性与显像剂注射剂量的比值。PREDIX HER2 试验探索性分析评估了从基线（BL）到第 2 周期（C2）PET/CT 检测的 SUV_{max} 的相对变化［Δrel（C2-BL）］及与病理学完全缓解率的关系，结果发现，Δrel（C2-BL）降低 ≥ 68.7% 显著与 pCR 相关（*OR* 6.74，95%*CI* 2.75 ～ 16.51，*P* < 0.001）。

也有研究通过 ^{18}F-FDG PET/CT 检测病灶 SUV_{max} 变化是否提前判断患者对单纯曲妥珠单抗联合帕妥珠单抗双靶向治疗有应答，从而探索在新辅助治疗阶段去化疗的可能性。PHERGain 试验是一项多中心、随机、开放标签、非比较的 II 期试验，通过基于 ^{18}F-FDG PET 的病理反应适应策略，评估 HER2 阳性早期乳腺癌患者仅使用曲妥珠单抗和帕妥珠单抗作为新辅助和辅助治疗的疗效和安全性。在研究中 ^{18}F-FDG PET 有应答的定义为，所有靶病灶 SUV_{max} 减少 ≥ 40%，非靶病灶无代谢进展。研究将患者随机分为队列 A、队列 B。其中所有患者进行基线 PET/CT 评估，队列 A 接受 6 个周期多西他赛、卡铂、曲妥珠单抗、帕妥珠单抗（TCbHP）治疗，而队列 B 先接受 2 个周期曲妥珠单抗、帕妥珠单抗加或不加内分泌治疗（HP±ET），再进行 PET 评估，有应答组继续接受 6 个周期的 HP 加或不加 ET，无应答组接受 6 个周期 TCbHP。B 组 285 例患者中有 227 例（80%）判定为 ^{18}F-FDG PET 有应答，227 例 ^{18}F-FDG PET 应答者中的 86 例（37.9%，95%*CI* 31.6% ～ 44.5%，*P* < 0.000 1）获得病理学完全缓解，达到了主要研究终点。因此，^{18}F-FDG PET 可以被用来筛选能够从无化疗的单纯双靶向治疗方案中获益的 HER2 阳性早期乳腺癌患者。这一结论也有待生存的随访结果进一步支持。

T-DM1 是一种抗体-药物偶联物（ADC）。ADC 一般由单克隆抗体、连接子（MC-Val-Cit-PAB，Linker）及细胞毒性药物构成。通过单克隆抗体与细胞表面的特定的抗原特异性结合，实现精准靶向肿瘤的作用，进一步将细胞毒性药物定向递送到肿瘤病灶内，从而更精准地靶向肿瘤杀伤效果。恩美曲妥珠单抗由人源化的单克隆抗 HER2 抗体曲妥珠单抗通过不可切割的马来酰亚胺甲基环己烷羧酸硫醚接头连接到细胞毒性药物 DM1 上。目前有多种新型的针对 HER2 阳性乳腺肿瘤的 ADC 药物在乳腺癌晚期治疗中显现出优势。例如，德曲妥珠单抗（T-DXd），是由曲妥珠单抗、可裂解四肽基连接剂和细胞毒性 I 型 DNA 拓扑异构酶抑制剂（DXd）组成。其不仅对 HER2 阳性晚期患者有较好的疗效，同时在 HER2 低表达的人群中，也显示出巨大的治疗潜力。而我国自主研发的维迪西妥单抗（RC48）是由抗 HER2 胞外区（HER2 ECD）抗体、连接子及细胞毒素单甲基澳瑞他汀 E（monomethyl auristatin E，MMAE）组成，在晚期乳腺癌真实世界研究中也显示出巨大的潜力。化疗之所以无法同时兼顾有效性与较高的生活质量，是因为其在杀伤肿瘤细胞的同时，也杀死了正常的细胞。而 ADC 药物设计的初衷就是将杀伤细胞的毒性药物精准特异地送到肿瘤内部，这样仅让药物在靶向局部增高，在杀死癌细胞的同时，减少对正常细胞的影响。基于这样的逻辑 ADC 药物在抗 HER2 新辅助治疗降阶梯去传统化疗领域仍有巨大的应用前景，因此，需要更多前瞻性研究来探寻合适的人群及合理的治疗方案。

综上所述，HER2 阳性乳腺癌患者的个体化治疗将是临床不断探索的方向。

三、同类研究

PREDIX HER2 试验及同类研究见表 34-1。

表34-1 同类研究对比

研究名称	研究目的	入组患者	研究终点	分组样本量	结果	结论
• PREDIX试验 • II期、多中心、开放、随机对照临床试验	HER2阳性乳腺癌患者新辅助治疗中比较T-DM1单药与曲妥珠单抗、帕妥珠单抗双靶向联合多西他赛的疗效	HER2阳性乳腺癌肿瘤直径>20 mm和/或证实腋窝淋巴结转移	主要研究终点是病理学完全缓解率（定义为ypT0/Tis ypN0）	• 标准治疗组：6个周期的多西他赛+帕妥珠单抗+曲妥珠单抗治疗（n=103） • 试验组：6个周期的T-DM1治疗（n=99）	• 病理学完全缓解率：标准治疗组（多西他赛+帕妥珠单抗）病理学完全缓解率为45.4%，95%CI 35.4%~55.8%），试验组（T-DM1）病理学完全缓解率为43.9%（95%CI 33.9%~54.3%），两组间病理学完全缓解的差异无统计学意义 • 生存数据：中位随访时间为40.4个月时，EFS在两组间的差异无统计学意义（log-rank $P=0.35$） • 在探索性分析中，≥10%的肿瘤浸润淋巴细胞更容易达到pCR（OR 2.76, 95%CI 1.42~5.36, $P=0.003$）。^{18}F-FDG PET/CT最大标准摄取值相对降低≥68.7%，显著与pCR相关（OR 6.74, 95%CI 2.75~16.51, $P<0.001$）	标准新辅助组合方案多西他赛联合曲妥珠单抗联合帕赛单抗的疗效与恩美曲妥珠单抗相当
• KRISTINE试验 • III期、开放、随机对照临床试验	对于HER2阳性乳腺癌患者新辅助治疗中比较T-DM1联合帕妥珠单抗与曲妥珠单抗、帕妥珠单抗双靶向联合多西他赛、卡铂的疗效	HER2阳性、浸润性III期可手术乳腺癌，肿瘤直径>2 cm	病理学完全缓解率（定义为ypT0/Tis ypN0）	• T-DM1+P组：6个周期的T-DM1+帕妥珠单抗治疗（n=223） • TCbHP组：6个周期的帕妥珠单抗、曲妥珠单抗+多西他赛+卡铂治疗（n=221）	• 病理学完全缓解率：T-DM1+P组44.4%达到pCR，TCbHP组55.7%达到pCR（绝对差为-11.3%,95%CI-20.5%~-2.0%, $P=0.016$） • EFS：T-DM1+P组（HR 2.61, 95%CI 1.36~4.98）的EFS事件风险更高，手术前局部进展事件更多［T-DM1+P组为15例（6.7%），TCbHP组为0］ • 无浸润壮疾病生存率：手术后两组间iDFS事件的风险相似（HR 1.11, 95%CI 0.52~2.40）。两组间pCR与iDFS事件风险低度相关（HR 0.24, 95%CI 0.09~0.60）	传统的新辅助化疗加HER2双靶治疗（TCbHP）比HER2靶向ADC加HER2靶向治疗（T-DM1+P）更容易达到pCR；与TCH+P相比，T-DM1+P因术前局部区域进展事件而导致EFS事件的风险更高，iDFS事件的风险相似
• PHERGain试验 • II期、随机、开放标签、非比较临床试验	通过基于^{18}F-FDG PET的病理反应的适应策略，评估HER2阳性早期乳腺癌患者仅使用曲妥珠单抗和帕妥珠单抗为新辅助和辅助治疗的疗效和安全性	HER2阳性、I~IIIA期、浸润性可手术乳腺癌（肿瘤大小≥15mm，至少有1个乳腺病变可以通过^{18}F-FDG PET评估	• 队列A中^{18}F-FDG PET评估结果 • 队列B中^{18}F-FDG PET应答者达到pCR（ypT0/TisypN0）的比例 • 队列B患者的3年无浸润性疾病壮疾病生存	• 队列A：无论PET评估结果如何均接受6个周期多西他赛+卡铂+曲妥珠单抗+帕妥珠单抗治疗（n=71）（TChP） • 队列B：先接受2个周期曲妥珠单抗+帕妥珠单抗±内分泌治疗（HP±ET），再进行PET评估，有反应组继续接受6个HP±ET，无反应组接受6个周期TCbHP（n=285）	• 队列B285例患者中80%判定为^{18}F-FDG PET有反应，有^{18}F-FDG PET应答者中37.9%（95%CI 31.6%~44.5%，$P<0.0001$）获得病理学完全缓解，达到了主要共同研究终点。队列B中^{18}F-FDG PET非应答者的病理学完全缓解率为25.9%（95%CI 15.3%~39.0%，$P=0.068$） • 队列A和队列B的总体病理学完全缓解率分别为57.7%和35.4%。A组^{18}F-FDG PET应答者的病理学完全缓解率为65.6%（95%CI 52.3%~77.3%），^{18}F-FDG PET非应答者的病理学完全缓解率为10.0%（95%CI 0.2%~44.5%，$P=0.013$）	^{18}F-FDG PET能够从无化疗的双靶治疗方案中筛选出能够获益的HER2阳性早期乳腺癌患者

注：^{18}F-FDG PET/CT. ^{18}F-氟代脱氧葡萄糖正电子发射体层显像/CT. PET.正电子发射体层成像；iDFS.无浸润性疾病生存；PET.正电子发射体层成像仪；ADC.抗体-药物偶联物；T-DM1.恩美曲妥珠单抗；HER2.人表皮生长因子受体2；pCR.病理学完全缓解；EFS.无事件生存。

（上海交通大学医学院附属仁济医院　王耀辉　殷文瑾　陆劲松）

参考文献

［ 1 ］HATSCHEK T, FOUKAKIS T, BJOHLE J, et al. Neoadjuvant Trastuzumab, Pertuzumab, and Docetaxel vs Trastuzumab Emtansine in Patients With ERBB2-Positive Breast Cancer: A Phase 2 Randomized Clinical Trial［J］. JAMA Oncol, 2021, 7（9）: 1360-1367.

［ 2 ］HURVITZ S A, MARTIN M, SYMMANS W F, et al. Neoadjuvant trastuzumab, pertuzumab, and chemotherapy versus trastuzumab emtansine plus pertuzumab in patients with HER2-positive breast cancer（KRISTINE）: a randomised, open-label, multicentre, phase 3 trial［J］. Lancet Oncol, 2018, 19（1）: 115-126.

［ 3 ］HURVITZ S A, MARTIN M, JUNG K H, et al. Neoadjuvant trastuzumab emtansine and pertuzumab in human epidermal growth factor receptor 2-positive breast cancer: Three-year outcomes from the phase Ⅲ kristine study［J］. J Clin Oncol, 2019, 37（25）: 2206-2216.

［ 4 ］MIGLIETTA F, DIECI M V, GRIGUOLO G, et al. Neoadjuvant approach as a platform for treatment personalization: focus on HER2-positive and triple-negative breast cancer［J］. Cancer Treat Rev, 2021, 98: 102222.

［ 5 ］GOUTSOULIAK K, VEERARAGHAVAN J, SETHUNATH V, et al. Towards personalized treatment for early stage HER2-positive breast cancer［J］. Nat Rev Clin Oncol, 2020, 17（4）: 233-250.

［ 6 ］FILHO O M, VIALE G, STEIN S, et al. Impact of HER2 heterogeneity on treatment response of early-stage her2-positive breast cancer: phase Ⅱ neoadjuvant clinical trial of T-DM1 combined with pertuzumab［J］. Cancer Discov, 2021, 11（10）: 2474-2487.

［ 7 ］WU Z P, XU S G, ZHOU L H, et al. Clinical significance of quantitative HER2 gene amplification as related to its predictive value in breast cancer patients in neoadjuvant setting［J］. Onco Targets Ther, 2018, 11: 801-808.

［ 8 ］PEREZ-GARCIA J M, GEBHART G, RUIZ BORREGO M, et al. Chemotherapy de-escalation using an ^{18}F-FDG-PET-based pathological response-adapted strategy in patients with HER2-positive early breast cancer（PHERGain）: a multicentre, randomised, open-label, non-comparative, phase 2 trial［J］. Lancet Oncol, 2021, 22（6）: 858-871.

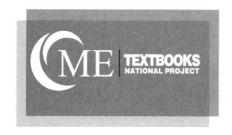

KATHERINE试验亚组分析：新辅助治疗后残留浸润病灶的人表皮生长因子受体2阳性乳腺癌患者辅助使用恩美曲妥珠单抗对比曲妥珠单抗的研究

第35章

一、概述

【文献来源】

MAMOUNAS E P，UNTCH M，MANO M S，et al.Adjuvant T-DM1 versus trastuzumab in patients with residual invasive disease after neoadjuvant therapy for HER2-positive breast cancer：subgroup analyses from KATHERINE［J］.Ann Oncol，2021，32（8）：1005-1014.

【研究背景和目的】

早期HER2阳性乳腺癌患者接受新辅助化疗联合HER2靶向治疗之后，如果没有达到病理学完全缓解（pCR），会比达到pCR患者的预后更差。T-DM1是由曲妥珠单抗与DM1（美登素衍生物）通过稳定硫醚连接子偶联而成，结合了抗体的高效靶向性与细胞毒性药物的抗肿瘤活性优势，从而降低了细胞毒性药物脱靶的不良反应。EMILIA和TH3RESA两项Ⅲ期临床试验验证了T-DM1在既往接受过抗HER2靶向治疗和化疗的晚期HER2阳性乳腺癌患者中的良好疗效。

KATHERINE试验纳入了新辅助化疗联合曲妥珠单抗（加或不加第2种HER2靶向药物，一般是帕妥珠单抗）治疗后残留浸润病灶的早期HER2阳性乳腺癌患者，比较了辅助使用T-DM1与曲妥珠单抗的疗效和安全性。结果显示，T-DM1组患者3年无浸润灶疾病生存率显著高于曲妥珠单抗组（88.3%*vs.*77.0%，*HR* 0.50，95%*CI* 0.39 ～ 0.64，*P* ＜ 0.001）。本次报道是对KATHERINE试验进行探索性的安全性和疗效分析。

【入组条件】

1. 纳入标准

（1）组织学证实的HER2阳性、非转移性、原发浸润性乳腺癌。

（2）临床分期$T_{1\sim4}$，$N_{0\sim3}$，M_0，除外$T_{1a/b}N_0$。

（3）至少完成6个疗程（16周）的术前系统化疗和HER2靶向治疗，其中曲妥珠单抗治疗至少9周，紫杉类药物为基础的化疗至少9周。

（4）新辅助治疗后病理学证实乳房/腋窝淋巴结有残留浸润病灶。

（5）在入组前，HER2状态需要进行中心实验室评估。

（6）根据分中心治疗标准，允许使用蒽环类药物和烷基化剂，以及其他HER2靶向药物。

2. 排除标准

（1）乳房切除术后有明显病变残留或保乳术后切缘阳性。

（2）术前系统性治疗过程中疾病进展。

（3）心肺功能障碍，包括纽约心脏协会（NYHA）分级为Ⅱ级或更高级别的心力衰竭（轻微症状和功能限制），或者既往治疗后左心室射血分数降低至40%以下的病史。

【试验设计】

1. 试验类型　一项多中心、随机、开放标签的Ⅲ期临床试验。

2. 研究假设　假设3年无浸润灶疾病生存率从曲妥珠单抗组的70.0%提高到T-DM1组的76.5%（*HR* 0.75）。需要384例浸润性疾病事件，在双边显著性水平为0.05的条件下，提供80%的检验效能，以检测到0.75的风险比，计划招募1484例患者。

3. 主要研究终点　无浸润灶疾病生存期（iDFS）。

4. 次要研究终点　无病生存率、总生存率、无远处复发时间间隔（DRFI）及安全性等。

【试验流程】

KATHERINE试验流程见图35-1。

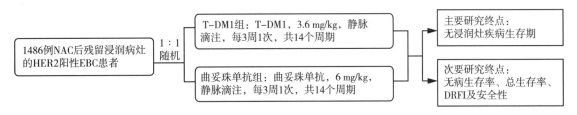

图35-1　KATHERINE试验流程图

注：T-DM1.恩美曲妥珠单抗；NAC.新辅助化疗；EBC.早期乳腺癌；DRFI.无远处复发时间间隔。

【结果】

1. 周围神经病变（peripheral neuropathy，PN）　相比曲妥珠单抗组，T-DM1组中治疗后出现的PN发生率（32.3%*vs.*16.9%）更高。T-DM1组和曲妥珠单抗组的基线PN患者比例相似（22.7%*vs.*21.4%）。在2个治疗组中，基线PN的存在都与更长的神经病变中位持续时间和更低的缓解率有关。治疗后 PN 的发病率与新辅助治疗使用的紫杉类药物类型无关。但是，既往使用紫杉类药物 > 12 周的患者与既往使用紫杉类药物 ≤ 12 周的患者相比，2 级或 2 级以上 PN 发病率在数值上有所上升（T-DM1 组 9.5% vs. 4.7%；曲妥珠单抗组 2.2% vs. 1.1%）。

2. 血小板减少症　T-DM1 组中治疗后出现的血小板减少症发病率显著高于曲妥珠单抗组（28.5% vs. 2.4%）。19.9% 患者既往接受过含铂类的新辅助治疗方案（T-DM1 组为 19.1%，曲妥珠单抗组为 20.8%）。在 T-DM1 组，既往铂类治疗与更多的 3 ~ 4 级血小板减少症相关（13.5% vs. 3.8%），但是铂类治疗不影响 3 ~ 4 级血小板减少症的中位持续时间和缓解率，并且经铂类治疗的患者没有发生 3 级或 3 级以上的出血。

3. 肺毒性　82.2% 的患者接受了辅助放疗，肺部毒性只发生在这些患者中。其中 T-DM1 组的发生率为 3.4%，曲妥珠单抗组为 1.0%。

4. 中枢神经系统转移　虽然，总体上 T-DM1 组的 iDFS 事件发生率低于曲妥珠单抗组（12.2% vs. 22.2%），但是，T-DM1 组中中枢神经系统作为首次复发部位的发生率较高（5.9% vs. 4.3%）。然而，两组中整体的中枢神经系统转移发生率类似（6.1% vs. 5.4%）。T-DM1 组中的患者以中枢神经系统为唯一复发部位的比例更高（4.8% vs. 2.8%），并且出现中枢神经系统转移的中位时间更长（17.5 个月 vs. 11.9 个月）。两组中枢神经系统转移后的中位总生存期相似（12.5 个月 vs. 14.3 个月）。

5. 新辅助化疗方案　76.9% 的患者接受了基于蒽环类药物的新辅助化疗方案。无论新辅助化疗方案是否基于蒽环类药物，T-DM1 组和曲妥珠单抗组的 iDFS 获益相似。在基于蒽环类药物的新辅助化疗患者中，T-DM1 组较曲妥珠单抗降低了 49% 的复发或死亡风险，在基于非蒽环类药物的新辅助化疗患者中，T-DM1 组较曲妥珠单抗组降低了 57% 的复发或死亡风险。

6. 安全性　基于蒽环类和非蒽环类药物新辅助化疗组的整体安全性基本一致。在 T-DM1 治疗组中，接受基于非蒽环类药物新辅助化疗的患者血小板减少症（32.5% vs. 27.4%）和肺毒性（6.7% vs. 1.7%）发生率高于接受基于蒽环类药物新辅助化疗的患者，且前者 3 级或 3 级以上不良事件发生率高于后者（39.9% vs. 21.7%），其中，3 级或 3 级以上血小板减少症（10.4% vs. 4.3%）和周围感觉神经病变（4.3% vs. 0.5%）的差异最大。但是，在 T-DM1 治疗组中，接受基于非蒽环类药物新辅助化疗的患者因不良事件停药（19.6% vs. 17.5%）或减量（14.1% vs. 11.6%）的比例与接受基于蒽环类药物新辅助化疗的患者相似。

7. 内分泌治疗　72.3% 的患者为激素受体阳性、HER2 阳性。无论激素受体状态如何，T-DM1 组的 iDFS 获益相似。T-DM1 可使激素受体阳性（未分层 HR 0.48，95% CI 0.35 ~ 0.67）和激素受体阴性/未知疾病患者（未分层 HR 0.50，95% CI 0.33 ~ 0.74）发生 iDFS 事件的风险降低约 50%。在 T-DM1 治疗的患者中，接受或未接受内分泌治疗（HT）的患者，3 级或 3 级以上不良反应（26.0% vs. 24.9%）、严重不良反应（12.9% vs. 12.2%）和导致 T-DM1 减量的不良反应（11.0% vs. 15.0%）的发生率相似。未接受内分泌治疗的患者，导致 T-DM1 停药的不良反应的发生率更高（22.5% vs. 16.1%）。这主要是由于实验室检查异常（13.6% vs. 8.5%），其中，严重程度大多数属于低级别。与 T-DM1 相关的不良反应的发生率，在接受或未接受内分泌治疗的患者之间相似，但是未接受内分泌治疗的患者，任何级别的肝毒性（44.1% vs. 34.5%）和出血（33.8% vs. 27.3%）的发生率小幅度升高。

8. 小肿瘤（cT_1cN_0）或高危患者　与曲妥珠单抗对比，T-DM1 降低了 cT_1cN_0 患者的 iDFS 事件发生风险（0 个 iDFS 事件 vs. 6 个 iDFS 事件），并可提高高危患者（HR 0.43 ~ 0.72）的 3 年无浸润灶疾病生存率。

【结论】

不同亚组患者均可从T-DM1治疗中获益，包括小肿瘤及高危患者，同时不增加中枢神经系统转移风险。另外，新辅助化疗方案对安全性有轻微影响。

（上海交通大学医学院附属仁济医院　王慧玲　殷文瑾　陆劲松）

二、专家解读

HER2阳性乳腺癌始终处于高复发风险，复发高峰集中在术后1～2年。新辅助化疗联合HER2靶向治疗给早期HER2阳性乳腺癌患者带来了切实的获益，然而新辅助治疗后没有达到pCR（乳房或腋窝淋巴结残留浸润性疾病）的患者，与达到pCR的患者相比，疾病复发或死亡的风险更高。因此这部分患者后续需要强化治疗，以进一步改善生存结果。

T-DM1是由曲妥珠单抗与细胞毒性微管抑制剂美登素衍生物连接而成的抗体-药物偶联物。EMILIA试验纳入了991例既往接受过曲妥珠单抗和紫杉类药物治疗的HER2阳性不可手术、局部晚期或转移性乳腺癌患者，患者被按1∶1比例随机分配到T-DM1组和拉帕替尼联合卡培他滨组，研究结果显示，HER2阳性晚期乳腺癌，T-DM1比卡培他滨联合拉帕替尼可以显著延长PFS（9.6个月 $vs.$ 6.4个月，$HR\ 0.65$，$95\%CI\ 0.55～0.77$，$P < 0.001$）和总生存期（30.9个月 $vs.$ 25.1个月，$HR\ 0.68$，$95\%CI\ 0.55～0.85$，$P < 0.001$），并且耐受性良好。因此，T-DM1被批准用于既往接受过曲妥珠单抗和紫杉醇治疗的HER2阳性晚期乳腺癌的治疗。

基于以上数据，KATHERINE试验在新辅助治疗后残留浸润性疾病的早期HER2阳性乳腺癌患者中，对比辅助使用T-DM1和曲妥珠单抗的疗效和安全性。KATHERINE是一项多中心、Ⅲ期、开放标签的临床试验，将1486例NAC后乳房或腋窝淋巴结残留浸润灶疾病的患者，按照1∶1分配至T-DM1组或曲妥珠单抗组，主要研究终点是iDFS（定义为同侧浸润性乳腺肿瘤复发、同侧局部区域性浸润性乳腺肿瘤复发、对侧浸润性乳腺癌、远处复发或任何原因引起的死亡）。结果发现，T-DM1组患者的iDFS显著高于曲妥珠单抗组（$HR\ 0.5$，$95\%CI\ 0.39～0.64$，$P < 0.001$），也就是说患者的疾病复发或死亡风险降低了50%。该临床试验的研究成果直接推动了指南的更新。目前，新辅助治疗后残存浸润性疾病的早期HER2阳性乳腺癌患者，NCCN指南等均推荐使用T-DM1单药治疗14个周期。

本文是对KATHERINE试验的进一步探索性分析，旨在对T-DM1应用于早期乳腺癌患者的安全性和疗效有更深入的了解。这些探索性分析包括分析T-DM1组与外周神经病变和血小板减少症发生潜在相关因素；分析在T-DM1组中，中枢神经系统复发作为首个iDFS事件，发生率在数值上较高的意义；比较基于蒽环类药物新辅助化疗组和非蒽环类新辅助化疗组的疗效；评估小肿瘤和高风险患者亚组的疗效。

探索性分析结果发现，无论是T-DM1组还是曲妥珠单抗组，基线周围神经病变的存在与更长的外周神经病变持续时间（T-DM1组中位持续时间延长了109天，曲妥珠单抗组则延长了105天）和更低的缓解率有关（存在基线周围神经病变的患者缓解率约65%，无基线周围神经病变的患者缓解率约82%），既往使用紫杉类药物＞12周的患者发生2级及2级以上周围神经病变的发病率升高，但是由于接受更多紫杉类药物的患者通常也会接受更多卡铂，卡铂治疗也可能是导致外周神经病变发病率升高的原因。在T-DM1组，既往铂类治疗与更多的3～4级血小板减少症相关（13.5% $vs.$ 3.8%）。

包含微管抑制作用的化疗药物，如DM1（美登素衍生物），通常伴有神经毒性，DM1会引起轴突的明显退化，因此，神经毒性产生的原因可能与结合的 DM1 药物脱落相关，并且周围神经病变的发病率随着 T-DM1 治疗时间的延长而增加。既往关于 T-DM1 不良反应的研究表明，T-DM1 可导致较高比例的血小板减少症发生，而不会影响成熟血小板的功能，但是 T-DM1 通过 Fc 受体介导的过程被巨核细胞前体细胞内化后，DM1 影响巨核细胞前体细胞向成熟的巨核细胞分化及血小板形成。亚洲人群的血小板减少症的发病率更高，可能是由于特定的 Fc 多态性在亚洲患者中更常见，如今相关的研究还在进行当中。

T-DM1 组中枢神经系统作为第一复发部位的情况（5.9% $vs.$ 4.3%）更常见，但 T-DM1 没有增加中枢神经系统复发的总风险（6.1% $vs.$ 5.4%），且两组中枢神经系统转移复发后的中位总生存期相似（12.5 个月 $vs.$ 14.3 个月）。笔者团队早在 2011 年曾就 HER2 阳性早期乳腺癌患者辅助使用曲妥珠单抗的效果进行针对性荟萃分析，评估了曲妥珠单抗对总生存期、中枢神经系统转移的影响及最佳的用药方案。这项分析的结果显示，使用曲妥珠单抗辅助治疗的患者相比较对照组，中枢神经系统转移的风险增加，基于这个研究数据，笔者提出这样一项假说：由于在乳腺癌远处转移的自然史中，肺、骨、肝及脑等的转移是乳腺癌转移的常见部位，而曲妥珠单抗显著抑制了乳腺癌向颅外部位的转移，同时延长了患者的生存期，然而，由于相应受到血-脑屏障的限制，导致曲妥珠单抗在脑部组织的血药浓度可能低于外周组织，从而使预防脑转移的能力在生理情况下可能低于外周组织，导致更多患者首发的转移部位是中枢神经系统。KATHERINE 试验发现，T-DM1 组中枢神经系统作为第一复发部位更常见，其内在机制可能也是如此，虽然 T-DM1 比曲妥珠单抗能够更好地抑制乳腺癌向颅外部位转移，但在抑制中枢神经系统方面却没有更优的疗效。这 2 项研究的结果均提示，T-DM1 和曲妥珠单抗能够很好地控制乳腺癌向颅外部位转移，但对脑转移的控制效果欠佳，故在抗 HER2 治疗过程中还需要进一步加强对中枢神经系统转移的控制，如使用小分子酪氨酸激酶抑制剂奈拉替尼的强化治疗等。

本研究的亚组分析中观察到，T-DM1 比曲妥珠单抗能降低临床 T_1N_0 的患者（0 个 iDFS 事件 $vs.$ 6 个 iDFS 事件）及具有极高危肿瘤的患者（HR 0.43 ～ 0.72）的复发或死亡风险。该结果提示，即使是小肿瘤，可能仍然具有较高的复发转移风险，笔者团队曾就 $pT_{1a\sim b}N_0M_0$ 小肿瘤是否需要使用曲妥珠单抗辅助治疗进行了荟萃分析，这项分析的结果显示，即使是 HER2 阳性的小肿瘤，在辅助治疗阶段加用曲妥珠单抗相较于单纯化疗也能显著延长 DFS（RR 0.323，95%CI 0.191 ～ 0.547，$P =$ 0.001）。因此，HER2 阳性肿瘤细胞的恶性生物学行为不会因肿瘤小而消失，结合上述 2 项研究发现，即使体积较小的 HER2 阳性乳腺癌，临床治疗也不容懈怠，使用曲妥珠单抗治疗后有残留的小肿瘤患者，使用 T-DM1 可能可以进一步提高疗效。

既往也有其他研究探索了包括新辅助治疗后未达 pCR 的 HER2 阳性乳腺癌患者的辅助治疗策略。ExteNET 试验共纳入了 2840 例经过 1 年含曲妥珠单抗的新辅助治疗/辅助治疗的 HER2 阳性早期乳腺癌患者，探索使用奈拉替尼（不可逆泛 HER 酪氨酸激酶抑制剂）强化辅助治疗 1 年的疗效。该研究发现，奈拉替尼较安慰剂显著改善了 5 年无浸润灶疾病生存率（HR 0.73，95%CI 0.57 ～ 0.92，$P =$ 0.008 3）。该研究包含 354 例完成新辅助治疗 1 年内的激素受体阳性/HER2 阳性乳腺癌患者，其中 295 例在新辅助治疗后有残留浸润病灶。亚组分析结果表明，对于 295 例新辅助治疗后残留浸润病灶的患者，奈拉替尼组 5 年无浸润灶疾病生存率的绝对获益为 7.4%（HR 0.60，95%CI 0.33 ～ 1.07），8 年总生存率绝对获益为 9.1%（HR 0.47，95%CI 0.23 ～ 0.92）。同时，奈拉替尼组中枢神经系统复发事件显著减少，由于包括奈拉替尼在内的小分子酪氨酸激酶可以透过血-脑屏障，导致脑组织中血药浓度可能与外周组织相似，从而在外周组织和中枢神经系统同样起预防转移的作用，这也临床证实了奈拉替尼在抑制乳腺癌脑转移方面也有一定作用。

除了 HER2 阳性乳腺癌，其他亚型的乳腺癌，新辅助治疗后未达 pCR 患者的强化治疗也是一个热门的研究课题。其中一项研究是CREATE-X试验，该试验纳入了910例新辅助治疗后未达到pCR的HER2阴性乳腺癌患者，比较标准辅助治疗加或不加卡培他滨的疗效。结果发现，在标准辅助治疗的基础上加用卡培他滨能够显著提高无病生存率（74.1%*vs.*67.6%，*HR* 0.70，95%*CI* 0.53 ～ 0.92，*P* ＝ 0.01）和总生存率（89.2%*vs.*83.6%，*HR* 0.59，95%*CI* 0.39 ～ 0.90，*P* ＝ 0.01）。另一项研究是ECOG-ACRIN EA1131试验，这项试验入组了Ⅱ～Ⅲ期新辅助治疗后残留浸润性病灶≥1 cm的三阴性乳腺癌患者，比较辅助使用卡培他滨或铂类治疗三阴性乳腺癌患者的无浸润灶疾病生存率。然而，该研究没有达到主要研究终点，铂类治疗组的3年无浸润灶疾病生存率为42%（95%*CI* 30% ～ 53%），卡培他滨组3年无浸润灶疾病生存率为49%（95%*CI* 39% ～ 59%），并且铂类与更严重的毒性相关。因此，如何提高新辅助治疗后残留浸润性病灶≥1 cm的三阴性乳腺癌患者的预后，是一个需要继续探索的课题。

KATHERINE试验的本次亚组分析的不足是一些与亚组分析和探索性分析相关的局限性，如低效力和偏倚风险。然而，这些探索性分析得到的安全性和疗效的结果与本研究的初步分析结果基本一致。KATHERINE试验的探索性分析进一步提示，T-DM1的疗效在分析的所有患者亚组中均十分明显，进一步明确了T-DM1作为新辅助治疗后对残留浸润灶疾病患者的新治疗标准的有效性和安全性。

三、同类研究

KATHERINE试验及同类研究见表35-1。

表 35-1 KATHERINE 试验及同类研究

试验名称及性质	治疗背景	入组患者	研究目的	治疗方案	主要研究终点	结果	结论
KATHERINE试验（III期临床试验）	辅助治疗	1486例NAC后残留浸润性疾病的HER2阳性早期乳腺癌患者	比较辅助使用T-DM1与曲妥珠单抗的疗效和安全性	• T-DM1 • 曲妥珠单抗	无浸润灶疾病生存率	T-DM1组患者的无浸润灶疾病生存率显著高于曲妥珠单抗组（HR 0.5, 95%CI 0.39～0.64, P<0.001）	与曲妥珠单抗相比, T-DM1能显著改善新辅助治疗后残留浸润性疾病的HER2阳性早期乳腺癌患者的预后
ExteNET试验（III期临床试验）	辅助治疗	2840例经过基于曲妥珠单抗的新辅助/辅助治疗的HER2阳性/激素受体阳性的早期乳腺癌患者	比较奈拉替尼与安慰剂的疗效	• 奈拉替尼 • 安慰剂 • 本研究将患者分为曲妥珠单抗治疗后开始治疗≤1年（激素受体阳性/同时在完成曲妥珠单抗治疗后1年内）和>1年（激素受体阳性/在完成曲妥珠单抗治疗1年后）的激素受体阳性乳腺癌患者	无浸润灶疾病生存率	对于295例新辅助治疗后残留浸润病灶的患者亚组, 5年无浸润灶疾病生存率的绝对获益为7.4%（HR 0.60, 95%CI 0.33～1.07）, 8年总生存率绝对获益为9.1%（HR 0.47,95%CI 0.23～0.92）	在HER2阳性/激素受体阳性且完成曲妥珠单抗治疗后1年内, 奈拉替尼显著提高无浸润灶疾病对新辅助治疗后残留浸润病灶的患者, 有同样获益的趋势
CREATE-X试验（III期临床试验）	辅助治疗	910例新辅助后未达到pCR的HER2阴性乳腺癌患者	比较标准辅助治疗加或不加卡培他滨的疗效	• 标准辅助治疗 • 标准辅助治疗+卡培他滨	DFS	卡培他滨组无病生存率优于对照组（74.1%vs.67.6%, HR 0.70, 95%CI 0.53～0.92, P=0.01）	HER2阴性, 新辅助治疗后有残留病灶的乳腺癌患者, 尤其是TNBC, 在辅助治疗中加用卡培他滨安全有效, 可以显著延长DFS
ECOG-ACRIN EA1131试验（III期优效性试验）	辅助治疗	410例II～III新辅助后残留浸润性病灶≥1 cm的TNBC患者	假设与卡培他滨相比, 辅助使用铂类治疗的无浸润灶疾病患者生存率不会降低, 反而会提高	• 铂类治疗 • 卡培他滨治疗	无浸润灶疾病生存率	铂类治疗组的3年无浸润灶疾病生存率为42%（95%CI 30%～53%）, 卡培他滨治疗组3年无浸润灶疾病生存率为49%（95%CI 39%～59%）铂类治疗组更常见3～4级不良反应	与卡培他滨相比, 铂类药物不能改善新辅助治疗后残留浸润灶病灶的TNBC患者的预后, 且与更严重的毒性相关

注: HER2.人表皮生长因子受体2; NAC.新辅助化疗; T-DM1.恩美曲妥珠单抗; TNBC.三阴性乳腺癌; DFS.无病生存期; pCR.病理学完全缓解。

（上海交通大学医学院附属仁济医院　王慧玲　殷文瑾　陆劲松）

参考文献

［1］ VON MINCKWITZ G, HUANG C S, MANO M S, et al. Trastuzumab emtansine for residual invasive HER2-positive breast cancer［J］. N Engl J Med, 2019, 380（7）: 617-628.

［2］ MAMOUNAS E P, UNTCH M, MANO M S, et al. Adjuvant T-DM1 versus trastuzumab in patients with residual invasive disease after neoadjuvant therapy for HER2-positive breast cancer: subgroup analyses from KATHERINE［J］. Ann Oncol, 2021, 32（8）: 1005-1014.

［3］ DIERAS V, MILES D, VERMA S, et al. Trastuzumab emtansine versus capecitabine plus lapatinib in patients with previously treated HER2-positive advanced breast cancer（EMILIA）: a descriptive analysis of final overall survival results from a randomised, open-label, phase 3 trial［J］. Lancet Oncol, 2017, 18（6）: 732-742.

［4］ VERMA S, MILES D, GIANNI L, et al. Trastuzumab emtansine for HER2-positive advanced breast cancer［J］. N Engl J Med, 2012, 367（19）: 1783-1791.

［5］ KROP I E, KIM S B, GONZALEZ-MARTIN A, et al. Trastuzumab emtansine versus treatment of physician's choice for pretreated HER2-positive advanced breast cancer（TH3RESA）: a randomised, open-label, phase 3 trial［J］. Lancet Oncol, 2014, 15（7）: 689-699.

［6］ MAYER I A, ZHAO F, ARTEAGA C L, et al. Randomized phase Ⅲ postoperative trial of platinum-based chemotherapy versus capecitabine in patients with residual triple-negative breast cancer following neoadjuvant chemotherapy: ECOG-ACRIN EA1131［J］. J Clin Oncol, 2021, 39（23）: 2539-2551.

［7］ ZHOU Q, YIN W J, DU Y Y, et al. For or against adjuvant trastuzumab for pT1a-bN0M0 breast cancer patients with HER2-positive tumors: a meta-analysis of published literatures［J］. PLoS One, 2014, 9（1）: e83646.

［8］ YIN W J, JIANG Y Y, SHEN Z Z, et al. Trastuzumab in the adjuvant treatment of HER2-positive early breast cancer patients: a meta-analysis of published randomized controlled trials［J］. PLoS One, 2011, 6（6）: e21030.

［9］ YIN W J, DI G H, ZHOU L H, et al. Time-varying pattern of recurrence risk for Chinese breast cancer patients［J］. Breast Cancer Res Treat, 2009, 114（3）: 527-535.

［10］ MASUDA N, LEE S J, OHTANI S, et al. Adjuvant capecitabine for breast cancer after preoperative chemotherapy［J］. N Engl J Med, 2017, 376（22）: 2147-2159.

［11］ KROP I E, IM S A, BARRIOS C, et al. Trastuzumab emtansine plus pertuzumab versus taxane plus trastuzumab plus pertuzumab after anthracycline for high-risk human epidermal growth factor receptor 2-positive early breast cancer: the phase Ⅲ kaitlin study［J］. J Clin Oncol, 2022, 40（5）: 438-448.

［12］ KOWALCZYK L, BARTSCH R, SINGER C F, et al. Adverse events of trastuzumab emtansine（T-DM1）in the treatment of HER2-positive breast cancer patients［J］. Breast Care（Basel）, 2017, 12（6）: 401-408.

［13］ DIERAS V, HARBECK N, BUDD G T, et al. Trastuzumab emtansine in human epidermal growth factor receptor 2-positive metastatic breast cancer: an integrated safety analysis［J］. J Clin Oncol, 2014, 32（25）: 2750-2757.

［14］ CHAN A, MOY B, MANSI J, et al. Final Efficacy results of neratinib in HER2-positive Hormone receptor-positive early-stage breast cancer from the phase Ⅲ ExteNET trial［J］. Clin Breast Cancer, 2021, 21（1）: 80-91.

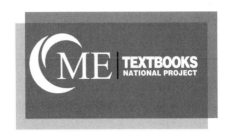

第九篇

三阴性乳腺癌和人表皮生长因子受体 2 低表达乳腺癌新辅助治疗相关重要临床试验

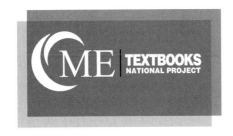

CALGB40603试验：三阴性乳腺癌新辅助化疗中加或不加卡铂/贝伐单抗的长期生存结果及其与基因组相关性研究

第36章

一、概述

【文献来源】

SHEPHERD J H，BALLMAN K，POLLEY M C，et al.CALGB 40603（Alliance）：long-term outcomes and genomic correlates of response and survival after neoadjuvant chemotherapy with or without carboplatin and bevacizumab in triple-negative breast cancer［J］.J Clin Oncol，2022，40（12）：1323-1334.

【研究背景和目的】

大量的研究表明三阴性乳腺癌（TNBC）新辅助化疗的疗效可以预测患者的长期预后，目前只有约1/3的患者在标准的蒽环类药物和紫杉类药物化疗方案下达到病理学完全缓解（pCR），那么化疗加靶向治疗可以进一步提高新辅助治疗的效果（pCR），其是否可以预测提高TNBC患者的长期生存需要进一步积累数据。CALGB40603试验是一项随机、Ⅱ期临床试验，探究三阴性乳腺癌新辅助治疗中加入或不加卡铂或贝伐单抗是否能提高病理学完全缓解率。前期发表的结果已经报道了卡铂和贝伐单抗可以显著提高病理学完全缓解率，但对患者生存方面是否有改善仍有待确认。本次发表的结果为CALGB40603试验的长期结局（long-term outcome，LTO），以及通过基因组筛选疗效和预后相关标志物的结果。

【入组条件】

临床Ⅱ～Ⅲ期拟接受新辅助治疗的TNBC患者，要求具体如下。

1. 男/女性年龄＞18岁，ECOG评分为0～1分。
2. 经活检确诊、未经治疗、需要进行新辅助治疗后手术的Ⅱ～Ⅲ期非炎性乳腺癌。
3. 多病灶或双侧癌可入组。
4. 雌激素受体和孕激素受体＜10%和HER2阴性（经免疫组织化学和FISH明确为阴性）。
5. 既往未经针对此次乳腺癌进行化疗、内分泌治疗或放疗。
6. 可测量病灶＞1 cm。

7. 非妊娠期或哺乳期。

8. 6个月内无明显出血、未愈合创伤、皮肤溃疡、骨折、瘘、穿孔及脓肿; 28天内无外科手术史。

9. 无2级以上神经病变, 无贝伐单抗治疗禁忌证 (如不受控制的高血压)。

10. 具有可耐受治疗的心、肾和肝功能。

【试验设计】

1. 随机、开放标签的Ⅱ期研究。

2. 采用2×2析因设计 (基于2个独立因素的两两比较: 卡铂和贝伐单抗), 患者随机分为4组, 分别采用紫杉醇序贯AC化疗、紫杉醇序贯AC化疗＋卡铂、紫杉醇序贯AC化疗＋贝伐单抗、紫杉醇序贯AC化疗＋卡铂＋贝伐单抗治疗。

3. 采用改良的ITT分析, 在开始方案治疗前退出的患者被排除在外。

4. 主要研究终点为pCR (ypT$_0$/Tis), 根据2×2设计对比, 分别分析对比卡铂组和不加卡铂组的终点、加贝伐单抗组和不加贝伐单抗组的终点。应用logistic回归模型分析各个变量与pCR的相关性。

5. 研究假设卡铂组或贝伐单抗组的乳腺pCR从对照组的35%增加到55% (单侧$P < 0.05$), 达到90%的检验效率, 需要210例入组患者。为了整个研究人群中获得95%的效率, 累积入组增加至445例。

6. 次要研究终点包括乳腺/腋窝pCR、安全性、RCB等。患者将被随访10年的无复发生存 (EFS) 和总生存率。

7. 在此次分析中, 主要分析LTO。Log-rank检验和Cox模型被用来评估各个因素与长期结局之间的关系。长期结局评估的指标包括: 总生存率、无事件生存率 (从随机分配到局部、区域或远处复发、任何二次浸润性癌症或任何原因死亡的时间未接受手术的患者被认为有EFS事件)、无远处复发间隔 (distant recurrence-free interval, DRFI, 从随机分配到出现转移性疾病或归因于疾病进展的死亡, 不包括患者因其他原因的死亡)。

【试验流程】

CALGB40603试验流程见图36-1。

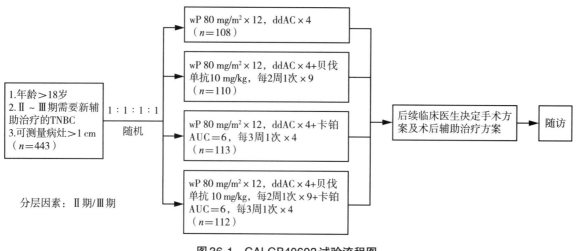

图36-1 CALGB40603试验流程图

流程说明: wP. 单周紫杉醇方案; ddAC. 剂量密集型多柔比星联合环磷酰胺; TNBC. 三阴性乳腺癌。

【结果】

1. 前期发表的结果　卡铂和贝伐单抗均可以提高TNBC患者乳腺病理学完全缓解率，无卡铂组为46%，卡铂组为60%（$P = 0.0018$），无贝伐单抗组为48%，贝伐单抗组为59%（$P = 0.0089$）。

2. 本次报道结果

（1）全体入组患者无事件生存率为70.3%，总生存率为75%，无远处复发间隔率为76.1%。

（2）在pCR的患者中（205/443，46.3%），5年无事件生存率为85.5%，有残留病灶亚组为56.6%（$HR\ 0.29$，$95\%CI\ 0.19 \sim 0.42$，$P < 0.001$），5年总生存率为pCR组为87.9%，有残留病灶亚组总生存率为63.4%（$HR\ 0.28$，$98\%CI\ 0.18 \sim 0.43$，$P < 0.001$）。

（3）在有残留病灶亚组中，治疗前分期为Ⅱ期者较治疗前分期为Ⅲ期者无事件生存率得到的改善更显著（$HR\ 2.42$，$95\%CI\ 1.64 \sim 3.57$，$P < 0.001$），但在pCR患者中，治疗前分期为Ⅲ期者与治疗前分期为Ⅱ期这两者间的无事件生存率的差异无统计学意义（$HR\ 1.76$，$95\%CI\ 1.64 \sim 3.57$，$P = 0.1$）。

（4）添加贝伐单抗（$HR\ 0.92$，$95\%CI\ 0.66 \sim 1.29$，$P = 0.64$）或卡铂（$HR\ 0.94$，$95\%CI\ 0.67 \sim 1.32$，$P = 0.72$）均未改善无事件生存率。

（5）筛选850项临床和基因因子中与pCR或无事件生存率有关的因子，发现许多因子与pCR（$n = 177$）或无事件生存率（$n = 39$）相关，但只有27个因子与两者均相关，其中大部分因素（24/27）反映了肿瘤的免疫微环境的情况，包括多种免疫效应细胞的存在，如T细胞、B细胞和NK细胞。

（6）在未获得pCR的患者中，只有肿瘤分期和淋巴结状态比IgG丰度（肿瘤组织中IgG的含量）更具有预后相关性。尽管在单变量分析中，肿瘤浸润淋巴细胞（tumor infiltrating lymphocyte，TIL）和其他基因组特征是无事件生存率的预后因素，但一旦pCR被纳入多变量分析中，TILs无论是作为一个连续变量或以20%分类，都不再是无事件生存率的独立预后指标，而CD8 T细胞的基因组特征，在同一模型中，在同一患者亚群中，仍然是一个独立的预后变量，显著提高了模型的预后价值。

【结论】

尽管卡铂和贝伐单抗提高了新辅助化疗的病理学完全缓解率，但似乎都没有改善患者的长期生存结果。免疫激活相关标志物可能为非转移性TNBC提供更有针对性的新辅助治疗方案选择。

（上海交通大学医学院附属仁济医院　盛小楠　殷文瑾　陆劲松）

二、专家解读

CALGB40603试验是一项是Ⅱ期、2×2析因设计的随机临床试验，旨在明确三阴性乳腺癌紫杉醇序贯AC方案的新辅助治疗中加入卡铂或贝伐单抗能否改善疗效。该研究入组443例Ⅱ~Ⅲ期需要进行新辅助化疗的三阴性乳腺癌患者，随机分为4组，分别在紫杉醇序贯AC方案新辅助化疗方案中加或不加卡铂/贝伐单抗。主要研究终点乳腺pCR已被报道，卡铂和贝伐单抗2种药物均可显著提高TNBC的病理学完全缓解率，但是本次报道中，2种药物并没有展示出对患者长期生存结果的改善。

铂类药物作为常见的细胞毒性药物，通过与DNA形成交联，引起DNA双链断裂和细胞的凋亡，对比常用的铂类药物卡铂和顺铂发现，卡铂的肾毒性较小，但骨髓抑制更明显，而顺铂是更为广谱的化疗药物，其肾毒性却更为明显。2022年，NCCN发布的《肿瘤学临床实践指南：乳腺癌》（以下简称"NCCN指南"）中，紫杉醇联合卡铂在TNBC患者新辅助/辅助方案中被提到，而多西他赛联合卡铂则被列入TNBC的新辅助化疗备选方案。该指南中也提到，总体而言铂类药物在TNBC新辅助治疗中的地位仍值得进一步研究。虽然有研究证实，铂类药物能够提高TNBC患者的病理学完全缓解率，可以用于局部病情的控制，但是其在长期生存方面的改善并不明确。而本研究也没有证实卡铂对于长期生存结果有改善。

值得关注的是，一些研究发现在TNBC新辅助化疗中加入卡铂在提高病理学完全缓解率的同时可以改善生存质量。BrighTNess试验也是针对TNBC新辅助治疗的研究，其研究方案是对比紫杉醇＋卡铂＋维拉帕尼、紫杉醇＋卡铂、紫杉醇三种方案的pCR。结果显示，紫杉醇＋卡铂相比紫杉醇＋安慰剂显著提高了病理学完全缓解率（卡铂58%*vs.*安慰剂31%），在EFS方面，紫杉醇联合卡铂改善了EFS，具有统计学意义（*HR* 0.57，95%*CI* 0.36～0.91，*P* = 0.02）。GeparSixto研究中的三阴性亚组也得到了类似的结果，GeparSixto研究对比的是蒽环类药物联合紫杉类药物的新辅助化疗方案加或不加卡铂的疗效，其首要研究终点同样是治疗后的病理学完全缓解率。研究结果发现，联合卡铂组的病理学完全缓解率（卡铂组为58.7%，对照组为38.9%）和DFS（*HR* 0.56，95%*CI* 0.34～0.96，*P* = 0.02）均显著优于对照组。以上2项研究均验证了卡铂在TNBC新辅助治疗中对于生存率的改善。

在本研究中，卡铂净提高病理学完全缓解率为13%，相比BrighTNess试验和GeparSixto试验约20%的绝对提高偏低。从基线的角度看，CALGB40603中入组患者中42%无淋巴结转移，而BrighTNess中则为60%，GeparSixto中为54%，加上所研究使用的基础化疗方案之间存在差异，可能会造成研究结果的不同，根据GeparSixto试验的亚组分析发现，淋巴结阴性的亚组似乎更能从卡铂中获益。不过需要注意的是，以上几项试验的样本量均是根据主要研究终点病理学完全缓解率来设计计算的，因此这个样本量相对于生存分析来说可能并不充分，需要更深入地针对生存的临床试验来明确，更大的样本量才具有充分性和科学性。NCCN指南中提到的多西他赛联合卡铂用于TNBC新辅助化疗是依据NeoCART试验，该试验入组了93例Ⅱ～Ⅲ期TNBC患者并按1∶1比例随机分为2组，分别给予6个周期多西他赛联合卡铂（多西他赛联合卡铂组），或者4个周期表柔比星联合环磷酰胺序贯4个周期多西他赛（EC-D组）化疗。主要研究终点结果提示，多西他赛联合卡铂组病理学完全缓解率为61.4%，而EC-D组仅为38.6%（*OR* 2.52，95%*CI* 2.4～43.1，*P* = 0.033），多西他赛联合卡铂组显著提高了病理学完全缓解率。另一篇有关铂类药物在TNBC新辅助化疗中疗效的系统综述和荟萃分析纳入了包括本研究在内的9项随机对照临床试验，结果提示，新辅助治疗中联合铂类可将病理学完全缓解率从37.0%提高至52.1%（*OR* 1.96，95%*CI* 1.37～4.66，*P* = 0.003），在其中2项研究中统计了*BRCA*突变的患者，研究发现卡铂并未显著提高病理学完全缓解率（*OR* 1.17，95%*CI* 0.49～1.06，*P* = 0.711），在其中2项研究报道了长期生存的研究中，加或不加铂类组的无事件生存率（*OR* 0.72，95%*CI* 0.49～1.06，*P* = 0.094）和总生存率（*OR* 0.86，95%*CI* 0.46～1.63，*P* = 0.651）均无显著差异。分析这些数据发现，虽然结果无统计学差异，但是铂类对无事件生存率在数值上有部分改善，且包括本解读研究在内有很多研究也证实达到pCR的患者预后优于未达到pCR者。另外，目前的大部分针对TNBC新辅助化疗的研究主要研究终点是病理学完全缓解率，而非生存，因此，铂类在TNBC新辅助化疗中对于生存的影响可能需要更具针对性的研究来证实。

如果从样本量来分析，在CALGB40603试验中，卡铂提高了13%的病理学完全缓解率，若要无事件生存率出现统计学差异，至少需要1381个事件的发生，而CALGB40603试验中的事件数仅135例，对于生存分析而言远远不够。此外，研究并没有完善术后辅助治疗的相关信息，而术后辅助治疗对于患者的长期预后也有很大的影响，这部分数据的缺失可能导致生存分析的结果的偏倚。

　　贝伐单抗是一种结合并阻断人血管内皮生长因子（VEGF）的抗体类药物，主要通过抑制肿瘤血管新生来达到抗癌作用。CALGB40603试验同样没有得到新辅助化疗中加入贝伐单抗改善TNBC预后的证据，与卡铂不同的是，在一系列的同类临床研究中，虽然加入贝伐单抗病理学完全缓解率确实得到显著提升，但对生存的改善几乎未被被观察到。Ⅲ期临床试验ARTemis研究入组了800例HER2阴性需要接受新辅助化疗的早期乳腺癌的患者，随机在多西他赛序贯FEC的化疗方案基础上联合贝伐单抗/安慰剂，结果显示，与安慰剂相比，贝伐单抗可以提高病理学完全缓解率（贝伐单抗组为22%，安慰剂组为17%，$P=0.03$）；在生存方面，即无病生存期率（HR 1.18，95%CI 0.89～1.57，$P=0.25$）和总生存率（HR 1.26，95%CI 0.9～1.76，$P=0.19$）都未发现有显著提升。贝伐单抗可以提高病理学完全缓解率但不改善生存，其可能的机制是贝伐单抗作用在于抑制血管新生，从而对于局部肿瘤有一定的控制效果，但可能对于微转移病灶的抑制比较局限。

　　除了对生存进行分析，本研究还进行了pCR和EFS生物标志物的探索性分析，结果发现包括TILs、NK细胞丰度、IgG等免疫指标同时与pCR和EFS有关。另外，与其他研究一样，本研究证实了TILs增加与新辅助化疗获得更高的pCR和更优的无事件生存率相关。经过进一步的筛选发现IgG是这些指标中与生存相关性较强的指标，IgG下降与更高的病理学完全缓解率和更好的生存有关。IgG是血清免疫球蛋白中的主要组成部分，占到血清免疫球蛋白的75%。研究发现，当机体发生肿瘤抗原特异性免疫反应时会出现IgG的下降，因此IgG的下调可能提示患者免疫激活，因此，出现了对pCR和生存的改善。既往研究也发现，免疫组织化学检测肿瘤组织的IgG水平越高的乳腺癌患者其分期更晚，预后更差。除了生物标志物，免疫相关生物标志物的探索也提示了卡铂/贝伐单抗治疗可能与免疫治疗存在一定的交互作用，例如，有研究发现，卡铂可以通过STING通路重构肿瘤的免疫微环境，从而产生与PD1抗体的协同作用，提高抗肿瘤的效果。临床试验方面，KENOTE522的研究结果提示，帕博利珠单抗联合含卡铂的化疗可以在TNBC新辅助化疗中达到较高的病理学完全缓解率和较好的生存。如今免疫治疗的临床研究和基础机制研究是乳腺癌（尤其是三阴性乳腺癌），期待在将来，免疫标志物指导下的免疫治疗联合化疗等方案的制定和敏感人群的筛选将进一步推进乳腺癌的精准化治疗。

三、同类研究

　　卡铂相关同类研究见表36-1，贝伐单抗相关同类研究见表36-2。

表36-1　卡铂相关同类研究

项目	CALGB40603 试验（本研究）	BrighTNess试验	GeparSixto试验	NeoCART试验
试验性质	Ⅱ期（2×2析因分析），新辅助治疗	Ⅲ期，新辅助治疗	Ⅱ期，新辅助治疗	Ⅱ期，新辅助治疗
研究假设	卡铂/贝伐单抗可以提高TNBC新辅助化疗病理学完全缓解率	卡铂/维拉帕尼可以提高TNBC新辅助化疗病理学完全缓解率	卡铂/贝伐单抗可以提高TNBC/HER2阳性乳腺癌新辅助化疗病理学完全缓解率	多西他赛联合卡铂相比EC方案可以提高TNBC新辅助化疗病理学完全缓解率
入组人群	Ⅱ～Ⅲ期需要新辅助治疗的TNBC	Ⅱ～Ⅲ期需要新辅助治疗的TNBC	Ⅱ～Ⅲ期TNBC或HER2阳性乳腺癌需要新辅助治疗	Ⅱ～Ⅲ期需要新辅助治疗的TNBC

续 表

项目	CALGB40603试验（本研究）	BrighTNess试验	GeparSixto试验	NeoCART试验
试验方案和入组人数	• wP-ddAC（n=108） • wP-ddAC＋卡铂（n=113） • wP-ddAC＋贝伐单抗（n=110） • wP-ddAC＋卡铂＋贝伐单抗（n=112）	• A组紫杉醇＋卡铂＋维拉帕尼-AC（n=316） • B组紫杉醇＋卡铂-AC（n=160） • C组紫杉醇-AC（n=158）	• 蒽环类药物联合紫杉类药物的新辅助化疗方案＋靶向治疗（HER2阳性）（n=293） • 蒽环类药物联合紫杉类药物的新辅助化疗方案＋靶向治疗（HER2阳性）＋卡铂（n=295）	• 多西他赛＋卡铂6个周期（n=44） • 表柔比星＋环磷酰胺4个周期序贯多西他赛4周期（n=44）
主要研究终点	乳房病理学完全缓解率（ypT_0/Tis）	病理学完全缓解率（ypT_0/Tis ypN_0）	病理学完全缓解率（ypT_0 ypN_0）	病理学完全缓解率（ypT_0/Tis ypN_0）
结果	加卡铂vs.不加卡铂（60%vs.46%，P=0.0089）	B组vs.C组（58%vs.31%）（该研究未计算P值）	加卡铂vs.不加卡铂（58.7%vs.38.9%，P=0.005）	多西他赛＋卡铂组病理学完全缓解率为61.4%，EC-D组为38.6%，P=0.033
生存	无事件生存率（HR 0.94，P=0.72）	B组vs.C组的无事件生存率（HR 0.57，95%CI 0.36～0.91，P=0.02）	无病生存率：HR 0.56，95%CI 0.34～0.96，P=0.02	未报道

注：wP.单周紫杉醇方案；ddAC.剂量密集型多柔比星联合环磷酰胺；AC.多柔比星联合环磷酰胺；TNBC.三阴性乳腺癌；HER2.人表皮生长因子受体2；EC-D.表柔比星联合环磷酰胺序贯多西他赛。

表36-2　贝伐单抗相关同类研究

项目	CALGB40603试验	ARTemis试验	GeparQuinto试验	NSABP B40试验
试验性质	Ⅱ期（2×2析因分析）新辅助治疗	Ⅲ期随机，新辅助治疗	Ⅲ期随机，新辅助	Ⅲ期（3×2析因分析设计），新辅助
研究假设	卡铂/贝伐单抗可以提高TNBC新辅助化疗病理学完全缓解率	贝伐单抗可以提高多西他赛序贯FEC在HER2阴性乳腺癌新辅助化疗中的疗效	贝伐单抗可以提高HER2阴性乳腺癌EC-T方案新辅助化疗的疗效	卡培他滨/吉西他滨/贝伐单抗能够提高HER2阴性乳腺癌新辅助化疗疗效
入组人群	Ⅱ～Ⅲ期需要新辅助治疗的TNBC	HER2阴性早期浸润性乳腺癌（影像学肿瘤大小＞20mm，有/无腋窝转移）	HER2阴性组，体检2cm以上，B超显示病灶1cm以上	HER2阴性T_{1c}～T_3/$N_{0～2}$
用药	• wP-ddAC（n=108） • wP-ddAC＋卡铂（n=113） • wP-ddAC＋贝伐单抗（n=110） • wP-ddAC＋卡铂＋贝伐单抗（n=112）	• 多西他赛-FEC（n=337） • 多西他赛-FEC＋贝伐单抗（n=344）	• EC-T（n=969） • EC-T＋贝伐单抗（n=956）	• T-AC（n=199） • T-AC＋Bev（n=195） • TX-AC（n=204） • TX-AC＋Bev（n=196） • TG-AC＋Bev（n=201） • （使用贝伐单抗组n=594，对照组n=596）
主要研究终点	乳腺病理学完全缓解率（ypT_0/Tis）	病理学完全缓解率（乳腺和腋窝淋巴结无侵袭性疾病）	病理学完全缓解率（乳腺和腋窝淋巴结无侵袭性疾病）	乳腺病理学完全缓解率（ypT_0/Tis）

续　表

项目	CALGB40603 试验	ARTemis 试验	GeparQuinto 试验	NSABP B40 试验
结果（乳腺 pCR）	加贝伐单抗 *vs.* 不加贝伐单抗 59% *vs.* 48%，*P* ＝ 0.008 9	加贝伐单抗 *vs.* 不加贝伐单抗（22% *vs.* 16%，*P* ＝ 0.03）	加贝伐单抗组 *vs.* 不加贝伐单抗组（18.4% *vs.* 14.9%）（3.5%，*P* ＝ 0.042）	加贝伐单抗 *vs.* 不加贝伐单抗（34.5% *vs.* 28.2%，*P* ＝ 0.02）
结果（生存）	贝伐单抗无事件生存率：*HR* 0.92，*P* ＝ 0.64	贝伐单抗无事件生存率（*HR* 1.18，*P* ＝ 0.25）	贝伐单抗无病生存率：*HR* 1.03，*P* ＝ 0.78 总生存率：0.97，*P* ＝ 0.84	无病生存率：*HR* 0.8，*P* ＝ 0.06 总生存率：*HR* 0.65，*P* ＝ 0.004

注：wP.单周紫杉醇方案；ddAC.剂量密集型多柔比星联合环磷酰胺；T-AC.多西他赛序贯多柔比星联合环磷酰胺；T-AC＋Bev.多西他赛序贯多柔比星联合环磷酰胺，同时应用贝伐单抗；TX-AC.多西他赛联合卡培他滨序贯多柔比星联合环磷酰胺；TX-AC＋Bev.多西他赛联合卡培他滨序贯多柔比星联合环磷酰胺，同时应用贝伐单抗；TG-AC＋Bev.多西他赛联合吉西他滨序贯多柔比星联合环磷酰胺，同时应用贝伐单抗；TNBC.三阴性乳腺癌；EC-T.表柔比星联合环磷酰胺序贯多西他赛；HER2.人表皮生长因子受体2。

（上海交通大学医学院附属仁济医院　盛小楠　殷文瑾　陆劲松）

参考文献

[1] SHEPHERD J H，BALLMAN K，POLLEY M C，et al. CALGB 40603（Alliance）: long-term outcomes and genomic correlates of response and survival after neoadjuvant chemotherapy with or without carboplatin and bevacizumab in triple-negative breast cancer[J]. J Clin Oncol, 2022, 40(12): 1323-1334.

[2] EARL H M，HILLER L，DUNN J A，et al. Disease-free and overall survival at 3. 5 years for neoadjuvant bevacizumab added to docetaxel followed by fluorouracil，epirubicin and cyclophosphamide，for women with HER2 negative early breast cancer: ARTemis trial [J]. Ann Oncol，2017，28（8）: 1817-1824.

[3] LOIBL S，O'SHAUGHNESSY J，UNTCH M，et al. Addition of the PARP inhibitor veliparib plus carboplatin or carboplatin alone to standard neoadjuvant chemotherapy in triple-negative breast cancer（BrighTNess）: a randomised，phase 3 trial [J]. Lancet Oncol，2018，19（4）: 497-509.

[4] ZHANG L L，WU Z Y，LI J，et al. Neoadjuvant docetaxel plus carboplatin vs epirubicin plus cyclo-phosphamide followed by docetaxel in triple-negative，early-stage breast cancer（NeoCART）: Results from a multicenter，randomized controlled，open-label phase Ⅱ trial. International Journal of Cancer [J]. Int J Cancer，2022，150（4）: 654-662.

[5] ZHOU L，XU Q L，HUANG L T，et al. Low-dose carboplatin reprograms tumor immune microenvironment through STING signaling pathway and synergizes with PD-1 inhibitors in lung cancer [J]. Cancer Lett，2021，500: 163-171.

[6] POGGIO F，BRUZZONE M，CEPPI M，et al. Platinum-based neoadjuvant chemotherapy in triple-negative breast cancer: a systematic review and meta-analysis [J]. Ann Oncol，2018，29（7）: 1497-1508.

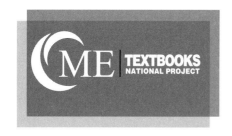

BrighTNess试验长期生存和安全性分析：三阴性乳腺癌标准新辅助化疗中添加卡铂加或不加维利帕尼的4年随访结果

第37章

一、概述

【文献来源】

GEYER C E，SIKOV W M，HUOBER J，et al.Long-term efficacy and safety of addition of carboplatin with or without veliparib to standard neoadjuvant chemotherapy in triple-negative breast cancer：4-year follow-up data from BrighTNess，a randomized phase Ⅲ trial.Ann Oncol，2022，33（4）：384-394.

【研究背景】

三阴性乳腺癌（TNBC）患者接受传统标准新辅助化疗（NAC），即以蒽环类药物及紫杉类药物为基础方案后，仅1/3患者可以达到病理学完全缓解（pCR）。对于早期TNBC，新辅助化疗联合卡铂及多腺苷二磷酸核糖聚合酶［poly（ADP-ribose）polymerase，PARP］抑制剂可以提高病理学完全缓解率。BrighTNess试验初步报道显示，对于Ⅱ～Ⅲ期TNBC，相比仅给予紫杉醇治疗，紫杉醇＋卡铂＋维利帕尼治疗可以显著改善病理学完全缓解率。本研究中使用的PARP抑制剂为维利帕尼，这是一种PARP捕获效力（PARP trapping activity）较弱的PARP1/2抑制剂。本研究旨在探究对于Ⅱ～Ⅲ期TNBC患者，传统标准NAC方案联合卡铂及维利帕尼相比传统标准NAC方案联合卡铂及仅使用传统标准NAC方案的有效性与安全性。此次报告为BrighTNess研究的4.5年随访结果展示。

【入组条件】

1. 纳入标准

（1）年龄≥18岁的女性。

（2）组织学或细胞学证实为浸润性三阴性乳腺癌。

（3）临床分期为Ⅱ～Ⅲ期（$T_1N_{1\sim2}$或$T_{2\sim4}N_{0\sim2}$）。

（4）ECOG评分为0～1分。

（5）进行胚系 *BRCA* 基因检测，并记录检测结果。

2. 排除标准

（1）曾接受过针对当前乳腺癌抗肿瘤治疗（细胞毒性化疗、免疫治疗、生物疗法、放疗、研究性药物治疗）。

（2）曾接受过卡铂、紫杉醇、多柔比星、环磷酰胺、PARP抑制剂治疗。

（3）同时接受激素替代治疗或激素类药物或其他选择性雌激素受体调节剂（如雷洛昔芬、他莫昔芬）。应在研究治疗开始前停止此类药物的使用。

（4）进入研究前12个月内有癫痫发作史。

（5）已有1级以上任何原因的神经病变。

【试验设计】

假设对于TNBC患者，传统NAC方案联合卡铂及维利帕尼在疗效上优于传统NAC联合卡铂治疗，以及优于仅传统NAC方案治疗，且安全性可控。

1. 一项Ⅲ期、多中心、双盲、随机、安慰剂对照研究。

2. 按2∶1∶1的比例随机分配入各个治疗组。

3. 主要研究终点为病理学完全缓解率。

4. 次要研究终点为无事件生存、总生存期（overall survival，OS）、治疗后符合保乳手术率（rate of eligibility for breast conservation after therapy）。

5. 采用意向性分析。

6. 需要紫杉醇＋卡铂＋维利帕尼组达到60%的pCR，紫杉醇＋卡铂组达到45%的pCR，以及仅紫杉醇治疗组达到40%的pCR，以获得80%的显著性检验效能。估计10%的脱落率，预计招募624例患者（按2∶1∶1随机比例分组）。

【试验流程】

BrighTNess试验流程见图37-1。

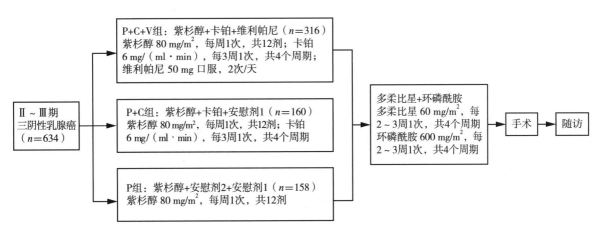

图37-1　BrighTNess试验流程图

【结果】

1. 既往pCR报道

（1）BrighTNess初步结果显示：P＋C＋V组相比P组病理学完全缓解率更高（53%*vs*.31%，*P*＜0.000 1），然而P＋C＋V组与P＋C组间病理学完全缓解率没有显著差异（53%*vs*.58%，*P*＝0.36）。

（2）对于基线时评估为不适合保乳，治疗后适宜进行保乳手术率，3组间的差异均无统计学意义。

2. 本次生存报道结果

（1）BrighTNess的4年研究结果：P＋C＋V组相比P组可以显著提高EFS（*HR* 0.63，95%*CI* 0.43～0.92，*P*＝0.02），前者相比P＋C组并未显著提高无事件生存率（*HR* 1.12，95%*CI* 0.72～1.72，*P*＝0.62）。在事后分析中，卡铂联合紫杉醇与紫杉醇的EFS风险比为0.57（95% *CI* 0.36～0.91，*P*＝0.02）。

（2）截至术后4年，观察结果显示3组组间OS的差异均未无统计学意义。

（3）在紫杉醇治疗基础上添加卡铂（加或不加维利帕尼）所致药物不良反应是可控的。4年观察结果显示，其他继发恶性肿瘤的发生率3组组间的差异无统计学意义。

【结论】

BrighTNess研究的4年随访结果显示，Ⅱ～Ⅲ期TNBC患者新辅助治疗方案在紫杉醇基础上加入卡铂，可以改善患者pCR及长期EFS，且不良反应的安全性可控，在此基础上再加用维利帕尼没有对EFS产生影响。

（上海交通大学医学院附属仁济医院　朱明希　王耀辉　殷文瑾　陆劲松）

二、专家解读

本研究中所应用的维利帕尼是一种PARP捕获效力较弱的PARP1/2抑制剂。PARP抑制剂的作用机制：PARP结合在DNA的损伤部位上催化DNA修复，而PARP抑制剂可以结合在PARP酶上，使得PARP锚定在DNA上，不能与DNA分离，最后可能导致DNA双链断裂，细胞死亡。PARP捕获效力是指PARP抑制剂结合PARP酶的能力。EMBRACA试验比较了较强的PARP抑制剂——他拉唑帕尼与传统化疗的疗效。这是一项开放标签的Ⅲ期随机对照试验，纳入了存在胚系*BRCA1/2*突变的、HER2阴性、局部晚期或转移性乳腺癌患者，曾接受过不超过3种针对晚期疾病的细胞毒药物治疗，并且既往治疗包括1种紫杉类药物和/或1种蒽环类药物。该研究将患者随机分为2组，分别接受他拉唑帕尼治疗及单药化疗（卡培他滨，艾日布林，吉西他滨或长春瑞滨），研究假设接受他拉唑帕尼治疗相比接受传统化疗可以获得更好的疗效。结果发现，他拉唑帕尼取得更好的PFS（*HR* 0.542，95%*CI* 0.413～0.711，*P*＜0.000 1），患者的结局也更好。而BrighTNess试验可能重点在于比较卡铂联合PARP抑制剂与卡铂相比是否能增加生存获益，因此没有选择最强的PARP抑制剂，以防止覆盖卡铂的作用。同时考虑到PARP抑制剂的不良反应，捕获效力越强，可能致第二肿瘤的作用越强，以及血液系统不良事件发生率越高。

BROCADE3试验探究对于存在胚系*BRCA1/2*突变的、局部晚期或转移性HER2阴性乳腺癌，紫杉醇＋卡铂联合维利帕尼治疗的疗效与安全性，纳入患者已接受三线以内的治疗，研究为优效性设计。结果显示，紫杉醇＋卡铂＋维利帕尼相较于紫杉醇＋卡铂可取得更长的PFS（14.5个月

*vs.*12.6个月，*HR* 0.71，95%*CI* 0.57～0.88，*P* = 0.001 6），因此，在紫杉醇＋卡铂基础上加用维利帕尼可以显著改善胚系*BRCA1/2*突变、局部晚期或转移性、不可手术的HER2阴性乳腺癌患者的无进展生存期。可见PARP抑制剂在局部晚期或转移性HER2阴性乳腺癌治疗中具有一定的作用，那么是否应用在新辅助化疗中也同样可以表现不俗呢？

I-SPY2研究探究了采用紫杉醇＋卡铂＋维利帕尼治疗相比单药紫杉醇作为新辅助化疗方案对于Ⅱ～Ⅲ期乳腺癌患者的效果是否更优。该研究为一项开放标签的Ⅱ期临床试验，纳入前期未接受过细胞毒药物治疗的乳腺癌患者。结果发现，紫杉醇＋卡铂＋维利帕尼治疗组相比于单药紫杉醇治疗组的病理学完全缓解率更高（51%*vs.*26%）。BrighTNess试验在I-SPY2研究基础上进一步探究了维利帕尼是否在紫杉醇＋卡铂的基础上提供额外的获益。该研究结果发现，相较于单药紫杉醇（P组），在紫杉醇基础上加入卡铂和维利帕尼治疗（P＋C＋V组），可以改善患者的pCR（P＋C＋V组*vs.*P组：53%*vs.*31%，*P* < 0.000 1）及长期EFS（*HR* 0.63，95%*CI* 0.43～0.92，*P* = 0.02），且安全性可控，但遗憾的是紫杉醇＋卡铂＋维利帕尼治疗（P＋C＋V组）相比于紫杉醇＋卡铂治疗（P＋C组）没能进一步改善pCR（P＋C＋V组*vs.*P＋C组：53%*vs.*58%，*P* = 0.36）及EFS（*HR* 1.12，95%*CI* 0.72～1.72，*P* = 0.62）。BrighTNess试验肯定了此前I-SPY2研究对添加卡铂的治疗效果，但同时发现维利帕尼没能在紫杉醇联合卡铂治疗的基础上提供额外获益。

在pCR亚组分析中发现，在没有*BRCA1/2*突变的人群中，与紫杉醇单药治疗相比，紫杉醇添加卡铂（加或不加维利帕尼）可显著提高病理学完全缓解率；而存在*BRCA1/2*突变的人群中，紫杉醇添加卡铂（加或不加维利帕尼）与紫杉醇单药治疗相比，两者病理学完全缓解率无显著差异。这可能是由于存在*BRCA1/2*突变的样本量较少（P＋C＋V组为46例、P＋C组为24例，P组为22例），因此存在一定的误差。在不同淋巴结状态及不同的治疗疗程的亚组分析中，紫杉醇添加卡铂（不论有无维利帕尼）相比紫杉醇都显著提高病理学完全缓解率，由此看来添加卡铂可以普遍地增加pCR获益。

生存亚组分析无*BRCA1/2*突变的人群发现，紫杉醇＋卡铂＋维利帕尼相比紫杉醇单药治疗可以显著提高无事件生存率；有1～2枚阳性淋巴结时，紫杉醇＋卡铂＋维利帕尼比紫杉醇组的无事件生存率更高，但是在没有转移淋巴结时，两组的无事件生存率无显著差异；肿块大小＞30 mm时紫杉醇＋卡铂＋维利帕尼治疗比紫杉醇单药治疗在EFS方面的表现更佳，而肿块大小≤30 mm时两组的差异无统计学意义；在年龄≤50岁的患者中，紫杉醇＋卡铂＋维利帕尼治疗比紫杉醇单药治疗的EFS更长。由此看来，在肿瘤负荷更大（存在1～2枚淋巴结转移，肿块大小＞30 mm）且更年轻（年龄≤50岁）的人群中，在紫杉醇基础上添加卡铂的获益可能更显著。而紫杉醇＋卡铂＋维利帕尼与紫杉醇＋卡铂在亚组分析的差异无统计学意义。

虽然BrighTNess试验没有达到预期的结果，但侧面证明了卡铂在新辅助治疗中的价值。虽然试验可能存在一定的局限性，未设计紫杉醇＋维利帕尼组作为对照，因此，无法明确维利帕尼不能在紫杉醇＋卡铂基础上增加获益是否由于卡铂掩盖了维利帕尼的潜在效果。目前NCCN的相关指南中提出，TNBC患者新辅助方案中加用铂类存在争议。不过BrighTNess试验的研究结果为添加卡铂的生存获益提供了新的证据。此外，多项研究同样证实了增加卡铂对于新辅助治疗pCR的获益。GeparSixto试验关注了Ⅱ～Ⅲ期TNBC新辅助化疗方案添加卡铂的疗效获益。该研究比较了脂质体表柔比星联合卡铂与脂质体表柔比星单药治疗对于Ⅱ～Ⅲ期TNBC或HER2阳性乳腺癌患者的疗效和安全性。结果显示，脂质体多柔比星联合卡铂相比脂质体多柔比星单药可显著提高病理学完全缓解率（53.2%*vs.*36.9%，*P* = 0.005）和3年无病生存率（86.1%*vs.*75.8%，*HR* 0.56，95%*CI* 0.34～0.93），同时3年总生存率存在数值上的优势（91.9%*vs.*86.0%，*HR* 0.60，95%*CI* 0.32～1.12）。CALGB 40603试验也进行了类似的比较。该研究探究了Ⅱ～Ⅲ期TNBC患者在传统新辅助化疗方案基础上，加用卡铂和/或贝伐珠单抗对病理学完全缓解率及远期生存是否有改善。结果发现，在传统新辅助化疗方案基础上加用卡铂或加用贝伐珠单抗，均可以显著提高病理学完全缓解率（无卡铂 *vs.* 卡铂：41%*vs.*54%，*OR* 1.71，*P* = 0.002 9；无贝伐珠单抗 *vs.* 贝伐珠单抗：44%*vs.*52%，*OR* 1.36，*P* = 0.057 0），但是在远期生存上无显著改善［5年无病生存率：无贝伐珠单抗 *vs.* 贝伐珠单抗为68.9%*vs.*69.2%，*HR* 0.91（95% *CI* 0.59 ～ 1.39），*P* = 0.654 0；无卡铂 *vs.* 卡铂为64.9%*vs.*73.2%，*HR* 0.82（95% *CI* 0.53 ～ 1.25），*P* = 0.343 9。5年总生存率：无贝伐珠单抗 *vs.* 贝伐珠单抗为25.8%*vs.*25.2%，*HR* 0.97（95% *CI* 0.67 ～ 1.40），*P* = 0.862 2；无卡铂 *vs.* 卡铂为24.8%*vs.*26.2%，*HR* 1.12（95% *CI* 0.77 ～ 1.61），*P* = 0.558 5］。

　　综上所述，BrighTNess试验虽然没能证明维利帕尼能够对于Ⅱ～Ⅲ期TNBC患者新辅助治疗采用紫杉醇＋卡铂的基础上提供额外的获益，但提示新辅助紫杉醇方案加用卡铂可以提高病理学完全缓解率，并能进一步改善长期生存。因此，这项研究为新辅助化疗中增加卡铂能够带来获益提供了一定的证据。

三、同类研究

　　BrighTNess试验及同类研究见表37-1。

表37-1　同类研究对比

研究名称及性质	研究目的	入组患者	分组	病理学完全缓解率	无进展生存率/无事件生存率	总生存率	结论
• BrighT-Ness试验(本研究) • Ⅲ期优效性设计 • 新辅助治疗	探究对于Ⅱ～Ⅲ期TNBC患者，紫杉醇+卡铂+维利帕尼相比紫杉醇+卡铂的疗效和安全性及单药紫杉醇的疗效和安全性	• Ⅱ～Ⅲ期TNBC • 新辅助治疗	紫杉醇+卡铂+维利帕尼(P+C+V组)vs.紫杉醇+卡铂(P+C组)vs.紫杉醇(P组)	P组vs.P+C+V组：31%vs.53%(RD 22.2, 95%CI 13.1～31.2, P<0.0001) P+C组vs.P+C+V组：58%vs.53%(RD -4.3, 95%CI -13.8～5.1, P=0.36)	• 4年无事件生存率：P+C+V组vs.P+C组：78.2%vs.79.3%(HR 1.12, 95%CI 0.72～1.72, P=0.62) P+C+V组vs.P组：78.2%vs.68.5%(HR 0.63, 95%CI 0.43～0.92, P=0.02)	• P+C+V组vs.P+C组：HR 1.20, 95%CI 0.67～2.16, P=0.536 • P+C+V组vs.P组：HR 0.81, 95%CI 0.48～1.37, P=0.432	对于Ⅱ～Ⅲ期TNBC，新辅助化疗方案紫杉醇+卡铂+维利帕尼的疗效优于单药紫杉醇，且安全性可控，但这种获益仅由卡铂提供，添加维利帕尼无额外获益
• CALGB 40603试验 • Ⅲ期优效性设计 • 新辅助治疗	探究Ⅱ～Ⅲ期TNBC患者的传统新辅助方案基础上加用卡铂和/或贝伐珠单抗是否提高病理学完全缓解率及毒性情况	• Ⅱ～Ⅲ期TNBC • 新辅助治疗	• 紫杉醇+贝伐珠单抗 • 紫杉醇+卡铂 • 紫杉醇+卡铂+贝伐珠单抗	pCR(ypT$_0$/TisypN$_0$)：无卡铂组vs.卡铂组：41%vs.54%(OR 1.71, P=0.0029) 无贝伐珠单抗组vs.贝伐珠单抗组：44%vs.52%(OR 1.36, P=0.0570)	• 5年无事件生存率：无贝伐珠单抗组vs.贝伐珠单抗组：68.9%vs.69.2%(HR 0.91, 95%CI 0.59～1.39), P=0.6540) 无卡铂组vs.卡铂组：64.9%vs.73.2%(HR 0.82, 95%CI 0.53～1.25, P=0.3439)	• 5年总生存率：无贝伐珠单抗组vs.贝伐珠单抗组：25.8%vs.25.2%(HR 0.97, 95%CI 0.67～1.40, P=0.8622) 无卡铂组vs.卡铂组：24.8%vs.26.2%(HR 1.12, 95%CI 0.77～1.61, P=0.5585)	对于Ⅱ～Ⅲ期TNBC，在传统新辅助化疗方案基础上加用卡铂或贝伐珠单抗可以提高病理学完全缓解率，但对于长期生存时间并无显著延长
• Gepar-Sixto试验 • Ⅲ期优效性设计 • 新辅助治疗	探究Ⅱ～Ⅲ期TNBC或HER2阳性乳腺癌患者，新辅助化疗方案在采用蒽环类药物的基础上加用卡铂的疗效和安全性	• Ⅱ～Ⅲ期TNBC或HER2阳性乳腺癌患者 • 新辅助化疗	脂质体多柔比星+卡铂vs.脂质体多柔比星	脂质体多柔比星+卡铂vs.脂质体多柔比星：53.2%vs.36.9%(P=0.005)	3年无进展生存率：86.1%vs.75.8%(HR 0.56, 95%CI 0.34～0.93)	3年总生存率：91.9%vs.86.0%(HR 0.60, 95%CI 0.32～1.12)	对于Ⅱ～Ⅲ期TNBC患者，在新辅助化疗方案上脂质体多柔比星联合卡铂相比单药表柔比星可显著提高脂质体表柔比星可显著提高无进展生存率和病理学完全缓解率，在总生存率上数值上表现也更好，但差异无统计学意义

注：HER2.人表皮生长因子受体2；TNBC.三阴性乳腺癌；RD.危险差。

（上海交通大学医学院附属仁济医院　朱明希　王耀辉　殳文瑾　陆劲松）

参考文献

[1] LITTON J K, HURVITZ S A, MINA L A, et al. Talazoparib versus chemotherapy in patients with germline BRCA1/2-mutated HER2-negative advanced breast cancer: final overall survival results from the EMBRACA trial [J]. Ann Oncol, 2020, 31 (11): 1526-1535.

[2] DIÉRAS V, HAN H S, KAUFMAN B, et al. Veliparib with carboplatin and paclitaxel in BRCA-mutated advanced breast cancer (BRO-CADE3): a randomised, double-blind, place-bo-controlled, phase 3 trial [J]. Lancet Oncol, 2020, 21 (10): 1269-1282.

[3] RUGO H S, OLOPADE O I, DEMICHELE A, et al. Adaptive randomization of veliparib-carboplatin treatment in breast cancer [J]. N Engl J Med, 2016, 375 (1): 23-34.

[4] GEYER C E, SIKOV W M, Huober J, et al. Long-term efficacy and safety of addition of carboplatin with or without veliparib to standard neoadjuvant chemotherapy in triple-negative breast cancer: 4-year follow-up data from BrighTNess, a randomized phase Ⅲ trial [J]. Ann Oncol, 2022, 33 (4): 384-394.

[5] LOIBL S, O'SHAUGHNESSY J, UNTCH M, et al. Addition of the PARP inhibitor veliparib plus carboplatin or carboplatin alone to standard neoadjuvant chemotherapy in triple-negative breast cancer (BrighTNess): a randomised, phase 3 trial [J]. Lancet Oncol, 2018, 19 (4): 497-509.

[6] GRADISHAR W J, MORAN M S, ABRAHAM J, et al. Breast cancer, version 3. 2022, NCCN clinical practice guidelines in oncology [J]. J Natl Compr Canc Netw, 2022, 20 (6): 691-722.

[7] LOIBL S, WEBER K E, TIMMS K M, et al. Survival analysis of carboplatin added to an anthracycline/taxane-based neoadjuvant chemotherapy and HRD score as predictor of response-final results from GeparSixto [J]. Ann Oncol, 2018, 29 (12): 2341-2347.

[8] VON MINCKWITZ G, SCHNEEWEISS A, LOIBL S, et al. Neoadjuvant carboplatin in patients with triple-negative and HER2-positive early breast cancer (GeparSixto; GBG 66): a randomised phase 2 trial [J]. Lancet Oncol, 2014, 15 (7): 747-756.

[9] SHEPHERD J H, BALLMAN K, POLLEY M C, et al. CALGB 40603 (Alliance): Long-Term Outcomes and Genomic Correlates of Response and Survival After Neoadjuvant Chemotherapy With or Without Carboplatin and Bevacizumab in Triple-Negative Breast Cancer [J]. J Clin Oncol, 2022, 40 (12): 1323-1334.

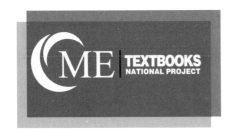

GeparOLA试验：新辅助治疗应用紫杉醇联合奥拉帕利与紫杉醇联合卡铂在同源重组缺陷的人表皮生长因子受体2阴性乳腺癌患者中的疗效比较研究

第38章

一、概述

【文献来源】

FASCHING P A，LINK T，HAUKE J，et al.Neoadjuvant paclitaxel/olaparib in comparison to paclitaxel/carboplatinum in patients with HER2-negative breast cancer and homologous recombination deficiency（GeparOLA study）［J］.Ann Oncol，2021，32（1）：49-57.

【研究背景和目的】

多腺苷二磷酸核糖聚合酶（PARP）是细胞中重要的DNA损伤修复酶。由于同源重组缺陷（homologous recombination deficiency，HRD）的肿瘤细胞缺乏稳定的同源重组修复通路，抑制PARP可以使DNA损伤进一步累积，最终导致肿瘤细胞死亡。基于OlympiAD研究，PARP抑制剂奥拉帕利已被美国FDA推荐用于接受过化疗或内分泌治疗的胚系（g）*BRCA*突变的HER2阴性转移性乳腺癌。在乳腺癌治疗中，PARP抑制剂和铂类药物均与同源重组存在相互作用。因此，GeparOLA研究将治疗人群扩大至包含g/体细胞（t）*BRCA*突变及HRD阳性的HER2阴性乳腺癌患者。本研究旨在探索紫杉醇联合奥拉帕利或铂类药物用于新辅助治疗的疗效。

【入组条件】

1. 初治的单侧或双侧非转移性HER2阴性浸润性乳腺癌。

2. $cT_2 \sim cT_{4a \sim d}$，或cT_{1c}且cN＋，或cT_{1c}且pNSLN＋，或cT_{1c}且三阴性乳腺癌（TNBC），或者cT_{1c}且Ki-67＞20%。

3. 中心实验室检测为*tBRCA1/2*突变或HRD高评分，或者分中心实验室检测为*gBRCA1/2*突变。

4. 穿刺组织可供中心实验室检测HER2、雌激素受体、孕激素受体、肿瘤间质淋巴细胞浸润（sTILs），Ki-67和HRD状态评分。

5. 心功能正常（左心室射血分数≥55%）。

6. 未发生感染。

7. 未同时进行其他抗肿瘤治疗或研究性药物治疗。

8. 未曾使用过PARP抑制剂。

【试验设计】

1. 一项全球多中心、前瞻、开放、非比较、双臂Ⅱ期临床试验。

2. 主要研究终点是病理学完全缓解率（ypT$_0$/Tis ypN$_0$）。

3. 次要研究终点是经临床或影像学判定的多种定义下的病理学完全缓解率［ypT$_0$ ypN$_0$，ypT$_0$ ypN$_0$/ypT＋、ypT$_0$/Tis、ypN$_0$/ypT＋、ypT（any）ypN$_0$］，保乳率，预先设计的亚组分析（包括激素受体状态、年龄、*g/tBRCA1/2*突变状态），安全性和耐受性，治疗依从性。

4. 分层因素。激素受体状态（激素受体阳性与激素受体阴性）和年龄（年龄＜40岁与≥40岁）。

5. 统计假设。本研究为非比较二期设计，采用双侧单组卡方检验。假设奥拉帕利组的病理学完全缓解率为70%，卡铂组的病理学完全缓解率为50%～60%，90%置信区间宽度为27%，则奥拉帕利组需要入组65例患者，卡铂组需要入组37例患者。

6. 若奥拉帕利组的病理学完全缓解率≤55%，则在$\alpha＝0.1$和$1-\beta＝0.8$的统计水平上被认为未能达到首要研究终点。

7. 采用ITT分析。

【试验流程】

GeparOLA试验流程见图38-1。

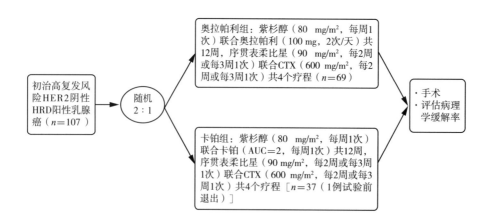

图38-1   GeparOLA试验流程图

注：CTX. 环磷酰胺；HER2. 人表皮生长因子受体2；HRD. 同源重组缺陷。

【结果】

1. 2016年9月至2018年7月，共入组107例患者参与随机，共106例患者接受治疗，其中奥拉帕利组共69例，卡铂组共37例。

2. 共计75例（70.8%）患者完成所有治疗，其中奥拉帕利组51例（73.9%），卡铂组24例（64.9%）。

3. 共计104例患者接受手术，在奥拉帕利组69例患者中，有38例［55.1%（90% CI 44.5% ～ 65.3%）］达到pCR；卡铂组37例患者中，有18例［48.6%（90%CI 34.3% ～ 63.2%）］达到pCR。奥拉帕利组的病理学完全缓解率较卡铂组绝对提高6.4%（90% CI 10.3% ～ 23.1%），非正式比较的统计学检验（$P = 0.990$）。

4. 亚组分析提示，在年龄＜40岁和激素受体阳性的患者中，与紫杉醇联合卡铂相比，紫杉醇联合奥拉帕利组的病理学完全缓解率更高。在年龄＜40岁的患者中，奥拉帕利组病理学完全缓解率为76.2%（90%CI 56.3% ～ 90.1%），卡铂组病理学完全缓解率为45.5%（90% CI 20.0% ～ 72.9%）；在激素受体阳性的患者中，奥拉帕利组的病理学完全缓解率为52.6%（90% CI 32.0% ～ 72.6%），卡铂组的病理学完全缓解率为20.0%（90%CI 3.7% ～ 50.7%）。

5. 在105例患者的血样本中，共计59例患者检测出 gBRCA1/2 突变。其中，50%的激素受体阴性患者和72.4%的激素受体阳性患者携带 gBRCA1/2 突变。gBRCA1/2 突变的患者较不突变者的病理学完全缓解率高（62.7%vs.41.3%，$P = 0.047$）。对于激素受体阳性的患者，gBRCA1/2 突变的患者较不突变者病理学完全缓解率高（57.1%vs.0，$P = 0.018$）。对于激素受体阴性的患者，gBRCA1/2 突变和不突变患者的病理学完全缓解率分别65.8%和50.0%。在卡铂组中，gBRCA1/2 突变的患者较不突变者的病理学完全缓解率有升高趋势（66.7%vs.31.6%，$P = 0.071$）。

6. 奥拉帕利组的保乳率为52.2%，临床获益率为84.0%；卡铂组的保乳率为67.6%，临床获益率为88.9%。

7. 安全性方面，奥拉帕利组的3 ～ 4级血液学不良反应的发生率明显低于卡铂组（46.4%vs.78.4%，$P = 0.002$）。严重不良事件的发生率在卡铂组中更多（13.0%vs.54.1%）。奥拉帕利组和卡铂组的停药率分别为4.3%和16.2%。

【结论】

在HER2阴性、HRD阳性乳腺癌的新辅助治疗中，紫杉醇联合奥拉帕利的病理学完全缓解率为55.1%（不能排除病理学完全缓解率≤55%），故本研究未能达到主要研究终点。与紫杉醇联合卡铂相比，紫杉醇联合奥拉帕利有更好的安全性和耐受性。

（上海交通大学医学院附属仁济医院　吴一凡　许雅芊　陆劲松）

二、专家解读

细胞在正常的代谢过程中可能会发生DNA损伤，损伤累积可能引起细胞代谢、凋亡等调控异常，引发各种疾病。同源重组修复（homologous recombination repair，HRR）是DNA双链损伤的首选修复方式，以同源染色体相对应的区域作为模板，合成缺失部分的序列，该方式保真度高，不易出错，也是DNA双链损伤核心修复方式。

然而当细胞存在HRD时，DNA双链损伤只能依赖其他低保真、高易错的DNA损伤修复途径，继而造成基因组和染色体的不稳定，进而引发疾病（如癌症）。虽然HRD会导致与基因组不稳定相关的疾病发生，但同时这一原理也为肿瘤提供了一条新的治疗思路。存在HRD的肿瘤细胞因缺乏稳定的同源重组修复通路，如果采用某种方式使DNA损伤进一步累积，则可起到杀伤肿瘤细胞的作用。

PARP是细胞DNA损伤的修复酶。奥拉帕利作为一种PARP抑制剂，通过抑制肿瘤细胞的DNA损伤修复，杀伤肿瘤细胞，目前FDA已批准用于 *gBRCA1/2* 突变的HER2阴性乳腺癌患者的新辅助治疗或辅助治疗，以及接受过化疗或内分泌治疗的 *gBRCA1/2* 突变且HER2阴性的转移性乳腺癌患者的解救治疗。导致HRD的原因有多种，除了 *BRCA1/BRCA2* 基因突变，还可能是HRR通路中其他众多基因突变的结果，这些基因均在DNA双链损伤修复中起着重要的作用。GeparOLA试验正是将入组人群扩大至携带体细胞、胚系突变（ *g/tBRCA* 突变）及HRD高评分的HER2阴性乳腺癌患者，探索了紫杉醇联合奥拉帕利与紫杉醇联合卡铂用于新辅助治疗的疗效。

HRD评分机制主要是基于基因组特定性改变，又称为基因组瘢痕，包括对杂合缺失、端粒等位基因不平衡和大片段迁移进行评估。GeparOLA试验基于Myriad的myChoice HRD系统，以上述这3个"瘢痕"检出的总体情况对HRD评分，当肿瘤组织HRD评分＞42分或患者携带 *gBRCA/tBRCA* 基因突变时，即判定为HRD阳性。该研究入组了107例初治、高复发风险、HRD阳性、HER2阴性的乳腺癌患者，按2∶1的比例随机分为2组，分别给予紫杉醇单周方案联合奥拉帕利或紫杉醇单周方案联合卡铂12周，序贯表柔比星联合环磷酰胺共4个疗程。主要研究终点是病理完全缓解率，结果显示，在所有入组人群中，奥拉帕利组［55.1%（90%CI 44.5%～65.3%）］比卡铂组［48.6%（90%CI 34.3%～63.2%）］的病理学完全缓解率绝对值高6.4%（90%CI 10.3%～23.1%），但该差异无统计学意义。亚组分析结果显示，在病理学完全缓解率方面，年龄＜40岁的亚组（n＝32）［奥拉帕利组的病理学完全缓解率为76.2%（90%CI 56.3%～90.1%），卡铂组为45.5%（90%CI 20.0%～72.9%）］，以及激素受体阳性的亚组（n＝29）中［奥拉帕利组的病理学完全缓解率为52.6%（90%CI 32.0%～72.6%），卡铂组为20.0%（90%CI 3.7%～50.7%）］中，奥拉帕利组的病理学完全缓解率均较高。该结果提示，激素受体阳性和年龄＜40岁的HRD阳性患者可能从奥拉帕利治疗中获益，但由于2个亚组所包含的样本量较小，因此，该结果还需要扩大样本量来进一步验证。

HRD患者的 *gBRCA1/2* 突变与奥拉帕利或铂类疗效的关系如何呢？该研究数据表明，无论是否携带 *gBRCA1/2* 突变，奥拉帕利组和卡铂组的病理学完全缓解率的差异均无统计学意义。这一结果提示，在HRD人群中， *gBRCA1/2* 突变状态不可作为指导选择奥拉帕利或卡铂用药的标志物。此外，虽然所有入组的患者均为HRD阳性，但是携带 *gBRCA1/2* 突变的患者较不突变者的病理学完全缓解率更高（62.7% $vs.$ 41.3%，P＝0.047），且不同激素受体状态的亚组均呈现这一趋势。故对于HRD阳性的乳腺癌， *gBRCA1/2* 突变在预测病理学完全缓解率方面依然具有价值，这表明不同原因（如 *BRCA* 基因突变、HRR通路其他基因突变）导致的HRD阳性之间在预测疗效方面可能存在细微差异。

铂类的标志物探索一直是研究的热点，由于铂类药物可以与细胞DNA交联引起DNA损伤，因此，同源重组修复相关分子标志物的探索及铂类药物的疗效相关性值得关注。研究表明，在卡铂组中， *gBRCA1/2* 突变较不突变患者的病理学完全缓解率更高（66.7% $vs.$ 31.6%，P＝0.071），既往的研究证明，相较于 *BRCA1/2* 野生型的患者， *BRCA1/2* 突变携带者接受铂类治疗的疗效更好。同类研究如TNT试验比较了多西紫杉醇和卡铂在晚期乳腺癌中的疗效，该研究将转移性TNBC患者随机分配到多西紫杉醇组（n＝188）或卡铂组（n＝188），结果显示，在总体人群中，卡铂组的客观缓解率（ORR）并未高于多西紫杉醇组（31.4% $vs.$ 34.0%，P＝0.66），但在 *gBRCA1/2* 突变患者中，卡铂组较多西紫杉醇组的客观缓解率高（68% $vs.$ 33%，该疗效与 *gBRCA* 基因突变状态之间存在交互作用，$P = 0.01$）和PFS（6.8个月vs.4.4个月，$P = 0.002$）。这表明gBRCA突变状态可作为晚期TNBC可否从铂类药物治疗中获益的生物标志物。而新辅助治疗方面，GeparSixto试验的结果却与之不同，该试验纳入了初治的Ⅱ～Ⅲ期、TNBC或HER2阳性乳腺癌患者共595例，入组患者接受基于单周紫杉醇联合脂质体阿霉素的新辅助化疗，按1∶1的比例随机分入加或不加卡铂的治疗方案组中。同时，TNBC患者加用贝伐珠单抗，HER2阳性的患者加用曲妥珠单抗联合拉帕替尼靶向治疗。该研究的主要研究终点为病理学完全缓解率。在入组的315例TNBC患者中，含卡铂治疗方案组的病理学完全缓解率为56.8%，不含卡铂治疗方案组为41.4%（$P = 0.009$），说明铂类提高了总体的病理学完全缓解率。在含卡铂治疗组中，携带gBRCA1/2突变的患者较不突变患者病理学完全缓解率的数值上更高，但差异无统计学意义（65.4%vs.55.0%，$P = 0.33$）；然而不含卡铂治疗方案组里，携带gBRCA1/2突变患者的病理学完全缓解率为66.7%，野生型患者的病理学完全缓解率为36.4%（$P = 0.008$），提示BRCA1/2基因突变患者即使不加卡铂，治疗效果也较好。从另一角度分析上述数据可以发现，携带gBRCA1/2突变者加用卡铂后不能进一步提高pCR（不含卡铂治疗pCR为66.7%，含卡铂治疗为65.4%，$P = 0.92$），仅增加了药物毒性相关不良反应的发生率；而野生型者加用卡铂后却提高了pCR（不含卡铂治疗组为36.4%，含卡铂治疗组为55.0%，$P = 0.004$）。那么是什么原因导致了携带gBRCA1/2突变的患者加用卡铂不能进一步提高疗效，而野生型患者能够获益于含卡铂的方案呢？一方面可能是2组患者都使用了蒽环类药物。蒽环类药物亦是作用于细胞DNA，通过DNA嵌入和稳定拓扑异构酶Ⅱa/DNA复合物，最终促进单链和双链DNA断裂的形成，其掩盖了铂类药物对于BRCA1/2突变人群的作用，造成铂类不能进一步提高疗效，导致两组间疗效的差异无统计学意义；另一方面则可能与BRCA1/2野生型患者还存在其他HRR相关基因变异或表观遗传学改变，从而能够进一步获益于卡铂有关。

本研究的一大亮点是扩大了纳入人群，根据HRD评分和BRCA突变情况纳入了更多可能从PARP抑制剂中获益的人群。然而，该方法仅从已知的基因层面诠释了HRR，该通路上还存在其他未知的基因及表观遗传学改变，均可能影响细胞的HRR表型。因此，对于细胞实际的HRR能力的评估还需要进一步的探索。笔者团队既往构建的新家族史评分（Neo-Family History Score，NeoFHS）系统可以在一定程度上弥补这一缺憾，根据癌症类型、患病年龄、亲缘关系和患病亲属数量计算NeoFHS，分析其与乳腺癌患者接受新辅助含铂化疗疗效的关系，结果提示，NeoFHS可作为病理学完全缓解率的独立预测因素（OR 2.262，95% CI 1.159 ～ 4.414，$P = 0.017$）。未来关于铂类和PARP抑制剂治疗决策的生物标志物探索，仍有待大规模的前瞻对照研究进一步诠释。

GeparOLA试验首次在乳腺癌新辅助场景中，比较了奥拉帕利与铂类的疗效。虽然紫杉醇联合奥拉帕利队列的病理学完全缓解率为55.1%（不能排除病理学完全缓解率≤55%）未能达到主要研究终点，但本研究数据提示，在HER2阴性、HRD阳性乳腺癌的新辅助治疗中，奥拉帕利联合紫杉醇用于HRD阳性HER2阴性乳腺癌的新辅助治疗具有良好的疗效，而这些疗效与激素受体状态无关且安全性较高，期待延长随访时间的后续生存结果的发表。

三、同类研究

GeparOLA试验同类研究见表38-1。

表38-1 同类研究对比

研究名称及性质	研究目的与假设	入组人群及样本量	研究设计分组、处理及样本量	结果	结论
• GeparOLA试验（本研究） • Ⅱ期非比较性设计 • 新辅助治疗	评估紫杉醇联合奥拉帕利序贯表柔比星＋CTX与紫杉醇联合铂类序贯表柔比星＋CTX用于新辅助治疗的疗效	初治、高复发风险、HER2阴性、HRD阳性乳腺癌（n＝107）	按2∶1的比例随机分为紫杉醇＋奥拉帕利组（n＝69）和紫杉醇＋卡铂组（n＝38）主要研究终点：病理学完全缓解率	病理学完全缓解率：55.1%（90%CI 44.5%～65.3%）vs.48.6%（90%CI 34.3%～63.2%），P＝0.990 gBRCA1/2突变的人群：60%（90%CI 44.7%～74.0%）vs.60%（90%CI 39.4%～78.3%），P＝1.000	在HER2阴性、HRD阳性乳腺癌的新辅助治疗中，紫杉醇联合奥拉帕利队列的病理学完全缓解率为55.1%。总组及无论gBRCA1/2有无突变者奥拉帕利与铂类治疗pCR无差异
• GeparSixto试验 • Ⅱ期优效性设计 • 新辅助治疗	评估单周紫杉醇＋脂质体阿霉素加或不加卡铂治疗激素受体阳性、HER2阴性乳腺癌患者的疗效	初治、Ⅱ～Ⅲ期、TNBC或HER2阳性乳腺癌（n＝595）	按1∶1的比例随机分为含卡铂治疗组（n＝296）和不含卡铂治疗组（n＝299）主要研究终点：病理学完全缓解率	病理学完全缓解率 全组：43.7%vs.36.9%（OR 1.33，95%CI 0.96～1.85，P＝0.107） TNBC亚组：56.8%vs.41.4%（OR 1.87，95%CI 1.17～2.97，P＝0.009） gBRCA1/2突变的人群：65.4%vs.66.7%（OR 0.94，95%CI 0.29～3.05，P＝0.92） 野生型：55.0%vs.36.4%（OR 2.14，95%CI 1.28～3.58，P＝0.004）	在初治、Ⅱ～Ⅲ期乳腺癌中，TNBC或HER2阳性乳腺癌加或不加铂类的病理学完全缓解率无差异。TNBC亚组中铂类增加了总体上的病理学完全缓解率；但是TNBC亚组中有gBRCA1/2突变者加用卡铂后不能提高病理学完全缓解率，野生型患者加用卡铂后病理学完全缓解率升高了
• TNT试验 • Ⅲ期优效性 • 晚期一线治疗	评估多西紫杉醇和卡铂在晚期乳腺癌中的疗效	晚期、TNBC（n＝376）	按1∶1的比例随机分为卡铂组（n＝188）或多西紫杉醇组（n＝188）主要研究终点：客观缓解率	ORR：31.4%vs.34.0%（绝对差值－2.6%，95%CI 12.1%～6.9%，P＝0.66）gBRCA突变亚组：68%vs.33.3%，P＝0.03；gBRCA基因突变的交互作用，P＝0.01，PFS分别为6.8个月vs.4.4个月（P＝0.002）	在晚期TNBC患者中，多西紫杉醇与卡铂的疗效无差异，但是在gBRCA突变的患者中卡铂疗效优于多西紫杉醇

注：PFS.无进展生存期；CTX.环磷酰胺；ORR.客观缓解率；TNBC.三阴性乳腺癌；HRD.同源重组缺陷；HER2.人表皮生长因子受体2。

（上海交通大学医学院附属仁济医院 吴一凡 许雅芊 殷文瑾 陆劲松）

参考文献

［1］FASCHING P A, LINK T, HAUKE J, et al. Neoadjuvant paclitaxel/olaparib in comparison to paclitaxel/carboplatinum in patients with HER2-negative breast cancer and homologous recombination deficiency（GeparOLA study）［J］. Ann Oncol, 2021, 32（1）：49-57.

［2］TUTT A, TOVEY H, CHEANG M C U, et al. Carboplatin in BRCA1/2-mutated and triple-negative breast cancer BRCAness subgroups: the TNT Trial ［J］. Nat Med, 2018, 24（5）：628-37.

［3］VON MINCKWITZ G, SCHNEEWEISS A, LOIBL S, et al. Neoadjuvant carboplatin in patients with triple-negative and HER2-positive early breast cancer（GeparSixto; GBG 66）: a randomised phase 2 trial ［J］. Lancet Oncol, 2014, 15（7）：747-56.

［4］XU Y Q, LIN Y P, WANG Y H, et al. Association of neo-family history score with pathological complete response, safety, and survival outcomes in patients with breast cancer receiving neoadjuvant platinum-based chemotherapy: an exploratory analysis of two prospective trials ［J］. EClinical Medicine, 2021, 38：101031.

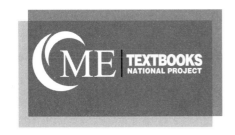

BRE12-158试验：对比三阴性乳腺癌新辅助化疗后残留病灶个体化治疗与主管医师选择治疗方案的随机、对照、Ⅱ期临床试验

第39章

一、概述

【文献来源】

SCHNEIDER B P，JIANG G，BALLINGER T J，et al.BRE12-158：a postneoadjuvant，randomized phase Ⅱ trial of personalized therapy versus treatment of physician's choice for patients with residual triple-negative breast cancer［J］. J Clin Oncol，2022，40（4）：345-355.

【研究背景和目的】

　　三阴性乳腺癌相较于其他类型的乳腺癌有较高的复发和死亡风险。新辅助治疗是三阴性乳腺癌患者系统治疗中的重要一环，在接受新辅助治疗后，达到病理学完全缓解的患者的预后要优于没有达到病理学完全缓解的患者。对于没有达到病理学完全缓解的三阴性乳腺癌患者，术后强化治疗方案的选择非常重要。目前，越来越多的靶向药物出现，为对传统细胞毒性化疗药物不敏感的肿瘤提供了新的治疗选择，接受新辅助化疗后未达到病理学完全缓解的三阴性乳腺癌中可能存在一定治疗价值。BRE12-158试验旨在探索根据三阴性乳腺癌接受新辅助化疗后残余肿瘤的二代测序（next-generation sequencing，NGS）确定的靶向药物治疗对比主治医师选择的治疗方案的疗效，并假设基于NGS确定的靶向药物治疗要优于医生选择的治疗方案。

【入组条件】

　　1. 年龄＞18岁的三阴性乳腺癌或激素受体低表达的患者（激素受体低表达定义为孕激素受体和雌激素受体表达＜10%）。

　　2. 接受含蒽环类药物和/或紫杉类化疗药物新辅助化疗。

　　3. 外科干预时，存在残余肿瘤病灶：乳腺病灶＞2 cm，或者存在残余淋巴结病灶，或者残余肿瘤负荷（RCB）评分为Ⅱ～Ⅲ分。

4. 无远处转移病灶。

5. 手术标本中肿瘤细胞占比必须＞20%，以保证足够样本量进行测序检测。

6. 时间距离最后一次局部治疗（手术或放疗）至少14天，但不超过84天。

【试验设计】

1. 试验类型　随机、开放标签的Ⅱ期临床研究。

2. 分组

（1）队列A：根据NGS的结果，并结合患者之前的治疗方案、并发症，使用一种经FDA批准的靶向药物，共4个周期；患者和研究者对测序结果和选择的治疗方案均是未知的，当复发事件发生时揭盲；如果患者经过NGS检测没有相应的靶向药物，或者对相应的靶向药物存在禁忌证，则患者会被分配至队列B。

（2）队列B：药物的选择、剂量是由患者的治疗主管医师选择，部分患者在术后其主管医师选择不使用任何药物治疗。

3. 统计学假设　预设80%的统计学效能，双边P为0.05，研究假设队列A的2年无病生存率为63.2%，队列B的2年无病生存率为40%（HR 0.5），则需要随机136例患者；考虑到其他因素，如测序失败、失访等，需确保能招募到192例患者。

4. 主要研究终点　为2年无病生存率。

5. 次要研究终点　为无远处疾病生存（distant disease-free survival，DDFS）、总生存期、基因组DNA对生存的影响和队列A中药物的不良反应。

【试验流程】

BRE12-158试验流程见图39-1。

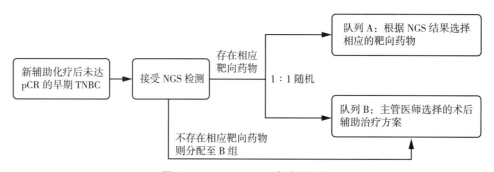

图39-1　BRE12-158试验流程图

注：随机分层因素：①新辅助治疗阶段使用蒽环类药物与否；②最终手术时淋巴结受累情况。NGS.二代测序；pCR.病理学完全缓解；TNBC.三阴性乳腺癌。

【结果】

1. 研究共有71例患者分入队列A，73例患者分入队列B，49例患者因为药物靶点不确定而被分配到队列B，中位随访时间为34.2个月；其中队列A使用最多的3种药物分别为帕博利珠单抗（18例），奥拉帕利（12例）和吉西他滨（10例），队列B有70例患者使用卡培他滨，有38例患者术后未接受任何治疗。

2．随机到队列A的患者2年无病生存率为56.6%，随机到队列B的患者2年无病生存率为62.4%。

3．随机到队列A的患者相较于随机到队列B的患者在无病生存率（HR 0.69，95%CI 0.40～1.19，$P=0.18$）、DDFS（HR 0.73，95%CI 0.41～1.29，$P=0.28$）和总生存率（HR 0.72，95%CI 0.38～1.38，$P=0.32$）的差异均无统计学意义。

4．研究根据随机化日期作为起始点开始计算的中位入组日期时间点（2017年7月13日）为界点，将入组人群分为早入组的患者和晚入组的患者，发现晚入组的患者相较于早入组患者拥有更长的DDFS（HR 1.81，95%CI 1.04～3.13，$P=0.035$）。

5．在接受手术之后，开始辅助治疗之前，患者接受循环肿瘤DNA（circulating tumor deoxy ribonucleic acid，ctDNA）检测。ctDNA阴性的患者相较于ctDNA阳性的患者有更优的无病生存率（HR 1.93，95%CI 1.05～3.52，$P=0.033$）、DDFS（HR 2.68，95%CI 1.32～5.46，$P=0.006\,5$）和总生存率（HR 2.64，95%CI 1.18～5.91，$P=0.018$）。

6．在安全性方面，在队列A中，靶向治疗的耐受性良好，无治疗相关的死亡，有23%的患者出现了3～4级的不良事件。队列B的患者接受主管医师选择的治疗方案，没有采集不良反应方面的数据。

【结论】

对于新辅助化疗后存在残余病灶的早期TNBC患者，根据NGS结果选择的靶向治疗方案并不优于主管医师选择的治疗方案；ctDNA可能是新辅助化疗后存在残余病灶的早期TNBC患者一项重要的预后指标。

（上海交通大学医学院附属仁济医院　周伟航　杜跃耀　殷文瑾　陆劲松）

二、专家解读

新辅助化疗后留有残存病灶的三阴性乳腺癌患者的预后不佳，这部分患者需要更优化的术后强化辅助治疗方案。针对这一群体，BRE12-158试验旨在对比根据基因检测结果的靶向治疗方案和主管医师选择的治疗方案之间的疗效，结果显示，基因检测指导的靶向治疗并不优于主管医师选择的治疗方案。那么BRE12-158试验结果是否提示了根据基因检测结果选择治疗方案的个体化医疗的失败？为了回答这个问题，笔者从BRE12-158试验的设计出发，并结合相关临床研究进行分析讨论。

如上所述，BRE12-158试验共随机了2个治疗队列，队列A是根据基因检测结果选择靶向治疗药物（简称靶向组），队列B是由主管医师选择的治疗方案（简称对照组），随机的分层因素包括新辅助治疗阶段是否使用蒽环类药物，以及最终手术时是否有淋巴结转移病灶。BRE12-158研究的结果并未达到预期，靶向组和对照组间在DFS和OS的差异无统计学意义，研究最终取得阴性结果的原因可能有以下几个。首先，2个队列在基线数据方面是基本均衡的，但是在最终手术时肿瘤的病理T分期不均衡，靶向组的肿瘤直径显著大于对照组（$P=0.026$），这可能对最终分析的结果造成一定的偏倚。其次，靶向组的治疗方案仅包括单一的靶向药物治疗，其中，靶向组使用最多的药物为帕博利珠单抗，使用的标准为肿瘤浸润淋巴细胞的PD-L1免疫组织化学结果显示PD-L1阳性。既往的临床研究提示，帕博利珠单抗等免疫治疗药物的应用一般需要与化疗联用。3期的KEYNOTE-119试验对比了帕博利珠单抗与化疗在转移性三阴性乳腺癌患者二线或三线治疗中的作用。研究按1∶1的比例将622例患者随机分为帕博利珠单抗单药治疗组和医生选择的单药化疗组（化疗药物的选择有卡培他滨、艾日布林、吉西他滨或长春瑞滨）。结果发现，在总人群中，帕博利珠单药单抗组的中位总生存期为9.9个月，化疗组为10.8个月（HR 0.97，95%CI

0.82～1.15）。KEYNOTE-119试验显示，与化疗相比，帕博利珠单抗并未显著改善转移性三阴性乳腺癌患者的总生存期。单药免疫治疗在三阴性乳腺癌的治疗中可能获益有限，那在化疗基础上联合免疫治疗能否增加获益？临床前研究发现，化疗后肿瘤细胞会释放出肿瘤相关抗原，同时伴有PD-L1表达上调，因此，化疗可能与免疫治疗存在协同作用。Ⅲ期的KEYNOTE-355试验探索了在进展期三阴性乳腺癌中，在化疗基础上加用帕博利珠单抗能否增强抗肿瘤效应。KEYNOTE-355试验纳入847例未经治疗的局部复发性不可手术或转移性三阴性乳腺癌患者，按2∶1的比例将患者随机分为帕博利珠单抗联合化疗组和安慰剂联合化疗组。在联合阳性评分（CPS）≥10分的患者中，帕博利珠单抗联合化疗组的mPFS为9.7个月，而安慰剂联合化疗组的mPFS为5.6个月［HR 0.65，95%CI 0.49～0.86；单侧$P=0.0012$（研究预设的$\alpha=0.00411$，达到预期结果）］。在CPS≥10分的进展期三阴性乳腺癌患者中，与安慰剂联合化疗相比，帕博利珠单抗联合化疗能够显著改善患者PFS。结合KEYNOTE-119试验和KEYNOTE-355试验的结果，免疫治疗在联合化疗后能够提高临床疗效，因此，BRE12-158试验中帕博利珠单抗单药辅助治疗的获益可能有限。

在本研究中，靶向组所有药物的应用都是根据残余肿瘤的NGS结果来选择。肿瘤相关基因突变可能是体细胞突变，也可能是胚系突变，并且肿瘤细胞间也存在基因组的异质性。BRE12-158试验中靶向组使用第二多的药物为奥拉帕利。OlympiA试验显示，辅助奥拉帕利能够降低$BRCA1$或$BRCA2$胚系突变的早期乳腺癌患者的局部或远处复发。OlympiA试验是一项Ⅲ期临床试验，纳入了1836例完成局部治疗和辅助化疗、存在$BRCA1$或$BRCA2$胚系突变的HER2阴性早期乳腺癌患者，按1∶1的比例将患者随机分至辅助奥拉帕利组和安慰剂组。OlympiA试验使用患者的外周血进行$BRCA1$、$BRCA2$胚系突变检测。在中位随访2.5年后，奥拉帕利组的3年无浸润灶疾病生存率为85.9%，安慰剂组为77.1%，辅助奥拉帕利治疗显著提高了患者的无浸润灶疾病生存率（HR 0.58，99.5%CI 0.41～0.82，$P<0.001$）。而OlympiA试验显示，辅助奥拉帕利获益的人群为$BRCA1$或$BRCA2$胚系突变的HER2阴性早期乳腺癌患者。遗憾的是，BRE12-158试验并未单独对使用奥拉帕利的患者进行生存分析。此外，由于肿瘤细胞存在基因组不稳定性，并且肿瘤细胞在增殖过程中随时可能对肿瘤微环境和治疗做出应激，大部分肿瘤细胞的突变属于不可遗传的体细胞突变。BRE12-158试验是使用肿瘤组织进行下一代测序，是根据残余肿瘤测序结果的$BRCA1/BRCA2$突变或PARP1 mRNA高表达来选择奥拉帕利进行靶向治疗的，而与OlympiA研究使用外周血进行$BRCA1/BRCA2$胚系突变检测，这二者存在一定差异，而奥拉帕利对体细胞突变的作用需要进一步的积累资料，至少目前尚不能完全等同。

BRE12-158研究发现，ctDNA可能是新辅助化疗后仍有残留的三阴性乳腺癌患者的一项预后指标。ctDNA是指肿瘤细胞凋亡后释放或主动分泌到血液循环中的DNA片段。既往研究发现，在乳腺癌治疗期间动态监测患者体内的ctDNA，发现ctDNA检测相较于常规的临床影像学检查能平均提前7.9个月预测乳腺癌出现复发转移事件。后续出现复发转移事件的患者有50%在接受手术后首次ctDNA检测即为阳性。此外，Olsson等发现，ctDNA监测在乳腺癌早期复发转移预测中有一定的作用。与临床检查相比，86%的患者ctDNA提前了平均11个月预测疾病的复发。乳腺癌术后ctDNA的检出预示DFS明显缩短，且ctDNA的水平与患者OS相关，表现为ctDNA水平越高，患者的DFS越短（ctDNA水平升高1倍，OR 2.1，$P=0.02$），OS也越短（ctDNA水平升高1倍，OR 1.3，$P=0.04$）。结合本研究的结果，ctDNA的检测有助于早期预测乳腺癌患者的复发，可依据高危、低危复发风险优化治疗，使患者能最大获益。

BRE12-158试验主管医师选择的治疗方案队列最多选择的治疗方案是辅助卡培他滨强化治疗，有70例（60%）患者术后使用了卡培他滨强化。这可能部分受CREATE-X研究的影响。

CREATE-X研究是一项随机对照Ⅲ期临床试验，纳入910例蒽环和/或紫杉类药物新辅助化疗后未达病理学完全缓解的HER2阴性、临床Ⅰ～ⅢB期乳腺癌患者，按1∶1的比例将患者随机分为辅助卡培他滨组和安慰剂组，旨在探索辅助卡培他滨治疗能否改善新辅助化疗后未达病理学完全缓解的HER2阴性乳腺癌患者的生存。在2017年发表的最终结果显示，卡培他滨辅助强化治疗使意向治疗人群的无病生存率和总生存率显著提高。5年无病生存率卡培他滨组为74.1%，安慰剂组为67.6%（HR 0.70，95%CI 0.53～0.92），5年总生存率卡培他滨组为89.2%、安慰剂组为83.6%（HR 0.59，95%CI 0.39～0.90）。CREATE-X研究最终分析时，TNBC亚组使用卡培他滨的无病生存率为69.8%，安慰剂组为56.1%（HR 0.58，95%CI 0.39～0.87），卡培他滨组总生存率为78.8%，安慰剂组为70.3%（HR 0.52，95%CI 0.30～0.90）。而在激素受体阳性亚组，卡培他滨组无病生存率为76.4%，安慰剂组为73.4%（HR 0.81，95%CI 0.55～1.17），卡培他滨组总生存率为93.4%，安慰剂组为90.0%（HR 0.73，95%CI 0.38～1.40）。因此，辅助卡培他滨强化治疗在新辅助治疗后未达病理学完全缓解的TNBC人群获益更明显。CREATE-X研究在2015年12月公布初步数据之前，BRE12-158研究中18例患者中有2例（11.1%）接受了B组的卡培他滨。在公布初步数据之后至在2017年6月1日公布最终数据之前，36例患者中有18例（50%）接受了卡培他滨治疗，而2017年6月1日后入组的63例患者中有50例（79.4%）接受了卡培他滨治疗。由此可见，BRE12-158研究对照组的治疗方案的选择受到CREATE-X研究结果的影响很大。而BRE12-158研究的结果也从侧面印证了新辅助治疗后未达病理学完全缓解的三阴性乳腺癌患者术后辅助卡培他滨治疗的价值。此外，Ⅲ期临床研究EA1131试验对比了铂类（$n=148$）和卡培他滨（$n=160$）在新辅助化疗后残存病灶大于1 cm、临床Ⅱ～Ⅲ期TNBC患者中的辅助强化治疗的疗效。EA1131试验的结果未达到铂类药物辅助强化治疗不劣于卡培他滨辅助强化治疗的假设研究终点，结果显示铂类组3年无浸润灶疾病生存率为42%，卡培他滨组为49%（HR 1.06，95%CI 0.62～1.81，非劣效假设风险比为1.154，未达到研究预设的终点），进一步巩固了卡培他滨在新辅助化疗后有残存病灶的TNBC患者中的地位。

综上所述，BRE12-158试验未得出阳性结果并不意味着个体化医疗的失败。如何根据患者的肿瘤类型及潜在的复发转移危险因素给予患者更优化的治疗方案，依旧是医务人员需要努力探索的方向。

三、同类研究

BRE12-158试验及同类研究见表39-1。

表39-1　同类研究对比

临床研究	入组人群	研究目的及假设	研究结果	研究结论
BRE12-158研究（本次解读的研究，Ⅱ期临床研究，辅助治疗阶段）	新辅助化疗后有残存病灶的早期三阴性乳腺癌	目的：根据肿瘤二代测序选择的靶向药物对比主管医师选择的治疗方案　研究假设：根据肿瘤测序选择的靶向药物优于主管医师选择的治疗方案	• 主要研究终点：2年无病生存率，靶向组 $vs.$ 主管医师选择组 56.6% $vs.$ 62.4%；两组在无病生存率方面的差异无统计学意义（HR 0.69，$P=0.18$） • 次要研究终点：总生存率（HR 0.72，$P=0.32$）及DDFS（HR 0.73，$P=0.28$），差异均无统计学意义	对于新辅助化疗后有残存病灶的早期三阴性乳腺癌，根据肿瘤二代测序结果选择的靶向治疗方案并不优于主管医师选择的治疗方案

续　表

临床研究	入组人群	研究目的及假设	研究结果	研究结论
CREATE-X 研究（Ⅲ期临床试验，辅助治疗阶段）	蒽环和/或紫杉类新辅助化疗后未达病理学完全缓解的HER2阴性、临床Ⅰ～ⅢB期乳腺癌	目的：术后标准辅助治疗基础上，加用卡培他滨对比安慰剂 研究假设：术后标准辅助治疗基础上，加用卡培他滨优于安慰剂	• 主要研究终点（5年无病生存率）：卡培他滨组vs.安慰剂组（74.1%vs.67.6%，HR 0.70，P＝0.01） • 次要研究终点（5年总生存率）：卡培他滨组vs.安慰剂组（89.2%vs.83.6%，HR 0.59，P＝0.01） • 亚组分析 TNBC亚组中，截止到2017年CREATE-X研究最终分析，无病生存率：卡培他滨组69.8% vs.安慰剂组56.1%，HR 0.58（95%CI 0.39～0.87）；OS：卡培他滨组vs.安慰剂组（78.8%vs.70.3%，HR 0.52，95%CI 0.30～0.90） 激素受体阳性HER2阴性亚组中，无病生存率：卡培他滨组76.4% vs.安慰剂组73.4%，HR 0.81（95%CI 0.55～1.17）；总生存率：卡培他滨组vs.安慰剂组（93.4%vs.90.0%，HR 0.73，95%CI 0.38～1.40）	在蒽环类药物和/或紫杉类药物新辅助化疗后未达病理学完全缓解的HER2阴性、临床Ⅰ～ⅢB期乳腺癌中，在标准辅助治疗上加用卡培他滨能够显著提高患者的无病生存率和总生存率，尤其是在三阴性乳腺癌患者中
EA1131研究（Ⅲ期临床试验，辅助治疗阶段）	新辅助化疗后残存病灶＞1 cm、临床Ⅱ～Ⅲ期三阴性乳腺癌	目的：辅助治疗阶段铂类药物化疗对比卡培他滨治疗 研究假设：辅助治疗阶段铂类药物化疗不劣于卡培他滨	• 主要研究终点（无浸润灶疾病生存率）：3年无浸润灶疾病生存率铂类组vs.卡培他滨组（42%vs.49%，HR 1.06，95%CI 0.62～1.81），非劣效假设HR值为1.154，未达到预设的终点 • 次要研究终点（总生存率）：3年总生存率铂类组vs.卡培他滨组（58%vs.66%，HR 1.13，95%CI 0.71～1.79）	在新辅助化疗后残存病灶＞1 cm、临床Ⅱ～Ⅲ期三阴性乳腺癌中，与卡培他滨相比，辅助治疗阶段铂类药物不能改善患者的预后

注：HER2.人表皮生长因子受体2。

（上海交通大学医学院附属仁济医院　周伟航　杜跃耀　殷文瑾　陆劲松）

参考文献

［1］SCHNEIDER B P, JIANG G L, BALLINGER T J, et al. BRE12-158: a postneoadjuvant, randomized phase Ⅱ trial of personalized therapy versus treatment of physician's choice for patients with residual triple-negative breast cancer ［J］. J Clin Oncol, 2022, 40（4）: 345-355.

［2］WINER EP, LIPATOV O, IM S A, et al. Pembrolizumab versus investigator-choice chemotherapy for metastatic triple-negative breast cancer（KEYNOTE-119）: a randomised, open-label, phase 3 trial ［J］. Lancet Oncol, 2021, 22（4）: 499-511.

［3］ADAMS S, SCHMID P, RUGO H S, et al. Pembrolizumab monotherapy for previously treated metastatic triple-negative breast cancer: cohort A of the phase Ⅱ KEYNOTE-086 study ［J］. Ann On-

col, 2019, 30（3）: 397-404.

［4］EMENS L A, MIDDLETON G. The interplay of immunotherapy and chemotherapy: harnessing potential synergies ［J］. Cancer Immunol Res, 2015, 3（5）: 436-443.

［5］CORTES J, CESCON DW, RUGO H S, et al. Pembrolizumab plus chemotherapy versus placebo plus chemotherapy for previously untreated locally recurrent inoperable or metastatic triple-negative breast cancer（KEYNOTE-355）: a randomised, placebo-controlled, double-blind, phase 3 clinical trial ［J］. Lancet, 2020, 396（10265）: 1817-1828.

［6］TUTT A N J, GARBER J E, KAUFMAN B, et al. Adjuvant Olaparib for Patients with BRCA1- or BRCA2-Mutated Breast Cancer ［J］. N Engl J

Med，2021，384（25）：2394-2405.

[7] NOWELL P C. The clonal evolution of tumor cell populations ［J］. Science，1976，194（4260）：23-28.

[8] OLSSON E，WINTER C，GEORGE A，et al. Serial monitoring of circulating tumor DNA in patients with primary breast cancer for detection of occult metastatic disease ［J］. EMBO Mol Med，2015，7（8）：1034-1047.

[9] DAWSON S J，TSUI D W，MURTAZA M，et al. Analysis of circulating tumor DNA to monitor metastatic breast cancer ［J］. N Engl J Med，2013，368（13）：1199-1209.

[10] MASUDA N，LEE SJ，OHTANI S，et al. Ad-juvant Capecitabine for Breast Cancer after Preoperative Chemotherapy ［J］. N Engl J Med，2017，376（22）：2147-2159.

[11] GALLUZZI L，BUQUÉ A，KEPP O，et al. Immunological effects of conventional chemotherapy and targeted anticancer agents ［J］. Cancer Cell，2015，28（6）：690-714.

[12] MAYER I A，ZHAO F M，ARTEAGA C L，et al. Randomized phase Ⅲ postoperative trial of platinum-based chemotherapy versus capecitabine in patients with residual triple-negative breast cancer following neoadjuvant chemotherapy：ECOG-ACRIN EA1131［J］. J Clin Oncol，2021，39（23）：2539-2551.

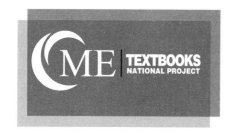

人表皮生长因子受体2低表达乳腺癌汇集分析：综合4项前瞻性新辅助临床试验患者个体数据临床和分子特征研究

第40章

一、概述

【文献来源】

DENKERT C，SEITHER F，SCHNEEWEISS A，et al.Clinical and molecular characteristics of HER2-low-positive breast cancer: pooled analysis of individual patient data from four prospective, neoadjuvant clinical trials ［J］.Lancet Oncol，2021，22（8）：1151-1161.

【研究背景和目的】

人表皮生长因子受体2（HER2）低表达定义为免疫组织化学（IHC）结果（＋）、或IHC（＋＋）且原位杂交（ISH）阴性，HER2零表达患者定义为IHC结果为0。乳腺癌患者中约50%的患者属于HER2低表达，且此类患者使用常规的抗HER2治疗常疗效不佳。最新研究表明，HER2低表达患者可能从新型抗体-药物偶联物治疗中获益。那么，HER2低表达患者是否应与HER2零表达患者区分治疗？本研究旨在探究作为新兴乳腺癌分子亚型的HER2低表达肿瘤与HER2零表达肿瘤相比，临床特征和分子特征有何不同。

【临床试验的简要信息】

本研究对2012年7月至2019年3月乳腺癌新辅助治疗的4个前瞻性临床试验随机入组前的2310例患者HER2检测结果及其个体数据进行回顾性研究，下表总结了本研究汇集的4个临床试验的简要信息（表40-1）。

表40-1　本研究汇集的4个临床试验的简要信息

临床试验	入组人群	研究目的	主要研究终点
GeparSepto试验	早期乳腺癌患者，多数存在淋巴结阳性、HER2阳性等高危因素（$n=1206$）	对比紫杉醇周疗与白蛋白结合型紫杉醇周疗序贯EC化疗作为早期乳腺癌新辅助治疗的疗效和安全性	病理学完全缓解率
GeparOcto试验	TNBC/HER2阳性/高危ER阳性、HER2阴性患者（$n=945$）	对比序贯强化剂量密集型表柔比星、紫杉醇和环磷酰胺联合方案与紫杉醇周疗联合脂质体多柔比星的疗效	病理学完全缓解率
GeparX试验	核因子κB受体活化因子（RANK）阳性/阴性的原发性乳腺癌（$n=768$）	在含蒽环类药物/紫杉醇的新辅助化疗中加入RANK抑制剂地诺单抗是否提升疗效	病理学完全缓解率
GAIN-2试验	高危早期乳腺癌（$n=593$）	比较剂量密集型表柔比星、白蛋白结合型紫杉醇和环磷酰胺联合方案（iddEnPC）与剂量密集型表柔比星联合环磷酰胺序贯剂量密集型多西他赛方案（dtEC-dtD）辅助或者新辅助化疗疗效	iDFS

注：iDFS.无浸润灶疾病生存率；HER2.人表皮生长因子受体2；TNBC.三阴性乳腺癌。

【试验设计】

2012年7月至2019年3月乳腺癌新辅助治疗的4个前瞻性临床试验，随机入组前可确认HER2状态的2310例患者个体数据进行汇总分析。①主要研究结果：病理学完全缓解（pCR）、无病生存期（DFS）、总生存期（OS）；②次要研究结果：激素受体状态，肿瘤增殖指标，肿瘤浸润淋巴细胞及临床相关体/胚系细胞突变。本研究假设HER2低表达乳腺癌患者与HER2零表达乳腺癌患者在病理学完全缓解率和生存率方面存在显著差异。

根据预设统计学分析计划对病理学完全缓解率、无病生存率、总生存率终点进行单因素、多因素逻辑回归和多因素比例风险回归模型分析。

【结果】

1. 共有2310例患者纳入汇总分析，其中1098例（47.5%）为HER2低表达，1212例（52.5%）为HER2零表达。除了GeparX临床试验之外共有1694例患者纳入了无病生存期和总生存期数据计算，中位随访时间为46.6个月（IQR 35.0～52.3）。

2. HER2低表达乳腺癌中，64%为激素受体阳性乳腺癌；在HER2零表达乳腺癌中，36.7%为激素受体阳性乳腺癌，两者比例的差异有统计学意义（$P<0.0001$）。

3. 新辅助治疗病理学完全缓解率：HER2低表达乳腺癌的病理学完全缓解率显著低于HER2零表达乳腺癌（29.2%$vs.$39%，$P=0.0002$）。亚组分析中，激素受体阳性乳腺癌中，HER2低表达乳腺癌的病理学完全缓解率显著低于HER2零表达乳腺癌（17.5%$vs.$23.6%，$P=0.024$）；而与激素受体阴性乳腺癌相比，两者差异无统计学意义（50%$vs.$48%，$P=0.21$）。

4. 生存分析方面：HER2低表达乳腺癌比HER2零表达乳腺癌的3年无病生存期率的患者比例更高（83.4%$vs.$76.1%，$P=0.0084$），3年总生存率的患者比例也更高（91.6%$vs.$85.5%，$P=0.0016$）。亚组分析激素受体阴性乳腺癌显示，HER2低表达乳腺癌比HER2零表达乳腺癌生存更好（3年无病生存率：84.5%$vs.$74.4%，$P=0.0076$，3年总生存率：90.2%$vs.$84.3%，$P=0.016$）。在激素受体阳性乳腺癌中，生存分析结果的差异无统计学意义（3年无病生存率：82.8%$vs.$79.3%，$P=0.39$，3年总生存率：92.3%$vs.$88.4%，$P=0.13$）。

【结论】

研究结果表明，HER2低表达乳腺癌可以通过标准化免疫组织化学划分为乳腺癌的新亚型。与HER2低表达乳腺癌具有特殊的生物学特征，治疗疗效和预后与HER2零表达乳腺癌相比存在差异，尤其在治疗耐药及激素受体阴性的乳腺癌中表现明显。

（上海交通大学医学院附属仁济医院　董欣睿　殷文瑾　陆劲松）

二、专家解读

人表皮生长因子受体2（HER2）是一种原癌基因，也是乳腺癌分子亚型划分标准的重要标志物。HER2阳性乳腺癌恶性程度高、侵袭性强，患者预后一般较差。但随着分子生物学的发展，靶向HER2药物的出现使得HER2阳性乳腺癌复发和转移的风险降低，一定程度上改善了患者的预后。根据经典HER2靶向药物曲妥珠单抗的早期研究显示，曲妥珠单抗药物治疗敏感人群局限于HER2免疫组织化学染色（＋＋＋）或（＋＋）同时荧光原位杂交（fluorescence in situ hybridization, FISH）阳性，可将HER2基因扩增患者的HER2状态定义为HER2阳性。因此，随后的大型临床试验和国际指南也运用免疫组织化学技术和FISH对HER2状态进行检测和分类，并对HER2阳性患者推荐进行抗HER2治疗。然而，这种分类治疗方法近年来正在受到挑战：HER2阴性患者中，免疫组织化学染色（＋）或（＋＋），但FISH检测为阴性的患者，即HER2低表达（HER2-low）患者，是否完全无法从抗HER2治疗中获益？

本研究就是对HER2低表达人群的一次探索汇集分析。本研究为回顾性研究，主要对以HER2低表达乳腺癌为主的4个大型新辅助化疗临床研究的患者进行汇总分析，通过临床特征、分子特征、病理学完全缓解率和生存分析等，对HER2低表达乳腺癌是否和HER2零表达乳腺癌存在区别进行了全方位的探索，研究结论表明，HER2低表达乳腺癌是一种可以通过标准化免疫组织化学划分为乳腺癌的新亚型。纳入研究的HER2低表达和HER2零表达乳腺癌的病例数目相当，共2310例，其中，HER2零表达乳腺癌患者人数稍多（52.5%）。在临床特征上，与HER2零表达乳腺癌相比，HER2低表达乳腺癌激素受体阳性的比例更高（64.0% vs. 36.7%，$P < 0.0001$），组织学分级为三级的比例更低（59.8% vs. 72.2%，$P < 0.0001$），增殖指标Ki-67＞35%的比例更低（55.6% vs. 71.9%，$P < 0.0001$）。而在分子特征上，与HER2零表达乳腺癌相比，HER2低表达乳腺癌的BRCA1/2基因或其他乳腺癌易感基因的突变率更低（18.9% vs. 26.8%，$P = 0.039$）。在接受新辅助治疗后的病理学完全缓解率方面，HER2低表达乳腺癌的病理学完全缓解率也显著低于HER2零表达乳腺癌（25.1% vs. 35.6%，$P < 0.0001$）。根据激素受体进行亚组分析时发现，与HER2零表达乳腺癌相比，HER2低表达乳腺癌的病理学完全缓解率的优势仅存在激素受体阳性组中（13.7% vs. 19.8%，$P = 0.014$），但与激素受体阴性组相比，两者的病理学完全缓解率并无显著差异（HER2低表达乳腺癌为45.6%，HER2零表达乳腺癌为44.9%，$P = 0.51$），针对这一差异，笔者认为这两者广义上讲都是属于传统意义的TNBC，由于TNBC患者病理学完全缓解率较其他亚型高，或许削减了HER2零表达和低表达乳腺癌之间病理学完全缓解率的差异。同时由于本研究并未评估比较未达到病理学完全缓解患者的残余病灶的病理指标，因此，无法判断从基线活检到疾病残留时激素受体和HER2状态是否发生改变，从而无法解读该差异是否由HER2的表达不稳定造成，以及激素受体状态是否与HER2低表达状态变化存在相关性。

该试验并不是对HER2低表达乳腺癌的第一次探索。自从抗HER2靶向治疗问世以来，抗HER2治疗是否对HER2低表达乳腺癌有效，一直也是重要的研究课题方向。抗HER2治疗对

HER2低表达乳腺癌可能存在一定效果。研究表明，即便是HER2低表达乳腺癌，也会表达一定程度数量可靶向的HER2蛋白。鉴于这些前期结果，NASBP B-47试验是一项前瞻性随机Ⅲ期临床试验，入组3270例高风险浸润性HER2低表达乳腺癌患者，评估辅助化疗中联合/不联合曲妥珠单抗（1年治疗）是否改善患者的无浸润灶疾病生存率。结果表明，这些HER2低表达乳腺癌患者并未从1年的曲妥珠单抗治疗中获益（HER2低表达乳腺癌患者无浸润灶疾病生存率为89.8%，HER2零表达乳腺癌患者无浸润灶疾病生存率为89.2%，HR 0.98，P = 0.85）。在亚组分析中，即便是HER2（++）患者也无法从中获益。除了单克隆抗体药物，在ADC研究中也进一步针对HER2低表达乳腺癌开展了临床探索研究。2项恩美曲妥珠单抗（T-DM1）的Ⅱ期研究探索了为既往接受过曲妥珠单抗治疗的HER2阳性转移性乳腺癌患者应用T-DM1的疗效和安全性，在其探索性亚组分析中，HER2低表达乳腺癌也并未从T-DM1治疗中获益。然而，DESTINY-Breast04的研究结果却与之不同。DESTINY-Breast04是一项大型双臂、开放标签随机Ⅲ期临床试验，旨在研究德喜曲妥珠单抗（T-DXd）在HER2低表达乳腺癌患者中的疗效及安全性。与T-DM1相比，T-DXd的细胞膜渗透性更高，且可以携带更多的药物，因此，具有更强的旁观者效应。旁观者效应是指正在死亡的肿瘤细胞与肿瘤抗原结合的ADC将药物释放至胞外区域，攻击邻近不表达该抗原的细胞，从而加强药物抗肿瘤活性，也是T-DXd可能对HER2低表达乳腺癌细胞更有杀伤力的理论基础。研究入组了557例晚期HER2低表达乳腺癌患者，其中包括对现有标准治疗耐药或不耐受或内分泌难治性激素受体阳性患者，按2∶1比例随机分为接受T-DXd治疗组或医生选择的化疗组（卡培他滨、艾立布林、吉西他滨、紫杉醇或白蛋白结合型紫杉醇）。主要研究终点为基于盲态独立中心评估（BICR）的激素受体阳性、HER2低表达患者的无进展生存期（PFS）。研究结果表明，与医生选择的化疗组相比，T-DXd治疗组在PFS（10.1个月 vs.5.4个月，HR 0.51，P < 0.001）和OS上均有获益，T-DXd在治疗晚期HER2低表达乳腺癌具有优势。在亚组分析中，不论是激素受体阳性还是TNBC患者，进展风险和死亡风险均下降50%左右。

Tarantino等提出了和本文作者不一样的观点。该研究对2016年1月至2021年3月达纳-法伯布莱根癌症研究中心具有明确的HER2状态的早期乳腺癌患者的数据进行中分析，共纳入病例5235例。研究主要研究终点包括病理学完全缓解、无病生存期（DFS）、远处无病生存期（DDFS）和总生存期。该研究认为，尽管HER2低表达乳腺癌的病理学完全缓解率显著低于HER2零表达乳腺癌（16.6% vs.26.8%，P = 0.002），但经激素受体分层后的分析显示，病理学完全缓解率在各亚组中相似［（分别分析激素受体阳性，激素受体阳性但不包括雌激素受体阴性，雌激素受体低表达和TNBC亚组，雌激素受体低表达定义为1% ~ 9%］。在生存分析方面：多因素分析中，同样经过激素受体的调整后，不论在总人群、激素受体阳性人群还是激素受体阴性人群中，HER2零表达乳腺癌与HER2低表达乳腺癌在DFS（HR 1.13，P = 0.4）、DDFS（HR 1.12，P = 0.47）和总生存期（HR 1.14，P = 0.52）方面的差异无统计学意义。因此，该研究作者认为HER2低表达乳腺癌不能作为一个新的乳腺癌亚型。纵观两篇观点截然不同的文章，其根本在于后者（Tarantino等的文章）对所有整体的结果进行了激素受体的调整。多因素分层分析调整适用于混杂因素较少的情况，其结果解读或许还应结合临床数据。该结果表明，激素受体表达或许确实和HER2表达存在共线性情况，这也和既往一些研究认为雌激素受体和HER2信号通路之间存在串扰的观点一致。回顾前文提及的DESTINY-Breast04试验，同样是HER2低表达乳腺癌患者，入组人群也包括了各层激素受体，T-DXd可以使HER2低表达乳腺癌患者获得生存获益。因此，或许经过激素受体调整后的数据无法观察到HER2低表达乳腺癌相对于零表达乳腺癌在生存上的差异，但只要对HER2低表达乳腺癌进行抗HER2治疗，ADC类药物治疗是有效的，HER2低表达乳腺癌可以作为一个新的亚型进行不同的针对性治疗。从这个角度看，将HER2低表达乳腺癌作为一个新的、可以知道治疗选择的亚型仍具有一定的临床意义。

HER2低表达乳腺癌占总体乳腺癌比例较高（45%～55%），一般不进行常规的靶向治疗。本临床研究及DESTINY-Breast04的研究结果可能影响了HER2低表达乳腺癌的治疗策略。DESTINY-Breast04试验入组的病例都是后线治疗的患者，而在后线治疗中，目前针对现有的亚型还有其他常用治疗药物，如CDK4/6抑制剂、免疫治疗、其他ADC类药物等的使用人群中都有相当一部分是HER2低表达乳腺癌，因此，该类患者的治疗选择可能会受到T-DXd的挑战。同时，T-DXd应用于HER2低表达乳腺癌的新辅助化疗及一线或二线辅助治疗的研究也在开展中，HER2低表达乳腺癌治疗在未来可能并不局限于晚期乳腺癌。此外，HER2状态的界定并不是一个绝对的数值，而受到病理科医师主观判断等因素的影响。目前，已有研究提出，除了HER2低表达，HER2极低表达（HER2 ultra low），HER2的状态还可以细分。那么，如何细分？未来还有很多值得探索的地方。

三、同类研究

HER2低表达乳腺癌汇集分析及同类研究见表40-2。

表40-2　同类研究对比

临床研究	治疗线数	入组人群及样本量	研究设计	主要研究终点	研究假设	研究结果	研究结论
HER2低表达汇总分析: HER2低表达乳腺癌的临床和分子特征	新辅助治疗，回顾性分析	GeparSepto试验、GeparOcto试验、GeparX试验和GAIN-2试验4个前瞻性临床试验的新辅助队列共2310例，入组人群主要为早期高危乳腺癌患者	对2012年7月至2019年3月，乳腺癌新辅助治疗的4个前瞻性临床试验随机入组前可确认HER2状态的2310例患者个体数据进行汇总分析	病理学完全缓解率、无病生存率、总生存率	HER2低表达乳腺癌患者与HER2零表达乳腺癌患者在pCR和生存方面存在显著差异，可以作为一个新的乳腺癌亚型	• 病理学完全缓解率: HER2低表达乳腺癌的病理学完全缓解率显著低于HER2零表达乳腺癌（29.2%vs.39%, P = 0.000 2） • 生存分析方面: HER2低表达乳腺癌比HER2零表达乳腺癌的3年无病生存率更优（83.4%vs.76.1%, P = 0.008 4），3年总生存率也更优（91.6% vs.85.5%, P = 0.001 6）	HER2低表达乳腺癌可以作为一个新的乳腺癌亚型
HER2低表达早期乳腺癌预后和生物学意义	所有接受治疗的患者，包括部分新辅助治疗患者，回顾性分析	达纳-法伯布莱根癌症研究中心的早期乳腺癌患者，共5235例	对2016年1月至2021年3月该中心具有明确的HER2状态的早期乳腺癌患者的数据进行中分析	病理学完全缓解率、无病生存率、远处无病生存率、总生存率	HER2低表达乳腺癌患者与HER2零表达乳腺癌患者在临床病理特征和预后上无显著差异，不能作为一个直观的生物和预后亚型	• 病理学完全缓解率: HER2低表达乳腺癌的病理学完全缓解率显著低于HER2零表达乳腺癌（16.6%vs.26.8%, P = 0.002），但经激素受体分层后进行分析，病理学完全缓解率相似 • 生存分析方面: 多因素分析中，不论在总人群、激素受体阳性人群还是激素受体阴性人群中，HER2低表达乳腺癌与HER2零表达乳腺癌在无病生存率、远处无病生存率和总生存率均无显著差异	HER2低表达乳腺癌不可以作为一个新的乳腺癌亚型

注: HER2. 人表皮生长因子受体2。

（上海交通大学医学院附属仁济医院　董欣睿　殷文瑾　陆劲松）

参考文献

[1] REDDY J C, REIMANN J D, ANDERSON S M, et al. Concordance between central and local laboratory HER2 testing from a community-based clinical study[J]. Clin Breast Cancer,2006,7(2): 153-157.

[2] PICCART-GEBHART M J, PROCTER M, LEY-LAND-JONES B, et al. Trastuzumab after adjuvant chemotherapy in HER2-positive breast cancer [J]. N Engl J Med, 2005, 353 (16): 1659-1672.

[3] DENKERT C, SEITHER F, SCHNEEWEISS A, et al. Clinical and molecular characteristics of HER2-low-positive breast cancer: pooled analysis of individual patient data from four prospective, neoadjuvant clinical trials [J]. Lancet Oncol, 2021, 22 (8): 1151-1161.

[4] ROSS J S, FLETCHER J A, LINETTE G P, et al. The Her-2/neu gene and protein in breast cancer 2003: biomarker and target of therapy [J]. The Oncologist, 2003, 8 (4): 307-325.

[5] FEHRENBACHER L,CECCHINI R S,GEYER C E, et al. NSABP B-47/NRG oncology Phase Ⅲ randomized trial comparing adjuvant chemotherapy with or without trastuzumab in high-risk invasive breast cancer negative for HER2 by FISH and with IHC 1 + or 2 [J]. J Clin Oncol, 2020, 38 (5): 444-453.

[6] BURRIS H A, RUGO H S, VUKELJA S J, et al. Phase Ⅱ study of the antibody drug conjugate trastuzumab-DM1 for the treatment of human epidermal growth factor receptor 2 (HER2) -positive breast cancer after prior HER2-directed therapy [J]. J Clin Oncol, 2011, 29 (4): 398-405.

[7] KROP I E, LORUSSO P, MILLER K D, et al. A phase Ⅱ study of trastuzumab emtansine in patients with human epidermal growth factor receptor 2-positive metastatic breast cancer who were previously treated with trastuzumab, lapatinib, an anthracycline, a taxane, and capecitabine [J]. J Clin Oncol, 2012, 30 (26): 3234-3241.

[8] MODI S, JACOT W, YAMASHITA T, et al. Trastuzumab deruxtecan in previously treated her2-low advanced breast cancer [J]. N Engl J Med, 2022, 387 (1): 9-20.

[9] OGITANI Y, HAGIHARA K, OITATE M, et al. Bystander killing effect of DS-8201a, a novel anti-human epidermal growth factor receptor 2 antibody-drug conjugate, in tumors with human epidermal growth factor receptor 2 heterogeneity [J]. Cancer Sci, 2016, 107 (7): 1039-1046.

[10] ROβWAG S, COTARELO C L, PANTEL K, et al. Functional characterization of circulating tumor cells (CTCs) from metastatic ER + /HER2-breast cancer reveals dependence on HER2 and FOXM1 for endocrine therapy resistance and tumor cell survival: implications for treatment of ER + /HER2-breast cancer [J]. Cancers, 2021, 13 (8): 1810.

[11] DIECI M V, MIGLIETTA F. HER2: a never ending story [J]. Lancet Oncol, 2021, 22 (8): 1051-1052.

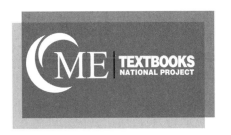

第十篇

乳腺癌解救内分泌治疗相关重要临床试验

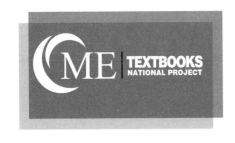

MONALEESA-2试验总生存更新分析：瑞波西利联合来曲唑治疗激素受体阳性晚期乳腺癌的Ⅲ期随机试验

第41章

一、概述

【文献来源】

HORTOBAGYI G N，STEMMER S M，BURRIS H A，et al. Overall survival with ribociclib plus letrozole in advanced breast cancer［J］. N Engl J Med，2022，386（10）：942-950.

【研究背景和目的】

MONASLEESA-2试验的前期报道显示，在绝经后、激素受体阳性/HER2阴性晚期乳腺癌的一线治疗中，瑞波西利联合来曲唑对比来曲唑能显著延长患者的PFS（25.3个月 *vs*.16.0个月，*HR* 0.568）。本试验作为MONASLEESA-2试验的第3次报道，发表了该试验的总生存期数据。

【入组条件】

1. 纳入标准

（1）绝经后，激素受体阳性/HER2阴性晚期（转移性或复发）乳腺癌。

（2）转移性疾病未接受任何系统治疗（一线治疗）。

（3）具有可测量病灶或至少有1个以溶骨为主的骨病灶。

（4）ECOG评分为0～1分。

2. 排除标准

（1）复发转移后接受过CDK4/6抑制剂或任何系统性的化疗或内分泌治疗。

（2）新辅助治疗或辅助治疗阶段如果使用过非甾体类AI，则无病间期需超过12个月。

（3）炎性乳腺癌、中枢神经系统转移、心脏病或心功能障碍病史（包括校正的心率QT间期在筛查时＞450 ms）或胃肠功能受损影响药物吸收。

（4）不允许使用已知具有延长QT间期或诱发尖端扭转性心动过速风险的联合用药。

【试验设计】

在绝经后、激素受体阳性/HER2阴性晚期乳腺癌患者中，与安慰剂加来曲唑相比，瑞波西利加来曲唑一线治疗可延长患者的生存期。

1. **试验类型** 前瞻性、多中心、随机、双盲、安慰剂对照的Ⅲ期临床试验。

2. **主要研究终点** 研究者评估的无进展生存期。

3. **次要研究终点** 总生存期，至首次化疗时间，安全性和耐受性。

4. **统计学假设** PFS比较采用分层log-rank检验；在单侧α水平为0.025的情况下，需要302个事件，有93.5%的检测效能检测出0.67的风险比。采用PFS和OS之间的多个终点序贯检验策略，将累积的Ⅰ型错误率控制在2.5%，即如果主要研究终点PFS结果具有显著的统计学意义再分析OS。经计算，该试验需要400例死亡病例，才能有90.2%的检测效能拒绝试验组与对照组之间总生存无差异的无效假设，从而得到瑞波西利加来曲唑具有更好疗效（*HR* 0.72），单侧总体显著性水平为2.5%。

【试验流程】

MONALEESA-2试验流程见图41-1。

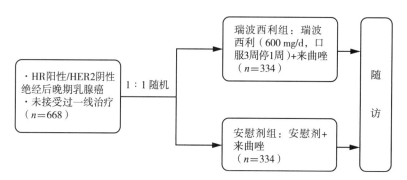

图41-1 MONALEESA-2试验流程图
注：HR. 激素受体；HER2. 人表皮生长因子受体2。

【结果】

1. **基本情况** 从2014年1月至2015年3月，一共入组患者688例，其中瑞波西利组334例，安慰剂组334例；中位随访时间为6.6年。

2. **PFS（既往报告）** 中位随访时间为24.6个月时，瑞波西利mPFS对比安慰剂组为25.3个月*vs.*16.0个月（*HR* 0.568，95%*CI* 0.457 ～ 0.704，*P* < 0.000 1）。

3. **OS** 瑞波西利组的mOS为63.9个月（95%*CI* 52.4 ～ 71.0个月），安慰剂组为51.4个月（95%*CI* 47.2 ～ 59.7个月）（死亡风险比，0.76，95%*CI* 0.63 ～ 0.93；双侧*P* = 0.008），观察到瑞波西利组在总生存方面有显著获益。

4. **至首次化疗时间** 瑞波西利组对比安慰剂组为50.6个月*vs.*38.9个月（*HR* 0.74，95%*CI* 0.61 ～ 0.91）。

5. **不良反应** 粒细胞减少症是主要3 ～ 4级不良反应（瑞波西利组52.1%*vs.*安慰剂组0.9%），其次为3 ～ 4级肝脏毒性（瑞波西利组14.4%*vs.*安慰剂组4.8%）、QT间期延长（瑞波西利组4.5%*vs.*

安慰剂组2.1%）。

【结论】

瑞波西利加来曲唑治疗组的中位总生存期相对于安慰剂组延长了12个月。在激素受体阳性/HER2阴性晚期乳腺癌患者中，与安慰剂加来曲唑相比，瑞波西利加来曲唑一线治疗取得了显著的生存获益。

（上海交通大学医学院附属仁济医院　吴子平　陆劲松）

二、专家解读

CDK4/6抑制剂类药物通过抑制CDK4/6阻断Rb蛋白磷酸化，使下游E2F转录因子无法释放，从而使细胞周期停滞在G_1期，阻碍细胞增殖。此类药物的问世改变了激素受体阳性HER2阴性晚期乳腺癌的预后和治疗策略。目前，相关同类药物包括哌柏西利、阿贝西利、瑞波西利等CDK抑制剂都具有一个结合CDK4/6的"ATP口袋"（铰链功能区），其氨基侧链的不同结构及占据的不同的位置决定了其效能和不良反应谱的不同。瑞波西利和哌柏西利的侧链结构较为相似，且不良反应也类似。

MONALEESA-系列研究围绕瑞波西利展开。其中MONALEESA-2试验是针对绝经后激素受体阳性HER2阴性转移性乳腺癌一线治疗的研究，MONALEESA-3试验是绝经后激素受体阳性转移性乳腺癌的一、二线治疗的研究，而MONALEESA-7试验是关注绝经前患者的一线治疗的研究。MONALEESA-2试验既往曾报道了2次PFS：第1次为平均随访15.2个月后，结果显示，瑞波西利组的PFS显著长于安慰剂组（HR 0.56，95%CI 0.43～0.72，$P<0.001$）；第2次为平均随访24.6个月后，结果显示，瑞波西利组的PFS仍显著长于安慰剂组（mPFS 25.3个月$vs.$16个月，HR 0.57，95%CI 0.45～0.70，$P<0.001$）。该试验结果确定了瑞波西利对于晚期激素受体阳性乳腺癌患者的治疗作用。在PFS达到预设统计学差异的基础上，OS也明显得到延长，瑞波西利组和安慰剂组的mOS分别为63.9个月和51.4个月（死亡HR 0.76，95%CI 0.63～0.93，双侧$P=0.008$）。

在各种CDK4/6抑制剂的一线解救治疗的临床研究中，有3个相似的临床试验，分别为PALOMA-2试验、MONARCH-3试验和本研究MONALEESA-2试验。PALOMA系列研究关注的是哌柏西利这一药物，MONARCH系列研究则关注阿贝西利。PALOMA-2/MONARCH-3研究绝经后激素受体阳性HER2阴性转移性乳腺癌的一线治疗，分别对比使用来曲唑单药或联合哌柏西利/阿贝西利治疗的疗效；PALOMA-3/MONARCH-2试验则关注激素受体阳性HER2阴性转移性乳腺癌的二线治疗，分别对比氟维司群单药或联合哌柏西利/阿贝西利的疗效。虽然，哌柏西利的药物分子结构与瑞波西利类似，但PALOMA-2试验的研究结果却与MONALEESA-2试验不同——PALOMA-2公布了新的随访生存数据：同样是激素受体阳性晚期乳腺癌的一线治疗，在平均随访90个月后，哌柏西利联合来曲唑与安慰剂联合来曲唑相比，OS获益的差异无统计学意义，mOS分别为53.9个月$vs.$51.2个月（HR 0.956，95%CI 0.78～1.18，单侧$P=0.3378$）。同样，阿贝西利的MONARCH-3研究也公布了第2次中期分析的OS数据，中位随访70.2个月后，阿贝西利与安慰剂相比，ITT人群的mOS分别为67.1个月$vs.$54.5个月（HR 0.754，95%CI 0.584～0.974，$P=0.0301$）。由于事件数未达到，结果还不具有统计学差异（未达到预设P值），但已经可以观察到12.6个月的绝对获益，随着随访时间的延长，其获得阳性结果的预期相对乐观。值得注意的是，在PALOMA-3试验中，对于激素受体阳性晚期乳腺癌的二线治疗，中位随访73个月后，哌柏西利联合氟维司群与安慰剂联合氟维司群相比，OS获益的差异具有统计学意义，mOS分别为34.8个月

*vs.*28个月（*HR* 0.81，95%*CI* 0.65 ～ 0.99）。

3种CDK抑制剂间OS的差异可能与治疗线数、试验设计的偏倚及药物本身的特性有关。基础研究显示，从对CDK蛋白抑制的效率来讲，阿贝西利最强，哌柏西利其次，瑞波西利最弱——但为什么MONALEESA-2试验的结果为阳性，PALOMA-2试验的结果为阴性？从试验设计和数据的角度分析，一方面，PALOMA-2试验中存在相当一部分的数据删失（哌柏西利组13%，安慰剂组21%）；另一方面，PALOMA-2试验的入组人群中，无病间期＜12个月的患者达到了22%，而MONALEESA-2中只有2%，前者入组人群中继发性耐药比例更高，也可能是导致阴性结果的原因。同时，由于PALOMA-3试验取得了阳性结果，即哌柏西利在二线治疗与氟维司群联用时可以取得生存获益，因此，PALOMA-2试验的阴性结果可能是由试验设计偏倚导致。导致PALOMA-2阴性结果的原因可能是多元的。基于以上3个系列试验的数据，在目前最新的NCCN指南中，对于激素受体阳性HER2阴性转移性乳腺癌一线治疗推荐AI＋CDK4/6抑制剂，其中联用瑞波西利为1类推荐，而阿贝西利和哌柏西利均为2A类推荐。

本研究的探索性亚组分析中，除了极个别以外，作者报告的每个亚组中瑞波西利取得的获益均有统计学意义，包括不同年龄、不同种族、不同既往内分泌或化疗方案、不同转移部位。但在肝转移的人群中，瑞波西利治疗没有看到具有统计学差异的优势，推测可能与此类患者肿瘤负荷过重有关。

本次OS报道的同时也提供了详细的后续治疗数据，2组都有90%的患者接受了后续治疗。其中安慰剂组有34.4%的人群接受了后续CDK抑制剂治疗，而瑞波西利组则有21.7%的患者接受了后续的其他CDK抑制剂治疗。由于安慰剂组在进展后也使用了CDK抑制剂，从而造成了OS分析对试验组疗效的不利偏倚，但从本研究中仍观察到了OS的获益，提示临床上对于符合条件的晚期乳腺癌患者，应该尽早应用瑞波西利，如果有条件在一线治疗时应用，对总生存率的改善可能更佳。

三、同类研究

MONALEESA-2试验及同类研究见表41-1。

表41-1 同类研究对比

研究名称及性质	研究目的与假设	入组人群及样本量	研究设计分组、处理	结果（主要研究终点及其他重要结果）	结论
MONALEESA-2（解救治疗）本试验	瑞波西利加来曲唑与安慰剂加来曲唑相比，是否可延长绝经后转移性乳腺癌患者的生存时间	激素受体阳性/HER2阴性绝经后患者一线治疗（*n* = 668）	瑞波西利组（瑞波西利＋来曲唑治疗）*vs.*安慰剂组（安慰剂＋来曲唑治疗）	PFS：瑞波西利组*vs.*安慰剂组（25.3个月*vs.*16.0个月，*HR* 0.57，*P*＜0.000 1）OS：瑞波西利组*vs.*安慰剂组（63.9个月*vs.*51.4个月，*HR* 0.76，*P* = 0.008）	在绝经后患者中，瑞波西利组相较于安慰剂组可延长患者的PFS和OS
MONALEESA-7（解救治疗）	瑞波西利与安慰剂加来曲唑相比，是否可延长绝经前转移性乳腺癌患者的生存时间	激素受体阳性/HER2阴性绝经前患者一线治疗（*n* = 672）	瑞波西利组（瑞波西利＋OFS＋TAM/AI治疗）*vs.*安慰剂组（安慰剂＋OFS＋TAM/AI治疗）	PFS：瑞波西利组*vs.*安慰剂组（23.8个月*vs.*13.0个月，*HR* 0.55，*P*＜0.000 1）OS：瑞波西利组*vs.*安慰剂组（未达到*vs.*40.9个月，*HR* 0.71）	在绝经前患者中，瑞波西利组相较于安慰剂组未延长患者的PFS、OS

续　表

研究名称及性质	研究目的与假设	入组人群及样本量	研究设计分组、处理	结果（主要研究终点及其他重要结果）	结论
MONARCH-3（解救治疗）	阿贝西利与安慰剂加AI相比，是否可延长绝经后转移性乳腺癌患者的生存	激素受体阳性/HER2阴性绝经后患者一线治疗（$n=488$）	阿贝西利组（阿贝西利＋来曲唑/阿那曲唑治疗）vs.安慰剂组（安慰剂＋来曲唑/阿那曲唑治疗）	PFS：阿贝西利组vs.安慰剂组（28.2个月vs.14.8个月，HR 0.53，$P<0.000\,1$）OS：阿贝西利组vs.安慰剂组（67.1个月vs.54.5个月，HR 0.75）	在绝经后患者中，阿贝西利组相较于安慰剂组可延长患者的PFS，OS数据尚不成熟
PALOMA-2（解救治疗）	哌柏西利与安慰剂加来曲唑相比，是否可延长绝经后转移性乳腺癌患者的生存	激素受体阳性/HER2阴性绝经后患者一线治疗（$n=666$）	哌柏西利组（哌柏西利＋来曲唑治疗）vs.安慰剂组（安慰剂＋来曲唑治疗）	PFS：哌柏西利组vs.安慰剂组（24.8个月vs.14.5个月，HR 0.58，$P<0.001$）OS：哌柏西利组vs.安慰剂组（53.9个月vs.51.2个月，HR 0.96，$P=0.34$）	在绝经后患者中，哌柏西利相较于安慰剂可延长患者的PFS，未延长OS

注：AI.芳香化酶抑制剂；OFS.卵巢功能抑制；TAM.他莫昔芬；PFS.无进展生存期；OS.总生存期；HER2.人表皮生长因子受体2。

（上海交通大学医学院附属仁济医院　吴子平　殷文瑾　陆劲松）

参考文献

［1］HORTOBAGYI G N，STEMMER S M，BURRIS H A，et al. Overall Survival with Ribociclib plus Letrozole in Advanced Breast Cancer［J］. N Engl J Med，2022，386（10）：942-950.

［2］CHONG Q Y，KOK Z H，BUI N L，et al. A unique CDK4/6 inhibitor：current and future therapeutic strategies of abemaciclib［J］. Pharmacol Res，2020，156：104686.

［3］HORTOBAGYI G N，STEMMER S M，BURRIS H A，et al. Ribociclib as First-Line Therapy for HR-Positive，Advanced Breast Cancer［J］. N Engl J Med，2016，375（18）：1738-1748.

［4］HORTOBAGYI G N，STEMMER S M，BURRIS H A，et al. Updated results from MONALEESA-2，a phase Ⅲ trial of first-line ribociclib plus letrozole versus placebo plus letrozole in hormone receptor-positive，HER2-negative advanced breast cancer［J］. Ann Oncol，2018，29（7）：1541-1547.

［5］FINN，R．S，RUGO H S，VERONIQUE C DIERAS，et al. Overall survival（OS）with first-line palbociclib plus letrozole（PAL＋LET）versus placebo plus letrozole（PBO＋LET）in women with estrogen receptor-positive/human epidermal growth factor receptor 2-negative advanced breast cancer（ER＋/HER2-ABC）：Analyses from PALOMA-2［J］. J Clin Oncol，2022，40（17_suppl）：LBA1003-LBA1003.

［6］GOETZ M P，TOI M，HUOBER J，et al. LBA15 MONARCH 3：interim overall survival（OS）results of abemaciclib plus a nonsteroidal aromatase inhibitor（NSAI）in patients（pts）with HR＋，HER2-advanced breast cancer（ABC）［J］. Ann Oncol，2022，33：S1384.

［7］CRISTOFANILLI M，RUGO H S，IM S A，et al. Overall survival with Palbociclib and Fulvestrant in Women with HR＋/HER2-ABC：updated exploratory analyses of paloma-3，a double-blind，phase Ⅲ randomized study［J］. Clin Cancer Res，2022，28（16）：3433-3442.

［8］HAFNER M，MILLS C E，SUBRAMANIAN K，et al. Multiomics profiling establishes the polypharmacology of FDA-approved CDK4/6 inhibitors and the potential for differential clinical activity［J］. Cell Chem Biol，2019，26（8）：1067-1080. e8.

［9］FINN R S，MARTIN M，RUGO H S，et al. Palbociclib and letrozole in advanced breast cancer［J］. N Engl J Med，2016，375（20）：1925-1936.

［10］GRADISHAR W J，MORAN M S，ABRAHAM J，et al. Breast cancer，version 3. 2022，nccn clinical practice guidelines in oncology［J］. J Natl Compr Canc Netw，2022，20（6）：691-722.

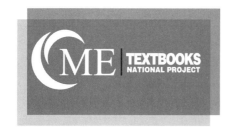

MONALEESA-3试验：瑞波西利联合氟维司群治疗绝经后激素受体阳性人表皮生长因子受体2阴性晚期乳腺癌的Ⅲ期随机临床试验总生存结果更新

第42章

一、概述

【文献来源】

SLAMON D J，NEVEN P，CHIA S，et al.Ribociclib plus fulvestrant for postmenopausal women with hormone receptor-positive，human epidermal growth factor receptor 2-negative advanced breast cancer in the phase Ⅲ randomized MONALEESA-3 trial：updated overall survival［J］.Ann Oncol，2021，32（8）：1015-1024.

【研究背景和目的】

瑞波西利是细胞周期依赖性激酶4/6（CDK4/6）的一种选择性小分子抑制剂。在已发表的MONALEESA-3试验的主要研究终点中，瑞波西利联合氟维司群作为激素受体阳性HER2阴性绝经后晚期乳腺癌（ABC）的一线/二线治疗达到了较好的疗效。相比于安慰剂联合氟维司群，瑞波西利联合氟维司群可延长的中位无进展生存期（PFS）达7.7个月。经过中位时间为56.3个月的随访，本次报道更新了瑞波西利联合氟维司群和安慰剂联合氟维司群的总生存结果。

【入组条件】

1. 纳入标准

（1）绝经后激素受体阳性/HER2阴性进展期（包括晚期转移性或局部晚期）乳腺癌。

（2）一线治疗人群［新发的或完成（新）辅助内分泌治疗＞12个月复发而未行治疗］、早期复发及二线治疗人群［完成（新）辅助内分泌治疗＜12个月复发后未行治疗（早期复发）］、完成

（新）辅助内分泌治疗＞12个月后复发并进展后接受一线内分泌治疗，初诊为晚期乳腺癌未接受（新）辅助治疗在一线内分泌治疗后进展。

（3）患者至少有1个可测量的病变（RECIST 1.1标准），或者至少存在1个主要为溶骨性病变的骨转移灶。

（4）器官和骨髓功能良好。

（5）ECOG评分为0分或1分。

2. 排除标准

（1）复发转移后接受过化疗、氟维司群或CDK4/6抑制剂。

（2）炎性乳腺癌。

（3）由于疾病负荷原因不适合内分泌治疗。

（4）临床上严重的心律失常或未控制的心脏病，包括QTc间期＞450 ms。

【试验设计】

1. 试验类型　前瞻性、多中心、随机、双盲、安慰剂对照的Ⅲ期临床试验。

2. 主要研究终点　研究者评估的无进展生存期（PFS，从进入随机的时间到第1次进展或任何原因导致的死亡，PFS按照RECIST 1.1标准通过盲态独立中心进行评估）。

3. 次要研究终点　总生存率、客观缓解率、临床获益率（CBR）、安全性和耐受性。

4. 统计假设　如果检测单侧2.5%显著性时风险比为0.67，95%检验效能，需要364例PFS事件，如果主要研究终点PFS结果显著，则使用分层log-rank检验在单侧2.5%水平上比较治疗组之间的OS。

【试验流程】

MONALEESA-3试验流程见图42-1。

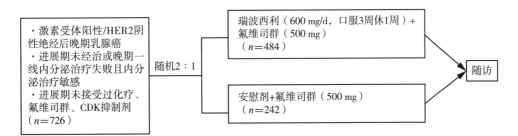

图42-1　MONALEESA-3试验流程图

注：HER2. 人表皮生长因子受体2；CDK. 细胞周期依赖性激酶。

【结果】

1. 中位随访时间为56.3个月，瑞波西利＋氟维司群组（以下简称瑞波西利组）死亡人数的比例为45.9%，而安慰剂＋氟维司群组（简称"安慰剂组"）为58.7%，mOS分别53.7个月和41.5个月（*HR* 0.73，95%*CI* 0.59 ～ 0.90）。

2. 瑞波西利组和安慰剂组估计的4年总生存率分别为54%和45%，5年总生存率为46%和31%。

3. 瑞波西利组和安慰剂组中一线治疗患者的死亡人数比例分别为35.4%和52.3%，瑞波西利组和安慰剂组的mOS分别为未达到和51.8个月（*HR* 0.64，95%*CI* 0.46 ～ 0.88）。

4. 一线治疗的患者在瑞波西利组和安慰剂组估计的4年总生存率分别为66%和53%，5年总生存率为54%和36%。

5. 瑞波西利组和安慰剂组中二线治疗患者的死亡人数比例分别为56.5%和67.3%，瑞波西利组和安慰剂组mOS分别为39.7个月和33.7个月（ *HR* 0.78，95%*CI* 0.59 ～ 1.04 ）。

6. 二线治疗的患者在瑞波西利组和安慰剂组估计的4年总生存率分别为42%和34%，5年总生存率37%和24%。

7. 无论治疗线数、是否存在肝或肺转移、是否单纯骨转移、内分泌治疗敏感或耐药等，大部分亚组都能从瑞波西利联合氟维司群中获益。

8. 在安全性方面，粒细胞减少症是最常见的血液学不良事件，瑞波西利组和安慰剂组3或4级粒细胞减少症分别为58.2%和0.8%，3或4级肝脏毒性分别为13.9%和6.2%，3或4级Q-T间期延长分别为3.1%和1.2%。

【结论】

瑞波西利联合氟维司群治疗绝经后激素受体阳性HER2阴性晚期乳腺癌较氟维司群单药疗效具有明显优势且患者可以耐受。

（上海交通大学医学院附属仁济医院　马嘉忆　吴子平　陆劲松）

二、专家解读

细胞的增殖会经历周期性变化，对于人类来说，细胞周期分为G_0期、G_1期、S期、G_2期和M期。其中G_0期为静止期，该期的细胞脱离周期停止分裂，适当的刺激可使其进入周期。G_1期是DNA合成前期，主要功能为合成RNA和核糖体，为下一阶段，即S期的DNA复制做好物质和能量的准备。S期为DNA合成期，负责合成DNA和组蛋白，DNA复制所需要的酶都在这一时期合成。在G_2期DNA合成终止，大量RNA及蛋白质，包括微管蛋白，促成熟因子等在该阶段合成。最后细胞在M期完成分裂。

除了对细胞周期本身的影响，衰老和免疫也是CDK4/6抑制剂发挥抗肿瘤作用的重要方式。《晚期乳腺癌国际共识指南》（第5版）（以下简称"ABC5"）将CDK4/6抑制剂联合内分泌治疗作为激素受体阳性/HER2阴性乳腺癌晚期一线的推荐方案。目前较为常用的CDK4/6抑制剂有哌柏西利、瑞波西利、阿贝西利，其中阿贝西利是泛CDK抑制剂，不良反应以腹泻和肝肾功能损伤为主，疗效和不良反应与哌柏西利和瑞波西利有所不同，单药阿贝西利在难治性雌激素受体阳性转移性乳腺癌中也能获得较好的疗效。

瑞波西利是一种CDK4/6选择性小分子抑制剂。MONALEESA-3试验是一项聚焦在初诊晚期未经治疗、晚期一线及对内分泌治疗敏感［需要完成（新）辅助内分泌治疗＞12个月后复发并接受一线内分泌治疗进展］的晚期二线的绝经后激素受体阳性/HER2阴性晚期乳腺癌患者的Ⅲ期临床试验，2018年发表结果显示，瑞波西利联合氟维司群的疗效优于安慰剂联合氟维司群，mPFS分别为20.5个月和12.8个月（ *HR* 0.593，95%*CI* 0.480 ～ 0.732，*P* = 0.001 ）。本次报道延长中位随访时间至56.3个月后，总生存结果显示，瑞波西利依旧具有优势，无论是否肝转移、骨转移，是否孕激素受体阳性，尤其无论内分泌是否耐药，各亚组分析中联用瑞波西利的总生存均更具优势。

本研究亚裔患者入组的数量较少，种族相关总生存亚组分析显示，亚裔患者似乎未见更倾向于瑞波西利的趋势（ *HR* 0.99，95%*CI* 0.40 ～ 2.43 ），而就居住亚裔患者而言，加用瑞波西利在总生存方面有获益倾向（ *HR* 0.82，95%*CI* 0.32 ～ 2.05 ），而白种人（ *HR* 0.69，95%*CI* 0.55 ～ 0.86 ）及欧洲和澳大利亚地区的人群（$HR\ 0.69$，95%$CI\ 0.54 \sim 0.86$）加用瑞波西利有明显的获益。

　　相比之下，MONALEESA-7试验是一项瑞波西利或安慰剂联合卵巢功能抑制剂和三苯氧胺/芳香化酶抑制剂治疗绝经前晚期一线激素受体阳性/HER2阴性乳腺癌的Ⅲ期临床研究，2019年的随访结果显示，mOS在瑞波西利组未达到，安慰剂组为40.9个月，42个月估计总生存率瑞波西利组为70.2%，安慰剂组为46.0%（$HR\ 0.71$，$P = 0.009\ 73$，超过优效界值0.010 18），亚组分析中亚裔患者中瑞波西利组疗效更佳（$HR\ 0.40$，95%$CI\ 0.22 \sim 0.72$）。2022年中位随访时间为53.5个月时更新的OS结果显示，瑞波西利组和安慰剂组mOS分别为58.7个月和48.0个月（$HR\ 0.76$，95%CI $0.61 \sim 0.96$），亚裔患者仍有明显获益（$HR\ 0.61$，95%$CI\ 0.38 \sim 0.97$）。然而，另一项瑞波西利联合来曲唑对比安慰剂联合来曲唑作为绝经后乳腺癌一线治疗的Ⅲ期临床试验MONALEESA-2试验（表42-1），经过6.6年的随访，在亚组分析中，观察到亚裔患者在生存方面有获益的倾向（HR 0.80，95%$CI\ 0.42 \sim 1.54$）。

　　其他2种CDK4/6抑制剂阿贝西利和哌柏西利目前报道总生存结果的研究有PALOMA-3试验和MONARCH-2试验（表42-2），2项发布总生存结果时的随访时间都较MONALEESA-3试验短，分别为44.8个月和37.3个月。MONARCH-2试验是一项阿贝西利/安慰剂联合氟维司群作为激素受体阳性/HER2阴性晚期乳腺癌一/二线治疗方案的Ⅲ期临床研究，mOS治疗组（阿贝西利联合氟维司群治疗）和对照组（安慰剂联合氟维司群治疗）的mOS分别为46.7个月和36.3个月（$HR\ 0.757$，$P = 0.01$），晚期一线治疗中原发内分泌耐药患者获益更为明显。PALOMA-3试验是一项哌柏西利/安慰剂联合氟维司群的Ⅲ期临床试验，所纳入的是绝经前后、一线至多线的激素受体阳性/HER2阴性晚期乳腺癌，允许接受过化疗的患者入组，治疗组（哌柏西利联合氟维司群治疗）和对照组（安慰剂联合氟维司群治疗）的mOS分别为34.9个月和28.0个月（$HR\ 0.81$，$P = 0.09$），该试验并非头对头研究，但基于较长的随访时间PALOMA-3试验的生存结果的差异无统计学意义，且mOS较另两者短，原因可能与该研究入排标准更宽，患者病情更重有关，但对于患者，治疗组（哌柏西利联合氟维司群治疗）方案仍有一定获益。

表42-1　MONALEESA系列Ⅲ期临床研究

Ⅲ期临床研究	方案	人群	mPFS（月）	mOS（月）	中位随访时间（月）	结论
MONALEESA-3试验（本研究）优效性检验	瑞波西利＋氟维司群vs.安慰剂＋氟维司群	绝经后，一或二线治疗，晚期未化疗	20.5vs.12.8（$HR\ 0.593$，$P < 0.001$）	53.7vs.41.5（$HR\ 0.73$，95%CI $0.59 \sim 0.90$）	56.3	瑞波西利联合氟维司群相比氟维司群单药显著改善晚期绝经后激素受体阳性乳腺癌患者预后
MONALEESA-2试验优效性检验	瑞波西利＋来曲唑vs.安慰剂＋来曲唑	绝经后，晚期一线治疗	25.3vs.16.0（$HR\ 0.568$，log-rank $P = 9.63 \times 10^{-8}$）	63.9vs.51.4（$HR\ 0.76$，95%CI $0.63 \sim 0.93$）	79.2	瑞波西利联合来曲唑相比来曲唑单药显著改善晚期绝经后一线激素受体阳性乳腺癌患者预后
MONALEESA-7试验优效性检验	瑞波西利＋OFS＋TAM/AIvs.安慰剂＋OFS＋TAM/AI	绝经前，晚期一线	23.8vs.13.0　$HR\ 0.55$　$P < 0.000\ 1$	58.7vs.48.0（$HR\ 0.76$，95%CI $0.61 \sim 0.96$）	53.5	瑞波西利联合内分泌治疗相比内分泌单药显著改善晚期一线绝经前激素受体阳性乳腺癌患者预后

注：OFS＋TAM/AI.卵巢功能抑制＋他莫昔芬/芳香化酶抑制剂；mPFS.中位无进展生存期；mOS.中位总生存期。

三、同类研究

CDK4/6 抑制剂联合氟维司群治疗期乳腺癌及同类研究见表 42-2。

表 42-2　同类研究对比

Ⅲ期临床研究	方案	人群	mPFS（月）	mOS（月）	中位随访时间（月）	结论
PALOMA-3 试验优效性检验	哌柏西利＋氟维司群 vs. 安慰剂＋氟维司群	绝经前为 21% 和绝经后为 79%，0 至多线，晚期可化疗	9.5vs.4.5 (HR 0.46, P < 0.000 1)	34.9vs.28.0 (HR 0.81, P = 0.09)	44.8	哌柏西利联合氟维司群相比氟维司群单药显著改善晚期激素受体阳性乳腺癌患者的预后
MONALEESA-3 试验优效性检验	瑞波西利＋氟维司群 vs. 安慰剂＋氟维司群	绝经后，一线或二线治疗，晚期未化疗	20.5vs.12.8 (HR 0.593, P < 0.001)	53.7vs.41.5 (HR 0.73, 95%CI 0.59～0.90)	56.3	瑞波西利联合氟维司群相比氟维司群单药显著改善晚期绝经后激素受体阳性乳腺癌患者的预后
MONARCH-2 试验优效性检验	阿贝西利＋氟维司群 vs. 安慰剂＋氟维司群	绝经前为 16.1% 和绝经后为 83.9%，≤1 线治疗，晚期未化疗	16.4vs.9.3 (HR 0.553, P < 0.001)	46.7vs.36.3 (HR 0.757, P = 0.01)	37.3	阿贝西利联合氟维司群相比氟维司群单药显著改善晚期激素受体阳性乳腺癌患者的预后

注：mPFS. 中位无进展生存期；mOS. 中位总生存期。

安全性方面由于瑞波西利与哌柏西利化学结构相似，但与阿贝西利有所不同，因此，不同于阿贝西利常见的不良反应腹泻，哌柏西利和瑞波西利的不良反应主要为中性粒细胞减少症和部分肝脏毒性。瑞波西利还会引起心脏毒性，即 Q-T 间期延长，心电图指标主要反映心脏去极化和复极化，严重者会导致晕厥和心搏骤停，因此，MONALEESA 系列临床试验中将临床上严重的心律失常或未控制心脏病，包括 QTc 间期＞450 ms 的患者排除在外，在临床实践中，也需要额外留意这类患者在 CDK4/6 抑制剂的选择上避免瑞波西利的使用。

期待这 3 种 CDK4/6 抑制剂的头对头研究，以及更多在我国人群中的研究数据及更多的真实世界的研究数据。

（上海交通大学医学院附属仁济医院　马嘉忆　吴子平　殷文瑾　陆劲松）

参考文献

［1］CARDOSO F, PALUCH-SHIMON S, SENKUS E, et al. 5th ESO-ESMO international consensus guidelines for advanced breast cancer（ABC 5）［J］. Ann Oncol, 2020, 31（12）: 1623-1649.

［2］GRADISHAR W J, MORAN M S, ABRAHAM J, et al. Breast cancer, Version 3. 2022, NCCN clinical practice guidelines in oncology［J］. J Natl Compr Canc Netw, 2022, 20（6）: 691-722.

［3］CHONG Q Y, KOK Z H, BUI N L, et al. A unique CDK4/6 inhibitor: current and future therapeutic strategies of abemaciclib［J］. Pharmacol Res, 2020, 156: 104686.

［4］SLAMON D J, NEVEN P, CHIA S, et al. Phase Ⅲ randomized study of ribociclib and fulvestrant in hormone receptor-positive, human epidermal growth factor receptor 2-negative advanced breast cancer: MONALEESA-3 ［J］. J Clin Oncol, 2018, 36 （24）: 2465-2472.

［5］Ambrosone C B, Zirpoli G R, Hutson A D, et al. Dietary supplement use during chemotherapy and survival outcomes of patients with breast cancer enrolled in a cooperative group clinical trial（SWOG S0221）［J］. J Clin Oncol, 2020, 38 （8）: 804-814.

［6］LU Y S, IM S A, COLLEONI M, et al. Updated overall survival of ribociclib plus endocrine therapy versus endocrine therapy alone in pre-and perimen-opausal patients with HR＋/HER2-advanced breast cancer in MONALEESA-7: a phase Ⅲ randomized clinical trial ［J］. Clin Cancer Res, 2022, 28 （5）: 851-859.

［7］Neven P, Johnston S R D, Toi M, et al. MON-ARCH 2: subgroup analysis of patients receiving abemaciclib plus fulvestrant as first-line and sec-ond-line therapy for HR（＋）,HER2（－）-advanced breast cancer［J］. Clin Cancer Res,2021,27（21）: 5801-5809.

［8］TURNER N C, SLAMON D J, RO J, et al. Overall survival with palbociclib and fulvestrant in advanced breast cancer ［J］.. N Engl J Med, 2018, 379 （20）: 1926-1936.

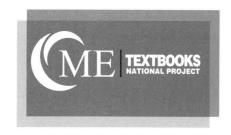

MONARCH-3试验：阿贝西利作为进展期乳腺癌一线治疗的亚组预后结果更新

第43章

一、概述

【文献来源】

JOHNSTON S，O'SHAUGHNESSY J，MARTIN M，et al.Abemaciclib as initial therapy for advanced breast cancer：MONARCH 3 updated results in prognostic subgroups.NPJ Breast Cancer，2021，7（1）：80.

【研究背景和目的】

阿贝西利联合内分泌药物治疗激素受体阳性、HER2阴性的晚期乳腺癌（ABC）已经获得显著的疗效。在阿贝西利治疗晚期乳腺癌的MONARCH-2临床研究中，比较了阿贝西利联合氟维司群和氟维司群单药治疗激素受体阳性/HER2阴性ABC的疗效，PFS分别为16.4个月和9.3个月（P＜0.001）。MONARCH-3研究比较了阿贝西利联合非甾体芳香化酶抑制剂（NSAI）和单纯NSAI治疗激素受体阳性/HER2阴性ABC的疗效，PFS分别为无法估算和14.7个月（$P=0.000\ 021$），而OS数据目前尚不成熟。本研究基于12个月的延长随访，对MONARCH-3试验进行了PFS结果的更新，以探索阿贝西利联合NSAI是否可以取得长期的生存获益，并对获益更为显著的亚组进行分析，为阿贝西利联合NSAI作为激素受体阳性/HER2阴性ABC患者一线治疗的疗效和安全性提供更多的参考和佐证。

【入组条件】

1. 纳入标准

（1）年龄≥18岁的绝经后女性。

（2）局部区域复发的激素受体阳性/HER2阴性乳腺癌，无法通过手术切除或放疗治愈，或者伴有转移性疾病。

（3）根据实体肿瘤疗效评价标准1.1版（RECIST 1.1标准）存在可测量病灶或仅存在不可测量的骨病灶（成骨性、溶骨性或混合性）。

（4）没有接受过针对晚期乳腺癌的全身治疗。

（5）ECOG评分≤1分，且器官功能良好。

（6）随机之前已停止既往用于姑息治疗或有骨折风险的溶骨病变的局部放疗，并从治疗的急性影响中恢复。

（7）能够吞咽胶囊。

2. 排除标准

（1）有内脏危象、淋巴管扩散或软脑膜瘤。

（2）炎性乳腺癌。

（3）有中枢神经系统转移的临床证据或病史。

（4）目前正在接受或曾经接受过针对局部复发或转移性乳腺癌的内分泌治疗或化疗。

（5）完成（新）辅助内分泌治疗后的无病生存期≤12个月。

（6）曾接受过依维莫司治疗。

（7）曾接受过任何CDK4/6抑制剂的治疗（或参与任何CDK4/6抑制剂临床试验，其治疗分组仍未揭盲）。

（8）随机前7天内开始使用双膦酸盐或核因子κB（nuclear factor-κB，NF-κB）配体（RANK-L）的受体激活剂。

（9）目前正在接受临床试验中的研究性药物或参与任何其他类型的在科学上或医学上与本研究不兼容的医学研究。

（10）分别在随机分组后的14天或21天内，接受了未获得监管部门批准的任何适应证的非骨髓抑制或者骨髓抑制的药物治疗。

（11）在随机分组前14天内接受过大型手术。

【试验设计】

1. 试验类型　前瞻性、随机、双盲的Ⅲ期临床试验。

2. 主要研究终点　研究者评估的无进展生存期（PFS）（定义为随机分组至疾病进展或死亡的时间）。

3. 次要研究终点　OS、客观缓解率（ORR，即完全缓解和部分缓解的比例）、疾病控制率（DCR，即完全缓解、部分缓解或疾病稳定的比例，本文结果部分未提及）、临床获益率（CBR，即完全缓解、部分缓解或疾病稳定时间≥6个月的比例，本文结果部分未提及）、缓解持续时长（DoR，即完全缓解或部分缓解至疾病进展或死亡的时间）、安全性和耐受性等。

4. 探索性终点　PFS2［定义为从随机到下一线（阿贝西利进展后的治疗）的停药日期或进展后的二线治疗的开始日期，或者任何原因造成的死亡的时间，上述时间节点以较早出现者为准］、到化疗的时间（定义为从随机到后续开始化疗的时间，化疗前死亡的患者作为删失数据，本文结果部分未提及）。

5. 统计学假设　本研究的母研究MONARCH-3假设阿贝西利组相比安慰剂组在PFS方面的获益更大，风险比（HR）＝0.67，单侧α＝0.025，检验效能为80%，得到最终分析所需要240个PFS事件数，假设达到189个PFS事件时进行期中分析，当$HR<0.56$且双侧$P<0.0005$时说明结果为阳性。

【试验流程】

MONARCH-3研究试验流程见图43-1。

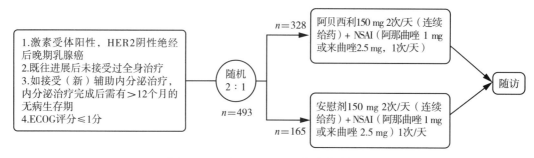

图 43-1　MONARCH-3 研究试验流程图

注：NSAI. 非甾体芳香化酶抑制剂；ECOG. 东部肿瘤协作组；HER2. 人表皮生长因子受体 2。

流程说明

1. 亚组：ECOG 评分为 0 分或 1 分、是否单纯骨转移、是否存在肝转移、孕激素受体阳性/阴性、肿瘤分级低或中/高、无治疗间期＜36 个月或≥36 个月。

2. 分层因素：转移部位（内脏、单纯骨转移或其他）和既往接受过（新）辅助内分泌治疗（芳香化酶抑制剂、非内分泌治疗或其他）。

【结果】

1. 中位随访时间　阿贝西利组为 39.0 个月，安慰剂组为 39.6 个月。

2. mPFS　阿贝西利组为 28.2 个月，优于安慰剂组的 14.8 个月（分层 *HR* 0.525，95%*CI* 0.415～0.665，*P*＜0.000 1）。阿贝西利组 3 年 PFS 为 41.3%，安慰剂组 3 年 PFS 为 16.1%。

3. mPFS 的亚组分析结果　所有亚组接受 NSAI 联合阿贝西利治疗均有获益。其中，存在肝转移（*HR* 0.449，95%*CI* 0.259～0.777）、孕激素受体阴性（*HR* 0.427，95%*CI* 0.265～0.687）、组织学分级高（*HR* 0.322，95%*CI* 0.190～0.546）、无治疗间隔期（TFI）＜36 个月（*HR* 0.418，95%*CI* 0.240～0.729）的亚组接受 NSAI 联合阿贝西利治疗的获益更大。

4. 停药后治疗　ITT 人群中 301 例在研究方案的药物停药后继续接受了后续治疗，阿贝西利组 178 例（54.3%），安慰剂组 123 例（74.5%），大多使用氟维司群、依西美坦、卡培他滨和紫杉醇。停药后接受其他内分泌治疗的患者分别有阿贝西利组 145 例（44.2%），安慰剂组 101 例（61.2%）。阿贝西利显著延长了到后续首次化疗的时间（分层 *HR* 0.513，95%*CI* 0.380～0.691）。

5. mPFS2　阿贝西利组 36.9 个月，较安慰剂组 25.6 个月显著延长（分层 *HR* 0.637，95%*CI* 0.495～0.819）。亚组分析中，肿瘤组织学分级较高的患者 PFS2 获益更大（分层 *HR* 0.418，95%*CI* 0.240～0.730）。

6. 客观缓解率　阿贝西利组 62.5%（95%*CI* 56.7%～68.2%），显著优于安慰剂组 44.7%（95%*CI* 36.2%～53.2%）。

7. 中位反应持续时间（DoR）　阿贝西利组为 32.7 个月（95%*CI* 25.7 个月至未达到，安慰剂组为 17.5 个月（95%*CI* 11.6～22.2 个月）。

8. 不良反应　与之前所报道的一致，主要有腹泻，中性粒细胞减少症和乏力等。

【结论】

对于激素受体阳性/HER2 阴性晚期乳腺癌的一线治疗，阿贝西利联合 NSAI 方案的疗效优于单药 NSAI，尤其在肝转移、孕激素受体阴性、高组织学分级肿瘤和无治疗间期＜36 个月的亚组中阿贝西利联用NSAI组获益更为明显。

（上海交通大学医学院附属仁济医院　马嘉忆　陆劲松）

二、专家解读

细胞周期从G_0期、G_1期、S期、G_2期到M期逐个过渡，形成周期性的变化，每个间期需要细胞周期蛋白（cyclin）和对应的CDK结合，从而使腺嘌呤ATP与CDK的ATP位点结合。在G_1期到S期，CDK4/6抑制剂通过抑制CDK4和CDK6阻断Rb蛋白磷酸化，使得下游E2F转录因子无法释放转录下游基因，阻止细胞周期通过R限制点从G_1期进入S期，从而使细胞周期停滞无法继续增殖。阿贝西利是一种CDK4/6的小分子抑制剂，对细胞周期蛋白D1/CDK4的抑制作用是对细胞周期蛋白D3/CDK6的14倍，同时它也是泛抑制剂，蛋白组学研究发现它对CDK2-、CDK1-、CDK7-、CDK9-细胞周期蛋白复合物也具有结合能力和抑制作用，由于它与CDK1，CDK7，CDK9的结合能力相对较低，因此其毒性低于前几代的泛CDK抑制剂，或许由于阿贝西利泛抑制剂的作用，在本次亚组分析中发现，其在恶性程度较高的亚组中也能取得卓越的疗效。基于其安全性和单药所起到广泛的药理作用，阿贝西利作为CDK4/6抑制剂的一种，相关指南将其联合内分泌治疗作为激素受体阳性/HER2阴性乳腺癌晚期治疗推荐方案。

MONARCH-2试验和MONARCH-3试验是针对激素受体阳性/HER2阴性ABC的Ⅲ期临床试验，分别研究了阿贝西利联合氟维司群对比安慰剂联合氟维司群在耐药的晚期经治乳腺癌中的疗效，以及阿贝西利联合NSAI对比NSAI单药在晚期乳腺癌一线治疗中的疗效。MONARCH-2试验允许（新）辅助内分泌治疗期间、辅助治疗后无病间隔期≤12个月或ABC治疗期间进展者入组，以及传统意义上原发和继发内分泌耐药的患者均可以被纳入MONARCH-2试验。而MONARCH-3试验排除了（新）辅助内分泌治疗结束12个月内进展的患者，因而，MONARCH-3试验纳入的都是传统意义上对内分泌治疗敏感的患者（表43-1）。这一系列研究的创新点在于对阿贝西利治疗相关的内分泌治疗耐药重新进行了探索和定义，在2018年关于MONARCH-2试验/MONARCH-3试验的一项探索性分析中，研究者对内分泌治疗是否敏感的指标和疗效的关系进行了分析，结果发现无治疗间期（即辅助治疗结束开始到疾病进展的时间）小于36个月的患者使用NSAI＋阿贝西利获益更为明显（HR 0.441，95%CI 0.241～0.805），这项研究结果提示，在新型靶向药物更新迭代的今日，对于内分泌治疗耐药的定义和时间界点可能需要不断的探索和创新。

表43-1　同类研究对比

阿贝西利的Ⅲ期解救治疗临床试验	方案	入组人群	内分泌耐药界定	mPFS	mOS	中位随访时间	结论
MONARCH-2	阿贝西利＋氟维司群 vs.安慰剂＋氟维司群	绝经前（16.1%）和绝经后（83.9%）晚期一/二线晚期未化疗	允许（新）辅助内分泌治疗期间、辅助治疗后无病间隔的≤12个月或ABC治疗期间进展者入组	16.4个月 vs. 9.3个月（HR 0.553，P＜0.001）	46.7个月 vs. 36.3个月（HR 0.757，P＝0.01）	37.3个月	阿贝西利联合氟维司群在晚期一/二线的激素受体阳性HER2阴性晚期乳腺癌患者治疗中的疗效优于氟维司群单药

续　表

阿贝西利的Ⅲ期解救治疗临床试验	方案	入组人群	内分泌耐药界定	mPFS	mOS	中位随访时间	结论
MONARCH-3	阿贝西利＋阿那曲唑/来曲唑 *vs.*安慰剂＋阿那曲唑/来曲唑	绝经后晚期一线治疗	不允许（新）辅助内分泌治疗后无病间隔的≤12个月患者入组	28.2个月 *vs.* 14.8个月（*HR* 0.525，*P*＜0.000 1）	尚不成熟	39.0个月*vs.* 39.6个月	阿贝西利联合阿那曲唑/来曲唑在晚期一线的激素受体阳性HER2阴性晚期乳腺癌患者治疗中的疗效优于阿那曲唑/来曲唑单药

注：ABC.晚期乳腺癌；HER2.人表皮生长因子受体2。

　　基于随访时间的延长，MONARCH-3试验仍然持续表明，阿贝西利联用NSAI组相比NSAI单药有明显的PFS获益，亚组结果显示，在按照ECOG评分、是否单纯骨转移、是否存在肝转移、孕激素受体、肿瘤组织学分级进行分组时，阿贝西利联合NSAI治疗组均存在优势，其中，无治疗间期＜36个月的患者加用阿贝西利后的PFS获益更大（*HR* 0.418，95%*CI* 0.240～0.729）。无治疗间期≥36个月亚组的患者接受阿贝西利联合NSAI治疗虽然较单药在本次分析中没有显著延长PFS（*HR* 0.689，95%*CI* 0.438～1.084），但相比2018年亚组分析结果中无治疗间期≥36个月接受联用方案相比安慰剂组的获益（*HR* 0.780，95%*CI* 0.469～1.296）显示出一定程度的提高。以上结果提示，阿贝西利联合NSAI这一方案对于恶性程度更高的肿瘤患者的疗效更好，这也需要未来进一步前瞻性、大样本的随机对照试验去深入探讨。

　　PFS2是本研究一个较有创新性的和临床意义的研究终点，越来越多的研究在获得较为成熟的OS数据之前选择PFS2来评价、预测远期预后。该研究阿贝西利组PFS2相对延长了11.3个月。亚组分析中，无论ECOG评分为0分或1分、是否单纯骨转移，是否存在肝转移，孕激素受体阴性或阳性，组织学分级为低、中或高，阿贝西利联合NSAI组的PFS2更长。在无治疗间期＜36个月的亚组中，阿贝西利联合NSAI组持续获益（*HR* 0.506，95%*CI* 0.281～0.910），但在无治疗间期≥36个月的亚组中，阿贝西利联合NSAI组在PFS2的获益并不明显（*HR* 0.895，95%*CI* 0.548～1.461）。

　　同为CDK4/6抑制剂的哌柏西利在治疗激素受体阳性/HER2阴性ABC的PALOMA系列研究中也展现了显著的疗效，其中PALOMA-1试验是随机、开放性Ⅱ期临床研究，比较了哌柏西利联合来曲唑和来曲唑单药在雌激素受体阳性/HER2阴性晚期初治绝经后乳腺癌患者中的疗效和安全性；PALOMA-2试验是双盲、随机Ⅲ期临床试验，探索了晚期初治雌激素受体阳性/HER2阴性绝经后乳腺癌患者使用哌柏西利联合来曲唑对比来曲唑单药的疗效和预后；PALOMA-3试验是双盲、随机Ⅲ期临床试验，在晚期经治激素受体阳性/HER2阴性乳腺癌中比较了哌柏西利联合氟维司群和氟维司群单药的疗效和预后。一项结合了PALOMA-1/2/3试验的汇总分析，通过探索不同年龄段患者接受哌柏西利治疗的疗效和安全性后发现，哌柏西利联合内分泌治疗在年龄＜65岁组，年龄在65～75岁组及年龄≥75岁组的不同年龄亚组中，哌柏西利组无论在经治还是初治晚期乳腺癌中都显著延长了PFS。在安全性方面，年龄≥75岁组中≥3级粒细胞减少症的发生率达到73.5%，较＜75岁组的患者将近高出10%，可见年龄≥75岁的高龄患者对于治疗产生的不良反应事件会明显地增多，从而提示患者的耐受性会变差，其不良反应的管理则需要临床医师多加关注。阿贝西利的本次亚组分析并未对年龄进行讨论，期待今后有对于高龄患者阿贝西利的优化使用和管理的注意事项的研究数据。

　　探究从CDK4/6抑制剂治疗获益的晚期乳腺癌亚组是精准医疗道路上需要不断完善的重要课题

之一，除临床病理特征外，基因突变和蛋白表型也是未来值得深入探索的方向。接受CDK4/6抑制剂治疗患者发生疾病进展之后，如何制定最优的个体化治疗方案，需要更多的研究来阐明。

（上海交通大学医学院附属仁济医院　马嘉忆　陆劲松）

参考文献

［1］CHONG Q Y, KOK Z H, BUI N L, et al. A unique CDK4/6 inhibitor: Current and future therapeutic strategies of abemaciclib［J］. Pharmacol Res, 2020, 156: 104686.

［2］CARDOSO F, PALUCH-SHIMON S, SENKUS E, et al. 5th ESO-ESMO international consensus guidelines for advanced breast cancer（ABC 5）［J］. Ann Oncol, 2020, 31（12）: 1623-1649.

［3］GRADISHAR W J, MORAN M S, ABRAHAM J, et al. Breast cancer, version 3. 2022, NCCN clinical practice guidelines in oncology［J］. J Natl Compr Canc Netw, 2022, 20（6）: 691-722.

［4］DI LEO A, O'SHAUGHNESSY J, SLEDGE GW J R, et al. Prognostic characteristics in hormone receptor-positive advanced breast cancer and characterization of abemaciclib efficacy［J］. NPJ Breast Cancer, 2018, 4: 41.

［5］JOHNSTON S, O'SHAUGHNESSY J, MARTIN M, et al. Abemaciclib as initial therapy for advanced breast cancer: MONARCH 3 updated results in prognostic subgroups［J］. NPJ Breast Cancer, 2021, 7（1）: 80.

［6］FINN R S, CROWN J P, LANG I, et al. The cyclin-dependent kinase 4/6 inhibitor palbociclib in combination with letrozole versus letrozole alone as first-line treatment of oestrogen receptor-positive, HER2-negative, advanced breast cancer（PALOMA-1/TRIO-18）: a randomised phase 2 study［J］. Lancet Oncol, 2015, 16（1）: 25-35.

［7］FINN R S, MARTIN M, RUGO H S, et al. Palbociclib and Letrozole in Advanced Breast Cancer［J］. N Engl J Med, 2016, 375（20）: 1925-1936.

［8］VERMA S, BARTLETT C H, SCHNELL P, et al. Palbociclib in combination with fulvestrant in women with hormone receptor-positive/HER2-negative advanced metastatic breast cancer: detailed safety analysis from a multicenter, randomized, placebo-controlled, phase Ⅲ study（PALOMA-3）［J］. Oncologist, 2016, 21（10）: 1165-1175.

［9］RUGO H S, TURNER N C, FINN R S, et al. Palbociclib plus endocrine therapy in older women with HR＋/HER2-advanced breast cancer: a pooled analysis of randomised PALOMA clinical studies［J］. Eur J Cancer, 2018, 101: 123-133.

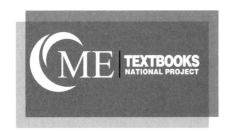

PARSIFAL试验：氟维司群联合哌柏西利对比来曲唑联合哌柏西利治疗激素受体阳性人表皮生长因子受体2阴性的内分泌敏感的晚期乳腺癌的随机对照研究

第44章

一、概述

【文献来源】

LLOMBART-CUSSAC A, PÉREZ-GARCÍA J M, BELLET M, et al.Fulvestrant-palbociclib vs letrozole-palbociclib as initial therapy for endocrine-sensitive, hormone receptor-positive, ERBB2-negative advanced breast cancer: a randomized clinical trial [J].JAMA Oncol, 2021, 7 (12): 1791-1799.

【研究背景和目的】

对于激素受体阳性转移性乳腺癌患者，一线使用CDK4/6抑制剂联合AI较单药AI可提高患者生存，而CDK4/6抑制剂联合氟维司群的临床试验则集中在解救二线治疗。在前CDK4/6抑制剂时代，氟维司群单药被证实在晚期乳腺癌中优于AI单药。

【入组条件】

1. 年龄＞18岁女性患者，无论月经状态。
2. 组织学确认的激素受体阳性，HER2阴性，局部晚期（不可手术）或复发转移性乳腺癌。
3. 局部晚期或复发转移性乳腺癌未经治疗。
4. 完成（新）辅助内分泌治疗12个月以上（末次内分泌治疗至今间隔时间＞12个月）。
5. ECOG评分为0～2分。

【试验设计】

假设对于激素受体阳性转移性乳腺癌患者，一线使用CDK4/6抑制剂联合氟维司群治疗疗效好于或不劣于CDK4/6抑制剂联合AI治疗。

1. 试验类型　一项随机对照、多中心、开放的Ⅱ期临床试验。

2. 主要研究终点　研究者评估的PFS（定义为随机到疾病进展或任何原因的死亡）。

3. 次要研究终点　总生存期、安全性及耐受性等。

4. 统计学假设　①先进行优效性假设。假设试验组（CDK4/6抑制剂联合氟维司群治疗）较对照组（CDK4/6抑制剂联合AI治疗）可延长9.3个月的中位PFS，$HR < 0.7$，双边$P = 0.05$，检测效能80%，需要入组486例患者产生254个事件（假设事件发生率为52%）；②若无法证明优效性，则进行非劣效性分析，非劣效性HR上限为1.21。

【试验流程】

PARSIFAL试验流程见图44-1。

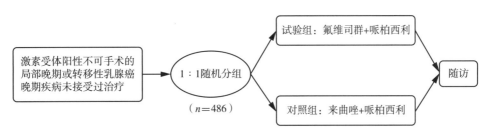

图44-1　PARSIFAL试验流程图

【结果】

1. 基本情况　从2015年7月至2018年1月，共入组患者486例；中位随访时间为32个月。

2. 研究者评估的mPFS　试验组为27.9个月，对照组为32.8个月（HR 1.13，95%CI 0.89～1.45，$P = 0.32$），两组差异无统计学意义。95%置信区间包含非劣效性边界，不能说明试验组不劣于对照组。

3. 预计3年总生存率　试验组为77.1%，对照组为79.4%（HR 1.00，95%CI 0.68～1.48，$P = 0.99$）。

4. 不良事件　所有不良事件的发生率试验组为99.6%，对照组为99.2%；3～4级不良事件的发生率试验组为82.2%，对照组为79.7%；严重不良事件的发生率试验组为29.9%，对照组为21.1%。

【结论】

尽管氟维司群联合哌柏西利治疗显示出显著的抗肿瘤活性，但本项随机临床试验表明，与来曲唑联合哌柏西利治疗相比，在内分泌敏感、激素受体阳性、HER2阴性的晚期乳腺癌患者中，氟维司群联合哌柏西利治疗未能改善患者的无进展生存期。提示NSAI是该类患者治疗时与哌柏西利联合的首选配伍药物，并且具有可耐受的安全性。

（上海交通大学医学院附属仁济医院　吴子平　陆劲松）

二、专家解读

氟维司群是一种17β-雌二醇类似物，是一种选择性ER拮抗剂，它通过与ER结合并诱导构象变化，引发ER蛋白的加速降解和下调，从而达到抗雌激素的治疗作用。在前CDK4/6抑制剂时代，氟维司群单药在晚期乳腺癌中的治疗效果优于AI单药。FISRT研究是一项Ⅱ期随机临床试验，入组激素受体阳性HER2阴性晚期乳腺癌患者205例，对比一线使用氟维司群或阿那曲唑的疗效，结果显示，氟维司群不仅提高了客观缓解率（72.5%vs.67.0%），还延长了患者的总生存期（54.1个月vs.48.4个月，HR 0.70，95%CI 0.50～0.98，$P=0.04$）。随后的Ⅲ期临床试验，FALCON研究进一步验证了氟维司群的治疗效果。该试验共入组激素受体阳性HER2阴性晚期乳腺癌患者462例，对比一线使用氟维司群或阿那曲唑，结果显示，氟维司群组的PFS长于阿那曲唑组（16.6个月vs.13.8个月，HR 0.79，95%CI 0.64～0.99，$P=0.048$）。

近年来随着CDK4/6抑制剂的问世，激素受体阳性晚期乳腺癌的治疗策略发生了变化，其与AI或氟维司群联合都可以在晚期乳腺癌中取得卓越的疗效。既然氟维司群单药被证实在晚期乳腺癌中优于AI单药，那么对于激素受体阳性的转移性乳腺癌患者，从理论上推断，一线使用CDK抑制剂联合氟维司群是否较CDK抑制剂联合AI进一步延长患者的无进展生存？而PARSIFAL试验（本研究）是基于这个假设进行的临床研究。

本研究随访32个月的数据为阴性结果。氟维司群联合哌柏西利与来曲唑联合哌柏西利相比，不但未体现出无进展生存的优效性（27.9个月vs.32.8个月，HR 1.13，95%CI 0.89～1.45，$P=0.32$），甚至也未达到非劣效性所设置的界值（95%CI上限1.45超过了预设的非劣效性HR 1.21），因此本研究的2个目标都均未实现。造成本研究阴性结果的原因可能与以下4个方面有关。

其一，既往CDK抑制剂一线治疗激素受体阳性转移性乳腺癌患者的中位PFS在23～28个月，而AI或氟维司群单药治疗的中位PFS在13～16个月，由此推断，CDK抑制剂的治疗效果可能会掩盖AI与氟维司群之间相对不那么明显的差异。

其二，观察本研究的中位PFS数据，来曲唑联合哌柏西利组达到32.8个月，远超过了既往PALOMA/MONARCH/MONALESSA等临床试验的数据。而本试验中氟维司群联合哌柏西利在一线使用的PFS为27.9个月，与另一个一线使用氟维司群联合哌柏西利的临床试验FLIPPER相比，时间短。在FLIPPER临床试验中，研究者入组了晚期一线激素受体阳性转移性乳腺癌患者，结果显示，相较于氟维司群＋安慰剂，氟维司群＋哌柏西利可改善患者中位PFS（31.8个月vs.22.0个月），氟维司群联合哌柏西利组的中位PFS为31.8个月，即本研究的试验组PFS在数据上短于同类研究，而对照组在数据上长于同类研究。通过本研究的基线数据可以发现，来曲唑联合哌柏西利组中不可测量病灶相对较多（25%vs.19%），单一的骨转移可能相对较多，而接受过辅助化疗的比例相对较低（37%vs.40%），即对照组的病情相对较轻。基线的细微的差别是否导致本研究的阴性结论尚有待进一步分析。

其三，$ESR1$基因突变是内分泌耐药的机制之一。$ESR1$基因编码ERα蛋白，其基因突变可导致蛋白配体结构域构象改变，引起非配体依赖的ER激活，常见于长期接受内分泌治疗的患者，尤其是晚期乳腺癌接受过AI治疗者。既往研究显示，氟维司群对于$ESR1$基因突变的患者具有较好的治疗作用。在Ⅲ期EFECT和SoFEA试验的联合分析中，研究者将激素受体阳性转移性乳腺癌患者随机分为2组，分别接受氟维司群和依西美坦治疗，并检测基线血浆样本$ESR1$突变情况，评估$ESR1$突变状态对患者生存的影响。结果显示，在检测的$ESR1$突变的患者中（占30%），依西美坦组PFS为2.4个月，氟维司群组PFS为3.9个月（HR 0.59，95%CI 0.39～0.89，$P=0.01$）。在未检测

到 *ESR1* 突变的患者中，依西美坦组 PFS 为 4.8 个月，氟维司群组 PFS 为 4.1 个月（*HR* 1.05，95%*CI* 0.81 ～ 1.37，*P* = 0.69）。*ESR1* 突变与不同治疗药物之间存在交互作用（*P* = 0.02）。在 PADA-1 试验中，研究者入组激素受体阳性晚期乳腺癌患者，在一线 AI ＋哌柏西利治疗期间，监测循环肿瘤 DNA 中 *ESR1* 突变情况。对于循环肿瘤 DNA 中新出现或 *ESR1* 突变提高且疾病进展的患者，随机继续原方案治疗或改用氟维司群＋哌柏西利治疗。对于 172 例接受随机的患者进行随访，结果显示，氟维司群组中位 PFS 为 11.9 个月，而 AI 组为 5.7 个月（*HR* 0.61，95%*CI* 0.43 ～ 0.86，*P* = 0.040）。由于入组的是晚期一线治疗的患者，此时 *ESR1* 基因突变者较少，故可能导致氟维司群并不能够相对于 AI 提高治疗效果。

其四，在前 CDK4/6 抑制剂时期，不论是 FALCON 试验还是 FIRST 等临床试验中，氟维司群单药一直是与阿那曲唑相比较，而本试验应用的 AI 为来曲唑。两者虽然都属于芳香化酶抑制剂，但对雌激素的抑制程度并不一样。既往的研究显示，对于序贯接受来曲唑和阿那曲唑治疗的女性，其血浆雌激素水平在来曲唑治疗期间显著低于阿那曲唑治疗期间；对于接受过新辅助内分泌治疗的患者进行治疗前、后乳腺癌组织内雌激素水平检测，接受来曲唑治疗组的雌激素水平下降程度大于阿那曲唑治疗。以上 2 项研究提示，来曲唑在降低雌激素水平方面要优于阿那曲唑，因此，对本研究结果的解读不能忽视不同 AI 间的疗效差异，或者对雌激素的不同抑制程度是否与哌柏西利产生交互作用？这也是需要考虑的一点。

目前，在 NCCN 相关指南中，激素受体阳性转移性乳腺癌患者的一线系统治疗方案仍包括 AI 联合 CDK 抑制剂及氟维司群联合 CDK 抑制剂，2 种方案均是 1 类推荐。目前暂不认为 2 种方案之间有明确的治疗效果差异。

最后，本研究特别关注了血栓相关不良事件，其中哌柏西利联合氟维司群组的肺动脉栓塞发生率为 5%、静脉血栓发生率 20%，在数值上高于哌柏西利联合来曲唑组中的 2.5% 和 16.1%，因此，临床使用改方案时需格外重视此类事件的预防、观察和处理。

三、同类研究

PARSIFAL 试验及同类研究见表 44-1。

表 44-1 同类研究对比

研究名称及性质	入组人群及样本量	研究假设	假设、试验设计及干预方法	主要研究终点及其他重要结果	结论
PARSIFAL 试验（本研究）2 期	激素受体阳性 HER2 阴性 IV 期乳腺癌，一线治疗（*n* = 486）	假设氟维司群＋哌柏西利的疗效优于来曲唑＋哌柏西利	氟维司群＋哌柏西利（试验组）*vs.* 来曲唑＋哌柏西利（对照组）	PFS：试验组 *vs.* 对照组（27.9 个月 *vs.* 32.8 个月，*P* = 0.32）	哌柏西利联合氟维司群不能较哌柏西利联合来曲唑延长 PFS
FLIPPER 试验 II 期临床试验	激素受体阳性 HER2 阴性 IV 期乳腺癌，一线治疗（*n* = 189）	假设氟维司群＋哌柏西利的疗效优于氟维司群＋安慰剂	氟维司群＋哌柏西利（哌柏西利组）*vs.* 氟维司群＋安慰剂（安慰剂组）	PFS：哌柏西利组 *vs.* 安慰剂组（31.8 个月 *vs.* 22 个月，*P* = 0.001）	哌柏西利联合氟维司群较氟维司群治疗延长 PFS

研究名称及性质	入组人群及样本量	研究假设	假设、试验设计及干预方法	主要研究终点及其他重要结果	结论
PALOMA-2 Ⅲ期临床试验	激素受体阳性HER2阴性Ⅳ期乳腺癌，一线治疗（n＝666）	假设来曲唑＋哌柏西利的疗效优于来曲唑＋安慰剂	来曲唑＋哌柏西利组 vs.来曲唑＋安慰剂组	PFS：来曲唑＋哌柏西利组 vs.来曲唑＋安慰剂组（24.8个月 vs.14.5个月，P＜0.001）OS：来曲唑＋哌柏西利组 vs.来曲唑＋安慰剂组（53.9个月 vs.51.2个月，P＝0.338）	哌柏西利联合来曲唑较安慰剂联合来曲唑延长PFS
FALCON Ⅲ期	激素受体阳性HER2阴性Ⅳ期乳腺癌，一线治疗（n＝462）	假设氟维司群的疗效优于阿那曲唑	氟维司群 vs.阿那曲唑	PFS：氟维司群 vs.阿那曲唑（16.6个月 vs.13.8个月，P＝0.048）	氟维司群较阿那曲唑延长PFS
FIRST Ⅱ期	激素受体阳性HER2阴性Ⅳ期乳腺癌，一线治疗（n＝205）	假设氟维司群的疗效优于阿那曲唑	氟维司群 vs.阿那曲唑	TTP：氟维司群 vs.阿那曲唑（23.4个月 vs.13.1个月，P＝0.01）OS：氟维司群 vs.阿那曲唑（54.1个月 vs.48.4个月，P＝0.04）	氟维司群较阿那曲唑延长TTP和OS
PADA-1 Ⅱ期	激素受体阳性HER2阴性Ⅳ期乳腺癌，一线AI＋哌柏西利治疗期间ctDNA中ESR1突变增加但无进展者（n＝172）	假设改用氟维司群＋哌柏西利治疗的疗效优于原方案（AI＋哌柏西利）治疗	氟维司群＋哌柏西利 vs.AI＋哌柏西利	PFS：氟维司群组 vs.AI组（11.9个月 vs.5.7个月，P＝0.04）	在ESR1突变患者中改用氟维司群＋哌柏西利可较继续AI＋哌柏西利治疗延长PFS

注：PFS.无进展生存期；OS.总生存期；AI.芳香化酶抑制剂；TTP.疾病进展时间；HER2：人表皮生长因子受体2。

（上海交通大学医学院附属仁济医院　吴子平　殷文瑾　陆劲松）

参考文献

［1］LLOMBART-CUSSAC A，PÉREZ-GARCÍA J M，BELLET M，et al. Fulvestrant-palbociclib vs letrozole-palbociclib as initial therapy for endocrine-sensitive，hormone receptor-positive，ERBB2-negative advanced breast cancer：a randomized clinical trial［J］. JAMA Oncol，2021，7（12）：1791-1799.

［2］WAKELING A E，DUKES M，BOWLER J. A potent specific pure antiestrogen with clinical potential［J］. Cancer Res，1991，51（15）：3867-3873.

［3］ROBERTSON J F R，BONDARENKO I M，TRISHKINA E，et al. Fulvestrant 500 mg versus anastrozole 1 mg for hormone receptor-positive advanced breast cancer（FALCON）：an international，randomised，double-blind，phase 3 trial［J］. Lancet，2016，388（10063）：2997-3005.

［4］ALBANELL J，MARTÍNEZ M T，RAMOS M，et al. Randomized phase Ⅱ study of fulvestrant plus palbociclib or placebo in endocrine-sensitive，hormone receptor-positive/HER2-advanced breast cancer：GEICAM/2014-12（FLIPPER）［J］. Eur J Cancer，2022，161：26-37.

［5］JESELSOHN R，BUCHWALTER G，DE ANGELIS C，et al. ESR1 mutations—a mechanism for acquired endocrine resistance in breast cancer［J］. Nat Rev Clin Oncol，2015，12（10）：573-583.

［6］TURNER N C，SWIFT C，KILBURN L，et al. ESR1 mutations and overall survival on fulvestrant versus exemestane in advanced hormone receptor-positive breast cancer：a combined analysis of the phase Ⅲ SoFEA and EFECT trials［J］. Clin Cancer Res，2020，26（1）：5172-5177.

［7］Bidard F C，Hardy-Bessard A C，Dalenc F，et al. Switch to fulvestrant and palbociclib versus no switch in advanced breast cancer with rising ESR1 mutation during aromatase inhibitor and palbociclib therapy（PADA-1）：a randomised，open-label，multicentre，phase 3 trial［J］. Lancet Oncol，2022，23（11）：1367-1377.

［8］DIXON J M，RENSHAW L，YOUNG O，et al. Letrozole suppresses plasma estradiol and estrone sulphate more completely than anastrozole in post-menopausal women with breast cancer［J］. J Clin Oncol，2008，26（10）：1671-1676.

［9］GEISLER J，HELLE H，EKSE D，et al. Letro-zole is superior to anastrozole in suppressing breast cancer tissue and plasma estrogen levels［J］. Clin Cancer Res，2008，14（19）：6330-6335.

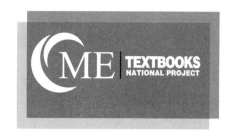

DAWNA-1试验：达尔西利或安慰剂联合氟维司群治疗激素受体阳性、人表皮生长因子受体2阴性晚期乳腺癌的Ⅲ期随机临床试验

第45章

一、概述

【文献来源】

XU B H, ZHANG Q Y, ZHANG P, et al.DAWNA-1 study consortium.dalpiciclib or placebo plus fulvestrant in hormone receptor-positive and HER2-negative advanced breast cancer: a randomized, phase 3 trial [J].Nat Med, 2021, 27 (11): 1904-1909.

【研究背景和目的】

内分泌治疗是激素受体阳性乳腺癌的治疗基石，但几乎所有的患者最终将发生内分泌耐药，因而亟须寻找新的药物突破内分泌耐药的困局。CDK4/6抑制剂是近年来颇受青睐的新药，PALOMA-3、MONALEESA-3和MONARCH-2共3项Ⅲ期临床试验发现CDK4/6抑制剂（分别是哌柏西利、瑞波西利和阿贝西利）联合氟维司群在既往接受过内分泌治疗耐药的激素受体阳性、HER2阴性晚期乳腺癌（ABC）中疗效甚佳，能够显著改善患者的无进展生存期（progression free survival，PFS）。达尔西利是一种国产的新型选择性CDK4/6抑制剂，既往的研究发现其具有优越的临床抗肿瘤活性，且肝脏潜在毒性较低。本研究旨在探索达尔西利联合氟维司群治疗内分泌继发性耐药的激素受体阳性、HER2阴性晚期乳腺癌的有效性和安全性。

【入组条件】

1. 纳入标准

（1）年龄在18～75岁，处于任何月经状态的女性。

（2）经病理证实为激素受体阳性/HER2阴性局部晚期或转移性乳腺癌，且无法根治性切除或放疗或不适合化疗。

（3）在内分泌治疗期间或之后出现影像学证实的复发或进展（定义为复发转移性乳腺癌开始内分泌治疗后≥6个月出现进展，或者辅助内分泌治疗时间超过2年或停药12个月内出现复发或进展，即继发性内分泌耐药）。

（4）晚期乳腺癌接受过不超过1种化疗。

（5）ECOG评分为0～1分。

（6）根据RECIST 1.1标准有可测量病灶或仅有不可测量的溶骨性或混合病变。

（7）各脏器及骨髓功能完备，根据心率校正的QT间期＜470 ms。

2. 排除标准

（1）脑转移。

（2）曾使用过氟维司群、依维莫司或其他CDK4/6抑制剂。

（3）首次用药后6个月内发生心脏事件或4周内发生严重感染。

【试验设计】

1. 试验类型　一项安慰剂对照的多中心（中国39个中心）、随机、双盲Ⅲ期临床试验。

2. 治疗方案　患者按2∶1的比例随机分别接受达尔西利或安慰剂150 mg，每天1次口服，服用3周停药1周，4周为1个周期；联合氟维司群500 mg第1周期第1、15天（d1、d15）肌内注射，之后每个周期第1天（d1）肌内注射；绝经前或围绝经期女性均接受促性腺激素释放激素类似物（gonadotrophin-releasing hormone analogue，GnRHa）进行卵巢抑制（优选戈舍瑞林，至少在首剂给药前14天开始）。

3. 主要研究终点　研究者评估的PFS，定义为从随机化至根据RECIST 1.1标准判断的首次进展或因任何原因死亡的时间。

4. 次要研究终点　总生存期（overall survival，OS）、独立审查委员会评估的PFS、客观缓解率（ORR）、临床获益率（clinical benefit rate，CBR）、缓解持续时间、至首次缓解的时间、至第1次后续化疗或死亡的时间、至第2次客观疾病进展的时间（定义为从随机化至停止后一线治疗或后一线治疗期间疾病进展或死亡）和药物安全性。

5. 统计分析　假设安慰剂联合氟维司群组的中位PFS为6个月，达尔西利联合氟维司群组的中位PFS为10个月，风险比为0.60，两组之间的随机化比例为2∶1，研究持续时间为24个月，脱落率为15%。当单侧α为0.025时，预计需要288例样本量，184例PFS事件提供90%的优效性检验效能。后来受到新型冠状病毒感染影响，部分患者治疗延迟，根据独立评审委员会建议，将样本量增加至357例，即需227个PFS事件数。预计发生70%的PFS事件时，进行中期分析。本次报道的是中期分析结果（注：已发生162例PFS事件，占预计总数的71.4%）。

【试验流程】

DAWNA-1试验流程见图45-1。

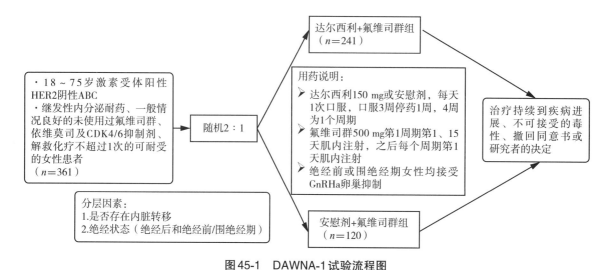

图 45-1　DAWNA-1 试验流程图

注：HER2：人表皮生长因子受体 2；GnRHa. 促性腺激素释放激素类似物；ABC. 晚期乳腺癌；CDK. 周期蛋白依赖性激酶。

【结果】

1. 主要研究终点　达尔西利组＋氟维司群组和安慰剂＋氟维司群组分别经过中位随访时间为 10.7 个月和 10.6 个月后，研究者评估的中位 PFS 为 15.7 个月和 7.2 个月（HR 0.42，95%CI 0.31～0.58，单侧 P＜0.000 1），达到了主要研究终点。达尔西利组＋氟维司群组和安慰剂＋氟维司群组 6 个月的 PFS 分别为 76.4%（95%CI 70.1%～81.5%）和 51.8%（95%CI 43.2%～59.8%），12 个月的 PFS 分别为 53.2%（95%CI 43.5%～62.0%）和 29.1%（95%CI 20.2%～38.5%）。

2. 次要研究终点　达尔西利＋氟维司群组和安慰剂＋氟维司群组经独立评审委员会评估的中位 PFS 分别为 13.6 个月和 7.7 个月（HR 0.45，95%CI 0.32～0.64，单侧 P＜0.000 1）；至第 1 次后续化疗或死亡的中位时间分别是未达到和 14.2 个月（HR 0.47，95%CI 0.32～0.69，单侧 P＜0.000 1）；客观缓解率分别为 27.0%（95%CI 21.5%～33.0%）和 20.0%（95%CI 13.3%～28.3%），CBR 分别为 61.0%（95%CI 54.5%～67.2%）和 45.8%（95%CI 36.7%～55.2%）；OS 数据尚不成熟。

3. 安全性　达尔西利＋氟维司群组最常见的 3～4 级不良事件是中性粒细胞减少症（84.2%）和白细胞减少（62.1%）；达尔西利＋氟维司群组严重不良事件的发生率为 5.8%，而安慰剂＋氟维司群组为 6.7%。

【结论】

达尔西利联合氟维司群可显著延长既往接受过内分泌治疗后复发或进展激素受体阳性/HER2 阴性 ABC 的 PFS，该方案可将疾病进展或死亡风险相对降低 58%，且安全性较好。本研究的 OS 数据尚未成熟。本次中期分析结果支持将达尔西利联合氟维司群作为曾接受过内分泌治疗后进展的激素受体阳性/HER2 阴性 ABC 患者新的治疗选择。

（上海交通大学医学院附属仁济医院　赵英莺　许雅芊　殷文瑾　陆劲松）

二、专家解读

大多数激素受体阳性乳腺癌患者都需接受内分泌治疗。目前，临床常用的内分泌治疗药物包括选择性雌激素受体调节剂、芳香化酶抑制剂、卵巢抑制剂和雌激素受体拮抗剂等，但随着疾病的复发进展和治疗线数的增加，几乎所有患者都会面临内分泌耐药和无药可用的窘况。细胞CDK4/6抑制剂是近年来颇受青睐的"新秀"药物。

细胞周期中的关键激酶CDK4/6可以与细胞周期蛋白D（cyclinD）相互作用而被激活，活化的CDK4/6直接磷酸化视网膜母细胞瘤蛋白（retinoblastoma，Rb），导致与Rb结合的转录因子E2F被释放，使细胞周期从G_1期向S期过渡。若该通路过度激活，则可能引起增殖失控，促进肿瘤的发生和发展。有研究发现，激素受体阳性乳腺癌的特征之一是雌激素介导的CDK4/6通路过度激活，且通常伴有功能性Rb蛋白表达。CDK4/6抑制剂可将Rb蛋白作为靶点，进而发挥抗肿瘤作用。目前，已经应用于临床的CDK4/6抑制剂有哌柏西利、瑞波西利和阿贝西利。DAWAN-1试验应用的达尔西利，是国内首款CDK4/6抑制剂原研药。虽然4种CDK4/6抑制剂都是主要抑制CDK4和CDK6，但对2个激酶的亲和力不同。达尔西利和哌柏西利对于CDK4和CDK6的抑制效力相当，瑞波西利对于CDK4的抑制效力约是CDK6的4倍，而阿贝西利对于CDK4的抑制效力约是CDK6的14倍，这些差异可能会一定程度上影响药物不良反应，例如，阿贝西利引起的中性粒细胞减少症发病率显著低于哌柏西利和瑞波西利。在其他不良反应方面，四者也稍有区别。达尔西利与哌柏西利、瑞波西利相似，不良反应主要是血液学毒性和肝毒性。同时由于达尔西利在药物结构上引入了哌啶结构，消除了谷胱甘肽捕获风险，使得谷胱甘肽可以更好地稳定肝细胞膜，增强肝脏酶活性，促进肝脏解毒，因此，有效降低了达尔西利的肝毒性。此外，阿贝西利由于不仅作用于CDK4和CDK6，还可作用于CDK9，而CDK9主要分布于胃肠道，故除了CDK4/6抑制剂常见的骨髓抑制和肝损伤等不良作用外，阿贝西利还会引起较为显著的腹泻。而瑞波西利对Q-T间期有一定影响，对于心功能不全的患者需慎重。不同CDK4/6抑制剂的不良反应也不同，因此，临床医师在用药时，应该关注不同受众，对"症"下药，力求高效低毒。

DAWNA-1试验评估的是达尔西利联合氟维司群治疗继发性内分泌耐药的激素受体阳性/HER2阴性ABC的疗效和安全性，DAWNA-1试验中对于继发性内分泌耐药的定义是复发转移性乳腺癌开始内分泌治疗后≥6个月出现进展；辅助内分泌治疗时间>2年或停药12个月内出现复发或进展；原发性内分泌耐药的定义是辅助内分泌治疗2年内出现复发转移，或者转移性乳腺癌内分泌治疗6个月内出现进展。DAWNA-1试验入组人群与PALOMA-3试验接近，允许接受一至两线内分泌治疗、接受至多一线解救化疗患者入组。结果表明，达尔西利联合氟维司群组的mPFS为15.7个月，相比于安慰剂联合氟维司群组的7.2个月显著延长。由于随访时间较短，目前OS数据还未知。但是研究发现入组患者至第1次后续化疗或死亡的时间，两组间存在显著差异，达尔西利组和安慰剂组分别为未达到和14.2个月（HR 0.47，95%CI 0.32～0.69），表明达尔西利联合氟维司群相比于安慰剂联合氟维司群可以将患者后续化疗或死亡风险相对降低53%，改善了晚期患者的生活质量。

之前已在PALOMA-3、MONALEESA-3和MONARCH-2三项Ⅲ期临床试验中分别评估了哌柏西利、瑞波西利和阿贝西利联合氟维司群治疗既往接受过内分泌治疗后复发或进展的激素受体阳性/HER2阴性晚期乳腺癌。PALOMA-3试验纳入人群相对治疗线数较多，其允许接受超过一线内分泌治疗、接受至多一线解救化疗患者入组，结果发现，相比于安慰剂联合氟维司群组，哌柏西利联合氟维司群组的mPFS（9.5个月 vs.4.6个月，HR 0.46，95%CI 0.36～0.59）和mOS均显著延长（34.8个月 vs.28.0个月，HR 0.81，95%CI 0.65～0.99）。MONALEESA-3试验入组人群后线治疗相对较少，允许接受至多一线内分泌治疗，不允许接受解救化疗，结果发现，相比于安慰剂联合氟维司群组，瑞波西利联合氟维司群组的mPFS（20.5个月 vs.12.8个月，HR 0.593，95%CI 0.480～0.732）和mOS均显著延长（53.7个月 vs.41.5个月，HR 0.73，95%CI 0.59～0.90）。MONARCH-2试验的入组人群与MONALEESA-3试验类似，允许接受至多一线内分泌治疗，不允许接受解救化疗，结果发现，相比于安慰剂联合氟维司群，阿贝西利联合氟维司群组的mPFS（14.6个月 vs.9.3个月，

HR 0.553，95%*CI* 0.449 ～ 0.681）和 mOS 均显著延长（46.7 个月 *vs.*37.3 个月，*HR* 0.757，95%*CI* 0.606 ～ 0.945）。可见目前上市的 3 种 CDK4/6 抑制剂联合氟维司群均可以显著延长晚期激素受体阳性/HER2 阴性乳腺癌患者的 PFS 和 OS。NCCN 相关指南也将 CDK4/6 抑制剂（瑞波西利、阿贝西利和哌柏西利）联合氟维司群作为激素受体阳性晚期乳腺癌一线治疗首选方案。不过临床实践中如何选择这 3 种 CDK4/6 抑制剂还需慎重。瑞波西利会影响 Q-T 间期，阿贝西利主要引起腹泻，而哌柏西利对亚洲人群有血液学毒性，这些都是临床决策需要考量的因素。

综合比较 4 种 CDK4/6 抑制剂的临床试验，可以发现在入组人群上达尔西利与哌柏西利相似，入组患者晚期阶段治疗线数相对较多且允许接受解救化疗患者入组，而瑞波西利与阿贝西利相似，都是将 CDK4/6 抑制剂联合氟维司群作为一线或二线治疗，且不允许接受解救化疗患者入组。这或许可以解释 4 种 CDK4/6 抑制剂客观缓解率的差异：达尔西利的客观缓解率为 27%（95%*CI* 21.5% ～ 33%），哌柏西利的客观缓解率为 24.6%（95%*CI* 19.6% ～ 30.2%），瑞波西利的客观缓解率为 32.4%（95%*CI* 28.3% ～ 36.6%），阿贝西利的客观缓解率为 35.2%（95%*CI* 30.8% ～ 39.6%）。达尔西利和哌柏西利的客观缓解率相对较低，可能与入组人群治疗线数多和接受过解救化疗有关。同时，相比于其他 3 项临床试验，DAWNA-1 试验只入组继发性内分泌耐药患者，而另外 3 项则没有特别筛选。在原发性内分泌耐药患者中，达尔西利疗效如何，有待进一步探索。

DAWNA-1 试验的特点：①纳入的人群 100% 是中国人群，试验结果能够更好地应用于我国患者；但同时，这也是它的缺憾之一，未在更多的人种中验证其疗效。②纳入 44% 绝经前女性，比例要高于其他几项临床试验。PALOMA-3 试验（绝经前女性占 21%）和 MONARCH-2 试验（绝经前女性占 16.1%）也有根据月经状态进行分层，结果发现无论是绝经前还是绝经后女性，哌柏西利或阿贝西利联合氟维司群组均有显著获益。而达尔西利联合氟维司群在绝经后女性中的获益显著；但在绝经前女性中，相比于安慰剂组虽有数值上获益趋势，但无统计学意义。后续需要更长时间的随访和针对绝经前亚组的回顾性分析来进一步探寻其中的规律。

总而言之，DAWNA-1 试验中期分析证实了达尔西利联合氟维司群可以安全有效地延长既往接受过内分泌治疗后复发或进展激素受体阳性/HER2 阴性晚期乳腺癌的 PFS，可作为此类患者新的治疗选择。未来期待达尔西利在更多乳腺癌患者中开展研究，进一步拓宽受益人群！

三、同类研究

DAWNA-1 试验及同类研究见表 45-1。

表 45-1　同类研究对比

临床试验	治疗方案（例数）	治疗组人群特点	主要研究终点（mPFS）	次要研究终点（mOS）	主要结论
PALOMA-3 试验（Ⅲ期临床试验，优效性检验）	• 哌柏西利＋氟维司群组（*n* = 347） • 安慰剂＋氟维司群组（*n* = 174）	• 原发和继发内分泌耐药 • 允许接受超过一线内分泌治疗 • 允许至多一线解救化疗（一线化疗占 33%） • 59% 内脏转移 • 21% 为绝经前女性	哌柏西利组 *vs.* 安慰剂组：9.5 个月 *vs.*4.6 个月（*HR* 0.46,95%*CI* 0.36 ～ 0.59）	哌柏西利组 *vs.* 安慰剂组：34.8 个月 *vs.*28.0 个月（*HR* 0.81，95%*CI* 0.65 ～ 0.99）	哌柏西利联合氟维司群治疗激素受体阳性/HER2 阴性 ABC 安全有效

续　表

临床试验	治疗方案 （例数）	治疗组人群特点	主要研究终点 （mPFS）	次要研究终点 （mOS）	主要结论
MONALEESA-3试验（Ⅲ期临床试验，优效性检验）	• 瑞波西利＋氟维司群组（n＝484） • 安慰剂＋氟维司群组（n＝242）	• 原发和继发内分泌耐药 • 允许接受至多一线内分泌治疗 • 不允许接受解救化疗 • 60.5%内脏转移 • 中位年龄为63岁	瑞波西利组vs.安慰剂组：20.5个月vs.12.8个月（HR 0.593，95%CI 0.480～0.732）	瑞波西利组vs.安慰剂组：53.7个月vs.41.5个月（HR 0.73，95%CI 0.59～0.90）	瑞波西利联合氟维司群治疗激素受体阳性/HER2阴性ABC安全有效
MONARCH-2试验（Ⅲ期临床试验，优效性检验）	• 阿贝西利＋氟维司群组（n＝446） • 安慰剂＋氟维司群组（n＝223）	• 原发和继发内分泌耐药 • 允许接受至多一线内分泌治疗 • 不允许接受解救化疗 • 54.9%内脏转移 • 16.1%为绝经前女性	阿贝西利组vs.安慰剂组：16.4个月vs.9.3个月（HR 0.553，95%CI 0.449～0.681）	阿贝西利组vs.安慰剂组：46.7个月vs.37.3个月（HR 0.757，95%CI 0.606～0.945）	阿贝西利联合氟维司群治疗激素受体阳性/HER2阴性ABC安全有效
DAWNA-1试验（Ⅲ期临床试验，优效性检验）	• 达尔西利＋氟维司群组（n＝241） • 安慰剂＋氟维司群组（n＝120）	• 继发性内分泌耐药 • 允许接受过一至二线内分泌治疗 • 接受至多一线解救化疗（一线化疗占27%） • 58.9%内脏转移 • 44%为绝经前女性，中位年龄为50.7岁	达尔西利组vs.安慰剂组：15.7个月vs.7.2个月（HR 0.42，95%CI 0.31～0.58）	至第1次后续化疗或死亡的时间：达尔西利组vs.安慰剂组：未达到vs.14.2个月，HR 0.47，95%CI 0.32～0.69	达尔西利联合氟维司群治疗激素受体阳性/HER2阴性ABC安全有效

注：mPFS.中位无进展生存期；mOS.中位总生存期；ABC.晚期乳腺癌；HER2.人表皮生长因子受体2。

（上海交通大学医学院附属仁济医院　赵英莺　许雅芊　殷文瑾　陆劲松）

参考文献

[1] BOSCO E E, KNUDSEN E S. RB in breast cancer: at the crossroads of tumorigenesis and treatment [J]. Cell Cycle, 2007, 6（6）: 667-71.

[2] ZHANG P, XU B H, GUI L, et al. A phase 1 study of dalpiciclib, a cyclin-dependent kinase 4/6 inhibitor in Chinese patients with advanced breast cancer [J]. Biomark Res, 2021, 9（1）: 24.

[3] Groenland SL, Martínez-Chávez A, van Dongen MGJ, et al. Clinical pharmacokinetics and pharmacodynamics of the cyclin-dependent kinase 4 and 6 inhibitors palbociclib, ribociclib, and abemaciclib [J]. Clinical Pharmacokinetics, 2020, 59（12）: 1501-1520.

[4] PEREZ-GARCIA J M, CORTES J, LLOMBART-CUSSAC A. CDK4/6 inhibitors in breast cancer: spotting the difference [J]. Nat Med, 2021, 27（11）: 1868-1869.

[5] Cristofanilli M, Turner N C, Bondarenko I, et al. Fulvestrant plus palbociclib versus fulvestrant plus placebo for treatment of hormone-receptor-positive, HER2-negative metastatic breast cancer that progressed on previous endocrine therapy（PALOMA-3）: final analysis of the multicentre, double-blind, phase 3 randomised controlled trial

［J］. Lancet Oncol, 2016, 17（4）: 425-439.

［6］ CRISTOFANILLI M, RUGO H S, IM S A, et al. Overall survival with palbociclib and fulvestrant in women with HR＋/HER2-ABC: updated exploratory analyses of paloma-3, a double-blind, phase Ⅲ randomized study［J］. Clin Cancer Res, 2022, 28（16）: 3433-3442.

［7］ SLAMON D J, NEVEN P, CHIA S, et al. Phase Ⅲ randomized study of ribociclib and fulvestrant in hormone receptor-positive, human epidermal growth factor receptor 2-negative advanced breast cancer: MONALEESA-3［J］. J Clin Oncol, 2018, 36（24）: 2465-2472.

［8］ SLAMON D J, NEVEN P, CHIA S, et al. Ribociclib plus fulvestrant for postmenopausal women with hormone receptor-positive, human epidermal growth factor receptor 2-negative advanced breast cancer in the phase Ⅲ randomized MONALEESA-3 trial: updated overall survival［J］. Ann Oncol, 2021, 32（8）: 1015-1024.

［9］ SLEDGE G W J R, TOI M, NEVEN P, et al. MONARCH 2: abemaciclib in combination with fulvestrant in women with HR＋/HER2-advanced breast cancer who had progressed while receiving endocrine therapy［J］. J Clin Oncol, 2017, 35（25）: 2875-2884.

［10］ SLEDGE G W J R, TOI M, NEVEN P, et al. The effect of abemaciclib plus fulvestrant on overall survival in hormone receptor-positive, ERBB2-negative breast cancer that progressed on endocrine therapy-monarch 2: a randomized clinical trial［J］. JAMA Oncol, 2020, 6（1）: 116-124.

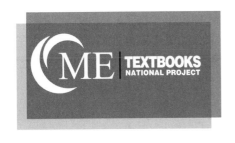

MIRACLE试验：晚期乳腺癌一线治疗加用依维莫司对选择性雌激素受体调节剂治疗耐药绝经前女性疗效的Ⅱ期随机临床试验

第46章

一、概述

【文献来源】

FAN Y, SUN T, SHAO Z H, et al.Effectiveness of adding everolimus to the first-line treatment of advanced breast cancer in premenopausal women who experienced disease progression while receiving selective estrogen receptor modulators: A phase 2 randomized clinical trial [J].JAMA Oncol, 2021, 7 (10): e213428.

【研究背景和目的】

磷脂酰肌醇3激酶（PI3K）-蛋白激酶B（AKT）-哺乳动物雷帕霉素靶蛋白（mTOR）信号通路激活是激素受体阳性乳腺癌内分泌治疗耐药的重要原因之一。BOLERO-2研究证明，mTOR抑制剂依维莫司联合依西美坦可以显著延长内分泌治疗耐药的绝经后乳腺癌患者无进展生存期。然而，依维莫司对内分泌治疗耐药的绝经前乳腺癌患者是否有效尚不清楚。本研究比较了依维莫司联合来曲唑与来曲唑单药治疗激素受体阳性HER2阴性乳腺癌内分泌治疗耐药的绝经前女性的疗效。

【入组条件】

1. 纳入标准

（1）年龄≥18岁的绝经前女性［（绝经前定义为：年龄＜45岁，无论卵巢功能如何；45岁≤年龄＜55岁，闭经时间＜1年，绝经前激素检测阳性结果（雌二醇＞110 pg/ml或促卵泡激素＜40 mU/ml）］。

（2）激素受体阳性、HER2阴性乳腺癌。

（3）根据RECIST 1.1标准有可测量的病灶或明确的骨转移。

（4）ECOG评分为0～2分。

（5）辅助他莫昔芬治疗结束后24个月内，疾病复发或晚期他莫昔芬治疗期间疾病进展。

（6）辅助治疗中，接受了至少6个月的他莫昔芬治疗，允许接受1种针对疾病进展的化疗方案。

（7）肝功能和造血功能良好。

2. 排除标准

（1）患者发生脑转移。

（2）曾经接受过mTOR抑制剂治疗。

【试验设计】

1. 多中心、非盲、随机对照Ⅱ期临床试验。

2. 主要研究终点为无进展生存期，定义为从随机分组至确认疾病进展或任何原因所致死亡的时间

3. 次要研究终点客观缓解率［定义为达到最佳缓解（基于RECIST 1.1标准的完全缓解或部分缓解）的患者比例］，临床获益率（CBR）［定义为达到最佳缓解或病情稳定至少6个月］和总生存期［定义为从随机至任何原因所致死亡事件］。

4. 采用ITT分析。

【试验流程】

MIRACLE试验流程见图46-1。

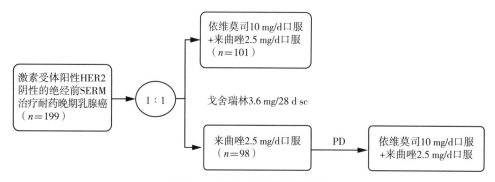

图46-1　MIRACLE试验流程图

注：HER2. 人表皮生长因子受体2；SERM. 选择性雌激素受体调节剂；sc. 皮下注射；PD. 疾病进展。

> **流程说明**：根据是否发生内脏转移分层；若内分泌治疗组发生疾病进展，允许交叉治疗依维莫司。

【结果】

1. 纳入人群　本研究共纳入199例患者，依维莫司组101例，内分泌治疗组98例。两组患者基线特征基本平衡，57.8%患者发生了内脏转移，96.5%患者为晚期一线治疗，3.5%患者为晚期二线治疗，7.5%患者对内分泌治疗敏感。

2. 主要研究终点　依维莫司组PFS显著延长（依维莫司组mPFS为19.4个月，内分泌治疗

mPFS为12.9个月，*HR* 0.64，95%*CI* 0.46～0.89，*P* = 0.008）；内分泌治疗组56例患者交叉接受依维莫司治疗，交叉后治疗mPFS为5.5个月（95%*CI* 3.8～8.2个月）。

3. 次要研究终点　依维莫司组和内分泌治疗组的临床获益率分别为72.7%和47.5%，依维莫司组显著高于内分泌治疗组（*P* = 0.004）。依维莫司组和内分泌治疗组客观缓解率分别为50%和39.3%，两者差异无统计学意义（*P* = 0.23）。

4. 亚组分析　经过Bonferroni校正，两组在是否接受化疗，是否发生内脏转移各亚组中PFS的差异均无统计学意义。而在继发内分泌耐药亚组中，依维莫司组PFS获益显著（*P* = 0.02）。

5. 不良反应　依维莫司组的不良事件发生得更多，最常见的不良反应是口腔炎、转氨酶升高和代谢综合征［包括高甘油三酯血症、高胆固醇血症和高血糖症。根据常见不良事件评价标准（common termino criteria for adverse event，CTCAE），3～4级高甘油三酯血症定义为血液中甘油三酯＞500 mg/dl或＞5.7 mmol/L，3～4级高血糖症定义为血液中葡萄糖＞250 mg/dl或＞13.9 mmol/L］。

【结论】

激素受体阳性HER2阴性选择性雌激素受体调节剂（selective estrogen receptor modulator，SERM）治疗耐药的绝经前晚期乳腺癌女性，加用依维莫司可以显著延长PFS，提高临床获益率。

（上海交通大学医学院附属仁济医院　李　烨　殷文瑾　陆劲松）

二、专家解读

PI3K-AKT-mTOR信号通路是细胞内重要的传导通路之一，它与乳腺癌细胞的侵袭生长、增殖及凋亡密切相关。该信号通路的异常活化也是导致乳腺癌内分泌治疗耐药的重要原因之一。mTOR由mTOR复合体1（mTORC1）和mTOR复合体2（mTORC2）组成，两者分别位于AKT的上游和下游。mTORC1可以调节促进脂质和蛋白质的合成等代谢过程，可以增强原癌基因的转录，促进肿瘤形成。mTORC2可以通过磷酸化AKT等途径调控细胞的生长和迁移。依维莫司是第一代mTOR抑制剂的代表，它靶向抑制mTORC1复合体，抑制其促癌功能，从而达到抗肿瘤的作用。

与临床前研究相符，一些临床研究证实了依维莫司对晚期内分泌耐药乳腺癌的疗效。BOLERO-2试验是一项多中心、双盲、随机、安慰剂对照的Ⅲ期临床试验，共入组激素受体阳性HER2阴性晚期乳腺癌SERM治疗耐药的绝经后女性724例，并按照2∶1的比例随机分组，分别接受依维莫司＋依西美坦治疗或安慰剂＋依西美坦治疗，结果显示，加用依维莫司为激素受体阳性HER2阴性晚期乳腺癌内分泌治疗耐药的绝经后女性带来了显著的无进展生存期获益（依维莫司＋依西美坦治疗组mPFS为11.0个月，安慰剂＋依西美坦治疗组mPFS为4.1个月，*HR* 0.38，95%*CI* 0.31～0.48，*P*＜0.001）。那么依维莫司是否对激素受体阳性HER2阴性晚期乳腺癌内分泌治疗耐药的绝经前女性也同样有效呢？

乳腺癌对年轻患者的侵袭性更强，预后更差，在病理生理方面，绝经前女性也与绝经后女性存在明显差异。此外，相比西方的女性患者，东方的女性绝经前乳腺癌的发病率更高。然而，绝经前女性常被大型临床试验排除入组，因此，对绝经前女性采用同绝经后女性类似的治疗策略不具备充分依据。基于BOLERO-2试验的结果，作者设计了MIRACLE试验，旨在评估晚期乳腺癌一线治疗加用依维莫司对SERM治疗耐药的绝经前女性的疗效。MIRACLE试验是一项多中心、非盲、随机对照的Ⅱ期临床试验，共入组199例激素受体阳性HER2阴性晚期乳腺癌经他莫昔芬治疗耐药的绝经前女性，按1∶1的比例随机分为2组分别接受依维莫司＋来曲唑＋戈舍瑞林治疗或来曲唑＋戈舍瑞林治疗。研究结果显示，对于激素受体阳性HER2阴性晚期乳腺癌SERM治疗耐药的绝经前女性，加用依维莫司可以显著延长PFS（19.4个月 *vs.*12.9个月，*HR* 0.64，95%*CI* 0.46～0.89，*P* = 0.008），提高临床获益率（72.7% *vs.*42.5%，*P* = 0.004）。

类似的研究还有LEO试验，该试验是一项多中心、随机、开放标签的Ⅱ期临床试验，入组了137例激素受体阳性HER2阴性晚期乳腺癌SERM治疗耐药的绝经前女性，按照2:1的比例随机让患者接受依维莫司＋来曲唑＋亮丙瑞林或来曲唑＋亮丙瑞林治疗。结果显示，加用依维莫司未能延长激素受体阳性HER2阴性晚期乳腺癌内分泌治疗耐药的绝经前女性的PFS（18.1个月 *vs.*13.8个月，*HR* 0.73，95%*CI* 0.48～1.11，*P* = 0.14），亚组分析发现，加用依维莫司对于发生内脏转移亚组的患者有延长PFS的作用（mPFS 16.4个月 *vs.*9.5个月，*HR* 0.50，95%*CI* 0.34～0.99，*P* = 0.048）。MIRACLE与LEO这2个设计相似的试验为何在生存结局方面得到了不同的研究结果？分析发现，LEO试验中48.2%的患者为晚期二线及以上治疗，而在MIRACLE试验中，这类患者比例仅占3.5%，一线和二线及以上治疗患者比例的巨大差异也许是2个研究结论不同的主要原因。从具体数据上看，LEO试验也和MIRACLE试验的结果有互相支持的趋势，虽然LEO试验结果显示对患者的PFS改善没有显著意义，但数值上却有所延长（18.1个月 *vs.*13.8个月），且内脏转移亚组的PFS得到明显延长，同时临床获益率也有显著提高（83%*vs.*62%；*P* < 0.01）。LEO试验也有一些不足之处。首先，试验没有采用安慰剂双盲对照，并且针对PFS缺乏独立的影像学评估。此外，试验没有纳入对于患者生活质量的评估，因此，缺乏依维莫司不良反应对患者日常生活影响的信息。

在进行MIRACLE试验期间，乳腺癌靶向治疗研究飞速发展，CDK4/6抑制剂是其中一个代表。MORNACH、MONALEESA、PALOMA系列研究取得了令人惊喜的结果，证实了CDK4/6抑制剂对激素受体阳性HER2阴性乳腺癌的疗效。MONALEESA-7试验是一项多中心、双盲、随机、安慰剂对照的Ⅲ期临床试验，纳入了672例激素受体阳性HER2阴性晚期乳腺癌的绝经前女性，并按1:1的比例分组，患者随机接受他莫昔芬/非甾体芳香化酶抑制剂＋戈舍瑞林＋瑞波西利治疗（试验组），或者他莫昔芬/非甾体芳香化酶抑制剂＋戈舍瑞林＋安慰剂治疗（安慰剂组），其中，60%患者从未接受过内分泌治疗，所有患者均为晚期一线治疗。结果显示，与安慰剂组相比，试验组（瑞波西利＋内分泌治疗）显著延长激素受体阳性HER2阴性晚期乳腺癌绝经前女性的PFS（23.8个月 *vs.*13.0个月，*HR* 0.55，95%*CI* 0.44～0.69，*P* < 0.001）和OS（58.7个月 *vs.*48个月，*HR* 0.76，95%*CI* 0.61～0.96，*P* < 0.05）。基于MONALEESA-7等一系列试验获得的研究结论，CDK4/6抑制剂已成为激素受体阳性HER2阴性晚期乳腺癌的标准一线治疗优选方案。虽然MIRACLE试验和BOLERO-2试验证实了依维莫司可以延长激素受体阳性HER2阴性晚期乳腺癌患者的PFS，但目前仍无研究证实依维莫司可以延长OS。目前，尚无CDK抑制剂和依维莫司分别联合内分泌治疗的头对头的研究，尚无法推断哪一个治疗方案更优，值得进一步研究积累相关证据。

三、同类研究

MIRACLE试验及同类研究见表46-1。

表46-1　同类研究对比

研究名称及性质	研究目的与假设	入组人群及样本量	研究设计、分组、处理与样本量	结果（主要研究终点及其他重要结果）	结论
• MIRA-CLE（本研究） • Ⅱ期优效性	比较依维莫司联合内分泌治疗与仅内分泌治疗对激素受体阳性HER2阴性乳腺癌内分泌治疗耐药的绝经前女性的疗效	激素受体阳性HER2阴性SERM治疗耐药的绝经前晚期乳腺癌，晚期一至二线（n=199）	• 1:1随机 • 依维莫司＋来曲唑＋戈舍瑞林（n=101） • 来曲唑＋戈舍瑞林（n=98）	PFS：19.4个月 vs.12.9个月，HR 0.64，P=0.009 ORR：50%vs.39.3%，P=0.23 CBR：72.7%vs.47.5%，P=0.004	激素受体阳性HER2阴性SERM治疗耐药的绝经前晚期乳腺癌患者，依维莫司联合内分泌治疗PFS优于仅内分泌治疗
• BOLE-RO-2 • Ⅲ期优效性	比较依维莫司联合内分泌治疗与仅内分泌治疗对激素受体阳性HER2阴性乳腺癌内分泌治疗耐药的绝经后女性的疗效	• 激素受体阳性HER2阴性 • NSAI治疗耐药的绝经后晚期乳腺癌，晚期一至二线（n=724）	• 2:1随机 • 依维莫司＋依西美坦（n=485） • 安慰剂＋依西美坦（n=239）	PFS：11个月 vs.4.1个月，HR 0.38，P<0.001 OS：31个月 vs.26.6个月，HR 0.89，P=0.14 ORR：2.6%vs.1.7%，P<0.000 1 CBR：1.3%vs.26.4%，P<0.000 1	激素受体阳性HER2阴性NSAI治疗耐药的绝经后晚期乳腺癌患者，依维莫司联合内分泌治疗PFS优于安慰剂联合内分泌治疗
• LEO • Ⅱ期优效性	比较依维莫司联合内分泌治疗与仅内分泌治疗对激素受体阳性HER2阴性乳腺癌内分泌治疗耐药的绝经前女性的疗效	激素受体阳性HER2阴性，SERM治疗耐药的绝经前晚期乳腺癌，晚期一至三线（n=137）	• 2:1随机 依维莫司＋来曲唑＋亮丙瑞林（n=92） • 来曲唑＋亮丙瑞林（n=45）	PFS：18.1个月 vs.13.8个月，HR 0.73，P=0.14 OS：43.8个月 vs.50.8个月，P=0.948 ORR：46%vs.28%，P<0.05 CBR：83%vs.62%，P<0.010	激素受体阳性HER2阴性SERM治疗耐药的绝经前晚期乳腺癌患者，依维莫司联合内分泌治疗的PFS不优于仅内分泌治疗
• MONA-LEESA-7 • Ⅲ期优效性	比较瑞波西利联合内分泌治疗与仅内分泌治疗对激素受体阳性HER2阴性晚期乳腺癌绝经前女性的疗效	激素受体阳性HER2阴性的绝经前晚期乳腺癌（60%从未接受过内分泌治疗），晚期1线（n=672）	• 1:1随机 • 瑞波西利＋TAM/NSAI＋戈舍瑞林（n=335） • 安慰剂＋TAM/NSAI＋戈舍瑞林（n=337）	PFS：23.8个月 vs.13个月，HR 0.55，P<0.001 OS：58.7个月 vs.48个月，HR 0.76，P<0.05 ORR：41%vs.30%，P=0.000 98	激素受体阳性HER2阴性的绝经前晚期乳腺癌，瑞波西利联合内分泌治疗的PFS优于安慰剂联合内分泌治疗

注：CBR.临床获益率；ORR.客观缓解率；HER2.人表皮生长因子受体2；TAM.三苯氧胺；SERM.选择性雌激素受体调节剂；NSAI.非甾体芳香化酶抑制剂；PFS.无进展生存期。

（上海交通大学医学院附属仁济医院　李　烨　殷文瑾　陆劲松）

参考文献

[1] YARDLEY D A，NOGUCHI S，PRITCHARD K I，et al. Everolimus plus exemestane in postmenopausal patients with HR（＋）breast cancer：BOLERO-2 final progression-free survival analysis[J]. Adv Ther，2013，30（10）：870-884.

[2] FRIEDL T W P，FEHM T，MÜLLER V，et al. Prognosis of patients with early breast cancer receiving 5 years vs 2 years of adjuvant bisphosphonate treatment：a phase 3 randomized clinical trial[J]. JAMA oncology，2021，7（8）：1149-1157.

[3] JEONG J H，KIM J E，AHN J H，et al. Leuprorelin combined with letrozole with/without

everolimus in ovarian-suppressed premenopausal women with hormone receptor-positive，HER2-negative metastatic breast cancer：the LEO study ［J］. Eur J Cancer，2021，144：341-350.

［4］ LU Y S，IM S A，COLLEONI M，et al. Updated overall survival of ribociclib plus endocrine therapy versus endocrine therapy alone in pre-and perimenopausal patients with HR ＋/HER2-advanced breast cancer in monaleesa-7：a phase Ⅲ randomized clinical trial ［J］. Clin Cancer Res，2022，28（5）：851-859.

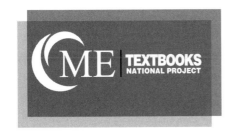

SOLAR-1试验：阿培利司联合氟维司群治疗*PIK3CA*突变的激素受体阳性人表皮生长因子受体2阴性晚期乳腺癌的最终生存结果

第47章

一、概述

【文献来源】

ANDRÉ F，CIRUELOS E M，JURIC D，et al.Alpelisib plus fulvestrant for *PIK3CA*-mutated，hormone receptor-positive，human epidermal growth factor receptor-2-negative advanced breast cancer：final overall survival results from SOLAR-1［J］.Ann Oncol，2021，32（2）：208-217.

【研究背景和目的】

约40%的激素受体阳性HER2阴性的晚期乳腺癌患者存在*PIK3CA*基因突变。*PIK3CA*基因突变可引起PI3K-AKT-mTOR通路异常激活，从而导致内分泌耐药。研究提示，PI3K抑制剂可以上调ER的表达和转录活性，双重阻断PI3K和ER信号通路可以产生协同作用，逆转乳腺癌内分泌治疗耐药。阿培利司（alpelisib）是一种口服的小分子特异性抑制PI3K激酶α的抑制剂，临床前研究显示，阿培利司联合氟维司群可以增强内分泌治疗的疗效。本次报道为SOLAR-1临床试验的最终生存结果。

【入组条件】

1. 纳入标准

（1）激素受体阳性HER2阴性绝经后女性或男性进展期乳腺癌患者，在新辅助/辅助/解救治疗应用AI后出现复发或进展，可以允许接受针对性的内分泌治疗。

（2）患者有足够的组织标本可以进行*PIK3CA*突变状态的检测。

（3）根据RECIST 1.1标准，至少有1处可测量病灶或者至少1处溶骨性病变。

（4）ECOG评分0或1分。

（5）有足够的器官和骨髓功能。

2. 排除标准

（1）既往接受过卵巢放疗或曾经使用过黄体生成素释放激素激动剂诱导卵巢功能抑制的绝经后患者。

（2）既往接受过解救化疗。

（3）既往接受过氟维司群治疗。

（4）曾经使用过任何 PI3K、AKT 或 mTOR 抑制剂治疗。

（5）炎性乳腺癌、未得到控制的中枢神经系统转移。

（6）目前存在或随机分组前 3 年内发生其他癌症（经充分治疗的基底细胞癌或鳞状细胞癌、非黑色素瘤性皮肤癌或根治性切除的子宫颈癌除外）。

（7）1 型糖尿病或未得到控制的 2 型糖尿病（空腹血糖 ＞7.7 mmol/L 或糖化血红蛋白水平 ＞6.4%）。

（8）确诊为肺炎。

【试验设计】

1. 一项全球多中心、双盲、随机对照 III 期临床试验。

2. 主要研究终点为 *PIK3CA* 突变患者的研究者评估的 PFS。

3. 关键的次要研究终点为 *PIK3CA* 突变患者的总生存期。

4. 其他次要研究终点为无 *PIK3CA* 突变患者的 PFS，总生存期，不同水平循环肿瘤 DNA（ctDNA）的 PFS，总体缓解率，CBR（定义为完全缓解、部分缓解或疾病稳定 ＞6 个月）及安全性。

5. 探索性研究终点。从随机到终止研究方案后首个系统性治疗发生进展/任何原因的死亡的时间（PFS2），从随机到第一次化疗的时间（TTC）。

6. 主要研究终点为假设风险比为 0.6，需要 243 例疾病进展/死亡事件提供 83.8% 的效能来检验，单侧 $\alpha = 0.02$。

7. 关键的次要研究终点为假设风险比为 0.67（对应延长中位总生存期延长 15 个月），在记录约 178 例死亡时间时进行最终生存分析，提供 72% 的效能来检验，单侧 $\alpha = 0.02$，P 值需要 $\leqslant 0.016\ 1$。

8. 采用意向治疗（ITT）分析。

【试验流程】

SOLAR-1 试验流程见图 47-1。

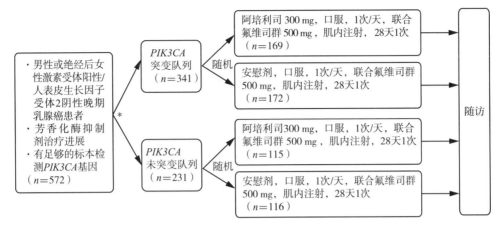

图47-1　SOLAR-1试验流程图

注：*.根据是否有肺、肝转移，以及先前是否使用过CDK4/6抑制剂分层。

【结果】

1. 母研究结果　2015年7月26日至2017年7月21日，共入组572例患者，其中341例患者的组织标本检测出*PIK3CA*突变。*PIK3CA*突变队列中阿培利司联合氟维司群组共169例，安慰剂联合氟维司群组共172例；*PIK3CA*未突变队列中阿培利司联合氟维司群组共115例，安慰剂联合氟维司群组共116例。

（1）主要研究终点（中位随访时间为20个月）结果显示，在*PIK3CA*突变队列中，阿培利司联合氟维司群组的PFS显著优于安慰剂联合氟维司群组（中位PFS分别为11.0个月和5.7个月，*HR*0.65，95%*CI* 0.50～0.85，*P* < 0.001）。

（2）次要研究终点结果显示，在*PIK3CA*未突变队列中，阿培利司联合氟维司群较安慰剂联合氟维司群未能显著改善患者的PFS（中位PFS分别为7.4个月和5.6个月，*HR* 0.85，95%*CI* 0.58～1.25）。

（3）在*PIK3CA*突变队列中，不同转移灶、CDK4/6抑制剂治疗史、化疗史、内分泌耐药状态、晚期治疗线数、种族亚组的PFS，阿培利司联合氟维司群治疗均有疗效。

（4）阿培利司联合氟维司群组相较于安慰剂联合氟维司群组的主要不良反应为高血糖症、腹泻及皮疹。2组最常见的3～4级不良反应发生率均约5%，主要为高血糖和皮疹。阿培利司联合氟维司群组因不良反应造成停药的患者比例为25%，安慰剂联合氟维司群组为4.2%。造成阿培利司停药最常见的不良反应为高血糖症（6.3%）和皮疹（3.2%）。

2. 本次报道结果　本次的研究终点包括：①次要研究终点，*PIK3CA*突变队列总生存结果、安全性分析；②探索性研究终点，*PIK3CA*突变队列从随机到终止研究方案后首个系统性治疗发生进展/任何原因的死亡的时间（PFS2）、从随机到第一次化疗的时间（TTC）结束。

（1）至2020年4月23日，中位随访时间42.4个月（33.1～55.7个月）时，在*PIK3CA*突变队列中，阿培利司联合氟维司群组中21例（12.4%）患者仍在接受试验方案治疗，安慰剂联合氟维司群组中7例（4.1%）患者仍在接受试验方案治疗。

（2）*PIK3CA*突变队列的中位总生存期为30.8个月（0.4～53.4个月），共发生181例死亡事件，其中阿培利司联合氟维司群组发生87例，安慰剂联合氟维司群组发生94例。阿培利司联合氟维司群组总生存期优于安慰剂联合氟维司群组，但差异无统计学意义（中位总生存期分别为39.3个月和31.4个月，*HR* 0.86，95%*CI* 0.64～1.15，*P* = 0.150）。

（3）*PIK3CA*突变队列中肺和/或肝转移的患者共170例，在该亚组中，阿培利司联合氟维司群组总生存期优于安慰剂联合氟维司群组（*HR* 0.68，95%*CI* 0.46 ～ 1.00），阿培利司联合氟维司群组与安慰剂联合氟维司群组的中位总生存期分别为37.2个月（95%*CI* 28.7 ～ 43.6个月）和22.8个月（95%*CI* 19.0 ～ 26.8个月）。

（4）*PIK3CA*突变队列中，血浆检测到ctDNA的患者中，阿培利司联合氟维司群组总生存期有优于安慰剂联合氟维司群组趋势（*HR* 0.74，95%*CI* 0.51 ～ 1.08），阿培利司联合氟维司群组和安慰剂联合氟维司群组的中位总生存期分别为34.4个月（95%*CI* 28.7 ～ 44.9个月）和25.2个月（95%*CI* 20.7 ～ 29.6个月）。

（5）探索性分析中，阿培利司联合氟维司群组从随机到终止研究方案后首个系统性治疗发生进展/任何原因的死亡的时间（PFS2）有优于安慰剂联合氟维司群组的趋势（*HR* 0.80，95%*CI* 0.62 ～ 1.03），阿培利司联合氟维司群组和安慰剂联合氟维司群组的中位PFS2分别为22.8个月（95%*CI* 18.5 ～ 26.3个月）和18.2个月（95%*CI* 12.8 ～ 22.2个月）。阿培利司联合氟维司群组从随机到第一次化疗的时间（TTC）有优于安慰剂联合氟维司群组的趋势（*HR* 0.72，95%*CI* 0.950 ～ 22.6），阿培利司联合氟维司群组和安慰剂联合氟维司群组的中位TTC分别为23.3个月（95%*CI* 15.2 ～ 28.4个月）和14.8个月（95%*CI* 10.5 ～ 22.6个月）。

（6）安全性方面：因不良事件导致治疗中断的情况和2019年报道的一致，因不良事件造成停药的阿培利司联合氟维司群组为25.0%，安慰剂联合氟维司群组为4.2%，造成阿培利司停药的最常见不良事件为高血糖（6.3%）和皮疹（3.2%）。没有观察到不良事件相关的安全性信号（意思是与某种药物使用有关的不良反应事件超过预期不良事件数量）或累计毒性。高血糖的发病率并未随着治疗时间的延长而升高。观察到的不良事件通常可以通过密切监测、服用药物及必要时调整剂量予以控制。

【结论】

在激素受体阳性HER2阴性绝经后进展期乳腺癌患者中，阿培利司联合氟维司群治疗虽然在总生存期尚未达到预定的统计学*P*值界限，但这一方案的中位总生存期相较于安慰剂联合氟维司群数值上延长了7.9个月，总生存期结果支持之前的延长PFS的阳性结果。

（上海交通大学医学院附属仁济医院　吴一凡　林燕苹　殷文瑾　陆劲松）

二、专家解读

激素受体阳性乳腺癌占所有乳腺癌患者的60% ～ 75%，内分泌治疗是这部分亚型的患者系统性治疗中必不可少的一环。绝经后激素受体阳性的晚期乳腺癌患者，在没有存在内脏危象或疾病需要快速缓解的情况下，内分泌治疗通常被推荐作为一线治疗方案。但是部分乳腺癌患者会出现内分泌耐药，这增加了治疗的难度。PI3K-AKT-mTOR通路的异常激活是内分泌治疗耐药的机制之一，该通路与肿瘤生长、增殖相关，可通过*PIK3CA*基因突变或扩增而活化。有40%的激素受体阳性HER2阴性晚期乳腺癌中可检测到*PIK3CA*基因突变，研究表明，雌激素受体和PI3K-AKT-mTOR通路存在信号串扰，同时阻断这2种通路可以增强抗肿瘤活性。因此，找到抑制该通路的拮抗剂或许可以改善激素受体阳性乳腺癌患者的预后。

阿培利司是特异性PI3Kα抑制剂，对于PI3K的4种亚型（α、β、γ和δ）中的α亚型的抑制强度是其他类型的50倍。SOLAR-1试验在评估PI3Kα抑制剂阿培利司联合氟维司群治疗*PIK3CA*突变的绝经后激素受体阳性HER2阴性晚期乳腺癌的疗效。2019年发表的主要研究终点PFS结果显示，在*PIK3CA*突变、激素受体阳性HER2阴性的晚期乳腺癌患者中联合使用阿培利司和氟维司群相比较于氟维司群单药可以显著延长患者的PFS（mPFS分别为11.0个月和5.7个月，*HR* 0.65，95%*CI* 0.50～0.85，*P*＜0.001），PFS时间延长了近2倍。而无*PIK3CA*突变的亚组中，加或不加阿培利司的PFS的差异无统计学意义（7.4个月*vs.*5.6个月，*HR* 0.85，95%*CI* 0.58～1.25），说明*PIK3CA*可作为阿培利司在晚期乳腺癌预测治疗敏感性的生物标志物。基于该研究结果，阿培利司联合氟维司群治疗方案被NCCN指南推荐用于*PIK3CA*突变、激素受体阳性HER2阴性、晚期乳腺癌的治疗。

本研究次要研究终点总生存期结果显示，经过了42.4个月的随访，虽然从统计学角度未达到之前预定的*P*值界限，但是考虑到总生存期并非研究设定的主要研究终点，且阿培利司联合氟维司群组的中位总生存期相较于安慰剂联合氟维司群组在数值上延长了7.9个月。截至随访时间点，阿培利司组相较于安慰剂组在接受试验方案药物治疗人数的比例高出3倍（12.4%*vs.*4.1%），可以认为本研究结果同样支持主要研究终点PFS结果。

本研究*PIK3CA*检测是基于肿瘤组织进行的，血浆ctDNA *PIK3CA*突变情况是否与阿培利司疗效相关，并进行了探索性分析。在血浆ctDNA *PIK3CA*突变的亚组中（*n*＝186），阿培利司组92例，安慰剂组94例，阿培利司组的OS较安慰剂组绝对延长9.2个月（34.4个月*vs.*25.2个月，*HR* 0.74，95%*CI* 0.51～1.08），该结果提示，无论是血浆ctDNA *PIK3CA*突变或肿瘤组织*PIK3CA*突变人群，加用阿培利司在生存方面均有获益的趋势。由此可见对于无法获得肿瘤组织的患者而言，检测血浆ctDNA *PIK3CA*突变状态是一个潜在的替代方式。晚期乳腺癌患者通常会接受多线治疗，本研究的另一个亮点是比较了阿培利司组与安慰剂组在试验方案治疗进展后，后续治疗的反应，结果发现，阿培利司有延长终止研究方案后PFS2的趋势（阿培利司组和安慰剂组的PFS2分别为22.8个月*vs.*18.2个月，*HR* 0.80，95%*CI* 0.620～1.030），以及TTC的趋势（阿培利司组和安慰剂组的TTC分别为23.3个月和14.8个月，*HR* 0.72，95%*CI* 0.950～22.600），这说明加用阿培利司进展后，患者依旧可对其他治疗产生反应。

虽然SOLAR-1试验取得了良好的结果，但是绝经前晚期激素受体阳性HER2阴性乳腺癌女性患者，阿培利司的疗效依旧未知。另外，有研究表明*PIK3CA*的突变在转移进展过程中并不稳定。Angulo等匹配了50对原发乳腺癌组织和远处转移组织，分析PTEN蛋白表达和*PIK3CA*的突变状态的差异，结果显示，26%的患者原发肿瘤和转移组织表达PTEN情况不一致；18%的患者*PIK3CA*突变情况存在差异。因此，需要更多的研究对*PIK3CA*突变的最佳检测时间和部位进行进一步研究，来精准筛选出可从阿培利司中获益的人群。

*PIK3CA*参与PI3K-AKT-mTOR通路，同类研究提示，PI3K-AKT-mTOR通路其他抑制剂也可以提高晚期乳腺癌内分泌治疗的疗效。

布帕尼西（buparlisib）是抑制Ⅰ类PI3K所有亚型的口服药物（即泛PI3K抑制剂），BELLE2试验是一项Ⅲ期优效性设计的临床试验，评估了布帕尼西联合氟维司群治疗激素受体阳性HER2阴性绝经后进展期乳腺癌患者的疗效。结果显示，对绝经后激素受体阳性HER2阴性、芳香化酶抑制剂耐药的晚期乳腺癌患者中（*n*＝1147）使用布帕尼西联合氟维司群较氟维司群联合安慰剂显著延长PFS（6.9个月*vs.*5.0个月，*HR* 0.78，95%*CI* 0.67～0.89，单边*P*值＝0.000 21）。对于PI3K通路突变的队列（*n*＝372），布帕尼西联合氟维司群同样具有延长PFS的趋势（6.8个月*vs.*4.0个月，*HR* 0.76，95%*CI* 0.60～0.97，单侧*P*值＝0.014，预先设定单侧*α*＝0.01），该研究在总体人群和主要队列（PI3K通路突变队列的患者）中达到了主要研究终点。PI3K-AKT-mTOR通路是维持人体正常生理功能的重要通路之一。BELLE2试验中，布帕尼西联合氟维司群组3～4级不良反应高于氟维司群联合安慰剂组，其中主要的不良反应包括谷丙转氨酶（25.7%*vs.*1.1%）和谷草转氨酶

（18.0%*vs.*2.8%）升高，高血糖症（15.4%*vs.*0.2%）、皮疹（8.0%*vs.*0），因此，泛PI3K激酶抑制剂布帕尼西的严重不良反应限制了该药物的临床应用。

依维莫司是一类mTOR抑制剂，BOLERO-2试验纳入了在非甾体芳香化酶抑制剂治疗后进展或复发的绝经后激素受体阳性HER2阴性晚期乳腺癌患者724例，结果表明，依维莫司（10 mg/d）联合依西美坦（25 mg/d）相比安慰剂联合依西美坦可以显著延长PFS［研究者评估：7.8个月*vs.*3.2个月（*HR* 0.45，95%*CI* 0.38～0.54，*P*＜0.000 1）；中心评估：11.0个月*vs.*4.1个月（*HR* 0.38，95%*CI* 0.31～0.48，*P*＜0.000 1）］，无论是整体人群还是亚组（包括内脏转移的患者，在辅助治疗完成后12个月内复发的患者）都得出同样的结果。安全性方面最常见的3级或4级不良事件是口腔炎（依维莫司联合依西美坦组和安慰剂联合依西美坦组的发生率分别为8%和1%）、贫血（依维莫司联合依西美坦组为6%，安慰剂联合依西美坦组＜1%）、呼吸困难（依维莫司联合依西美坦组和安慰剂联合依西美坦组的发生率分别为4%和1%）、高血糖症（依维莫司联合依西美坦组的发生率为4%，安慰剂联合依西美坦组的发生率＜1%）。BOLERO-2试验提示，内分泌和mTOR通路的双重封锁在PFS能够获益，与SOLAR-1试验相比疗效和安全性相当，但目前尚不清楚是否具有*PIK3CA*突变的患者对mTOR抑制剂同样或者更加敏感，这需要更多试验来证明。

卡匹色替是一类高选择性口服小分子AKT抑制剂，FAKTION试验是一项多中心、随机对照、Ⅱ期临床试验，评估氟维司群联合卡匹色替治疗激素受体阳性HER2阴性绝经后晚期乳腺癌的疗效，结果发现，芳香化酶抑制剂治疗复发进展的绝经后激素受体阳性HER2阴性晚期乳腺癌患者（*n*＝140），卡匹色替联合氟维司群相较于氟维司群联合安慰剂显著延长PFS（10.3个月*vs.*4.8个月，*HR* 0.57，95%*CI* 0.39～0.84，双侧*P*值＝0.003 5），无论PI3K/PTEN通路是否异常（包括*PIK3CA*突变和*PTEN*表达异常），2个亚组中联合治疗均可延长PFS。SOLAR-1试验的主要研究终点为*PIK3CA*突变患者的PFS，而FAKTION试验的主要研究终点是总人群的PFS，且亚组人群的特征不局限于*PIK3CA*突变，因此，若要比较卡匹色替和阿培利司所带给*PIK3CA*突变的患者获益，仍需要更多研究来验证。

从SOLAR-1试验的结果及同类药物的研究结果来看，PI3K-AKT-mTOR通路抑制剂确实能有效改善晚期乳腺癌的内分泌治疗，但是阿培利司、依维莫司、卡匹色替等药物在*PIK3CA*突变乳腺癌的疗效获益能否进一步提高，如何更好地把控*PIK3CA*突变的检测（包括检测时间，检测部位等）以进一步筛选精准治疗人群，需要更多的研究来探索和证实。

三、同类研究

SOLAR-1试验及同类研究见表47-1。

表47-1 同类研究对比

试验名称	研究目的的与假设	入组人群	AI治疗后进展的定义	治疗方案	主要研究终点	结果（生存、安全性）	结论
• SOLAR-1研究（本研究）III期 • 优效性设计 • 解救治疗	评估阿培利司联合氟维司群治疗激素受体阳性HER2阴性绝经后进展期乳腺癌患者的疗效（晚期≥一线）	• AI治疗后进展 • 激素受体阳性HER2阴性 • 女性 • 检测肿瘤组织的PIK3CA突变（n=572）	原发性耐药：辅助内分泌治疗2年内出现复发或解救内分泌治疗6个月内出现进展	氟维司群＋阿培利司同（n=284）vs.氟维司群＋安慰剂（n=288）	PFS（PIK3CA突变队列）	• PFS（PIK3CA突变队列）：11.0个月 vs.5.7个月（HR 0.65, 95%CI 0.50～0.85, P<0.001） • PFS（PIK3CA未突变队列）：7.4个月 vs.5.6个月（HR 0.85, 95%CI 0.58～1.25） • OS（PIK3CA突变队列）：39.3个月 vs.31.4个月（HR 0.86, 95%CI 0.64～1.15, P=0.15） • OS（PIK3CA未突变队列）：未分析 • 安全性：阿培利司同组高血糖（37%vs.1%）和皮疹（9.9%vs.0.3%）发生率较高	在PIK3CA突变、激素受体阳性HER2阴性绝经后进展期乳腺癌患者中，阿培利司同联合氟维司群可显著改善患者的生存质量
• BELLE-2研究第III期 • 优效性设计 • 解救治疗	评估布帕尼西联合氟维司群治疗激素受体阳性HER2阴性绝经后进展期乳腺癌患者的疗效（晚期≥一线）	• AI治疗后进展 • 激素受体阳性HER2阴性 • 检测肿瘤组织的PI3K通路激活状态（晚期≥一线）注：PI3K通路激活状态指PIK3CA突变或PTEN低表达（n=1147）	辅助AI 1年内进展；解救AI 1个月内进展（原发性耐药）	氟维司群＋布帕尼西（n=576）vs.氟维司群＋安慰剂（n=571）	PFS（全组、已知PI3K通路激活状态组、PI3K通路激活组）	• PFS（全组）：6.9个月 vs.5.0个月（HR 0.78, P<0.001）PFS（PI3K通路激活组）：6.8个月 vs.4.0个月 [HR 0.76, P=0.014（预设P值0.01）] • OS（全组）：33.2个月 vs.30.4个月（HR 0.87, P=0.045） • OS（PI3K通路激活组）：30.9个月 vs.28.9个月（HR 0.91, P=0.144） • 安全性：严重不良事件23% vs.16%，发生最多的是含草转氨酶和含丙转氨酶升高，其他常见不良事件有高血糖症、皮疹	在激素受体阳性HER2阴性绝经后进展期乳腺癌患者中，布帕尼西联合氟维司群可显著改善患者的生存质量
• BOLERO-2 III期 • 优效性设计 • 解救治疗	评估依维莫司联合依西美坦治疗激素受体阳性HER2阴性绝经后进展期乳腺癌患者的疗效（晚期≥一线）	• 非留体AI治疗后进展 • 激素受体阳性HER2阴性绝经后晚期乳腺癌（n=724）	辅助治疗结束后12个月内或辅助治疗结束期间内复发，或者晚期疾病治疗期间或者结束后1个月内进展（难治性AI）	依西美坦＋依维莫司（n=485）vs.依西美坦＋安慰剂（n=239）	PFS	• PFS：7.8个月 vs.3.2个月（HR 0.45, 95%CI 0.38～0.54, P<0.0001） • OS：1.0个月 vs.26.6个月（HR 0.89, 95%CI 0.73～1.10, P=0.14） • 安全性：最常见的3级或4级不良事件是口腔炎（8% vs.1%）、贫血（6% vs.<1%）、呼吸困难（4% vs.1%）	在激素受体阳性HER2阴性绝经后进展期乳腺癌患者中，依维莫司联合芳香化酶抑制剂可显著改善患者的生存期

注：PFS.无进展生存期；OS.总生存期；AI.芳香化酶抑制剂；HER2.人表皮生长因子受体2。

（上海交通大学医学院附属仁济医院 吴一凡 林燕苹 殷文瑾 陆劲松）

参考文献

[1] BOSCH A, LI Z, BERGAMASCHI A, et al. PI3K inhibition results in enhanced estrogen receptor function and dependence in hormone receptor-positive breast cancer [J]. Sci Transl Med, 2015, 7 (283): 283ra51.

[2] FRITSCH C, HUANG A, CHATENAY-RIVAUDAY C, et al. Characterization of the novel and specific PI3Kα inhibitor NVP-BYL719 and development of the patient stratification strategy for clinical trials [J]. Mol Cancer Ther, 2014, 13 (5): 1117-1129.

[3] ANDRÉ F, CIRUELOS E, RUBOVSZKY G, et al. Alpelisib for-mutated, hormone receptor-positive advanced breast cancer [J]. N Engl J Med, 2019, 380 (20): 1929-1940.

[4] ANDRÉ F, CIRUELOS E M, JURIC D, et al. Alpelisib plus fulvestrant for PIK3CA-mutated, hormone receptor-positive, human epidermal growth factor receptor-2-negative advanced breast cancer: final overall survival results from SOLAR-1 [J]. Ann Oncol, 2021, 32 (2): 208-217.

[5] GONZALEZ-ANGULO A M, FERRER-LOZANO J, STEMKE-HALE K, et al. PI3K pathway mutations and PTEN levels in primary and metastatic breast cancer [J]. Mol Cancer Ther, 2011, 10 (6):

1093-1101.

[6] DUPONT JENSEN J, LAENKHOLM A-V, KNOOP A, et al. PIK3CA mutations may be discordant between primary and corresponding metastatic disease in breast cancer [J]. Clin Cancer Res, 2011, 17 (4): 667-677.

[7] BASELGA J, IM S-A, IWATA H, et al. Buparlisib plus fulvestrant versus placebo plus fulvestrant in postmenopausal, hormone receptor-positive, HER2-negative, advanced breast cancer (BELLE-2): a randomised, double-blind, placebo-controlled, phase 3 trial [J]. Lancet Oncol, 2017, 18 (7): 904-916.

[8] YARDLEY D A, NOGUCHI S, PRITCHARD K I, et al. Everolimus plus exemestane in postmenopausal patients with HR (+) breast cancer: BOLERO-2 final progression-free survival analysis[J]. Adv Ther, 2013, 30 (10): 870-884.

[9] JONES R H, CASBARD A, CARUCCI M, et al. Fulvestrant plus capivasertib versus placebo after relapse or progression on an aromatase inhibitor in metastatic, oestrogen receptor-positive breast cancer (FAKTION): a multicentre, randomised, controlled, phase 2 trial [J]. Lancet Oncol, 2020, 21 (3): 345-357.

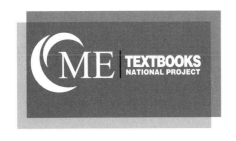

E2112试验：在激素受体阳性人表皮生长因子受体2阴性非甾体芳香化酶抑制剂耐药的晚期乳腺癌患者中对比依西美坦联合或不联合恩替诺特治疗的Ⅲ期随机临床试验

第48章

一、概述

【文献来源】

CONNOLLY R M，ZHAO F G，MILLER K D，et al.E2112：randomized phase Ⅲ trial of endocrine therapy plus entinostat or placebo in hormone receptor-positive advanced breast cancer［J］.J Clin Oncol，2021，39（28）：3171-3181.

【研究背景和目的】

内分泌治疗耐药是晚期乳腺癌亟待解决的重要的临床问题。组蛋白去乙酰化酶（histone deacetylase，HDAC）的表观遗传修饰是乳腺癌内分泌治疗抵抗的机制之一。恩替诺特是选择性HDAC抑制剂，作用于HDAC1、HDAC2和HDAC3。Ⅱ期临床试验ENCORE301试验结果显示，在激素受体阳性、HER2阴性的晚期乳腺癌中NSAI依西美坦联合恩替诺特可改善其PFS和OS。因此，本试验旨在激素受体阳性、HER2阴性NSAI耐药的晚期乳腺癌患者中对比依西美坦联合或不联合恩替诺特的疗效。

【入组条件】

本试验假设恩替诺特联合依西美坦治疗较安慰剂联合依西美坦改善激素受体阳性、HER2阴性NSAI耐药晚期乳腺癌患者的生存。

1. 成年女性/男性，组织学确诊的浸润性乳腺癌，转移或局部晚期。
2. 原发灶或转移灶雌激素受体和/或孕激素受体阳性，HER2阴性。

3. 经NSAI治疗后疾病进展。

4. 允许既往化疗、氟维司群治疗、CDK4/6抑制剂治疗，但须随机前2周停药。

5. ECOG评分为0～1分。

6. 具有不可测量病灶的患者可以入组，但人数≤20%总人数。

7. 排除既往使用过依西美坦或HDAC抑制剂，或者存在中枢神经系统转移者。

【试验设计】

1. 研究类型 一项多中心、随机、双盲安慰剂对照的Ⅲ期临床试验。

2. 分组方式 本研究将患者按1∶1的比例随机将患者分为依西美坦＋恩替诺特治疗组（EE组）和依西美坦＋安慰剂治疗组（EP组）。

3. 随机分层因素 既往NSAI发生耐药的阶段（辅助/转移）、人种，是否内脏转移，既往是否氟维司群治疗。

4. 计划样本量 研究预估总生存失败风险率降低25%（EP组和EE组mOS分别为22.0个月和29.3个月），单侧Ⅰ型错误为2.4%，80%检验效能，需要600例患者和410个死亡事件的样本量。研究预估PFS失败风险率降低42%（EP组和EE组mPFS分别为4.1个月和7.1个月），单侧Ⅰ型错误为0.1%，88.5%检验效能，需要247个无进展生存期事件。本研究实际入组608例。

5. 主要研究终点 为双终点设计，包括中心评估的PFS和OS。PFS定义为，从随机化至最早发生的疾病进展、新发原发性乳腺癌或死亡的时间。OS定义为，从随机化至任何原因死亡的时间。

6. 次要研究终点 包括安全性、治疗恶化时间（time to treatment deterioration，TTD）、客观缓解率、基线和第1周期第15天之间外周血单核细胞赖氨酸乙酰化的变化。

【试验流程】

E2112试验流程见图48-1。

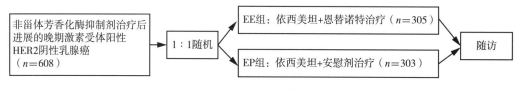

图48-1 E2112试验流程图

注：HER2.人表皮生长因子受体2；依西美坦剂量为25 mg，1次/天，口服；恩替诺特剂量为5 mg，每周1次，空腹口服。

【结果】

1. 无进展生存期 依西美坦＋恩替诺特治疗组（EE组）的mPFS为3.3个月（95%CI 3.1～5.3个月），依西美坦＋安慰剂（EP组）mPFS为3.1个月（95%CI 3.0～3.3个月），两组差异无统计学意义（HR 0.87，95%CI 0.67～1.13，$P=0.30$）。

2. 总生存期 EE组的mOS为23.4个月（95%CI 21.2～25.6个月），EP组mOS为21.7个月（95%CI 19.3～27.1个月），两组差异无统计学意义（HR 0.99，95%CI 0.82～1.21，$P=0.94$）。

3. 治疗恶化时间 EE组为2.9个月（95%CI 2.8～3.1个月），EP组为2.9个月（95%CI 2.8～3.0个月），两组未见明显差异。

4. 客观缓解率 EE组为5.8%（14/242，95%CI 3.2%～9.5%），EP组为5.6%（13/230，95%CI 3.0%～9.5%），两组间未见明显差异。

5. 安全性　EE组最常见的3～4级不良反应为中性粒细胞减少症（20%）、低磷血症（14%）、贫血（8%）、白细胞减少（6%）、疲劳（4%）和腹泻（4%）。总体人群中3～4级不良反应发生率为33%（95%CI 30%～37%），EE组为51%（95%CI 45%～57%），EP组为16%（95%CI 12%～20%，$P < 0.001$）。

【结论】

依西美坦联合恩替诺特治疗相对于单药依西美坦治疗未改善激素受体阳性、HER2阴性NSAI耐药晚期乳腺癌患者的生存。

（上海交通大学医学院附属仁济医院　袁陈伟　殷文瑾　陆劲松）

二、专家解读

内分泌治疗耐药是晚期乳腺癌患者可能面临的临床困境，其主要分为原发性耐药和继发性耐药。原发性内分泌耐药是指辅助内分泌治疗时间＜2年复发，或者晚期一线内分泌治疗＜6个月出现疾病进展。继发性（获得性）内分泌耐药是指辅助内分泌治疗时间＞2年且于停药后1年内复发的患者，或者晚期一线内分泌治疗＞6个月出现疾病进展。雌激素内分泌治疗耐药的主要机制包括：①雌激素受体的改变：雌激素受体表达水平下降，$ESR1$基因突变，雌激素受体的异常磷酸化；②CDK4/6的异常激活；③其他生长因子受体［如HER、成纤维细胞生长因子受体（fibroblast growth factor receptor，FGFR）家族］激活与雌激素受体信号的相互串扰作用；④内源性促增殖信号或抗凋亡信号的参与，如PI3K-AKT-mTOR；⑤HDAC的表观遗传修饰；⑥肿瘤微环境干预及宿主免疫反应等。

蛋白质乙酰化是主要的转录后翻译修饰之一，即由供体提供乙酰基，乙酰转移酶和去乙酰化酶分别催化蛋白质中乙酰基的添加和去除。乙酰化主要发生在蛋白赖氨酸残基上，最早发现能发生乙酰化的蛋白为组蛋白。乙酰化与肿瘤的关系十分密切，乙酰化的生物学作用取决于被乙酰化蛋白的类型，如癌蛋白AKT1的K14和K20位点的乙酰化可抑制其激酶活性，RAS的K104位点的乙酰化可抑制其致癌活性。而抑癌蛋白p53的乙酰化则可以发挥激活作用，如p53C-末端结构域的乙酰化可通过增强其DNA结合活性来激活p53而发挥抑癌作用。

HDAC是一种可以除去染色体组蛋白赖氨酸残基上的乙酰基的酶，当DNA发生去乙酰化后，其与组蛋白结合更加紧密，从而阻止转录因子和协同转录因子进入DNA启动子区域，进而抑制该DNA的转录。HDAC分为4类，即Ⅰ类Rpd3样蛋白、Ⅱ类Hda1样蛋白、Ⅲ类Sirt2类蛋白和Ⅳ类HDAC11蛋白。HDAC家族成员在乳腺癌中的作用相同。有研究发现，HDAC1在乳腺癌中表达升高，敲减HDAC1后乳腺癌细胞发生生长阻滞、活力降低及凋亡增加。然而，HDAC6高表达则与雌激素受体阳性乳腺癌较好生存相关。

恩替诺特是一种口服的选择性的HDAC抑制剂，作用于HDAC1、HDAC2、HDAC3和HDAC10。既往临床前研究表明，恩替诺特能够逆转来曲唑内分泌抵抗。ENCORE301试验是一项随机、双盲安慰剂对照Ⅱ期临床试验，一共纳入130例患者按1∶1的比例随机分为依西美坦＋恩替诺特治疗组（64例）和依西美坦＋安慰剂治疗组（66例）。该研究假设恩替诺特联合依西美坦治疗可较安慰剂联合依西美坦改善激素受体阳性、HER2阴性NSAI耐药晚期乳腺癌患者的生存。研究提示，在NSAI耐药的激素受体阳性、HER2阴性的晚期乳腺癌中，恩替诺特联合甾体类芳香化酶抑制剂依西美坦可改善其无进展生存期和总生存期。因此，本研究拟进一步扩大样本，在激素受体阳性、HER2阴性NSAI耐药的晚期乳腺癌患者中对比依西美坦联合或不联合恩替诺特治疗的Ⅲ期临床试验中，进一步确证该联合用药的疗效。

E2112试验是一项多中心、随机、双盲、安慰剂对照的Ⅲ期临床试验，一共608例患者按1∶1的比例随机将患者分为依西美坦＋恩替诺特治疗组（EE组，305例）和依西美坦＋安慰剂治疗组（EP组，303例）。本研究结果提示，恩替诺特联合依西美坦治疗并没有较单药依西美坦改善激素受体阳性、HER2阴性NSAI耐药的晚期乳腺癌患者的生存期（mPFS分别为3.3个月和3.1个月，HR 0.87，95%CI 0.67～1.13，$P=0.30$；mOS分别为23.4个月和21.7个月，HR 0.99，95%CI 0.82～1.21，$P=0.94$）。尽管前期临床前研究和Ⅱ期ENCORE301试验研究均肯定了恩替诺特的治疗作用，但这一作用并未在Ⅲ期临床研究中得到验证。E2112的试验设计和ENCORE301试验类似，入组人群为绝经后、既往NSAI耐药、转移后接受至多1次化疗、未行氟维司群治疗的患者，但由于入组缓慢，E2112在入组标准中进行了部分调整，如允许入组绝经前使用卵巢抑制的女性患者，允许入组既往接受氟维司群治疗、CDK4/6抑制剂治疗的患者。这可能在一定程度上导致入组患者病情和内分泌治疗耐药的构成复杂，从而影响研究的结果。

2021年美国圣安东尼奥乳腺癌会议（SABCS）上公布的EOC103A3101研究是一项针对中国人群的Ⅲ期随机对照临床研究，截至会议公布，一共纳入354例患者按2∶1的比例随机将患者分为依西美坦＋恩替诺特治疗组（235例）和依西美坦＋安慰剂治疗组（119例）。研究结果发现，在内分泌治疗进展的局部晚期或转移性激素受体阳性HER2阴性乳腺癌中，恩替诺特联合依西美坦对比安慰剂联合依西美坦显著改善了患者的生存。EOC103A3101试验入组标准与E2112试验类似，为绝经前（联合卵巢抑制）或绝经后的既往接受内分泌治疗进展的女性激素受体阳性HER2阴性晚期乳腺癌，也允许入组既往接受氟维司群治疗、CDK4/6抑制剂治疗的患者。但是，E2112试验与EOC103A3101试验在入组人群的构成上存在差异，如既往接受过氟维司群治疗的患者比例（E2112试验为30%，EOC103A3101试验为26%），既往接受过CDK4/6抑制剂治疗（E2112试验为35%，EOC103A3101试验为6.5%）。此外，E2112试验入组患者为白种人和黑种人，EOC103A3101试验入组人群为黄种人（中国人群），不同的遗传背景也可能对研究结果造成一定的影响。上述几个因素可能为造成2个类似的试验却得出截然相反的结果提供了一定的解释。

西达本胺也是一种已经上市的HDAC抑制剂，为恩替诺特的结构类似物，具有相同的作用靶点（HDAC1、HDAC2、HDAC3和HDAC10），但是对靶点的作用更强。ACE试验是一项评估西达本胺联合依西美坦治疗激素受体阳性绝经后晚期乳腺癌的Ⅲ期临床研究。该研究假设西达本胺联合依西美坦治疗可较安慰剂联合依西美坦改善内分泌耐药的激素受体阳性晚期乳腺癌患者的生存。该研究共入组443例患者，按照2∶1的比例随机将患者分为西达本胺＋依西美坦组（$n=244$）和依西美坦＋安慰剂组（$n=121$例）。该研究结果提示，在内分泌耐药的激素受体阳性晚期乳腺癌中，西达本胺联合依西美坦可以改善患者的PFS（PFS：西达本胺联合依西美坦组7.4个月 $vs.$ 依西美坦单药组3.8个月，HR 0.75，95%CI 0.58～0.98，$P=0.033$）。造成E2112试验和ACE试验截然不同的结果的原因可能有以下3点：①E2112试验入组的人群主要为北美人群，多为白种人和黑种人，而ACE试验入组的为中国人，为黄种人。不同遗传背景差异可能导致对HDAC抑制剂的反应不同；②2项试验人群的年龄不同，E2112试验的中位年龄为63岁，而ACE试验的中位年龄为55岁；③2项试验入组人群既往接受内分泌治疗的比例不同，84%的E2112试验入组人群既往接受过内分泌治疗，而这一数值在ACE试验中约为50%。

蛋白质乙酰化是在乙酰基转移酶的作用下，在蛋白质赖氨酸残基上添加乙酰基的过程，常发生在组蛋白赖氨酸残基上。E2112试验发现，在恩替诺特用药15天后血液中单核细胞的赖氨酸乙酰化程度较对照组升高了约1.5倍。日本的一项Ⅱ临床试验入组了131例激素受体阳性NSAI治疗进展的晚期乳腺癌，按照1∶1的比例随机将患者分为依西美坦＋恩替诺特治疗组（66例）和依西美坦＋

安慰剂治疗组（67例）。研究结果发现，恩替诺特联合依西美坦比安慰剂联合依西美坦延长了生存时间（5.8个月 vs.3.3个月，HR 0.75，95%CI 0.50～1.14，P＝0.189），但差异无统计学意义。该研究探索性发现，在恩替诺特联合依西美坦治疗组中，基线CD3$^+$细胞的赖氨酸乙酰化程度低于中位水平的患者（32例），但较高于中位水平的患者（29例）的PFS长（8.4个月 vs.3.2个月，HR 0.47，95%CI 0.23～0.97，P＝0.098），但两组差异无统计学意义。此外，在恩替诺特联合依西美坦治疗组中，CD3$^+$细胞的赖氨酸乙酰化程度升高幅度较大（以治疗第4周期第1天的赖氨酸乙酰化水平与基线水平的比值中位数分为高、低2组）的患者（16例）较升高较小的患者（16例）也有更长的PFS（8.8个月 vs.5.9个月，HR 0.36 95%，95%CI 0.11～1.14，P＝0.38），但两组差异也无统计学意义。上述探索性分析的结论似有矛盾，但基线乙酰化程度较低的患者可能更容易在恩替诺特治疗后获得更高的乙酰化增幅，此外，探索性分析的患者数量较少，故分析结果时应谨慎对待。这些探索性分析的结果可能为后续的研究提供了一个研究方向，单核细胞乙酰化程度是否可以用来预测治疗敏感性或预后，仍需要更多研究进一步探索。

尽管E2112试验表明，恩替诺特联合依西美坦不能延长内分泌耐药晚期乳腺癌患者的生存期。然而，HDAC抑制剂是否能在基于特定生物标志物精准选择的乳腺癌人群中发挥有效的治疗作用，仍待进一步研究。

三、同类研究

E2112试验及同类研究见表48-1。

表48-1　同类研究对比

研究名称及性质	研究目的	入组人群及样本量	研究设计	主要研究终点	结论
• E2112试验 • Ⅲ期优效性设计 • 解救治疗	评估恩替诺特联合依西美坦治疗激素受体阳性、HER2阴性非甾体芳香化酶抑制剂耐药的晚期乳腺癌患者的疗效	非甾体AI治疗后进展的晚期激素受体阳性HER2阴性乳腺癌（n=608）	1∶1随机分为恩替诺特＋依西美坦组（n=305）和安慰剂＋依西美坦组（n=303）	• PFS：恩替诺特＋依西美坦组PFS为3.3个月（95%CI 3.1～5.3个月）；安慰剂＋依西美坦组PFS为3.1个月（95%CI 3.0～3.3个月） • HR 0.87，95%CI 0.67～1.13，P＝0.30	在激素受体阳性、HER2阴性非甾体芳香化酶抑制剂耐药的晚期乳腺癌患者中，恩替诺特联合依西美坦比安慰剂联合依西美坦没有显著延长患者的生存期
• ENCORE301试验 • Ⅱ期优效性设计 • 解救治疗	评估恩替诺特联合依西美坦治疗激素受体阳性、HER2阴性非甾体芳香化酶抑制剂耐药的晚期乳腺癌患者的疗效	绝经后非甾体AI治疗后进展的晚期激素受体阳性HER2阴性乳腺癌（n=130）	1∶1随机分为恩替诺特＋依西美坦组（n=64）和安慰剂＋依西美坦组（n=66）	• PFS：恩替诺特＋依西美坦组PFS为4.3个月（95%CI 3.3～5.4个月）；安慰剂＋依西美坦组PFS为2.3个月（95%CI 1.8～3.7个月） • HR 0.73，95%CI 0.50～1.07，单侧P＝0.055（研究定义单侧P＝0.1具有显著性）	在激素受体阳性、HER2阴性非甾体芳香化酶抑制剂耐药的晚期乳腺癌患者中，恩替诺特联合依西美坦比安慰剂联合依西美坦显著延长患者的生存期

续 表

研究名称及性质	研究目的	入组人群及样本量	研究设计	主要研究终点	结论
• EOC103A3101试验 • Ⅲ期优效性设计 • 解救治疗	评估恩替诺特联合依西美坦治疗激素受体阳性、HER2阴性局部晚期或转移性乳腺癌患者的疗效	内分泌治疗进展局部晚期或转移性激素受体阳性HER2阴性乳腺癌（$n=354$）	2∶1随机分为恩替诺特＋依西美坦组（$n=235$）和安慰剂＋依西美坦组（$n=119$）	• PFS：恩替诺特＋依西美坦组PFS为6.32个月（95%CI5.30～9.11个月）；安慰剂＋依西美坦组PFS为3.72个月（95%CI1.91～5.49个月） • HR 0.74，95%CI 0.57～0.96，$P=0.021$	在内分泌治疗进展的局部晚期或转移性激素受体阳性HER2阴性乳腺癌中，恩替诺特联合依西美坦比安慰剂联合依西美坦显著延长患者的生存期
• ACE试验 • Ⅲ期优效性设计 • 解救治疗	评估西达本胺联合依西美坦治疗激素受体阳性绝经后晚期乳腺癌的疗效	绝经后复发或进展的激素受体阳性HER2阴性的晚期乳腺癌患者（$n=363$）	2∶1随机分为西达本胺＋依西美坦组（$n=244$）和安慰剂＋依西美坦组（$n=121$）	• PFS：西达本胺＋依西美坦组PFS为7.4个月（95%CI5.5～9.2个月）；安慰剂＋依西美坦组PFS为3.8个月（95%CI3.7～5.5个月） • HR 0.75，95%CI 0.58～0.98，$P=0.033$	在内分泌耐药的晚期激素受体阳性乳腺癌中，西达本胺联合依西美坦比安慰剂联合依西美坦显著延长患者的生存期

注：AI.芳香化酶抑制剂；PFS.无进展生存期；HER2.人表皮生长因子受体2。

（上海交通大学医学院附属仁济医院　袁陈伟　殷文瑾　陆劲松）

参考文献

[1] HANKER A B, SUDHAN D R, ARTEAGA C L. Overcoming endocrine resistance in breast cancer [J]. Cancer Cell, 2020, 37 (4): 496-513.

[2] SZOSTAKOWSKA M. Resistance to endocrine therapy in breast cancer: molecular mechanisms and future goals [J]. Breast Cancer Res Treat, 2019, 173 (3): 489-497.

[3] DANG F B, WEI W Y. Targeting the acetylation signaling pathway in cancer therapy [J]. Semin Cancer Biol, 2022, 85: 209-218.

[4] WEST A C, JOHNSTONE R W. New and emerging HDAC inhibitors for cancer treatment [J]. J Clin Invest, 2014, 124 (1): 30-39.

[5] SAJI S, KAWAKAMI M, HAYASHI S, et al. Significance of HDAC6 regulation via estrogen signaling for cell motility and prognosis in estrogen receptor-positive breast cancer [J]. Oncogene, 2005, 24 (28): 4531-4539.

[6] SABNIS G J, GOLOUBEVA O G, KAZI A A, et al. HDAC Inhibitor entinostat restores responsiveness of letrozole-resistant MCF-7Ca xenografts to aromatase inhibitors through modulation of Her-2 [J]. Mol Cancer Ther, 2013, 12 (12): 2804-2816.

[7] YARDLEY D A, ISMAIL-KHAN R R, MELICHAR B, et al. Randomized phase Ⅱ, double-blind, placebo-controlled study of exemestane with or without entinostat in postmenopausal women with locally recurrent or metastatic estrogen receptor-positive breast cancer progressing on treatment with a nonsteroidal aromatase inhibitor [J]. J Clin Oncol, 2013, 31 (17): 2128-2135.

[8] JIANG Z F, LI W, HU X C, et al. Tucidinostat plus exemestane for postmenopausal patients with advanced, hormone receptor-positive breast cancer (ACE): a randomised, double-blind, placebo-controlled, phase 3 trial [J]. Lancet Oncol, 2019, 20 (6): 806-815.

[9] IWATA H, NAKAMURA R, MASUDA N, et al. Efficacy and exploratory biomarker analysis of entinostat plus exemestane in advanced or recurrent breast cancer: phase Ⅱ randomized controlled trial [J]. Jpn J Clin Oncol, 2022, 53 (1): 4-15.

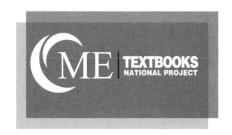

第十一篇

乳腺癌人表皮生长因子受体 2 靶向解救治疗相关重要临床试验

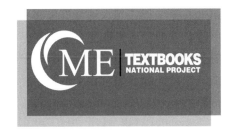

ALTERNATIVE试验：人表皮生长因子受体2阳性/激素受体阳性绝经后转移性乳腺癌中曲妥珠单抗＋拉帕替尼抗人表皮生长因子受体2双靶向联合芳香化酶抑制剂的Ⅲ期随机对照试验更新结果

第49章

一、概述

【文献来源】

JOHNSTON S R D, HEGG R, IM S A, et al.Phase Ⅲ, Randomized study of dual human epidermal growth factor receptor 2（her2）blockade with lapatinib plus trastuzumab in combination with an aromatase inhibitor in postmenopausal women with her2-positive, hormone receptor-positive metastatic breast cancer: updated results of alternative［J］.J Clin Oncol, 2021, 39（1）: 79-89.

【研究背景和目的】

曲妥珠单抗（trastuzumab，TRAS）＋帕妥珠单抗（pertuzumab，PTZ）＋化疗是HER2阳性转移性乳腺癌的标准一线治疗，但并非所有患者都能耐受化疗。50%的HER2阳性转移性乳腺癌同时伴有激素受体阳性表达，对于这部分患者，抗HER2双靶向治疗联合内分泌治疗可能是安全有效的。

【入组条件】

1. 年龄≥18岁，绝经后女性。
2. 组织学/细胞学确诊的激素受体阳性、HER2阳性的转移性乳腺癌。
3. 既往接受过内分泌治疗。

4．既往（新）辅助和 / 或一线解救含曲妥珠单抗方案联合化疗的治疗过程中或结束后出现疾病进展。

5．最多接受过 1 种含曲妥珠单抗的解救治疗方案。

6．根据 RECIST 1.1 标准存在可测量或不可测量病灶。

7．ECOG 评分为 0 ～ 1 分。

8．研究者评估拟行化疗的患者除外。

【试验设计】

假设拉帕替尼（LAP）＋曲妥珠单抗（TRAS）＋芳香化酶抑制剂（AI）的双靶向联合内分泌治疗效果优于 TRAS ＋ AI 的单靶联合内分泌治疗。

1. 试验类型　一项多中心、开放、随机对照的Ⅲ期临床试验。

2. 主要研究终点　TRAS ＋ LAP ＋ AI 组对比 TRAS ＋ AI 组的无进展生存（PFS，仅根据研究者评估的影像学进展或全因死亡）。

3. 次要研究终点　TRAS ＋ LAP ＋ AI 组对比 LAP ＋ AI 组的 PFS、TRAS ＋ AI 组对比 LAP ＋ AI 组的 PFS、客观缓解率、临床获益率（CBR，完全缓解、部分缓解或疾病稳定持续至少 6 个月）、缓解持续时间、总生存期（overall survival，OS）、安全性等。

4. 样本量计算　研究为优效性假设，假设 TRAS ＋ LAP ＋ AI 组中位 PFS 为 11.7 个月，TRAS ＋ AI 组中位 PFS 为 7 个月，风险比 0.60，双侧 α 取 0.05，两组一共需要至少 121 个 PFS 事件来获得 80% 的检验效能。

【试验流程】

ALTERNATIVE 试验流程见图 49-1。

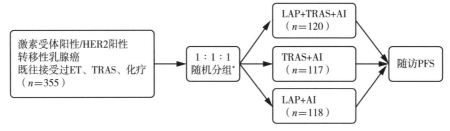

图 49-1　ALTERNATIVE 试验流程图

注：ET. 内分泌治疗；TRAS. 曲妥珠单抗；LAP. 拉帕替尼；AI. 芳香化酶抑制剂；PFS. 无进展生存期。

> **流程说明：分层因素**，研究者选择的芳香化酶抑制剂（甾体类 / 非甾体类）和既往 TRAS 使用时间（辅助或新辅助 / 解救治疗）。

【结果】

1. 治疗持续时间　所有治疗组的中位治疗持续时间为 53.6 周。LAP ＋ TRAS ＋ AI 组拉帕替尼的中位治疗时间为 35.8 周，LAP ＋ AI 组为 24.7 周。LAP ＋ TRAS ＋ AI 组曲妥珠单抗的中位治疗时间为 36 周，TRAS ＋ AI 组为 18 周。

2. mPFS LAP＋TRAS＋AI组为11个月，TRAS＋AI组为5.6个月（*HR* 0.62，95%*CI* 0.45～0.88，*P*＝0.006 3）；LAP＋AI组为8.3个月，TRAS＋AI组为5.6个月（*HR* 0.85，95%*CI* 0.62～1.17，*P*＝0.315 9）。

3. mOS LAP＋TRAS＋AI组为46个月，TRAS＋AI组为40个月（*HR* 0.60，95%*CI* 0.35～1.04，*P*＝0.070）；LAP＋AI组为45.1个月，TRAS＋AI组为40个月（*HR* 0.91，95%*CI* 0.55～1.51，*P*＝0.718）。

4. 不良事件 LAP＋TRAS＋AI组、TRAS＋AI组和LAP＋AI组中最常见（任意一组≥10%）的不良事件包括腹泻（69%*vs.*9%*vs.*51%）、皮疹（36%*vs.*2%*vs.*28%）、甲沟炎（30%*vs.*0*vs.*15%）、恶心（22%*vs.*9%*vs.*22%）、食欲减退（18%*vs.*3%*vs.*13%）等。

【结论】

既往接受过内分泌治疗、曲妥珠单抗治疗和化疗的HER2阳性/激素受体阳性绝经后转移性乳腺癌患者，LAP＋TRAS＋AI的双重HER2阻断与TRAS＋AI相比，可以获得更长的无进展生存期。该联合疗法为患者提供了一种有效和安全的化疗替代方案。

（上海交通大学医学院附属仁济医院 吴子平 殷文瑾 陆劲松）

二、专家解读

HER2阳性乳腺癌占所有类型乳腺癌的20%～25%，该分子标志物表达是一种不良的预后因素，常预示肿瘤恶性程度较高、侵袭性较大。在所有HER2阳性乳腺癌中，约50%为激素受体阳性。因此，HER2阳性/激素受体阳性乳腺癌约占所有乳腺癌的10%。对于这类乳腺癌，化疗联合靶向治疗，或者靶向联合内分泌治疗都是理论上和实际临床中可选择的系统治疗方式。由于HER2通路和雌激素受体（ER）通路的交互作用，抗HER2治疗和抗ER治疗（内分泌治疗）可能存在1＋1大于2的协同作用。ER除了可以与配体雌激素结合而被激活，也可以被几种酪氨酸激酶受体如EGFR、IGF1和HER2通过磷酸化以配体无关的方式激活。基础试验显示，在激素受体阳性/HER2阳性细胞系中，拉帕替尼或拉帕替尼联合曲妥珠单抗对HER2的持续抑制会被ER通路激活所逆转，在这种情况下，ER成为癌细胞增殖的主要驱动因素。因此，HER2阳性/激素受体阳性乳腺癌，其更优治疗方式的选择有待研究。

基于既往研究数据，HER2阳性转移性乳腺癌，指南推荐一线使用曲妥珠单抗联合帕妥珠单抗联合紫杉类药物化疗，二线使用抗体-药物偶联物（曲妥珠单抗德鲁替康或T-DM1）可以取得一定的治疗效果。而HER2阳性/激素受体阳性转移性乳腺癌，在最新的NCCN指南中也指出，可选择芳香化酶抑制剂＋曲妥珠单抗加或不加拉帕替尼，且在脚注中说明若一开始选择化疗＋双靶向，后续可考虑内分泌治疗＋双靶向维持。内分泌治疗联合靶向治疗对于一般条件较差、无法耐受化疗的患者，未尝不是一种选择，但是这样的治疗模式疗效究竟如何，内分泌治疗联合单靶向还是联合双靶向，内分泌治疗联合靶向治疗与化疗联合靶向治疗在疗效等方面究竟孰优、孰劣，以及各有什么优缺点，这些都是临床亟待解决的问题。

在内分泌治疗和靶向治疗组合优化的历史演进过程中，首先回答的是"内分泌治疗联合靶向治疗与单纯内分泌治疗相比，孰优孰劣"这一问题。EGF30008试验入组了激素受体阳性HER2阳性转移性乳腺癌患者（*n*＝219），对比了拉帕替尼＋来曲唑与安慰剂＋来曲唑的疗效。结果显示，前者的mPFS为8.2个月，而后者为3个月（*HR* 0.71，95%*CI* 0.53～0.96）。在另一个类似的临床试验TAnDEM试验中，激素受体阳性HER2阳性转移性乳腺癌患者随机接受阿那曲唑联合/不联合曲妥珠单抗治疗。结果显示，联合靶向治疗较单纯内分泌治疗可延长患者的PFS（中位PFS：4.8个月 *vs.*2.4个月，*HR* 0.63，95%*CI* 0.47 ～ 0.84，*P* = 0.001 6）。由此可见，内分泌治疗联合靶向治疗较单纯内分泌治疗可以提高激素受体阳性HER2阳性转移性乳腺癌患者的治疗效果。

内分泌治疗＋双靶向治疗与内分泌治疗＋单靶向治疗是否有治疗效果差别，ALTERNATIVE试验旨在评估酪氨酸激酶抑制剂（TKI）联合抗体的双靶向模式拉帕替尼（LAP）＋曲妥珠单抗＋芳香化酶抑制剂（AI）是否优于AI＋曲妥珠单抗单靶向治疗。英文"ALTERNATIVE"一词原意为"可供选择的事物"，即本临床试验评估的是一种可能有效的备选方案，而非首选方案，针对的是"无法耐受化疗或不适合首选化疗"的特定患者人群。入组标准为HER2阳性/激素受体阳性转移性乳腺癌患者既往需接受过内分泌治疗、曲妥珠单抗＋化疗的治疗方案，并在该方案治疗过程中或结束后出现疾病进展，并且研究者评估不准备给予化疗的患者。

ALTERNATIVE试验是首个大型、评估HER2阳性/激素受体阳性转移性乳腺癌患者豁免化疗方案的有效性和安全性的临床试验。相比对照组（曲妥珠单抗＋AI），试验组（曲妥珠单抗＋拉帕替尼＋AI）组可延长近6个月的mPFS，差异有统计学意义（mPFS 11个月 *vs.*5.6个月，*HR* 0.62，95%*CI* 0.45 ～ 0.88，*P* = 0.006 3）。该研究提示，临床医师可以对部分患者选择该治疗方案。

双靶向联合内分泌治疗对于HER2阳性/激素受体阳性转移性乳腺癌的应用价值也在其他研究中得到佐证。PERTAIN试验入组了HER2阳性/激素受体阳性的转移性或局部晚期乳腺癌，与ALTERNATIVE试验不同的是，PERTAIN试验随机采用的方案为双抗体靶向曲妥珠单抗＋帕妥珠单抗联合AI治疗或单抗体靶向曲妥珠单抗＋AI治疗。试验组的mPFS可达到18个月，对照组的mPFS则为15.8个月（*HR* 0.65，95%*CI* 0.48 ～ 0.89，*P* = 0.007）。由上述两项临床试验体现出，内分泌治疗＋双靶向治疗优于内分泌治疗＋单靶向治疗的效果，同时无论是哪种形式的双靶向联合内分泌治疗都同样具有优于单靶向联合内分泌治疗的趋势。

但是，对于ALTERNATIVE试验的解读及试验结论的应用，笔者仍持有谨慎的态度。原因在于ALTERNATIVE试验中对于入组"不准备接受化疗的患者"这一概念并没有给出明确的标准。仔细观察该试验的入组人群，可发现3组患者的中位年龄分别为57岁、54岁和57岁，均较年轻，且37%的患者并没有内脏转移。可见入组的患者并非一般情况较差或病情较为严重的患者。HER2阳性转移性乳腺癌在早期放弃化疗，是否可以让患者获益最大化，会不会错失化疗时机。

SYSUCC002试验试图回答"是否可以通过内分泌治疗＋靶向治疗来豁免化疗"这一问题。该试验入组的是HER2阳性/激素受体阳性转移性乳腺癌患者，随机接受一线曲妥珠单抗联合内分泌治疗或化疗。结果显示，内分泌治疗联合曲妥珠单抗治疗组的mPFS为19.2个月，而化疗联合曲妥珠单抗治疗组的mPFS为14.8个月（*HR* 0.88，95%*CI* 0.71 ～ 1.09，*P* = 0.250）。此试验的研究假设为曲妥珠单抗联合内分泌治疗不劣于曲妥珠单抗联合化疗，非劣效 *P* < 0.000 1，优效性检验结果并不显著（Cox 比例风险模型 *P* = 0.248），故曲妥珠单抗联合内分泌治疗不劣于曲妥珠单抗联合化疗，支持为此类患者可安全豁免化疗。

另一个来自真实世界的观察性研究registHER试验纳入了530例HER2阳性/激素受体阳性转移性乳腺癌患者，统计并分析了其接受的治疗方案和疗效差别。结果显示，与仅接受内分泌治疗的患者相比，接受一线曲妥珠单抗加内分泌治疗患者的PFS时间更长（13.8个月 *vs.*4.8个月，*HR* 0.37，95%*CI* 0.22 ～ 0.60）；与接受一线曲妥珠单抗加化疗的患者相比，接受一线曲妥珠单抗加化疗和内分泌治疗的患者的mPFS更长（20.4个月 *vs.*9.5个月，*HR* 0.53，95%*CI* 0.42 ～ 0.68）；虽然作者未直接对比一线曲妥珠单抗联合内分泌治疗和一线曲妥珠单抗联合化疗的疗效，但从数值上看前者的PFS并不劣于后者（mPFS分别为13.8个月和9.5个月），也为此类患者豁免化疗提供了一定的证据。

因此，双靶向＋内分泌治疗适合部分HER2阳性/激素受体阳性的患者，但选择豁免化疗的患者时应该充分考虑患者的病情、个人意愿、经济情况、治疗阶段，谨慎选择最合适的人群。

三、同类研究

ALTERNATIVE试验及同类研究见表49-1。

表49-1　同类研究对比

研究名称及性质	研究目的与假设	入组人群及样本量	研究设计、分组、处理	结果（主要研究终点及其他重要结果）	结论
SYSUCC002试验解救治疗	内分泌治疗＋曲妥珠单抗是否不劣于化疗＋曲妥珠单抗	HER2阳性激素受体阳性MBC一线（$n=392$）	ET＋TRAS组 vs.CT＋TRAS组	PFS：ET＋TRAS组 vs.CT＋TRAS组（19.2个月 vs.14.8个月，HR 0.88，95%CI 0.71～1.09，非劣效 P<0.000 1）	内分泌治疗＋靶向治疗不劣于化疗＋靶向治疗
PERTAIN试验解救治疗	曲妥珠单抗＋帕妥珠单抗＋AI是否优于曲妥珠单抗＋AI	HER2阳性激素受体阳性MBC一线（$n=258$）	TPA组（TRAS＋PER＋AI）vs.TA组（TRAS＋AI）	PFS：TPA组 vs.TA组（18.9个月 vs.15.8个月，HR 0.65，95%CI 0.48～0.89，P=0.007）	曲妥珠单抗＋帕妥珠单抗＋AI优于曲妥珠单抗＋AI
TAnDEM试验解救治疗	曲妥珠单抗＋AI是否优于AI	HER2阳性激素受体阳性MBC一线（可在4周前接受过AI治疗）（$n=208$）	TRAS＋AI组 vs.AI组	PFS：TRAS＋AI组 vs.AI组（4.8个月 vs.2.4个月，HR 0.63，95%CI 0.47～0.84，P=0.001 6）	曲妥珠单抗＋AI优于AI
CLEOPATRA试验解救治疗	曲妥珠单抗＋帕妥珠单抗＋化疗是否优于曲妥珠单抗＋化疗	HER2阳性MBC一线（$n=704$）	TRAS＋PER＋CT组 vs.TRAS＋CT组	PFS：TRAS＋PER＋CT组 vs.TRAS＋CT组（18.7个月 vs.12.4个月，P<0.001）	曲妥珠单抗＋帕妥珠单抗＋化疗优于曲妥珠单抗＋化疗
ALTERNATIVE试验（本研究）解救治疗	曲妥珠单抗＋拉帕替尼＋AI是否优于曲妥珠单抗＋AI	HER2阳性激素受体阳性MBC一线＋二线（$n=355$）	LTA组（TRAS＋AI＋LAP）vs.TA组（TRAS＋AI）	PFS：LTA组 vs.TA组（11个月 vs.5.6个月，HR 0.62，95%CI 0.45～0.88，P=0.006 3）	曲妥珠单抗＋拉帕替尼＋AI优于曲妥珠单抗＋AI

注：LAP.拉帕替尼；TRAS.曲妥珠单抗；AI.芳香化酶抑制剂；ET.内分泌治疗；CT.化疗；HER2.人表皮生长因子受体2；MBC.转移性乳腺癌；PER.帕妥珠单抗。

（上海交通大学医学院附属仁济医院　吴子平　殷文瑾　陆劲松）

参考文献

［1］SCHETTINI F，BUONO G，CARDALESI C，et al. Hormone receptor/human epidermal growth factor receptor 2-positive breast cancer：where we are now and where we are going［J］. Cancer Treat Rev，2016，46：20-26.

［2］ADVANI P，CORNELL L，CHUMSRI S，et al. Dual HER2 blockade in the neoadjuvant and adjuvant treatment of HER2-positive breast cancer［J］. Breast Cancer（Dove Med Press），2015，7：321-335.

［3］WANG Y C，MORRISON G，GILLIHAN R，et al. Different mechanisms for resistance to trastuzumab versus lapatinib in HER2-positive breast cancers--role of estrogen receptor and HER2 reactivation [J]. Breast Cancer Res, 2011, 13 (6): R121.

[4] CORTÉS J, KIM S B, CHUNG W P, et al. Trastuzumab deruxtecan versus trastuzumab emtansine for breast cancer [J]. N Engl J Med, 2022, 386 (12): 1143-1154.

[5] SCHWARTZBERG L S, FRANCO S X, FLORANCE A, et al. Lapatinib plus letrozole as first-line therapy for HER-2＋ hormone receptor-positive metastatic breast cancer [J]. Oncologist, 2010, 15 (2): 122-129.

[6] KAUFMAN B, MACKEY J R, CLEMENS M R, et al. Trastuzumab plus anastrozole versus anastrozole alone for the treatment of postmenopausal women with human epidermal growth factor receptor 2-positive, hormone receptor-positive metastatic breast cancer: results from the randomized phase Ⅲ TAnDEM study [J]. J Clin Oncol, 2009, 27 (33): 5529-5537.

[7] RIMAWI M, FERRERO J M, DE L A HABA-RODRIGUEZ J, et al. First-line trastuzumab plus an aromatase inhibitor, with or without pertuzumab, in human epidermal growth factor receptor 2-positive and hormone receptor-positive metastatic or locally advanced breast cancer (pertain): a randomized, open-label phase Ⅱ trial [J]. J Clin Oncol, 2018, 36 (28): 2826-2835.

[8] HUA X, BI X W, ZHAO J L, et al. Trastuzumab plus endocrine therapy or chemotherapy as first-line treatment for patients with hormone receptor-positive and her2-positive metastatic breast cancer (sysucc-002) [J]. Clin Cancer Res, 2022, 28 (4): 637-645.

[9] TRIPATHY D, KAUFMAN P A, BRUFSKY A M, et al. First-line treatment patterns and clinical outcomes in patients with HER2-positive and hormone receptor-positive metastatic breast cancer from registHER [J]. Oncologist, 2013, 18 (5): 501-510.

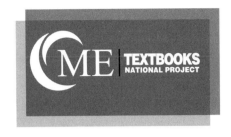

PERUSE试验最终分析：帕妥珠单抗+曲妥珠单抗+紫杉类药物一线治疗人表皮生长因子受体2阳性局部复发或转移性乳腺癌

第50章

一、概述

【文献来源】

MILES D，CIRUELOS E，SCHNEEWEISS A，Final results from the PERUSE study of first-line pertuzumab plus trastuzumab plus a taxane for HER2-positive locally recurrent or metastatic breast cancer, with a multivariable approach to guide prognostication［J］.Ann Oncol，2021，32（10）：1245-1255.

【研究背景和目的】

CLEOPATRA试验首次证明，在曲妥珠单抗联合多西他赛基础上增加帕妥珠单抗能够延长HER2阳性晚期乳腺癌的无进展生存期和总生存期，同时不增加心脏毒性及其他毒性。基于CLEOPATRA试验的结果，国内外指南一致推荐帕妥珠单抗联合曲妥珠单抗和化疗作为HER2阳性晚期乳腺癌患者的一线治疗方案。PERUSE试验是一项国际单臂临床试验，旨在评估3种广泛使用的紫杉类药物联合曲妥珠单抗和帕妥珠单抗双靶向治疗作为局部复发或转移性乳腺癌一线治疗方案的安全性和有效性。相较于CLEOPATRA试验，PERUSE试验将多西他赛之外的另外2种紫杉类药物——紫杉醇、白蛋白结合型紫杉醇纳入研究。2019年发表的初步结果表明，接受紫杉醇联合曲妥珠单抗和帕妥珠单抗双靶向治疗的患者与接受多西他赛联合曲妥珠单抗和帕妥珠单抗双靶向治疗的患者相比，两者具有相近的疗效，但紫杉醇毒性较低。本试验旨在评估3种广泛使用的紫杉类药物联合双HER2靶向治疗一线局部复发/转移性乳腺癌（LR/MBC）的安全性和有效性。本次报道了PERUSE试验最终的安全性和有效性结果。

【入组条件】

1. 纳入标准

（1）年龄≥18岁的男性或女性。

（2）不可切除的HER2阳性复发或转移性乳腺癌，根据RECIST 1.1标准有至少有1处可测量病灶或可评估的不可测量病灶。

（3）ECOG评分≤2分。

（4）左心室射血分数（LVEF）≥50%。

（5）既往未接受过全身治疗（可接受二线或二线以下的内分泌治疗，其中一线可以联合依维莫司）。

2. 排除标准

（1）完成新辅助或辅助系统性非内分泌治疗后6个月内复发者。

（2）接受过新辅助或辅助曲妥珠单抗和/或拉帕替尼以外的抗HER2药物治疗。

（3）接受新辅助或者辅助曲妥珠单抗和/或拉帕替尼治疗的过程中疾病进展。

（4）既往新辅助或者辅助相关的持续性≥2级血液学毒性病史，≥3级周围神经病变或内脏储备不足。

（5）中枢神经系统转移的患者，如果接受过局部治疗但未接受过抗HER2靶向治疗，在筛选前疾病稳定3个月则允许入组。

【试验设计】

1. 全球多中心、开放标签、单臂、Ⅲb期临床试验，ITT分析。

2. 主要研究终点为评估帕妥珠单抗在与曲妥珠单抗及一种紫杉类药物联用时的安全性和耐受性。

3. 次要研究终点为无进展生存期、总生存期、总体缓解率、临床获益率（临床获益定义为达到完全缓解或部分缓解，或疾病稳定≥6个月）、缓解持续时间、至缓解时间、患者报告结局。

4. 所有分析均为描述性，未进行正式的统计假设检验，未对多个终点或亚组间的比较进行调整。

【试验流程】

PERUSE试验流程见图50-1。

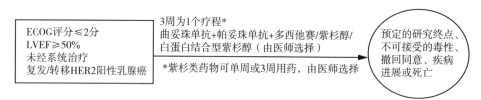

图50-1 PERUSE试验流程图

注：ECOG. 东部肿瘤协作组；LVEF. 左心室射血分数；HER2. 人表皮生长因子受体2。

【结果】

1. 中位随访时间为68.7个月。

2. 安全性

（1）最常见的不良反应是胃肠道事件及皮肤/皮下组织事件。

（2）61%的患者发生3级及以上不良事件，其中20%可能与帕妥珠单抗有关，17%与曲妥珠单抗有关，36%与紫杉类药物有关。

（3）最常见的3级及以上不良事件为中性粒细胞减少症（10%）和腹泻（8%）。

（4）多西他赛组的3级及以上中性粒细胞减少症发病率较高（15%），紫杉醇组和白蛋白结合型紫杉醇组分别为5%和2%。

3．有效性

（1）总体缓解率为79%（95%CI 77%～82%）。

（2）临床获益率为86%（95%CI 84%～88%）。

（3）意向治疗人群的mPFS为20.7个月（95%CI 18.9～23.1个月），不同激素受体状态的亚组之间未见差异；根据不同紫杉类药物的亚组之间未见差异；未使用过曲妥珠单抗亚组的mPFS优于使用过曲妥珠单抗的亚组。

（4）意向治疗人群的mOS为65.3个月（95%CI 60.9～70.9个月），激素受体阳性亚组优于激素受体阴性亚组；不同紫杉类药物的亚组之间未见差异；未使用过曲妥珠单抗亚组的总生存期优于使用过曲妥珠单抗的亚组。

4．事后多因素COX回归分析

（1）内脏转移疾病与较差的PFS相关（HR 1.47，95%CI 1.26～1.72）。

（2）既往曲妥珠单抗治疗史与较差的PFS相关（HR 1.64，95%CI 1.29～2.07）。

（3）既往曲妥珠单抗以外治疗史与较差的PFS相关（HR 1.41，95%CI 1.10～1.80）。

【结论】

PERUSE试验的最终分析支持HER2阳性局部复发或转移性乳腺癌使用帕妥珠单抗、曲妥珠单抗联合紫杉类药物的一线治疗方案，并表明紫杉醇是多西他赛的有效替代方案。该研究补充了现有的证据，进一步肯定了帕妥珠单抗和曲妥珠单抗双重HER2阻断联合紫杉类药物作为HER2阳性患者标准一线治疗方案的地位。

（上海交通大学医学院附属仁济医院　杨　凡　许雅芊　陆劲松）

二、专家解读

1998年曲妥珠单抗的问世给HER2阳性乳腺癌的治疗带来了革命性的变化；2012年帕妥珠单抗的加入为HER2阳性乳腺癌的治疗带来了新的动力。CLEOPATRA研究是一项Ⅲ期、随机、双盲、安慰剂对照临床试验，共入组808例HER2阳性晚期转移性乳腺癌患者。在比较曲妥珠单抗联合多西他赛的基础上增加帕妥珠单抗是否能进一步改善HER2阳性晚期乳腺癌患者的预后，以及三药联合治疗的安全性。CLEOPATRA试验结果提示，在多西他赛联合曲妥珠单抗的基础上加用帕妥珠单抗，使患者的mOS绝对延长了近16个月，重新定义了HER2阳性乳腺癌患者的全身治疗策略。

PUFFIN试验是一项针对CLEOPATRA试验的桥接研究，评估了CLEOPATRA试验的成果在我国人群中是否具有适用性。PUFFIN试验是一项Ⅲ期、随机、双盲、安慰剂对照研究，除入组针对国内患者外，其余设计类似CLEOPATRA试验，共入组240例HER2阳性晚期转移性乳腺癌患者。结果显示，在中国人群中，在多西他赛联合曲妥珠单抗的基础上加用帕妥珠单抗的有效性和安全性与CLEOPATRA试验的结果一致，进一步证实了多西他赛作为联合曲妥珠单抗＋帕妥珠单抗双靶向方案的基础化疗药物在HER2阳性晚期转移性乳腺癌治疗中的有效性。

多西他赛又称多西紫杉醇，属于紫杉类药物，该类药物还包括紫杉醇和白蛋白结合型紫杉醇。紫杉醇与多西他赛均是治疗乳腺癌常用的化疗药物，既往的研究显示，二者疗效并无明显差异，但紫杉醇的急性毒性反应（中性粒细胞减少症和中性粒细胞减少性发热）的发生率明显更低，因此，在临床中更为常用。白蛋白结合型紫杉醇是一种紫杉醇的无溶剂制剂，它没有紫杉醇及多西他赛所含合成溶剂的毒性，从而避免了类固醇预处理，也是目前乳腺癌常用的药物之一。有报道认为，白蛋白结合型紫杉醇在晚期乳腺癌治疗中疗效优于传统紫杉类药物。

不同于CLEOPATRA试验、PERUSE试验中紫杉类药物的选择是由研究者决定，最常用的药物是多西他赛（54%），其次是紫杉醇（41%），白蛋白结合型紫杉醇最少（5%）。尽管研究目的并非比较这3个亚组，但这3种紫杉类药物治疗方案的无进展生存期（分别为19.4个月、23.2个月、19.2个月）和总生存期（分别为66.5个月、64.0个月、70.9个月）均比较接近，因此，紫杉醇和白蛋白结合型紫杉醇都可有效替代多西他赛作为HER2阳性局部复发和转移性乳腺癌的治疗方案。

不良反应方面，接受紫杉醇治疗的患者发生3级中性粒细胞减少症和中性粒细胞减少性发热的风险显著低于多西他赛组，因此，高龄患者和有基础疾病的患者选用紫杉醇治疗也许更为合适。但PERUSE试验本质上仍是单臂研究，3种药物的分组并没有经过严格的随机对照，将CLEOPATRA试验的结论推广到另外2种紫杉类药物上似乎证据还比较弱，仍需要扩大样本量的前瞻性随机对照研究来验证这一结果。

除此之外，PERUSE试验中有曲妥珠单抗治疗史的患者入组比例高于CLEOPATRA试验（27.9% $vs.$ 12.0%）。分析这部分数据可知，有曲妥珠单抗治疗史的患者的PFS（曲妥珠单抗治疗史患者的PFS为15.4个月，无曲妥珠单抗治疗史患者的PFS为23.4个月）和总生存期均较差（曲妥珠单抗治疗史患者的总生存期为54.1个月，无曲妥珠单抗治疗史患者的总生存期为73.5个月）。在一项小样本研究中也有类似发现。该研究是一项前瞻性观察性研究，共入组287例HER2阳性转移性乳腺癌患者，治疗方案由医师决定。该研究观察到，接受过曲妥珠单抗新辅助治疗患者的预后劣于未接受过曲妥珠单抗新辅助治疗的患者，mPFS分别为15.8个月和24.3个月（HR 1.45，95%CI 1.05～2.03，$P=0.03$）。从机制研究上看，曲妥珠单抗的使用可能导致了HER2蛋白受金属蛋白酶、膜相关黏蛋白等的剪切产生突变，不再与抗HER2单抗结合，从而避免了曲妥珠单抗、帕妥珠单抗对HER2阳性细胞的抑制作用。但PERUSE试验的这一发现并非由严谨的试验设计得出，仍需要深入研究。

不同于CLEOPATRA试验、PERUSE试验允许中枢神经系统转移的患者入组。但研究要求接受局部治疗后3个月内疾病稳定且未接受过HER2靶向治疗，这一条件导致符合入组条件的患者人数过少，不足以分析紫杉类药物联合曲妥珠单抗和帕妥珠单抗双靶向治疗中枢神经系统转移HER2阳性乳腺癌的疗效。

总而言之，PERUSE试验是CLEOPATRA试验的有力补充，为HER2阳性局部复发或转移性乳腺癌患者的一线治疗带来新的希望，但未来仍需要进一步的临床研究来论证，为HER2阳性局部复发或转移性乳腺癌的临床治疗决策提供支持。

三、同类研究

PERUSE试验及同类研究见表50-1。

表50-1　同类研究对比

研究名称	研究目的	入组标准	试验设计	基线内脏转移	结果	结论
• PERUSE试验（本研究） • Ⅲ期，单臂研究 • 解救治疗	研究3种常用的紫杉类药物与双靶向治疗联合时的安全性及疗效	化疗一线，可接受≤2线内分泌治疗	单臂（非随机对照，医师决定紫杉类药物种类） • 多西他赛＋曲妥珠单抗、帕妥珠单抗双靶向 • 紫杉醇＋曲妥珠单抗、帕妥珠单抗双靶向 • 白蛋白结合型紫杉醇＋曲妥珠单抗、帕妥珠单抗双靶向	• 71% • 68% • 65%	PFS • 19.4（16.9～22.1）个月 • 23.2（19.6～25.6）个月 • 19.2（11.7～37.1）个月 （所有分析均为描述性，未进行正式的统计假设检验）	安全性和有效性与CLEOPATRA试验的结果一致，mOS超过5年。表明紫杉醇是多西他赛作为主要化疗的有效替代品
• CLEOPATRA试验 • Ⅲ期，优效性 • 解救治疗	比较曲妥珠单抗联合多西他赛的基础上，增加帕妥珠单抗是否能够进一步改善HER2阳性晚期乳腺癌患者的预后，以及三药联合治疗的安全性	化疗一线，可接受≤1线内分泌治疗	• 多西他赛＋曲妥珠单抗 • 多西他赛＋曲妥珠单抗＋帕妥珠单抗	• 66.7% • 65.4%	• PFS 12.4（10～14）个月 18.7（17～22）个月 HR 0.62，95%CI 0.51～0.75，$P<0.001$ • OS 40.8（36～48）个月 57.1（50～72）个月 HR 0.64，95%CI 0.47～0.88，$P=0.005$	经过长达8年中位随访后，帕妥珠单抗＋曲妥珠单抗＋多西他赛与安慰剂＋曲妥珠单抗＋多西他赛相比，HER2阳性晚期乳腺癌患者总生存得到显著改善，包括转组患者，帕妥珠单抗＋曲妥珠单抗＋多西他赛的长期安全性和心脏单安全性不变
• PUFFIN试验 • Ⅲ期，优效性 • 解救治疗	• 旨在评估与CLEOPATRA疗效的一致性 • 比较曲妥珠单抗联合多西他赛的基础上，增加帕妥珠单抗是否能够进一步改善HER2阳性晚期乳腺癌患者的预后	化疗一线，可接受≤1线内分泌治疗	• 多西他赛＋曲妥珠单抗 • 多西他赛＋曲妥珠单抗＋帕妥珠单抗	• 71.1% • 72.1%	• PFS 12.4（10.4～12.7）个月 14.5（12.5～18.6个月 HR 0.69，95%CI 0.49～0.99，$P=0.05$	• 疗效数据与CLEOPATRA试验一致 • 安全性与已知的帕妥珠单抗安全性一致 • PUFFIN试验补充了此前未经治疗的HER2阳性复发或转移性乳腺癌中使用帕妥珠单抗的全部数据，并支持了帕妥珠单抗在中国患者中的表益-风险状况

注：mOS. 中位总生存期；HER2. 人表皮生长因子受体2；PFS. 无进展生存期。

（上海交通大学医学院附属仁济医院　杨　凡　许雅芊　陆劲松）

参考文献

[1] SLAMON D J, LEYLAND-JONES B, SHAK S, et al. Use of chemotherapy plus a monoclonal antibody against HER2 for metastatic breast cancer that overexpresses HER2 [J]. N Engl J Med, 2001, 344 (11): 783-792.

[2] SWAIN S M, MILES D, KIM S B, et al. Pertuzumab, trastuzumab, and docetaxel for HER2-positive metastatic breast cancer (CLEOPATRA): end-of-study results from a double-blind, randomised, placebo-controlled, phase 3 study [J]. Lancet Oncol, 2020, 21 (4): 519-530.

[3] XU B H, LI W, ZHANG Q Y, et al. Pertuzumab, trastuzumab, and docetaxel for Chinese patients with previously untreated HER2-positive locally recurrent or metastatic breast cancer (PUFFIN): a phase Ⅲ, randomized, double-blind, placebo-controlled study [J]. Breast Cancer Res Treat, 2020, 182 (3): 689-697.

[4] MAURI D, KAMPOSIORAS K, TSALI L, et al. Overall survival benefit for weekly vs. three-weekly taxanes regimens in advanced breast cancer: a meta-analysis[J]. Cancer Treat Rev, 2010, 36(1): 69-74.

[5] SCHEUER W, FRIESS T, BURTSCHER H, et al. Strongly enhanced antitumor activity of trastuzumab and pertuzumab combination treatment on HER2-positive human xenograft tumor models [J]. Cancer Res, 2009, 69 (24): 9330-9336.

[6] KANJANAPAN Y, LOK S W, GIBBS P, et al. Impact of prior (neo) adjuvant trastuzumab (NAT) exposure on the efficacy of HER2-targeted therapy for metastatic breast cancer [J]. Breast Cancer Res Treat, 2020, 184 (1): 87-95.

[7] SCALTRITI M, ROJO F, OCANA A, et al. Expression of p95HER2, a truncated form of the HER2 receptor, and response to anti-HER2 therapies in breast cancer [J]. J Natl Cancer Inst, 2007, 99 (8): 628-638.

[8] PALYI-KREKK Z, BAROK M, ISOLA J, et al. Hyaluronan-induced masking of ErbB2 and CD44-enhanced trastuzumab internalisation in trastuzumab resistant breast cancer [J]. Eur J Cancer, 2007, 43 (16): 2423-2433.

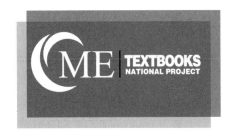

SYSUCC-002试验：曲妥珠单抗联合内分泌治疗或联合化疗作为激素受体阳性人表皮生长因子受体2阳性转移性乳腺癌患者的一线治疗的疗效比较

第51章

一、概述

【文献来源】

HUA X，BI X W，ZHAO J L，et al.Trastuzumab plus endocrine therapy or chemotherapy as first-line treatment for patients with hormone receptor-positive and HER2-positive metastatic breast cancer（SYSUCC-002）［J］.Clin Cancer Res，2022，28（4）：637-645.

【研究背景和目的】

激素受体阳性HER2阳性乳腺癌以化疗、靶向治疗、内分泌治疗等多种模式的综合治疗为主，虽然治疗手段很多，但多种治疗手段应如何选择和排列组合尚无定论，使治疗方案的制定更为复杂。化疗联合靶向治疗作为激素受体阳性HER2阳性晚期乳腺癌一线治疗的生存获益得到认可，而内分泌联合靶向治疗是否可以作为一线治疗的替代降阶治疗仍存在争议。本研究旨在以头对头的方式比较曲妥珠单抗联合内分泌治疗或化疗作为激素受体阳性HER2阳性转移性乳腺癌一线治疗的疗效和安全性。

【入组条件】

1. 纳入标准

（1）年龄在18～75岁。

（2）ECOG评分为0～1分。

（3）组织学证实复发或转移性乳腺癌。

（4）雌激素受体阳性和/或孕激素受体阳性（激素受体阳性定义为IHC≥10%的细胞阳性）、HER2阳性［定义为IHC（＋＋＋）或FISH（＋）/CISH（＋）］。

（5）允许既往接受过辅助曲妥珠单抗治疗，但DFS必须＞12个月，DFS定义为接受辅助或新辅助治疗的患者从原发性乳腺癌诊断到首次复发的时间。

（6）根据RECIST1.1标准中的应答评估标准定义≥1个可测量病变（特别是需要排除腹水、胸腔积液或心包积液，成骨骨转移或肺癌性淋巴管炎作为唯一病变的患者），可通过CT或MRI测量的溶骨性病变作为唯一可测量病变部位的受试者允许入组。

（7）实验室检查。中性粒细胞绝对计数≥$1.0×10^9$/L（1000/mm³）；血小板计数≥$100×10^9$/L（100 000/mm³）；血红蛋白≥90 g/L（9.0 g/dl）；血清肌酐≤2.0×正常上限（upper limit of normal，ULN）；总胆红素≤2.0×ULN（Gilbert病＜3 ULN）；谷草转氨酶和/或谷丙转氨酶≤3×ULN（如存在肝转移≤5×ULN）。

（8）充足的心脏储备，超声心动图检查LVEF≥45%。

（9）能够提供书面知情同意书。

（10）患者的预期寿命≥12周。

2. 排除标准

（1）怀孕或哺乳的女性。

（2）ECOG评分≥2分。

（3）原发性乳腺癌DFS≤12个月。

（4）超声心动图LVEF＜45%。

（5）活动性急性或慢性感染的证据。

（6）肝脏、肾脏或骨髓功能障碍。

（7）并发其他恶性肿瘤或过去5年内其他恶性肿瘤史，但经适当治疗的子宫颈原位癌、非黑色素瘤皮肤癌、Ⅰ期子宫癌或与上述癌症预后相似的其他癌症均除外。

（8）曾接受过转移性疾病的全身治疗。

（9）曲妥珠单抗严重过敏史。

（10）患者无法或不愿意遵守试验要求。

【试验设计】

研究假设内分泌治疗联合靶向治疗不劣于化疗联合靶向治疗。

1. 试验类型 一项在中国9家医院进行的多中心、开放标签、非劣效性、Ⅲ期随机对照试验。

2. 人群 研基于ITT人群的分析。

3. 随机分组 将患者按1:1的比例随机分至内分泌联合靶向治疗组或化疗联合靶向治疗组。

4. 检验假设 非劣效性检验。预计化疗联合曲妥珠单抗治疗的mPFS为9.5个月，内分泌联合曲妥珠单抗治疗的mPFS达到7.04个月则可认为不劣于化疗联合靶向组，即非劣效性效应上限的风险比（内分泌组/化疗组）为1.35。在检验效能80%，单侧显著性水平为2.5%（α＝0.025）的前提下，考虑到每年约7%患者可能失访、退出（预计招募患者60个月，随访24个月），为检测到内分泌组对比化疗组的非劣效性，至少共需392例患者（每组各需入组196例患者）。如果非劣性假设得到证实，则将继续进行优效性检验，风险比的上限设置为1。

5. 主要研究终点 无进展生存期（定义为从随机分组到疾病进展或任何原因导致死亡的时间）。

6. 次要研究终点 总生存期（定义为随机至因任何原因死亡的时间）、客观缓解率（定义为获得确定的肿瘤应答的患者比例，包括完全缓解和部分缓解）及药物安全性（两组不良事件的患病率和严重程度）。

【试验流程】

SYSUCC-002试验流程见图51-1。

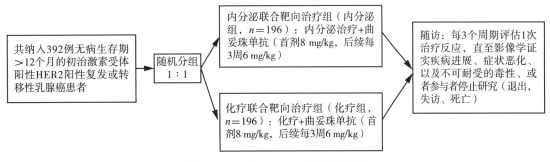

图51-1　SYSUCC-002试验流程图

注：HER2. 人表皮生长因子受体2。

流程说明

1. 化疗联合靶向治疗组中没有进展性疾病的患者可以根据医生的选择接受口服卡培他滨或长春瑞滨作为维持治疗。两组患者不允许交叉到另一组。

2. 所有患者均接受曲妥珠单抗联合化疗或内分泌治疗至少3个周期（3周方案）。

3. 对于化疗，推荐紫杉类药物用于初治转移性乳腺癌或对紫杉类药物敏感的复发性疾病的患者（对紫杉类药物敏感的定义：紫杉类药物给药的最后1天与首次复发之间的间隔必须为≥6个月）。卡培他滨或长春瑞滨可作为复发性疾病患者的一线化疗药物。

4. 对于内分泌治疗，建议使用AI（阿那曲唑、来曲唑、依西美坦）或雌激素受体调节剂SERM（他莫昔芬或托瑞米芬）治疗新发转移性乳腺癌；复发的患者推荐使用与之前（新）辅助阶段不同机制的药物（SERM、甾体/非甾体AI）。对于卵巢抑制，可以选择手术去势或药物去势，而药物去势主要指促性腺激素释放激素类似物（GnRHa），如戈舍瑞林或者亮丙瑞林。

5. 对于所有患者，曲妥珠单抗将在治疗第1天以8 mg/kg体重的初始负荷剂量给药。当与化疗或内分泌治疗相结合时，曲妥珠单抗的后续剂量为每3周6 mg/kg。

【结果】

1. 无进展生存期　内分泌联合靶向治疗组的mPFS为19.2个月，化疗联合靶向治疗组的mPFS为14.8个月。相比于化疗联合靶向治疗组，内分泌联合靶向治疗组的风险比为0.88（95CI 0.71～1.09），95%置信区间的上界小于事先指定的非劣效性阈值1.35（Cox比例风险模型，非劣效$P<0.0001$），但预先指定进行的以风险比为1.0为上界的优效性检验结果不显著（Cox比例风险模型，$P=0.248$）。

2. 总生存期　内分泌联合靶向治疗组的mOS为33.9个月，化疗联合靶向治疗组的mOS为32.5个月（$HR\ 0.82$，95%$CI\ 0.65～1.04$，优效性$P=0.094$）。

3. 客观缓解率　化疗联合靶向治疗组的客观缓解率（42.8%）略高于内分泌联合靶向治疗组（37.3%），两组的客观缓解率有临界统计学差异。

4. 根据预后因素进行预先指定的探索性亚组分析　激素受体状态、内脏是否受累、既往辅助内分泌治疗方案、转移病灶数亚组均无明显化疗或内分泌治疗获益倾向性。年龄＞40岁的患者内分泌联合靶向治疗的效果更优。DFS和两种治疗模式之间存在交互作用，DFS＞24个月的患者内分泌联合靶向治疗获益的倾向更高，DFS≤24个月的患者化疗联合靶向治疗获益的倾向更大（$P=0.016$）。

5. 药物安全性　内分泌联合靶向治疗组的大多数不良事件为1～2级。最常见的不良事件是关节痛（16.8%）、肌肉痛（16.3%）和疲劳（15.8%）。化疗联合靶向治疗组最常见的不良事件为脱发（63.8%）、白细胞减少（50.0%）和恶心（47.5%）。内分泌联合靶向治疗组患者3～4级不良事件的发生率明显低于化疗联合靶向治疗组（6例*vs.*100例，$P<0.01$）。

【结论】

对于激素受体阳性HER2阳性复发或转移性乳腺癌患者的晚期一线治疗，曲妥珠单抗联合内分泌的疗效不劣于曲妥珠单抗联合化疗的疗效，且不良反应更低，耐受性更佳。可作为激素受体阳性HER2阳性晚期乳腺癌患者的一线治疗方案。

（上海交通大学医学院附属仁济医院　陈心如　殷文瑾　陆劲松）

二、专家解读

三阳性乳腺癌是指免疫组织化学中激素受体（雌激素受体、孕激素受体）和HER2均呈阳性的乳腺癌，约占所有转移性乳腺癌的10%，激素受体阳性HER2阳性乳腺癌以化疗、靶向、内分泌治疗等多种模式的综合治疗为主，虽然治疗手段较多，但多种治疗手段应如何选择和排列组合尚无定论，使晚期三阳性乳腺癌优化的治疗方案的制定更为复杂。

抗HER2靶向治疗可以极大程度地改善HER2阳性乳腺癌患者的预后，无论激素受体状态如何，也无论是在新辅助/辅助/晚期治疗阶段，患者都可以从抗HER2治疗（曲妥珠单抗/帕妥珠单抗/T-DM1等）中获益。然而，针对三阳性乳腺癌的晚期一线治疗，有2种不同的观点存在。部分专家支持化疗联合HER2靶向治疗，他们认为不论激素受体状态如何，HER2阳性晚期乳腺癌患者的整体预后都相对较差，且目前化疗联合靶向治疗已显示出对于HER2阳性晚期乳腺癌患者的生存益处。另外，有研究表明，HER2过表达可能会降低晚期乳腺癌内分泌治疗的敏感性，故认为应一线接受化疗联合HER2靶向治疗。另一部分专家则支持内分泌联合HER2靶向治疗，认为三阳性乳腺癌是一种独特的分子亚型，2022年欧洲肿瘤内科学会（European Society for Medical Oncology，ESMO）大会中提出，激素受体阳性/HER2阳性乳腺癌与激素受体阴性/HER2阳性乳腺癌在内在分子亚型、临床特征、生物学行为、治疗敏感性等方面截然不同，应分型而治。在HER2阳性乳腺癌的新辅助化疗联合靶向治疗的临床研究中，激素受体阳性HER2阳性乳腺癌的病理学完全缓解率显著低于激素受体阴性HER2阳性的患者，晚期HER2阳性乳腺癌中激素受体阳性的患者也似乎比激素受体阴性患者的预后更好，上述结果均提示，三阳性乳腺癌的激素受体阳性患者不同于单纯HER2通路驱动的特征。有研究表明，具有较高雌激素受体表达的乳腺癌对化疗联合靶向有治疗抵抗。另有研究提出，针对雌激素受体或HER2任一途径的治疗策略都与另一途径的上调相关，从而导致治疗抵抗，因此，同时针对雌激素受体和HER2的双通路阻断有望解决内分泌和靶向耐药的困境。

雌激素受体和HER2受体、EGFR受体之间存在一定串扰，可协同促进肿瘤发展，已有临床前模型证实，雌激素受体和HER2两者协同作用可以驱动肿瘤细胞存活，即使使用了高度优化的抗HER家族治疗组合（吉非替尼＋曲妥珠单抗＋帕妥珠单抗），对于某些癌细胞系也需要联合雌激素受体通路阻断才可以获得最佳疗效。然而，对于某些高度依赖HER2表达、对HER2靶向治疗非常敏感的乳腺癌细胞系（如BT474），无论是否联用内分泌治疗，吉非替尼＋曲妥珠单抗＋帕妥珠单抗的治疗组合已非常敏感，联合内分泌治疗的进一步获益并不显著。

国内外指南都如何"裁定"这个难题。2021年，《ESMO临床实践指南：转移性乳腺癌患者的诊断、分期和治疗的临床实践指南》建议，HER2阳性的转移性乳腺癌患者，无论激素受体状态如何，有无化疗禁忌者均建议在晚期一线使用曲妥珠单抗＋帕妥珠单抗＋紫杉类药物（Ⅰ，A）。然而，对于HER2阳性、激素受体阳性肿瘤患者，在完成至少6个化疗周期后，可以将内分泌治疗添加到曲妥珠单抗＋帕妥珠单抗的维持治疗中（Ⅱ，A）。另外，《中国临床肿瘤学会（CSCO）乳腺癌诊疗指南（2022）》建议，HER2阳性、激素受体阳性的复发转移乳腺癌，优先考虑抗HER2治疗联合化疗，部分不适合化疗或进展缓慢的患者如果考虑联合内分泌治疗，可在HER2靶向治疗的基础上联合内分泌治疗。而在NCCN、ABC 5等相关指南中，均对三阳性转移性乳腺癌的晚期一线治疗提出化疗联合HER2靶向治疗和内分泌联合HER2靶向治疗的方案建议，但未对两者进行明确的优先级划分。因此，急需头对头的临床研究来比较这两种方案，以明确优化指南推荐优先级。

本研究（SYSUCC-002研究）是首个以头对头的方式比较曲妥珠单抗联合内分泌治疗或化疗联合曲妥珠单抗作为激素受体阳性HER2阳性MBC晚期一线治疗的疗效和安全性的Ⅲ期临床研究，研究设计是基于ITT人群的非劣效性检验，将392例DFS＞12个月的初治激素受体阳性HER2阳性复发或转移性乳腺癌患者以1∶1比例随机分到两组，即化疗联合曲妥珠单抗（化疗组），以及内分泌联合曲妥珠单抗（内分泌组）。结果显示，曲妥珠单抗联合内分泌的疗效不劣于曲妥珠单抗联合化疗的疗效，且不良反应更低，耐受性更佳。显示出内分泌联合靶向作为MBC晚期一线治疗的可行性。

本研究亚组分析显示，DFS与两种治疗模式之间在对PFS疗效影响上存在交互作用。DFS≤24个月的患者更倾向化疗联合靶向治疗获益，而DFS＞24个月的患者更倾向内分泌联合靶向治疗获益（$P=0.016$），该结果的可能原因是DFS≤24个月的患者属于原发性内分泌耐药，这部分患者内分泌联合HER2靶向的疗效不如化疗联合HER2靶向的疗效。原发性内分泌耐药的定义是，术后辅助内分泌治疗2年内出现复发转移，或者转移性乳腺癌内分泌治疗6个月内出现疾病进展。而继发性内分泌耐药的定义是，术后辅助内分泌治疗2年后出现复发转移或在完成辅助内分泌治疗后12个月内出现复发转移，或者晚期一线内分泌治疗≥6个月出现疾病进展。虽然本研究的入组标准中排除了DFS≤12个月的患者，但仍纳入了部分原发性内分泌耐药的患者，即DFS在12～24个月的患者。笔者认为这是造成亚组分析结果偏向性的主要原因，如纳入12个月内复发转移的患者，这种偏向性可能更明显。该结果提示，早期复发的患者可能不是抗HER2治疗联合内分泌治疗的最佳候选者。

由于本研究由于开展时间比较早，内分泌治疗的方案主要还是雌激素受体调节类和芳香化酶抑制剂类，HER2靶向治疗也仅使用了单靶向即曲妥珠单抗，而没有采用曲妥珠单抗＋帕妥珠单抗双靶向治疗。截止到分析为止，两组患者都有70%左右的患者出现疾病进展。而现阶段有更多抗HER2靶向药物（帕妥珠单抗、酪氨酸激酶抑制剂、抗体-药物偶联物）和内分泌药物（氟维司群、CDK4/6抑制剂）可以升级联用，在目前治疗体系下，随着更多高效的新药被纳入，治疗策略不断更新和发展，是否会进一步削弱激素受体阳性HER2阳性晚期乳腺癌的化疗地位还有待进一步研究。但不可否定的是，本研究关于经典治疗概念的比较（化疗 *vs.* 内分泌）具有重要的指导意义，期待在新的内分泌治疗体系中采用更强的内分泌治疗药物，包括联合CDK4/6抑制剂，联合双靶向治疗能否也不劣于或优于化疗联合双靶向治疗的一线解救治疗的临床研究。另外，SYSUCC-002试验为保证组内治疗的同质性，化疗组的维持治疗依然选用卡培他滨或长春瑞滨，而现实世界中解救化疗后既有口服化疗药物维持的，也有改用内分泌维持治疗的，那么对于这些不同治疗手段的组合模式究竟哪个更好？也需要进一步的临床研究。

除本研究以外，还有一些研究对激素受体和HER2双通路阻断作为三阳性晚期乳腺癌治疗的疗效进行了探索。Alternative试验入组了353例激素受体阳性HER2阳性MBC患者，随机分为3个治疗组：拉帕替尼＋曲妥珠单抗＋芳香化酶抑制剂组（Lap＋TRAS＋AI组，$n=118$）、曲妥珠单抗＋芳香化酶抑制剂组（TRAS＋AI组，$n=116$）、拉帕替尼＋芳香化酶抑制剂组（Lap＋AI组，$n=119$），以比较不同抗HER2靶向治疗方案联合芳香化酶抑制剂作为晚期乳腺癌一线或二线治疗的疗效和安全性，结果显示，拉帕替尼＋曲妥珠单抗＋芳香化酶抑制剂组的无进展生存期显著优于另外2组［Lap＋TRAS＋AI组 vs.TRAS＋AI组（11.0个月 vs.5.7个月），$P=0.0064$；Lap＋TRAS＋AI组 vs.Lap＋AI组（11.0个月 vs.8.3个月），$P=0.0361$］，可见内分泌治疗联用HER2双靶向药物能够显著改善患者预后。

除了选择靶向HER2药物的升级，还可以对内分泌治疗进行升级联合用药。MonarcHER试验入组经晚期多线治疗失败（≥3线）的三阳性晚期乳腺癌患者，比较医生选择的标准化疗联合曲妥珠单抗与CDK4/6抑制剂阿贝西利（联合或不联合氟维司群）联合曲妥珠单抗的疗效，结果发现，阿贝西利＋氟维司群＋曲妥珠单抗组的无进展生存期和客观缓解率显著优于化疗联合曲妥珠单抗组（PFS：8.3个月 vs.5.7个月，$P=0.0500$；客观缓解率：33% vs.14%，$P=0.0042$），该研究结果显示，对于激素受体阳性、HER2阳性的晚期乳腺癌患者，去化疗方案可能是一种可选择的替代治疗方案，期待MonarcHER试验的总生存结果的公布。

PERTAIN试验入组的患者绝大多数都是三阳性晚期乳腺癌，试验比较曲妥珠单抗联合AI和曲帕双靶向联合AI作为一线治疗的疗效，至于患者是接受化疗序贯内分泌治疗，还是仅接受内分泌治疗，可由医生根据具体情况决定。在曲妥珠单抗单靶向组中，接受化疗序贯内分泌治疗的患者比仅接受内分泌治疗患者的PFS更长（16.85个月 vs.12.45个月），而在曲妥珠单抗帕妥珠单抗双靶向组中，接受化疗序贯内分泌患者的PFS比仅接受内分泌治疗的患者更短（16.89个月 vs.21.72个月），虽然，这并非该研究关注的终点和分层因素，但也提示，随着更多新药的加入和联用，三阳性晚期乳腺癌中并不是所有患者都必须应用"化疗联合靶向"治疗，而其中一部分患者也能通过内分泌治疗联合HER2靶向治疗取得较好的疗效。

虽然目前来看，大多数主流指南仍推荐激素受体阳性HER2阳性的复发转移乳腺癌患者优先考虑抗HER2治疗联合化疗，将内分泌联合靶向治疗推荐为化疗结束后的维持治疗。但是随着越来越多适用于晚期乳腺癌患者的新药诞生，以及对于精准治疗和个体化治疗的重视，内分泌治疗能否成为部分激素受体阳性HER2阳性晚期乳腺癌患者的一线治疗备受关注。笔者认为对于有内脏危象、存在生命危险或对内分泌治疗不敏感、较快出现复发转移的人群来说，应首选化疗方案联合靶向治疗，但对于疾病不会在短期内迅速进展的患者而言，在内分泌治疗疗效不比化疗差的前提下，还能显著降低不良反应的发生率，因此有潜力成为部分患者更优的选择。期待更多大型临床研究的验证，通过转化型研究，寻找内分泌联合靶向治疗敏感性生物学标志物，精准定位内分泌联合靶向治疗的获益人群。

三、同类研究

SYSUCC-002试验及同类研究见表51-1。

表51-1　同类研究对比

研究名称	入组患者	干预措施	内脏转移	无进展生存期	客观缓解率	总生存期	结论
• SYSUCC-002研究 • Ⅲ期非劣效设计 • 解救治疗	• MBC • 激素受体阳性HER2阳性 • 晚期一线 • DFS>12个月	1.曲妥珠单抗+内分泌治疗 2.曲妥珠单抗+化疗治疗 （内分泌治疗和化疗方案选择如前文所述）	58.2% 60.7%	19.2个月 14.8个月 HR 0.88<1.35 非劣效 $P<0.0001$	37.3% 42.8% $P=0.257$	33.9个月 32.5个月（HR 0.82，$P=0.094$）	作为激素受体阳性/HER2阳性复发或转移性乳腺癌患者的晚期一线，曲妥珠单抗联合内分泌的疗效不劣于曲妥珠单抗联合化疗的疗效，且不良反应可能更小
• Alternative研究 • Ⅲ期优效性设计 • 解救治疗	• MBC • 激素受体阳性HER2阳性 • 晚期一线或二线 • 化疗+曲妥珠单抗治疗中/后进展	1.拉帕替尼+曲妥珠单抗+AI 2.曲妥珠单抗+AI 3.拉帕替尼+AI（AI可选来曲唑、阿那曲唑、依西美坦） （1 vs.2）	65% 64% 57%	11个月 5.7个月 8.3个月 1 vs.2：$P=0.0064$ 2 vs.3：$P=0.0361$	31.7% 13.7% 18.6%	46个月 40个月 45.1个月 1 vs.2：$P=0.07$ 2 vs.3：$P=0.72$	激素受体阳性HER2阳性晚期乳腺癌患者中，拉帕替尼+曲妥珠单抗+AI的双重HER2阻断显示出优于曲妥珠单抗+AI的生存获益
• PERTAIN研究 • Ⅱ期优效性设计 • ≈解救治疗	• MBC/LABC（LABC很少） • 激素受体阳性HER2阳性 • 一线治疗 • DFS≥6个月	1.曲妥珠单抗加或不加化疗+AI（化疗自由决定） 2.曲妥珠单抗帕妥珠单抗双靶向加或不加化疗+AI（化疗自由决定）	68.2% 72.9%	化疗:16.85个月 未化疗:12.45个月 化疗:16.89个月 未化疗:21.72个月	—	—	对于HER2阳性的MBC/LABC患者，曲妥珠单抗+帕妥珠单抗+AI优于曲妥珠单抗+AI的疗效，且显示出可耐受的安全性
• MonarcHER研究 • Ⅱ期优效性设计 • 解救治疗	• MBC • 激素受体阳性HER2阳性 • 晚期≥3线 • 未用CDK4/6抑制剂和氟维司群 • MBC背景下≥2种抗HER2治疗，且曾接受过T-DM1和紫杉类药物治疗	1.阿贝西利+曲妥珠单抗+氟维司群 2.阿贝西利+曲妥珠单抗 3.曲妥珠单抗+化疗（医生选择单药化疗） （1 vs.3和2 vs.3）	73% 71% 61%	8.3个月 5.7个月 5.7个月 1 vs.3：$P=0.05$ 2 vs.3：$P=0.77$	33% 14% 14% 1 vs.3：$P=0.0042$	尚未发布	对于激素受体阳性/HER2阳性的晚期乳腺癌患者，与标准方案化疗+曲妥珠单抗单抗相比，阿贝西利+曲妥珠单抗+氟维司群联合用药显著延长了无进展生存期，同时显示出可耐受的安全性

注：HER2.人表皮生长因子受体2；DFS.无病生存期；LABC.局部晚期乳腺癌；MBC.转移性乳腺癌；AI.芳香化酶抑制剂；—.无数据。

（上海交通大学医学院附属仁济医院　陈心如　殷文瑾　陆劲松）

参考文献

［1］HOWLADER N, ALTEKRUSE S F, LI C I, et al. US incidence of breast cancer subtypes defined by joint hormone receptor and HER2 status ［J］. J Natl Cancer Inst, 2014, 106（5）: dju055.

［2］CAMERON D, PICCART-GEBHART M J, GELBER R D, et al. 11 years' follow-up of trastuzumab after adjuvant chemotherapy in HER2-positive early breast cancer: final analysis of the HERceptin Adjuvant（HERA）trial ［J］. Lancet, 2017, 389（10075）: 1195-1205.

［3］SLAMON D J, LEYLAND-JONES B, SHAK S, et al. Use of chemotherapy plus a monoclonal antibody against HER2 for metastatic breast cancer that overexpresses HER2 ［J］. N Engl J Med, 2001, 344（11）: 783-792.

［4］PEREZ E A, ROMOND E H, SUMAN V J, et al. Trastuzumab plus adjuvant chemotherapy for human epidermal growth factor receptor 2-positive breast cancer: planned joint analysis of overall survival from NSABP B-31 and NCCTG N9831 ［J］. J Clin Oncol, 2014, 32（33）: 3744-3752.

［5］BASELGA J, CORTÉS J, KIM S B, et al. Pertuzumab plus trastuzumab plus docetaxel for metastatic breast cancer. The New England journal of medicine, 2012, 366（2）: 109-119.

［6］SWAIN S M, BASELGA J, KIM S B, et al. Pertuzumab, trastuzumab, and docetaxel in HER2-positive metastatic breast cancer ［J］. Engl J Med, 2015, 372（8）: 724-734.

［7］SCHNEEWEISS A, CHIA S, HICKISH T, et al. Pertuzumab plus trastuzumab in combination with standard neoadjuvant anthracycline-containing and anthracycline-free chemotherapy regimens in patients with HER2-positive early breast cancer: a randomized phase II cardiac safety study（TRYPHAENA）［J］. Ann Oncol, 2013, 24（9）: 2278-2284.

［8］SWAIN S M, EWER M S, VIALE G, et al. Pertuzumab, trastuzumab, and standard anthracycline-and taxane-based chemotherapy for the neoadjuvant treatment of patients with HER2-positive localized breast cancer（BERENICE）: a phase II, open-label, multicenter, multinational cardiac safety study ［J］. Ann Oncol, 2018, 29（3）: 646-653.

［9］VON MINCKWITZ G, PROCTER M, DE AZAMBUJA E, et al. Adjuvant pertuzumab and trastuzumab in early HER2-positive breast cancer ［J］. Engl J Med, 2017, 377（2）: 122-131.

［10］GIANNI L, PIENKOWSKI T, IM Y H, et al. Efficacy and safety of neoadjuvant pertuzumab and trastuzumab in women with locally advanced, inflammatory, or early HER2-positive breast cancer（NeoSphere）: a randomised multicentre, open-label, phase 2 trial ［J］. Lancet Oncol, 2012, 13（1）: 25-32.

［11］ALATAKI A, DOWSETT M. Human epidermal growth factor receptor-2 and endocrine resistance in hormone-dependent breast cancer ［J］. Endocr Relat Cancer, 2022, 29（8）: R105-R122.

［12］SHOU J, MASSARWEH S, OSBORNE C K, et al. Mechanisms of tamoxifen resistance: increased estrogen receptor-HER2/neu cross-talk in ER/HER2-positive breast cancer ［J］. Natl Cancer Inst, 2004, 96（12）: 926-935.

［13］NAHTA R, O'REGAN R M. Therapeutic implications of estrogen receptor signaling in HER2-positive breast cancers ［J］. Breast Cancer Res Treat, 2012, 135（1）: 39-48.

［14］BASELGA J, BRADBURY I, EIDTMANN H, et al. Lapatinib with trastuzumab for HER2-positive early breast cancer（NeoALTTO）: a randomised, open-label, multicentre, phase 3 trial ［J］. Lancet, 2012, 379（9816）: 633-640.

［15］DE AZAMBUJA E, HOLMES A P, PICCART-GEBHART M, et al. Lapatinib with trastuzumab for HER2-positive early breast cancer（NeoALTTO）: survival outcomes of a randomised, open-label, multicentre, phase 3 trial and their association with pathological complete response［J］. Lancet Oncol, 2014, 15（10）: 1137-1146.

［16］CAREY L A, BERRY D A, CIRRINCIONE C T, et al. Molecular Heterogeneity and response to neoadjuvant human epidermal growth factor receptor 2 targeting in CALGB 40601, a randomized phase III trial of paclitaxel plus trastuzumab with or without lapatinib [J]. J Clin Oncol, 2016, 34 (6): 542-549.

[17] ROBIDOUX A, TANG G, RASTOGI P, et al. Lapatinib as a component of neoadjuvant therapy for HER2-positive operable breast cancer (NSABP protocol B-41): an open-label, randomised phase 3 trial [J]. Lancet Oncol, 2013, 14 (12): 1183-1192.

[18] VAN RAMSHORST MS, VAN DER VOORT A, VAN WERKHOVEN E D, et al. Neoadjuvant chemotherapy with or without anthracyclines in the presence of dual HER2 blockade for HER2-positive breast cancer (TRAIN-2): a multicentre, open-label, randomised, phase 3 trial [J]. Lancet Oncol, 2018, 19 (12): 1630-1640.

[19] MILES D, CIRUELOS E, SCHNEEWEISS A, et al. Final results from the PERUSE study of first-line pertuzumab plus trastuzumab plus a taxane for HER2-positive locally recurrent or metastatic breast cancer, with a multivariable approach to guide prognostication [J]. Ann Oncol, 2021, 32 (10): 1245-1255.

[20] MONTEMURRO F, ROSSI V, COSSU ROCCA M, et al. Hormone-receptor expression and activity of trastuzumab with chemotherapy in HER2-positive advanced breast cancer patients [J]. Cancer, 2012, 118 (1): 17-26.

[21] GIULIANO M, TRIVEDI MV, SCHIFF R. Bidirectional crosstalk between the estrogen receptor and human epidermal growth factor receptor 2 signaling pathways in breast cancer: molecular basis and clinical implications [J]. Breast care (Basel), 2013, 8 (4): 256-262.

[22] CORTÉS J, SAURA C, BELLET M, et al. HER2 and hormone receptor-positive breast cancer--blocking the right target [J]. Nat Rev Clin Oncol, 2011, 8 (5): 307-311.

[23] ARPINO G, GUTIERREZ C, WEISS H, et al. Treatment of human epidermal growth factor receptor 2-overexpressing breast cancer xenografts with multiagent HER-targeted therapy [J]. J Natl Cancer Inst, 2007, 99 (9): 694-705.

[24] GENNARI A, ANDRÉ F, BARRIOS C H, et al. ESMO Clinical Practice Guideline for the diagnosis, staging and treatment of patients with metastatic breast cancer [J]. Ann Oncol, 2021, 32 (12): 1475-1495.

[25] 中国临床肿瘤学会指南工作委员会. 中国临床肿瘤学会（CSCO）乳腺癌诊疗指南（2022）[M]. 北京：人民卫生出版社，2022.

[26] JOHNSTON S R D, HEGG R, IM S A, et al. Phase Ⅲ, Randomized Study of Dual Human Epidermal Growth Factor Receptor 2 (HER2) Blockade With Lapatinib Plus Trastuzumab in Combination With an Aromatase Inhibitor in Postmenopausal Women With HER2-Positive, Hormone Receptor-Positive Metastatic Breast Cancer: Updated Results of ALTERNATIVE [J]. Ann Oncol, 2021, 39 (1): 79-89.

[27] TOLANEY S M, WARDLEY A M, ZAMBELLI S, et al. Abemaciclib plus trastuzumab with or without fulvestrant versus trastuzumab plus standard-of-care chemotherapy in women with hormone receptor-positive, HER2-positive advanced breast cancer (monarcHER): a randomised, open-label, phase 2 trial [J]. Lancet Oncol, 2020, 21 (6): 763-775.

[28] RIMAWI M, FERRERO JM, DE LA HABA-RODRIGUEZ J, et al. First-line trastuzumab plus an aromatase inhibitor, with or without pertuzumab, in human epidermal growth factor receptor 2-positive and hormone receptor-positive metastatic or locally advanced breast cancer (PERTAIN): a randomized, open-label phase Ⅱ Trial [J]. J Clin Oncol, 2018, 36 (28): 2826-2835.

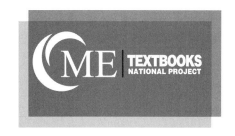

PERMEATE试验：吡咯替尼联合卡培他滨治疗人表皮生长因子受体2阳性且伴有脑转移的乳腺癌患者，一项多中心、单臂、两队列、Ⅱ期临床试验

第52章

一、概述

【文献来源】

Yan M，Ouyang Q C，Sun T，et al.Pyrotinib plus capecitabine for patients with human epidermal growth factor receptor 2-positive breast cancer and brain metastases（PERMEATE）：a multicentre，single-arm，two-cohort，phase 2 trial［J］.The Lancet Oncology，2022，23（3）：353-361.

【研究背景和目的】

HER2阳性且伴有脑转移的乳腺癌目前仍以局部治疗（放疗、手术）作为主要手段，这是由于血-脑屏障（blood-brain barrier，BBB）的存在显著削弱了大多数化疗和大分子靶向药物对脑部肿瘤的杀伤作用。然而，尽管手术治疗和放射治疗延缓了脑肿瘤的发展，但治疗后肿瘤复发率仍较高，且其带来的不良反应极大影响患者生活质量。由此，能透过血-脑屏障的小分子靶向药物（如吡咯替尼）能否提高对脑转移肿瘤治疗疗效值得关注。本研究旨在评估吡咯替尼联合卡培他滨治疗HER2阳性晚期乳腺癌伴脑转移患者的疗效和安全性。

【入组条件】

1. 纳入标准

（1）患者年龄≥18岁。

（2）ECOG评分≤2分。

（3）病理证实HER2阳性的晚期乳腺癌患者［HER2阳性：在各研究中心的病理实验室对原发性病灶或转移性病灶进行的病理检查/复查中，至少有1次通过免疫组织化学检测确定为（＋＋＋），或者FISH确定肿瘤细胞呈阳性者］。

（4）增强MRI/增强CT证实脑转移。根据RECIST1.1标准，至少有1个可测量的脑病灶，不需要测量颅脑以外的其他病灶。

（5）队列A：既往未接受过中枢神经系统（central nervous system，CNS）放射治疗的脑转移患者，自上次全身治疗结束后应超过2周。开颅术后出现新的脑病灶的患者可以被纳入研究，前提是患者术后未接受放疗，并且术后至少2周。队列B：全脑放疗（whole brain radiation therapy，WBRT）或立体定向放疗（stereotactic radiotherapy，SRT）后出现疾病进展或新病变的患者；对于已经接受局部治疗的病变，影像学检查有明显的进展证据，并且已经接受放疗的病变可以被选为靶病变。如果1例患者有多处中枢神经系统病变，其中只有1处或几处接受了SRT治疗，并且有一些病变没有进行局部治疗，则此类患者仍可以入组。

（6）可接受的既往治疗：曲妥珠单抗和其他抗HER2大分子抗体，化疗（晚期化疗不限线数），内分泌治疗。不允许使用卡培他滨，但在停止含卡培他滨的治疗后至少6个月（转移性疾病）或12个月（辅助治疗）进展的患者除外。允许同时使用双膦酸盐、甘露醇和糖皮质激素，前提是糖皮质激素的剂量［地塞米松（或等效物）＜2 mg/d］且在入组前至少稳定1周。

（7）预计生存期≥6个月。

（8）患者必须具备正常的器官功能。

（9）患者需要在完全理解并签署知情同意书后自愿加入本研究。患者需要有良好的依从性，并愿意配合随访。

2. 排除标准

（1）软脑膜转移（通过影像学/阳性脑脊液细胞学诊断）或明确临床提示软脑膜受累的患者。

（2）需要紧急神经外科干预的中枢神经系统并发症（如切除术、分流术）。脱水治疗和糖皮质激素治疗后反应不佳的脑转移患者，如颅内压无法控制的升高、急促呕吐、精神障碍、癫痫、认知障碍等。

（3）无法通过引流或其他方法控制的第三间隙积液（如大量胸腔积液和腹水）。

（4）入组前2周内接受化疗、手术或分子靶向治疗的患者；入组前1周内接受内分泌治疗的患者；允许进行小手术，如肿瘤活检、胸腔穿刺或静脉插管等。

（5）在入组前4周内参与其他新药临床试验的患者。

（6）同时接受其他治疗或接受过HER2酪氨酸激酶抑制剂治疗的患者（包括拉帕替尼、奈拉替尼、吡咯替尼等）。

（7）5年内有其他恶性肿瘤病史，不包括已治愈的子宫颈原位癌、皮肤基底细胞癌或皮肤鳞状细胞癌。

（8）在研究期间接受其他肿瘤的抗肿瘤治疗。

（9）存在可能影响参与的严重和/或不受控制的并发症，包括以下任何情况：吞咽困难、慢性腹泻和肠梗阻及影响药物服用和吸收的因素；过敏体质；对研究药物过敏；免疫缺陷病史，包括人类免疫缺陷病毒（human immunodeficiency virus，HIV）阳性，或者其他获得性或先天性免疫缺陷疾病；器官移植史；严重心脏病病史，包括心肌梗死和心力衰竭；不适合参与的任何其他心脏病（研究者评估）；感染。

（10）妊娠期或哺乳期的女性患者；基线妊娠试验呈阳性可生育的女性患者；不愿意在试验期间采取有效避孕措施的育龄女性患者。

（11）（研究者评估）不适合纳入本研究的任何其他情况。

【试验设计】

1. **试验类型** 一项Ⅱ期、两队列、前瞻性、多中心、开放标签的临床研究。
2. **检验假设** 本研究采用Simon两阶段优化设计（表52-1）。

表52-1 检验假设

项目	队列A检验假设 （未放疗）	队列B检验假设 （放疗后进展/新病灶）
结合相关研究和研究人员的临床经验，根据RECIST 1.1标准，预计现有治疗下CNS-ORR	47%	20%
预计吡咯替尼联合卡培他滨的治疗方案可将CNS-ORR增加至	65%	40%
样本计算方法	Simon两阶段优化设计（单侧$\alpha = 0.05$，效能＝80%）	
共需要患者总人数	57	43
第一阶段进入第二阶段	≥10/18达到完全缓解/部分缓解	≥4/13达到CR/PR
被视为值得进一步研究	≥33/57达到完全缓解/部分缓解	≥13/43达到CR/PR

注：CNS-ORR.中枢神经系统病变的客观缓解率；CR.完全缓解；PR.部分缓解。

3. **主要研究终点** 中枢神经系统病变的客观缓解率（CNS-ORR），定义为从本研究治疗开始到受试者出组期间，颅内病变依据RECIST 1.1标准达到CNS完全缓解或部分缓解的受试者比例。

4. **次要研究终点**

（1）无进展生存期（PFS）：受试者开始接受研究治疗到第一次影像学确诊的进行性疾病进展或因任何原因死亡的时间。

（2）颅外病变的客观缓解率（non-CNS ORR）：本研究治疗开始到受试者出组期间，颅外病变依据RECIST 1.1标准达到完全缓解或部分缓解的受试者占基线检查时颅外可测量病变患者总数的比例。

（3）中枢神经系统病变的疾病控制率（CNS-DCR）：从本研究治疗开始到受试者退出本组期间，颅内病变依据RECIST 1.1标准达到CNS完全缓解、部分缓解或疾病稳定完全缓解/部分缓解/疾病进展的受试者比例。

（4）反应持续时间（DoR）：从颅内病变首次评估为CNS完全缓解或部分缓解（以先发生者为准）到疾病进展的时间段

（5）OS：从接受研究治疗到任何原因导致死亡的时间段。

（6）药物安全性评估。

【试验流程】

PERMEATE试验流程见图52-1。

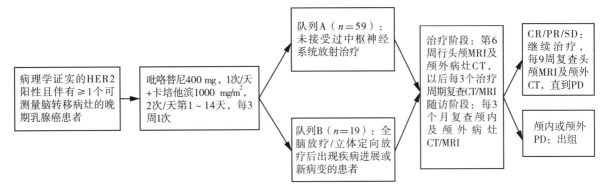

图52-1　PERMEATE试验流程图

注：HER2. 人表皮生长因子受体2；CR. 完全缓解；PR. 部分缓解；SD. 疾病稳定；PD. 疾病进展；CT. 计算机体层成像；MRI. 核共振成像。

流程说明

1. 吡咯替尼于2018年10月12日在中国被批准用于治疗HER2阳性转移性乳腺癌，因此许多在放疗进展之前服用了吡咯替尼患者，没有资格进入队列B，导致患者人数增长缓慢，在19例患者入组B队列后，于2020年9月30日停止入组。

2. 队列A患者如仅出现CNS进展，可以在完成CNS转移灶的局部治疗（放疗或手术）后进行评估，经评估可从吡咯替尼联合卡培他滨的后续联合治疗中获益的患者有资格继续研究治疗，直到出现非CNS的进展或再次出现CNS进展出组。

【结果】

1. 中枢神经系统病变的客观缓解率　队列A中，第一阶段的18例患者中共有13例（72%）达到CNS-ORR（2例患者完全缓解，11例患者部分缓解），队列进入第二阶段。最终队列A的中枢神经系统病变的客观缓解率为74.6%（95%CI 61.6%～85.0%，44/59），其中7例患者（12.0%）达到完全缓解。第一阶段队列B中的13例患者中有6例患者（46.0%）达到中枢神经系统病变的客观缓解率（1例患者完全缓解，5例患者部分缓解），队列进入第二阶段。最终队列B的总体中枢神经系统病变的客观缓解率为42.1%（95%CI 20.3%～66.5%，8/19）。

2. 无进展生存期　队列A的mPFS为11.3个月（95%CI 7.7～14.6个月），队列B的mPFS为5.6个月（95%CI 3.4～10.0个月）。

3. 颅外病变的客观缓解率　在有可测量颅外病灶的患者中，队列A的颅外病变的客观缓解率为70.4%（95%CI 49.8%～86.2%，19/27），其中2例患者（7.0%）达到完全缓解。队列B的颅外病变的客观缓解率为50%（95%CI 6.8%～93.2%；2/4），且2例均为部分缓解。

4. 中枢神经系统病变的疾病控制率　队列A为93.2%（95%CI 83.5%～98.1%，55/59），队列B的CNS-DCR为63.2%（95%CI 38.4%～83.7%，12/19）。

5. 反应持续时间　队列A的中位反应持续时间为12.5个月（95%CI 8.3～14.6个月），队列B的中位反应持续时间为7.7个月（95%CI 2.8个月至未达到）。

6. 总生存期　队列A中有14例患者（24%）死亡，队列B中有2例患者（11%）死亡，因此总生存期结果尚未成熟。

7. 药物安全性评估　队列A中最常见的3级治疗引起的不良事件是腹泻（24%）、白细胞计数下降（14%），以及中性粒细胞计数降低（14%）。研究人员认为1例4级贫血与治疗相关，而其他4

级事件与研究治疗无关。队列B最常见的3级治疗引起的不良事件是腹泻（21%），白细胞计数减少（16%），低钾血症（16%）。队列B中未报告4级事件。研究或随访期间未发生治疗相关死亡。

【结论】

吡咯替尼联合卡培他滨治疗HER2阳性晚期乳腺癌患者，对脑转移病灶的疗效良好且安全性可耐受，尤其是对于未经放射治疗的人群，该研究治疗方案值得在大规模随机对照试验中进一步验证。

（上海交通大学医学院附属仁济医院　陈心如　殷文瑾　陆劲松）

二、专家解读

血-脑屏障是介于脑组织和血液循环之间的一张"过滤网"，这张过滤网可以有效地防止脑组织受到血液循环当中一些有害物质的损伤，对于伴有脑转移的乳腺癌患者来说，肿瘤细胞就已经很"狡猾地钻过了这张过滤网"，在脑组织中"扎根定居"。在乳腺癌的多种分子亚型中，HER2阳性乳腺癌患者发生脑转移的风险相对较高，脑转移患者不仅预后不良，且可能出现头痛、恶心、呕吐、肢体偏瘫、视野缺损和癫痫等并发症，严重影响患者的生活质量。血-脑屏障阻止了大多数化疗和大分子靶向药物进入脑，从而显著削弱了对脑肿瘤的杀伤作用，使对颅内病灶控制率远不如颅外病灶，因此，目前针对伴有脑转移的乳腺癌患者的治疗原则仍以局部治疗为主，包括WBRT、SRT或手术。

然而，尽管放射治疗对脑部病灶控制较快且治疗有效率较高，但放疗终身剂量受限，且会对患者认知能力、记忆力产生不良影响，还可能对大脑造成不可逆的损伤，而手术治疗虽然可以快速改善肿瘤压迫症状，从而解除脑水肿、预防脑疝，但对患者有较大创伤性，且对于颅内有多个转移灶或高风险部位的病灶的患者不适合行手术切除治疗。

吡咯替尼是首个由中国自主研发的新一代靶向HER2受体的小分子酪氨酸激酶抑制剂（TKI），其作用机制是不可逆地抑制HER1、HER2和HER4，与激酶区的ATP结合位点共价结合，以抑制磷酸化并阻断下游信号通路的激活，从而抑制肿瘤细胞生长。相比于靶向HER2的大分子单抗药物，小分子TKI更容易透过血-脑屏障对脑部肿瘤发挥作用。能否提高对脑转移肿瘤的治疗疗效值得关注。

2020年发表的PHENIX试验和2021年发表的PHOEBE试验旨在评估吡咯替尼联合卡培他滨疗效的Ⅲ期随机对照临床研究，2个临床试验均入组了曾接受过曲妥珠单抗和紫杉醇治疗、因复发或转移性疾病至多接受过二线化疗的HER2阳性晚期乳腺癌患者。PHENIX试验将患者分为吡咯替尼＋卡培他滨组（$n=185$）和安慰剂＋卡培他滨组（$n=94$），结果显示，吡咯替尼＋卡培他滨组较安慰剂＋卡培他滨组的mPFS显著延长（11.1个月 vs.4.1个月，HR 0.18，95%CI 0.13～0.26，$P<0.001$），且客观缓解率也显著更高（68.6% vs.16.0%，$P<0.001$）。PHOEBE试验将患者分为吡咯替尼＋卡培他滨组（$n=134$）和拉帕替尼＋卡培他滨组（$n=132$），结果显示，吡咯替尼＋卡培他滨组较拉帕替尼＋卡培他滨组的mPFS显著延长（12.5个月 vs.6.8个月，HR 0.39，95%CI 0.27～0.56，$P<0.0001$）。这2项研究的结果证实，吡咯替尼联合卡培他滨对于HER2阳性晚期乳腺癌患者的优越疗效，为该治疗方案提供了有力的循证医学证据。然而，PHENIX试验排除了有症状的或需要治疗控制症状的脑转移患者，而PHOEBE试验则是完全排除了脑转移患者，因此，吡咯替尼联合卡培他滨对于伴有脑转移的乳腺癌患者的疗效值得进一步探究。

PERMEATE试验是第1个报道吡咯替尼联合卡培他滨治疗HER2阳性晚期乳腺癌伴脑转移患

者疗效和安全性的前瞻性研究，均入组活动性脑转移患者，且有30%以上是有症状的脑转移患者。将患者分为2个前瞻性队列，队列A（$n=59$）为未接受过放射治疗的患者，队列B（$n=19$）则是接受过放射治疗后又出现进展或新病灶的患者，两队列均接受吡咯替尼联合卡培他滨的治疗直至进展出组，其中队列B未能纳入足够人数，结果仅供参考（主要原因是吡咯替尼于2018年10月12日在国内被批准用于治疗HER2阳性转移性乳腺癌，许多患者在放疗进展前服用吡咯替尼而失去纳入队列B的资格，从而造成入组困难）。本研究结果发现，队列A的中枢神经系统病变的客观缓解率（CNS-ORR）高达74.6%（95%CI 61.6%～85.0%），其中7例患者达到临床完全缓解。队列B的中枢神经系统病变的客观缓解率也可达到42.1%（95%CI 20.3%～66.5%）。除了针对颅内病灶的有效控制以外，该方案对颅外病灶的控制率也毫不逊色，在可测量颅外病灶的患者中，队列A的颅外病变的客观缓解率也高达70.4%（95%CI 49.8%～86.2%），与PHENIX试验和PHOEBE试验的结果相符。另外，吡咯替尼联合卡培他滨的方案起效快（队列A和队列B的中枢神经系统病变达到客观缓解的中位时间分别为1.3个月和1.5个月）、疾病控制维持时间长（队列A和队列B的中位反应持续时间分别为12.5个月和7.7个月）。队列A和队列B的mPFS分别为11.3个月和5.6个月，尽管本研究纳入的均为活动性脑转移患者，但队列A的mPFS数据可与PHENIX试验和PHOEBE试验中试验组吡咯替尼＋卡培他滨组的结果相差无几，笔者认为这是本研究中最亮眼的结果之一。

PERMEATE试验显示了吡咯替尼联合卡培他滨对于颅内和颅外病灶"双管齐下"的疗效，尤其是对于未经放疗的HER2阳性晚期乳腺癌患者。过去一直认为的"脑转移患者应以局部治疗为主"的治疗原则是否需要改变，小分子TKI药物的出现是否可以延后局部治疗的时机，从而避免放疗和手术所带来的不良反应，为脑转移患者迎来"以全身治疗为主，局部治疗为辅"的治疗理念，向颅外外周乳腺癌转移的治疗模式靠拢。另外，基于研究结果，如果对具有发生脑转移高风险因素的患者（如HER2阳性患者）定期进行头颅MRI增强检查，而无论患者是否有相关症状，以期及时发现无症状或症状可控不急需局部治疗的脑转移患者，为及时开展小分子TKI药物治疗，是否可以提高疗效、延长患者生存，并尽量延缓放疗或手术是一个重要的临床课题，需要进一步深入的临床研究。

除吡咯替尼以外，也有许多其他靶向HER2受体的小分子TKI可供选择，虽然作用机制大体类似，但在分子结构、疗效和不良反应上有一些差异。拉帕替尼是最早一代用于临床的TKI，通过可逆地阻断表皮生长因子受体（EGFR）和HER2受体的酪氨酸激酶，抑制磷酸化并阻断下游信号通路的激活，抑制肿瘤细胞增殖，从而奠定了小分子酪氨酸激酶在HER2阳性晚期乳腺癌中的治疗地位。而奈拉替尼和吡咯替尼都是泛HER酪氨酸激酶抑制剂，不可逆地作用于细胞中HER1、HER2和HER4受体的酪氨酸激酶起到抗肿瘤作用。图卡替尼则不同于上述几种TKI药物，其具有高度选择性，仅阻断HER2而不阻断EGFR，可以获得更好的药物耐受性。

2013年发表的LANDSCAPE试验是一项探究拉帕替尼联合卡培他滨治疗对脑转移患者的疗效和安全性的Ⅱ期单臂临床研究，共纳入45例不可手术切除，不曾接受放疗，也不曾接受过所研究治疗方案（拉帕替尼或卡培他滨）的HER2阳性伴脑转移的晚期乳腺癌患者，中枢神经系统病变的客观缓解率为65.9%，中位无进展生存期为5.5个月，中位总生存期为17.0个月。结合PHOEBE研究的结果来看，吡咯替尼联合卡培他滨的疗效从数值上看是高于拉帕替尼联合卡培他滨。

另一项HER2CLIMB试验则探索了另一种小分子TKI——图卡替尼对于晚期乳腺癌患者的疗效。HER2CLIMB试验是一项国际性的双盲Ⅲ期随机对照临床试验，其母研究共纳入了612例年龄≥18岁、经曲妥珠单抗、帕妥珠单抗、TDM-1治疗的HER2阳性晚期乳腺癌患者（无论是否具有脑转移），其中480例患者按2∶1的比例随机分配至图卡替尼组（$n=320$）和对照组（$n=160$），分别接受图卡替尼或安慰剂联合曲妥珠单抗及卡培他滨治疗，对这480例患者进行的主要研究终点结果分析显示，图卡替尼组和对照组的 1 年无进展生存率分别为 33.1% 和 12.3%（*HR* 0.54，95%*CI* 0.42 ~ 0.71，*P* < 0.001），两组的 mPFS 分别为 7.8 个月和 5.6 个月。对该研究的 612 例总人群进行分析，图卡替尼组和对照组的 2 年总生存率分别为 44.9% 和 26.6%（*HR* 0.66，95% *CI* 0.50 ~ 0.88，*P* = 0.005），中位总生存期分别为 21.9 个月和 17.4 个月。而在伴有脑转移的患者中，图卡替尼组和对照组的 1 年无进展生存率分别为 24.9% 和 0（*HR* 0.48，95%*CI* 0.34 ~ 0.69，*P* < 0.001），mPFS 分别为 7.6 个月和 5.4 个月。该研究结论表明，对于曾接受过多线抗 HER2 靶向治疗的 HER2 阳性晚期乳腺癌的患者，在曲妥珠单抗和卡培他滨的基础上加入图卡替尼可获得更好的预后，且该治疗方案对伴有脑转移的患者也具有良好的疗效。

基于以上结果，研究者进一步针对 HER2CLIMB 试验中脑转移患者的疗效进行回顾性探索，该回顾性子研究于 2020 发表于 *Journal of Clinical Oncology*，旨在探索图卡替尼对脑转移患者的疗效，共纳入 291 例 HER2CLIMB 试验中伴有脑转移的 HER2 阳性晚期乳腺癌患者，其中，图卡替尼＋卡培他滨＋曲妥珠单抗组（*n* = 198）和安慰剂＋卡培他滨＋曲妥珠单抗组（*n* = 93）。该子研究将脑转移患者分为三大类：第一类是经治疗且稳定的脑转移患者（经局部治疗且无进展）；第二类是经治疗且出现进展的脑转移患者（经局部治疗后出现进展或出现新病灶或局部治疗后有未处理的残留病灶）；第三类是完全未经治疗的患者。第一类患者为稳定性脑转移患者，而第二类、第三类患者应为活动性脑转移患者。该研究结果显示，图卡替尼＋卡培他滨＋曲妥珠单抗组相比于安慰剂＋卡培他滨＋曲妥珠单抗组的 mPFS（9.9 个月 *vs*.4.2 个月，*HR* 0.32，*P* < 0.000 01）和 mOS（18.1 个月 *vs*.12 个月，*HR* 0.58，*P* = 0.005）均显著延长，其中活动性脑转移患者的中枢神经系统病变客观缓解率达 47.3%。由于入组人群和治疗方案的不同，无法与 PERMEATE 试验的数据进行直接比较，但这些数据同样展现出图卡替尼对于脑转移患者的良好疗效，也期待后续图卡替尼与吡咯替尼对于脑转移控制率的头对头研究。

目前，指南中仍推荐脑转移患者以局部治疗为主，但相信随着越来越多小分子 TKI 药物针对颅内和颅外病灶"双管齐下"的疗效被更多研究挖掘，随着更多可以透过血-脑屏障的有效药物的不断开发，未来可能会改变乳腺癌脑转移患者的治疗格局，延后放疗和手术所带来的不可逆影响。对于具有脑转移高危因素的乳腺癌患者，应开展定期头颅增强 MRI 检查，早期发现尚可控制的无症状脑转移患者，并开展关于针对性治疗的研究，以期探索更好的脑转移治疗效果和模式。

三、同类研究

PERMEATE 试验及同类研究见表 52-2。

表 52-2　同类研究对比

试验名称	LANDSCAPE 研究	HER2CLIMB 子研究	PERMEATE 研究（本研究）
研究设计	Ⅱ期单臂研究	Ⅲ期优效性随机对照临床研究的子研究	Ⅱ期单臂、双队列研究
研究目的	探究拉帕替尼联合卡培他滨对脑转移的疗效和安全性	针对脑转移患者疗效前瞻性数据的回顾性研究	探究吡咯替尼联合卡培他滨对脑转移的疗效和安全性
入组患者	HER2 阳性转移性乳腺癌伴脑转移不适合手术切除，不曾放疗 WBRT/SRT，不曾接受过卡培他滨或拉帕替尼治疗	HER2 阳性转移性乳腺癌伴脑转移曾接受过曲妥珠单抗、帕妥珠单抗和 T-DM1 治疗	未经放射治疗的（队列 A）或放射治疗后疾病进展的（队列 B）HER2 阳性脑转移乳腺癌患者

续　表

试验名称	LANDSCAPE研究	HER2CLIMB子研究	PERMEATE研究（本研究）
治疗	拉帕替尼＋卡培他滨（n＝45）	图卡替尼＋卡培他滨＋曲妥珠单抗（n＝198） 安慰剂＋卡培他滨＋曲妥珠单抗（n＝93）	吡咯替尼＋卡培他滨（队列A n＝59；队列B n＝19）
CNS-ORR	65.9%	47.3%（图卡替尼组活动性脑转移患者*）	A队列为74.6%；B队列为42.1%
无进展生存期	5.5个月	图卡替尼组为9.9个月 vs.安慰剂组4.2个月（HR 0.32，P＜0.000 01）	A队列为11.3个月；B队列为5.6个月
总生存期	17.0个月	图卡替尼组为18.1个月 vs.安慰剂组为12个月（HR 0.58，P＝0.005）	—
研究结论	拉帕替尼联合卡培他滨治疗HER2阳性乳腺癌脑转移有效且安全性可耐受	在曲妥珠单抗和卡培他滨基础上加用图卡替尼可显著提高HER2阳性脑转移患者疗效	吡咯替尼联合卡培他滨治疗HER2阳性乳腺癌脑转移有效且安全性可耐受

注：—.无内容；WBRT.全脑放疗；SRT.立体定向放疗；T-DM1.恩美曲妥珠单抗；HER2.人表皮生长因子受体2；CNS-ORR.中枢神经系统病变的客观缓解率；*. HER2CLIMB子研究中将脑转移患者分为三大类，第一类是经治疗且稳定的脑转移患者（经局部治疗且无进展），第二类是经治疗且出现进展的脑转移患者（经局部治疗后出现进展或出现新病灶或局部治疗后有未处理的残留病灶），第三类是完全未经治疗的患者。第一类患者为稳定性脑转移患者，而第二类、第三类患者为活动性脑转移患者。

（上海交通大学医学院附属仁济医院　陈心如　殷文瑾　陆劲松）

参考文献

［1］YAN M，BIAN L，HU X C，et al. Pyrotinib plus capecitabine for human epidermal factor receptor 2-positive metastatic breast cancer after trastuzumab and taxanes（PHENIX）：a randomized, double-blind, placebo-controlled phase 3 study［J］. Transl Breast cancer Res, 2020, 2020: 1-13.

［2］XU B H，YAN M，MA F，et al. Pyrotinib plus capecitabine versus lapatinib plus capecitabine for the treatment of HER2-positive metastatic breast cancer（PHOEBE）：a multicentre, open-label, randomised, controlled, phase 3 trial［J］. Lancet Oncol, 2021, 22（3）: 351-360.

［3］YAN M，OUYANG Q C，SUN T，et al. Pyrotinib plus capecitabine for patients with human epidermal growth factor receptor 2-positive breast cancer and brain metastases（PERMEATE）：a multicentre, single-arm, two-cohort, phase 2 trial［J］. Lancet Oncol, 2022, 23（3）: 353-361.

［4］BACHELOT T，ROMIEU G，CAMPONE M，et al. Lapatinib plus capecitabine in patients with previously untreated brain metastases from HER2-positive metastatic breast cancer（LANDSCAPE）：a single-group phase 2 study［J］. Lancet Oncol, 2013, 14（1）: 64-71.

［5］MURTHY R K，LOI S，OKINES A，et al. Tucatinib, trastuzumab, and capecitabine for her2-positive metastatic breast cancer［J］. N Engl J Med, 2020, 382（7）: 597-609.

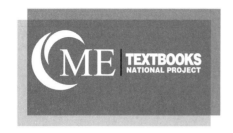

HER2CLIMB试验最终生存分析：图卡替尼对比安慰剂联合曲妥珠单抗和卡培他滨治疗伴或不伴脑转移的经治人表皮生长因子受体2阳性转移性乳腺癌患者的研究

第53章

一、概述

【文献来源】

CURIGLIANO G，MUELLER V，BORGES V，et al.Tucatinib versus placebo added to trastuzumab and capecitabine for patients with pretreated HER2＋metastatic breast cancer with and without brain metastases（HER2CLIMB）：final overall survival analysis［J］.Ann Oncol，2022，33（3）：321-329.

【研究背景和目的】

CSCO乳腺癌指南2022推荐HER2阳性转移性乳腺癌在曲妥珠单抗治疗失败后，使用吡咯替尼联合卡培他滨或T-DM1治疗。而二线治疗出现进展后，指南目前无明确推荐方案，如今，临床常用方案为小分子TKI联合曲妥珠单抗或TKI联合卡培他滨治疗。由于约50%的HER2阳性乳腺癌可能会出现脑转移，二线治疗出现进展的脑转移患者更是缺乏合适的用药方案指导。图卡替尼（Tucatinib）是一种新型对HER2有高度选择性的可逆性TKI，其在Ⅱ期研究中对于HER2阳性转移性乳腺癌有较好的疗效。此次Ⅲ期临床试验旨在评估图卡替尼联合曲妥珠单抗和卡培他滨，在既往接受过曲妥珠单抗、帕妥珠单抗和T-DM1治疗的HER2阳性转移性乳腺癌中的疗效和安全性。

【入组条件】

1. 纳入标准

（1）患者年龄≥18岁。

（2）免疫组织化学/ISH检测确认为HER2阳性的局部晚期或转移性乳腺癌。

（3）患者既往接受过曲妥珠单抗、帕妥珠单抗、T-DM1治疗。

（4）ECOG评分为0～1分。

2. 排除标准

（1）患者既往接受过卡培他滨或HER2 TKI（试验方案开始前12个月以上接受过拉帕替尼的可以入组）。

（2）患者有需要及时局部干预的脑转移病灶。

（3）患者存在软脑膜疾病。

【试验设计】

1. 试验类型　HER2CLIMB试验是一项国际、随机、双盲、安慰剂对照的Ⅲ期临床试验。

2. 分组及治疗方案　入组患者按2∶1随机分配接受图卡替尼联合曲妥珠单抗和卡培他滨（图卡替尼组），或者安慰剂联合曲妥珠单抗和卡培他滨（安慰剂组）。其中，图卡替尼治疗组（TUC组）治疗方案：图卡替尼300 mg（口服，2次/天）＋曲妥珠单抗（首剂8 mg/kg，后续6 mg/kg，21天为1个周期）＋卡培他滨（1000 mg/m²，口服，2次/天，第1～14天，21天为1个周期）。安慰剂组治疗方案：安慰剂（口服，2次/天）＋曲妥珠单抗（首剂8 mg/kg，后续6 mg/kg，21天为1个周期）＋卡培他滨（1000 mg/m²，口服，2次/天，第1～14天，21天为1个周期）。

3. 分层因素　是否有脑转移，ECOG评分，地区（美国、加拿大及其他国家或地区）。

4. 主要研究终点　无进展生存期（PFS，定义为随机开始到中心评价为疾病进展，或者任何原因导致的死亡），根据随机的前480例患者计算。

5. 次要研究终点　总生存期（OS，定义为随机开始到任何原因导致的死亡）、脑转移患者的PFS、客观缓解率（定义为基线期可测量病灶达到完全缓解或部分缓解）及安全性。次要研究终点是根据入组总人群计算而不是主要研究终点的随机的前480例患者计算。

6. 统计方法　Keplan-Meier法分析评估OS和PFS，多因素分析采用Cox模型。在第1次分析后，允许患者从安慰剂组交叉至图卡替尼组。

【试验流程】

HER2CLIMB试验最终生存分析流程见图53-1。

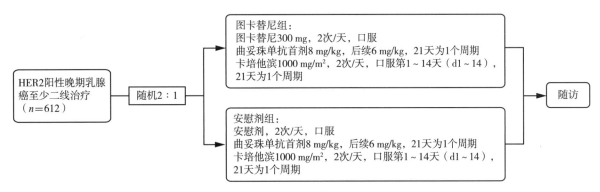

图53-1　HER2CLIMB试验最终生存分析流程图

注：HER2. 人表皮生长因子受体2。

【结果】

1. 共有 612 例患者纳入研究。其中，48% 的患者在基线时就有脑转移病灶。入组患者的中位治疗线数为四线。中位随访时间为 29.6 个月（相对 HER2CLIMB 试验初次分析延长了 15.6 个月）。

2. HER2CLIMB 试验初次分析时，脑转移患者的图卡替尼组的 mPFS 达到 7.6 个月，安慰剂组的 mPFS 为 5.4 个月，图卡替尼组治疗降低了 52% 的进展或死亡风险（HR 0.48，95%CI 0.34 ~ 0.69，$P < 0.001$）。图卡替尼组的 1 年无进展生存率为 24.9%，安慰剂组的 1 年无进展生存率为 0。

3. 本次更新分析中，图卡替尼组的 mOS 达到 24.7 个月，安慰剂组的 mOS 为 19.2 个月，图卡替尼组治疗降低了 27% 的死亡风险（HR 0.73，95%CI 0.59 ~ 0.90，$P = 0.004$）。图卡替尼组的 2 年总生存率为 51%，安慰剂组的 2 年总生存率为 40%。所有预设的亚组分析的风险比和整体人群的风险比一致，均偏向于图卡替尼组，死亡风险降低。

4. 本次更新分析中，图卡替尼组的 mPFS 达到 7.6 个月，安慰剂组的 mPFS 为 4.9 个月，图卡替尼组治疗降低了 43% 的进展或死亡风险（HR 0.57，95%CI 0.47 ~ 0.70，$P < 0.000\,01$）。图卡替尼组的 1 年无进展生存率为 29%，安慰剂组的 1 年无进展生存率为 14%。

5. 图卡替尼组最常见的不良反应为腹泻、手足综合征、恶心、疲劳和呕吐。大多数不良反应为 1 ~ 2 级。

【结论】

通过额外 15.6 个月的随访，进一步证明了图卡替尼联合曲妥珠单抗和卡培他滨为 HER2 阳性转移性乳腺癌患者提供了有临床意义的生存获益。

（上海交通大学医学院附属仁济医院　董欣睿　殷文瑾　陆劲松）

二、专家解读

HER2CLIMB 试验是 HER2 阳性乳腺癌后线治疗中探索 TKI 组合的一项国际、随机、双盲、安慰剂对照的 III 期临床试验，旨在评估图卡替尼联合曲妥珠单抗和卡培他滨，在既往接受过曲妥珠单抗、帕妥珠单抗和 T-DM1 治疗的 HER2 阳性转移性乳腺癌中的疗效和安全性，入组患者的中位治疗线数为四线。图卡替尼是一种新型 TKI，对 HER2 的激酶结构域呈高度选择性，可逆地抑制 HER2 活性，同时对其他表皮生长因子受体（EGFR）的抑制性较小，因此，腹泻等不良反应也较小。HER2CLIMB 试验假设图卡替尼 + 曲妥珠单抗 + 卡培他滨在 HER2 阳性晚期三线乳腺癌中疗效更佳，是一项优效性设计研究。2019 年，HER2CLIMB 试验的初次分析结果已显示了图卡替尼的优势，即图卡替尼联合曲妥珠单抗和卡培他滨可以显著降低既往接受过曲妥珠单抗、帕妥珠单抗和 T-DM1 治疗 HER2 阳性患者的疾病进展风险（HR 0.54，$P < 0.001$）及死亡风险（HR 0.66，$P = 0.005$）。

HER2 阳性乳腺癌脑转移的发生率高于其他亚型乳腺癌，而血-脑屏障的存在也限制了常规抗 HER2 药物进入颅内发挥作用。有研究表明，图卡替尼可以显著抑制 HER2 阳性乳腺癌脑转移细胞的增殖，并且这种抑制作用在 HER2 阳性乳腺癌脑转移细胞小鼠颅内异种移植模型中得到了证实。图卡替尼在一定程度上通过血-脑屏障，显著改善了小鼠的生存。HER2CLIMB 试验的脑转移亚组的结果也似乎支持上述研究结果，图卡替尼联合曲妥珠单抗和卡培他滨可以显著降低既往接受过曲妥珠单抗、帕妥珠单抗和 T-DM1 治疗 HER2 阳性脑转移患者的 PFS（HR 0.48，$P < 0.001$），特别是 1 年无进展生存（安慰剂组 1 年无进展生存率为 0，而图卡替尼组 1 年无进展生存率为 24.9%）。

在 HER2CLIMB 试验的最终分析中（本研究），图卡替尼的生存优势得到延续。最终分析的中位随访时间为29.6个月，相对HER2CLIMB试验初次分析额外延长了15.6个月，最终分析表明，图卡替尼联合曲妥珠单抗和卡培他滨可以显著降低既往接受过曲妥珠单抗、帕妥珠单抗和T-DM1治疗的HER2阳性患者的疾病进展风险（HR 0.57，P < 0.000 1）及死亡风险（HR 0.73，P = 0.004）。由于图卡替尼在HER2CLIMB试验中的优异表现，CSCO乳腺癌指南2022和NCCN指南等增加了HER2阳性转移性乳腺癌的三线推荐，即使用图卡替尼联合曲妥珠单抗或（和）卡培他滨治疗。

目前，CSCO指南推荐，在HER2阳性的转移性乳腺癌中，根据患者对曲妥珠单抗或其类似物治疗是否敏感来进行治疗。患者对曲妥珠单抗或其类似物治疗敏感定义为，从未使用过曲妥珠单抗或其类似物；在新辅助治疗时曲妥珠单抗有效；辅助治疗结束1年以后复发的或是解救治疗有效后停药的人群。如果患者对曲妥珠单抗或其类似物不敏感，Ⅰ级推荐用药为吡咯替尼联合卡培他滨治疗，或者使用T-DM1治疗；Ⅱ级推荐使用最新研发的ADC德曲妥珠单抗（T-DXd）；Ⅲ级推荐使用其他TKI联合曲妥珠单抗或卡培他滨，或者推荐使用化疗联合曲妥珠单抗治疗。由此可见，HER2阳性转移性乳腺癌对曲妥珠单抗或其类似物不敏感后的治疗涉及的药物很多，如T-DM1、T-DXd、拉帕替尼、奈拉替尼、图卡替尼、吡咯替尼等ADC和小分子TKI。ADC是通过将抗HER2的大分子抗体和化疗药连接而成，使其在靶向性质下能够携带药物更精准地增加对靶细胞的杀伤。相比于T-DM1，T-DXd拥有更高的药物荷载率及优化、可裂解的连接子。而另外一类药物小分子TKI，由于药物分子小，可以通过细胞膜，作用于HER2蛋白的胞内段酪氨酸激酶区，阻断HER2下游通路发挥抗HER2治疗作用。不同TKI的主要区别在于作用于哪种表皮生长因子受体及该阻断是否可逆：拉帕替尼是针对HER1和HER2双靶点的可逆性TKI；吡咯替尼是针对HER1、HER2及HER4的三靶点不可逆性TKI；奈拉替尼除了是针对HER1、HER2及HER4不可逆性TKI，还可以针对PI3K/AKT和RAS/RAF等多种其他靶点；而HER2CLIMB试验中的图卡替尼是仅针对单个靶点HER2的可逆性TKI，具有高度选择性，对其他HER家族受体影响较小，因此非靶效应也比较小（非靶效应：TKI攻击除了HER2以外的表皮生长因子家族受体，造成腹泻及皮肤毒性等）。在疗效方面，并没有充分的研究直接比较不同的TKI是多靶点还是单靶点及给患者带来的疗效上的优劣，也并没有研究比较非靶效应是否和疗效有关，这些课题仍是未来需要探索的方面。

HER2CLIMB试验最大的亮点不仅体现在图卡替尼在外周转移性乳腺癌的生存获益方面，还体现在对脑转移患者的生存改善方面。约50%的HER2阳性乳腺癌可能会出现脑转移，而目前脑转移的治疗方案以局部治疗为主，全身系统治疗为辅。在局部治疗中，无论是手术还是全脑放疗，都会给大脑带来不可逆的损伤，并且治疗具有一定局限性。而血-脑屏障的存在，又使众多的系统治疗药物难以透过导致其在脑部具有较弱的抗肿瘤作用。脑转移患者病情较其他部位转移更难治，后果更严重，许多临床试验会把脑转移患者排除在入组标准外，或者仅入组极少数脑转移患者。例如，同样是探索TKI组合的Ⅲ期临床试验NALA试验，探究奈拉替尼联合卡培他滨与拉帕替尼联合卡培他滨对既往接受≥2种抗HER2药物治疗的HER2阳性转移性乳腺癌的疗效，虽然其入组条件囊括了无症状的轻症脑转移患者，但基线脑转移患者的比例仅占约16%。而在HER2CLIMB试验中，基线脑转移患者比例接近50%（图卡替尼组46.2%，安慰剂组44.4%）。

PERMEATE试验是一项专门针对脑转移患者的临床研究，该研究为Ⅱ期单臂双队列研究，探索了吡咯替尼联合卡培他滨对脑转移病灶的疗效和安全性，虽然入组人群仅为脑转移患者，包括了未经放疗的或放疗后进展的HER2阳性脑转移乳腺癌患者，但并未对患者的治疗线数有所要求。研究结果表明，之前未经治疗的脑转移患者吡咯替尼联合卡培他滨治疗队列的PFS达到了11.3个月，放疗后进展的脑转移患者队列的PFS也达5.6个月。该研究表明，吡咯替尼联合卡培他滨治疗HER2阳性乳腺癌脑转移有效且安全性可耐受，其确切的疗效尚需更进一步的Ⅲ期研究支持。图卡替尼与吡咯替尼之间的疗效差异，尤其是针对脑转移治疗的差异目前缺乏头对头比较。在HER2CLIMB

试验的初次分析中，对脑转移患者进行PFS分析发现，图卡替尼组相比安慰剂组，可以降低52%患者颅内进展或死亡风险（HR 0.48，P＜0.001），图卡替尼组的mPFS为7.6个月，提示图卡替尼针对脑转移有较好的疗效。脑膜转移属于脑转移中特殊情况，其转移病灶在硬脑膜、蛛网膜、软脑膜和脊膜中播散或浸润，但颅内并无实质性占位病变，虽然较实质性占位病变少见，但预后更差。这类病情较为严重的脑膜转移患者被HER2CLIMB试验排除在外，因此图卡替尼对软脑膜转移患者的疗效尚不得而知，但目前已经有专门针对软脑膜转移的患者使用图卡替尼疗效的临床试验（NCT03501979）正在研究中。

除了TKI和卡培他滨的组合探索之外，最新的ADC药物也在脑转移患者中展开了临床试验。DESTINY-Breast03（DB03）试验是一项全球多中心、开放标签、随机对照的Ⅲ期临床试验，旨在头对头比较新一代ADC药物T-DXd与T-DM1在HER2阳性晚期二线治疗乳腺癌患者中的疗效和安全性。DESTINY-Breast03试验的基线脑转移比例为23.8%，低于HER2CLIMB试验的比例，这可能也和DESTINY-Breast03治疗线数为晚期二线治疗而HER2CLIMB治疗线数为晚期三线治疗有关。在基线有稳定脑转移的患者的无进展生存亚组分析中，T-DXd组的mPFS达到了15个月，远超T-DM1组的3个月，而HER2CLIMB试验的脑转移患者图卡替尼治疗组mPFS为7.6个月。但由于DESTINY-Breast03试验与HER2CLIMB试验的治疗线数不同，无法直接比较两者在脑转移患者中的疗效。无论是头对头比较T-DXd和图卡替尼联合治疗的疗效，还是经T-DXd治疗后，图卡替尼是否还能发挥脑转移治疗的优势，都是值得思考和进一步研究的重要课题。此外，目前也缺乏其他TKI与图卡替尼的头对头比较数据，以及使用了非图卡替尼以外TKI后的疗效，也是今后研究仍待探索的方向。

三、同类研究

HER2CLIMB试验最终生存分析同类研究见表53-1。

表53-1 同类研究对比

研究名称	治疗线数	入组条件	脑转移入组条件	脑转移比例	治疗方案	主要研究终点	研究假设	研究结果与结论（总体人群及重要亚组）
HER2CLIMB 试验	晚期三线治疗	既往接受过曲妥珠单抗、帕妥珠单抗和T-DM1治疗的HER2阳性转移性乳腺癌患者（n＝612）	排除需要及早局部干预的脑转移患者；排除软脑膜疾病	46%	图卡替尼＋曲妥珠单抗＋卡培他滨 vs. 安慰剂＋曲妥珠单抗＋卡培他滨直至进展	PFS	图卡替尼＋曲妥珠单抗＋卡培他滨在HER2阳性晚期三线治疗乳腺癌中疗效更好，优效性设计研究	• 在HER2阳性晚期三线治疗乳腺癌患者中，图卡替尼＋曲妥珠单抗＋卡培他滨可以显著延长患者的PFS（其mPFS为7.6个月，安慰剂＋曲妥珠单抗＋卡培他滨组的mPFS为4.9个月，HR 0.57，95%CI 0.47～0.70，P＜0.000 01） • 脑转移亚组中，图卡替尼＋曲妥珠单抗＋卡培他滨可以显著延长患者的PFS（其mPFS为7.6个月，安慰剂＋曲妥珠单抗＋卡培他滨组的mPFS为5.4个月，HR 0.48，95%CI 0.34～0.69，P＜0.001）

续　表

研究名称	治疗线数	入组条件	脑转移入组条件	脑转移比例	治疗方案	主要研究终点	研究假设	研究结果与结论（总体人群及重要亚组）
DESTINY-Breast03试验	晚期二线治疗	既往接受过曲妥珠单抗和紫杉类药物化疗不可手术切除的HER2阳性转移性乳腺癌患者（n=524）	排除活动性脑转移患者。允许已治疗的无症状脑转移受试者和无需皮质类固醇或抗惊厥药治疗的受试者。需要从放疗的损伤中恢复，全脑放疗结束和研究入组之间至少间隔2周	23.8%	T-DM1 3周方案 vs. T-DXd 3周方案直至进展	PFS	T-DXd在HER2阳性晚期二线乳腺癌患者中的疗效更好，优效性设计研究	• 在HER2阳性晚期二线治疗的乳腺癌患者中，T-DXd比T-DM1显著延长患者的PFS（T-DXd组mPFS未达到，T-DM1组mPFS为6.8个月，HR 0.28，95%CI 0.22～0.37，P<0.001） • 脑转移亚组中，T-DXd比T-DM1显著延长患者的PFS（T-DXd组mPFS为15.0个月，T-DM1组mPFS为5.7个月，HR 0.38，95%CI 0.23～0.64，P<0.05）
NALA试验	晚期三线治疗	既往接受过至少2种针对HER2的靶向治疗的HER2阳性转移性乳腺癌患者（n=621）	排除有症状或不稳定脑转移	16.0%	奈拉替尼＋卡培他滨 vs.拉帕替尼＋卡培他滨直至进展	PFS	奈拉替尼＋卡培他滨在HER2阳性晚期三线乳腺癌中疗效更好，优效性研究	在HER2阳性晚期三线治疗的乳腺癌患者中，奈拉替尼＋卡培他滨可以显著延长患者的PFS（奈拉替尼＋卡培他滨mPFS为8.8个月，拉帕替尼＋卡培他滨mPFS为6.6个月，HR 0.76，95%CI 0.63～0.93，P=0.005 9）

注：mPFS.中位无进展生存期；PFS.无进展生存期；HER2.人表皮生长因子受体2；T-DM1.恩美曲妥珠单抗；T-DXd.德曲妥珠单抗。

（上海交通大学医学院附属仁济医院　董欣睿　殷文瑾　陆劲松）

参考文献

［1］CURIGLIANO G, MUELLER V, BORGES V, et al. Tucatinib versus placebo added to trastuzumab and capecitabine for patients with pretreated HER2＋ metastatic breast cancer with and without brain metastases（HER2CLIMB）: final overall survival analysis［J］. Ann Oncol, 2022, 33（3）: 321-329.

［2］MURTHY R K, LOI S, OKINES A, et al. Tucatinib, trastuzumab, and capecitabine for HER2-positive metastatic breast cancer［J］. N Engl J Med, 2020, 382（7）: 597-609.

［3］CORDERO A, RAMSEY M D, KANOJIA D, et al. Combination of tucatinib and neural stem cells secreting anti-HER2 antibody prolongs survival of mice with metastatic brain cancer［J］. Proc Natl Acad Sci U S A, 2022, 119（1）: e2112491119.

［4］SAURA C, OLIVEIRA M, FENG Y H, et al. Neratinib plus capecitabine versus lapatinib plus capecitabine in HER2-positive metastatic breast cancer previously treated with ≥ 2 HER2-directed regimens: phase Ⅲ nala trial［J］. J Clin Oncol, 2020, 38（27）: 3138-3149.

［5］YAN M, OUYANG Q C, SUN T, et al. Pyrotinib plus capecitabine for patients with human epidermal growth factor receptor 2-positive breast cancer and brain metastases（PERMEATE）: a multicentre, single-arm, two-cohort, phase 2 trial［J］. Lancet Oncol, 2022, 23（3）: 353-361.

［6］CORTÉS J, KIM S B, CHUNG W P, et al. Trastuzumab deruxtecan versus trastuzumab emtansine for breast cancer［J］. N Engl J Med, 2022, 386（12）: 1143-1154.

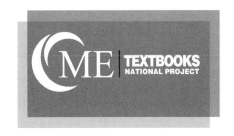

第十二篇

乳腺癌免疫和 DNA 同源重组修复通路靶向解救治疗相关重要临床试验

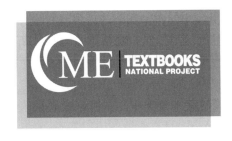

KEYNOTE-119试验：帕博利珠单抗对比化疗治疗转移性三阴性乳腺癌的前瞻性、随机、开放、Ⅲ期临床试验

第54章

一、概述

【文献来源】

WINER E P，LIPATOV O，IM S A，et al.Pembrolizumab versus investigator-choice chemotherapy for metastatic triple-negative breast cancer（KEYNOTE-119）：a randomised，open-label，phase 3 trial[J]. Lancet Oncol，2021，22（4）：499-511.

【研究背景和目的】

三阴性乳腺癌缺乏有效的治疗靶点，不仅化疗应答持续时间短，且有较大的不良反应。程序性死亡受体配体1（PD-L1）主要表达于活化的抗原提呈免疫细胞表面及肿瘤细胞表面等，其受体为T淋巴细胞表面的程序性死亡受体1（PD-1）。帕博利珠单抗是T淋巴细胞PD-1抑制剂，KEYNOTE-012试验和KEYNOTE-086试验结果显示，帕博利珠单抗对转移性三阴性乳腺癌有较好的客观缓解率。本研究旨在评估帕博利珠单抗单药治疗与单纯化疗对转移性三阴性乳腺癌患者的疗效和安全性。

【入组条件】

1. 纳入标准

（1）患者年龄≥18岁。

（2）中心确认的转移性三阴性乳腺癌。

（3）既往接受过1～2种针对转移性乳腺癌的全身治疗，并且在最近1种治疗过程中已证实疾病进展。

（4）在新辅助、辅助或解救治疗阶段使用过蒽环类或紫杉类药物。

（5）有足够的器官储备功能。

（6）ECOG评分为0～1分。

（7）有可测量的病灶（根据RECIST 1.1标准）。

（8）所有患者均需提供新近肿瘤活检组织，中心采用免疫组化检测确认三阴性乳腺癌状态和PD-L1表达；如果无法获得，则在获得研究申办者允许后使用既往存档的肿瘤样本。

2. 排除标准

（1）有活动性中枢神经系统转移或癌性脑膜炎。

（2）在过去2年内罹患活动性自身免疫性疾病且需要系统治疗。

（3）有需要类固醇治疗的非感染性肺炎病史或证据。

（4）既往接受过针对PD-1、PD-L1、PD-L2或其他T细胞共抑制受体的药物治疗。

（5）过去4周内接受过抗肿瘤单克隆抗体治疗。

（6）过去2周内接受过化疗、小分子靶向治疗或放疗。

（7）因既往治疗导致的不良事件未缓解至1级或以下。

【试验设计】

1. 试验类型　一项随机、开放、多中心Ⅲ期临床试验。

2. 主要研究终点　PD-L1联合阳性评分（CPS）≥10分的患者、PD-L1 CPS≥1分的患者和总体患者的总生存期（OS），定义为从随机分组到因任何原因死亡的时间。

3. 次要研究终点　PD-L1 CPS≥10分、PD-L1 CPS≥1分和总体患者的无进展生存（定义为从随机分组到首次记录的疾病进展或因任何原因死亡的时间）；客观缓解率（定义为完全缓解或部分缓解的患者比例）；疾病控制率（定义为完全缓解或部分缓解或疾病稳定≥24周的患者比例）；缓解持续时间（定义为影像学首次证实完全缓解或部分缓解至首次记录疾病进展或死亡的时间）；安全性和耐受性。

4. 统计学分析　目标入组样本量约600例以确保OS分析有足够的患者数。对于PD-L1 CPS≥10分的患者，单侧$\alpha = 0.017$，如果风险比为0.60，检验效能为85%，需观察到154例OS事件，以提示帕博利珠单抗优于化疗。对于PD-L1 CPS≥1分的患者，单侧$\alpha = 0.008$，如果风险比为0.70，检验效能为80%，需观察到334例OS事件，以提示帕博利珠单抗优于化疗。未将α分配给总体患者的OS分析。只有当OS分析提示在PD-L1 CPS≥1分患者中帕博利珠单抗优于化疗，才进一步在总体患者中检验OS。

【试验流程】

KEYNOTE-119试验流程见图54-1。

【结果】

1. 中位随访31.4个月的结果显示，在PD-L1 CPS≥10分的患者中，帕博利珠单抗相较于化疗未能显著改善患者的OS（*HR* 0.78，95%*CI* 0.57～1.06，$P = 0.057$），两组的mOS分别为12.7个月和11.6个月；在PD-L1 CPS≥1分患者中，帕博利珠单抗未能改善患者的OS（*HR* 0.86，95%*CI* 0.69～1.06，$P = 0.073$），两组的mOS分别为10.7个月和10.2个月。

2. 在总体ITT人群中，相较于化疗，帕博利珠单抗未能显著改善患者的OS（*HR* 0.97，95%*CI* 0.82～1.15），两组的mOS分别为9.9个月和10.8个月。

3. 在探索性事后分析中发现，在PD-L1 CPS≥20分患者中，帕博利珠单抗可以显著改善患者的OS（*HR* 0.58，95%*CI* 0.38～0.88），两组的中位mOS分别为14.9个月和12.5个月。

4. 总体ITT人群中，帕博利珠单抗相较于化疗也未能改善患者的客观缓解率、疾病控制率及

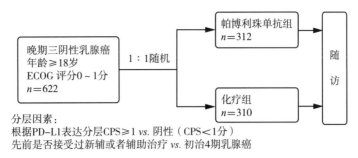

图54-1　KEYNOTE-119试验流程图

流程说明

1. 帕博利珠单抗组治疗方案：200 mg静脉滴注，每3周1次，直至疾病进展、毒性无法耐受、患者撤回知情同意书、研究者决定或完成35个周期治疗。

2. 化疗组治疗方案：研究者选择的化疗方案（卡培他滨、艾立布林、吉西他滨或者长春瑞滨）。

3. CPS：指每100个活肿瘤细胞中PD-L1染色的肿瘤细胞和PD-L1染色的肿瘤细胞相关的免疫细胞数之和所占的比例，计算公式为，（PD-L1染色的肿瘤细胞数＋PD-L1染色的肿瘤相关的免疫细胞数）/肿瘤细胞总数×100。

中位缓解持续时间。

5. 安全性方面，帕博利珠单抗组和化疗组的中位治疗时间分别为62天和73天，因不良事件导致药物减量、中断或停药率分别为21%和45%。帕博利珠单抗组和化疗组最常见的3～4级不良事件包括贫血（1%vs.3%）、白细胞计数减少（＜1%vs.5%）和中性粒细胞计数减少（＜1%vs.10%）。帕博利珠单抗组和化疗组严重不良事件（serious adverse event，SAE）的发生率分别为20%和20%，最常见的SAE是胸腔积液（2% vs.1%）、肺炎（2%vs.2%）、发热性中性粒细胞减少症（＜1%vs.2%），以及免疫介导的不良事件发生率分别为15%和3%。最常见的免疫介导的不良事件是甲状腺功能减退症（7%vs.1%）。

【结论】

与化疗相比，帕博利珠单抗作为二线或三线的单一疗法并未显著延长和提高转移性三阴性乳腺癌患者的OS、客观缓解率及疾病控制率。探索性事后分析结果显示，帕博利珠单抗可以延长PD-L1 CPS≥20分转移性三阴性乳腺癌的OS。帕博利珠单抗的疗效随着PD-L1表达的增多而增强。

（上海交通大学医学院附属仁济医院　严婷婷　殷文瑾　陆劲松）

二、专家解读

三阴性乳腺癌是一类预后较差的乳腺癌类型，由于缺少治疗相关靶点，化疗是其主要的治疗手段，如何提高此类型乳腺癌的疗效是目前临床上重要的研究方向。肿瘤细胞表面表达PD-L1，T细胞活化后其表面可表达PD-1，当PD-L1和PD-1相结合时，可以诱导T细胞无法识别肿瘤细胞，从而产出肿瘤细胞免疫逃逸。帕博利珠单抗是T淋巴细胞PD-1抑制剂，可以抑制PD-1和PD-L1结合，解除肿瘤免疫应答抑制恢复T细胞介导的抗肿瘤免疫作用。有研究发现，组蛋白脱乙酰基酶2（*HDAC2*）基因的缺失或用HDAC2抑制剂治疗可以有效降低PD-L1水平，从而阻断PD-L1的核易位，重新编程免疫应答相关基因的表达，从而增强PD-1阻断的抗肿瘤疗效。笔者团队的相关研究发现，PD-L1的表达与新辅助化疗的疗效相关，对94例接受过新辅助化疗的乳腺癌患者进行分析发现，肿瘤细胞PD-L1阳性的患者更容易获得病理完全缓解率（OR 2.621，$P = 0.043$），提示PD-L1表达状态对新辅助化疗疗效的具有预测作用。

许多临床研究证实，帕博利珠单抗在三阴性乳腺癌中具有抗肿瘤作用。KEYNOTE-012试验是研究帕博利珠单抗单药治疗（10 mg/kg，每2周1次）PD-L1阳性（间质免疫细胞表达或肿瘤细胞表达≥1%）三阴性乳腺癌的Ⅰb期临床试验，一共入组了27例复发或转移性三阴性乳腺癌，研究结果发现，帕博利珠单抗的总体有效率为18.5%，中位反应时间为17.9周（7.3～32.4周）。KEYNOTE-086试验进一步研究帕博利珠单抗单药治疗（200 mg，每3周1次）三阴性乳腺癌的疗效，队列A中纳入了既往接受蒽环类或紫杉类药物治疗的患者，而队列B纳入了PD-L1阳性（CPS＞1分）的转移性患者，结果显示，队列A的客观缓解率为5.3%，队列B的客观缓解率为21.4%。可见帕博利珠单抗对PD-L1阳性的转移性三阴性乳腺癌的客观缓解率有一定提高，故设计了帕博利珠单抗与单纯化疗对比的Ⅲ期临床研究即KEYNOTE119试验。

KEYNOTE119临床试验旨在评估帕博利珠单抗单药治疗与单纯化疗对转移性三阴性乳腺癌患者的疗效和安全性。研究假设在转移性三阴性乳腺癌中帕博利珠单抗单药治疗相较于化疗可以显著改善患者的预后。2015年11月25日至2017年4月11日共入组了622例曾经接受过一线或二线治疗且疾病进展的晚期三阴性乳腺癌患者，并按1∶1的比例随机将患者分组到帕博利珠单抗组和化疗组，经过中位随访31.4个月的研究结果显示，无论是ITT人群（HR 0.97，95%CI 0.82～1.15）、PD-L1 CPS≥10分（HR 0.78，95%CI 0.57～1.06，$P = 0.057$），还是PD-L1 CPS≥1分患者（HR 0.86，95%CI 0.69～1.06，$P = 0.073$），帕博利珠单抗都不能改善患者的OS。但是探索性事后分析结果显示，在PD-L1 CPS≥20分患者中，帕博利珠单抗可以显著改善患者的OS（HR 0.58，95%CI 0.38～0.88），两组的mOS分别为14.9个月和12.5个月。这表明帕博利珠单抗的疗效可能与PD-L1的表达程度相关，提示PD-L1的表达状态是预测免疫治疗疗效的预测指标，这对筛选出帕博利珠单抗治疗有效人群提供了研究方向。

对于三阴性乳腺癌患者，帕博利珠单抗单药治疗的疗效并不佳，可能需要联合化疗才能有更大的获益。KEYNOTE-355试验是比较帕博利珠单抗联合化疗对比安慰剂联合化疗一线治疗局部复发无法手术或转移性三阴性乳腺癌患者的有效性和安全性的研究，847例三阴性乳腺癌患者按照2∶1的比例随机分配至帕博利珠单抗＋化疗组（帕博利珠单抗200 mg，每3周1次）和安慰剂＋化疗组，化疗方案是紫杉醇90 mg/m²（第1、8、15天，28天为1个周期）或白蛋白结合型紫杉醇100 mg/m²（第1、8、15天，28天为1个周期）或吉西他滨（1000 mg/m²）＋卡铂（AUC＝2）（第1、8天、21天为1个周期）。中位随访时间为25.9个月的研究结果显示，帕博利珠单抗＋化疗组相较于安慰剂＋化疗组能够显著改善CPS≥10分的转移性三阴性乳腺癌患者的无进展生存期（HR 0.65，95%CI 0.49～0.86，$P = 0.001\,2$）和OS（HR 0.73，95%CI 0.55～0.95，$P = 0.018\,5$）。因此，《晚期乳腺癌国际共识指南》（第6版）建议，帕博利珠单抗＋紫杉类药物或卡铂联合吉西他滨可以作为大多数PD-L1阳性三阴性乳腺癌患者一线治疗的首选方案。

虽然KEYNOTE-119试验得到的是阴性结果，但是对临床实践和未来研究方向也有影响，即由于缓解率太低，帕博利珠单抗不能单药用于晚期三阴性乳腺癌的治疗；另外，帕博利珠单抗的疗效与PD-L1高表达相关，因此，未来可以在此类人群中设计临床研究，更精准地进行个体化治疗。

三、同类研究

KEYNOTE-119试验同类研究见表54-1。

表54-1　同类研究对比

临床研究	治疗背景	研究假设	入组人群	治疗方案	研究终点	结果	结论
KEYNOTE-119试验本研究（PD-1抗体）	二线以上	帕博利珠单抗相较于单纯化疗可以显著改善转移性三阴性乳腺癌的预后	接受过1～2种转移性乳腺癌的全身治疗的晚期三阴性乳腺癌（n=622）	• 帕博利珠单抗（200 mg静脉滴注每3周1次）• 化疗（研究者选择的化疗方案：卡培他滨、艾立布林、吉西他滨或长春瑞滨）	PD-L1 CPS≥10分、PD-L1 CPS≥1分和总体患者总生存期	OS：PD-L1 CPS≥10分（HR 0.78，95%CI 0.57～1.06，P=0.057）；PD-L1 CPS≥1分（HR 0.86，95%CI 0.69～1.06，P=0.073）探索性结果：PD-L1 CPS≥20分（HR 0.58，95%CI 0.38～0.88）	与化疗相比，帕博利珠单抗作为二线或三线的单一疗法并未显著提高转移性三阴性乳腺癌患者的OS、客观缓解率及疾病控制率。探索性事后分析结果显示，帕博利珠单抗可以提高PD-L1 CPS≥20分转移性三阴性乳腺癌的OS
KEYNOTE 355试验（PD-1抗体）	一线	帕博利珠单抗联合化疗相较于单纯化疗可以显著改善未经治疗的局部复发性不可手术或转移性三阴乳腺癌的预后	未经治疗的局部复发性不可手术或转移性三阴性乳腺癌（n=847）	• 帕博利珠单抗（200 mg静脉滴注，每3周1次）+化疗（紫杉醇或白蛋白结合型紫杉醇或者吉西他滨联合卡铂）• 安慰剂+化疗（紫杉醇或白蛋白结合型紫杉醇或吉西他滨联合卡铂）	PFS和OS	PFS：CPS≥10分（HR 0.65，95%CI 0.49～0.86，P=0.001 2）OS：CPS≥10分（HR 0.73，95%CI 0.55～0.95，P=0.018 5）	对于肿瘤表达PD-L1且CPS≥10分的晚期三阴性乳腺癌，一线帕博利珠单抗联合化疗的总生存期明显长于单独化疗
IMpassion 130试验（PD-L1抗体）	一线	阿替利珠单抗+白蛋白结合型紫杉醇相较于白蛋白结合型紫杉醇可以改善晚期三阴性乳腺癌的预后	转移性或局部晚期三阴性乳腺癌（n=902）	• 阿替利珠单抗（840 mg，第1、15天）+白蛋白结合型紫杉醇（100 mg/m²，第1、8、15天）• 安慰剂+白蛋白结合型紫杉醇（100 mg/m²，第1、8、15天）	PFS和OS	• PFS ITT：HR 0.80，95% CI 0.69～0.92，P=0.002 1 PD-L1阳性：HR 0.63，95% CI 0.50～0.80，P<0.000 1 • OS ITT：HR 0.86，95%CI 0.72～1.02，P=0.078 PD-L1阳性：HR=0.62,95%CI 0.45～0.86，P<0.001	对于不可手术的局部晚期或转移性三阴性乳腺癌患者，白蛋白结合型紫杉醇联合阿替利珠单抗较白蛋白结合型紫杉醇单药可改善患者的预后

注：PFS.无进展生存期；OS.总生存期；PD-L1.程序性死亡受体配体1；PD-1.程序性死亡受体1；ITT.意向治疗；CPS.联合阳性评分。

（上海交通大学医学院附属仁济医院　严婷婷　殷文瑾　陆劲松）

参考文献

[1] CHEN J, JIANG C C, JIN L, et al. Regulation of PD-L1: a novel role of pro-survival signalling in cancer [J]. Ann Oncol, 2016, 27（3）: 409-416.

[2] GAO Y, NIHIRA N T, BU X, et al. Acetylation-dependent regulation of PD-L1 nuclear translocation dictates the efficacy of anti-PD-1 immunotherapy [J]. Nat Cell Biol, 2020, 22（9）: 1064-1075.

[3] WU Z, ZHANG L, PENG J, et al. Predictive and prognostic value of PDL1 protein expression in breast cancer patients in neoadjuvant setting [J]. Cancer Biol Ther, 2019, 20（6）: 941-947.

[4] NANDA R, CHOW L Q, DEES E C, et al. Pembrolizumab in Patients With Advanced Triple-Negative Breast Cancer: Phase I b KEYNOTE-012 Study [J]. J Clin Oncol, 2016, 34（21）: 2460-2467.

[5] ADAMS S, LOI S, TOPPMEYER D, et al. Pembrolizumab monotherapy for previously untreated, PD-L1-positive, metastatic triple-negative breast cancer: cohort B of the phase II KEYNOTE-086 study [J]. Ann Oncol, 2019, 30（3）: 405-411.

[6] ADAMS S, SCHMID P, RUGO H S, et al. Pembrolizumab monotherapy for previously treated metastatic triple-negative breast cancer: cohort A of the phase II KEYNOTE-086 study [J]. Ann Oncol, 2019, 30（3）: 397-404.

[7] WINER E P, LIPATOV O, IM S A, et al. Pembrolizumab versus investigator-choice chemotherapy for metastatic triple-negative breast cancer（KEYNOTE-119）: a randomised, open-label, phase 3 trial [J]. Lancet Oncol, 2021, 22（4）: 499-511.

[8] CORTES J, CESCON D W, RUGO H S, et al. Pembrolizumab plus chemotherapy versus placebo plus chemotherapy for previously untreated locally recurrent inoperable or metastatic triple-negative breast cancer（KEYNOTE-355）: a randomised, placebo-controlled, double-blind, phase 3 clinical trial [J]. Lancet, 2020, 396（10265）: 1817-1828.

[9] CORTES J, RUGO H S, CESCON D W, et al. Pembrolizumab plus Chemotherapy in Advanced Triple-Negative Breast Cancer [J]. N Engl J Med, 2022, 387（3）: 217-226.

[10] CARDOSO F, PALUCH-SHIMON S, SENKUS E, et al. 5th ESO-ESMO international consensus guidelines for advanced breast cancer（ABC 5）[J]. Ann Oncol, 2020, 31（12）: 1623-1649.

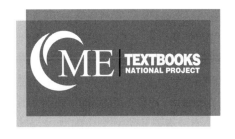

IMpassion131 试验：阿替利珠单抗或安慰剂联合紫杉醇一线治疗不可切除局部晚期或转移性三阴性乳腺癌的Ⅲ期、双盲、随机临床试验

第 55 章

一、概述

【文献来源】

MILES D, GLIGOROV J, ANDRÉ F, et al. IMpassion131 investigators.Primary results from IMpassion131, a double-blind, placebo-controlled, randomised phase Ⅲ trial of first-line paclitaxel with or without atezolizumab for unresectable locally advanced/metastatic triple-negative breast cancer[J]. Ann Oncol, 2021, 32（8）: 994-1004.

【研究背景和目的】

　　既往未经治疗的不可切除局部晚期或转移性三阴性乳腺癌（TNBC）一线免疫治疗取得了很大进展，KEYNOTE355试验中帕博利珠单抗联合化疗和IMpassion130试验中阿替利珠单抗联合化疗均相比于单纯化疗组显著延长了患者的PFS，尤其是在PD-L1阳性亚组。帕博利珠单抗联合化疗的化疗方案包括白蛋白结合型紫杉醇、紫杉醇和吉西他滨＋卡铂，而阿替利珠单抗联合化疗的化疗方案则只包含白蛋白结合型紫杉醇，阿替利珠单抗联合其他化疗方案能否也同样延长患者的PFS？因此，IMpassion131试验旨在探索阿替利珠单抗联合紫杉醇化疗能否延长不可切除局部晚期或转移性TNBC的PFS。

【入组条件】

1. 纳入标准

（1）不可手术局部晚期或转移性、病灶可测量的TNBC。

（2）晚期三阴性乳腺癌（advanced TNBC，aTNBC）未接受过化疗或靶向治疗。

（3）随机入组时，已完成乳腺癌的（新）辅助化疗≥12个月。

（4）患者无使用紫杉类药物化疗的禁忌证。

（5）ECOG评分为0分或1分。

（6）存在CNS转移，但经治疗后无症状者。

（7）CNS疾病满足以下所有标准者（具有CNS以外可测量的病灶；未转移至中脑、脑桥、髓质或脊髓；CNS疾病不需要持续皮质类固醇治疗，允许使用固定剂量的抗惊厥药；随机入组前7天内未立体定向放疗，随机入组前14天未全脑放疗；CNS疾病治疗后无进展或出血征象）。

2. 排除标准

（1）软脑膜疾病。

（2）已知的CNS疾病未满足以上标准者。

【试验设计】

1. 试验类型 一项安慰剂对照的多中心、随机、双盲Ⅲ期临床试验。

2. 治疗方案 按照2∶1的比例随机分组，每28天为1个治疗周期，分别在第1、15天（d1，d15）接受阿替利珠单抗（840 mg）或安慰剂静脉滴注，同时两组均在第1、8、15天（d1，d8，d15）接受紫杉醇90 mg/m² 静脉滴注。

3. 主要研究终点 研究者评估的PFS（定义为从随机入组至第1次疾病进展或因任何原因死亡的时间，以先发生者为准）。

4. 次要研究终点 总生存期（OS，定义为从随机入组至因任何原因死亡的时间）、客观缓解率（定义为达到完全缓解和客观缓解的患者例数占总患者例数的百分比）、生活质量恶化时间［生活质量恶化定义为总体健康状况/与健康相关的生活质量（global health status/health-related quality of life，GHS/HRQoL）下降≥10分］、安全性评估。

5. 试验假设 阿替利珠单抗联合紫杉醇相比于安慰剂联合紫杉醇，可以显著延长患者PFS、OS，提高客观缓解率，尤其是在PD-L1阳性亚组。

6. 统计设计 首先在PD-L1阳性亚组中评估PFS，预设风险比为0.62（参考IMpassion130研究结果），mPFS由单独使用紫杉醇的5.0个月延长到阿替利珠单抗联合紫杉醇的8.0个月。预设双侧$\alpha=0.05$，预计入组240例PD-L1阳性患者，需要155个PFS事件数提供80%的优效性检验效能。如果在PD-L1阳性亚组中阿替利珠单抗组较对照组的PFS显著获益，则在ITT人群中进一步评估PFS。如果PD-L1阳性亚组和ITT人群的PFS延长均有统计学意义，则进一步评估OS和客观缓解率。

【试验流程】

IMpassion131试验流程见图55-1。

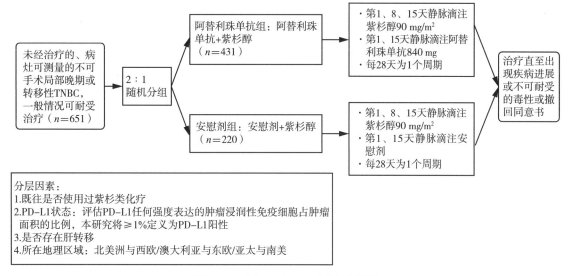

图55-1　IMpassion131试验流程图

注：TNBC. 三阴性乳腺癌。

【结果】

1. 主要研究终点　PD-L1阳性亚组中，阿替利珠单抗组和安慰剂组分别经过中位随访9.0个月和8.6个月后，研究者评估的mPFS分别为6.0个月和5.7个月（ $HR\ 0.82$，$95\%CI\ 0.60 \sim 1.12$，$P = 0.20$ ）；在ITT人群中，阿替利珠单抗组与安慰剂组分别经过中位随访8.8个月和8.5个月后，研究者评估的mPFS分别为5.7个月和5.6个月（ $HR\ 0.86$，$95\%CI\ 0.70 \sim 1.05$；根据统计设计，P值未检验）。

2. 次要研究终点　①PD-L1阳性亚组中，阿替利珠单抗组和安慰剂组分别经过中位随访15.2个月和15.8个月后，研究者评估的mOS分别为22.1个月和28.3个月（ $HR\ 1.11$，$95\%CI\ 0.76 \sim 1.64$ ）；在ITT人群中，阿替利珠单抗组和安慰剂组分别经过中位随访14.2个月和14.5个月后，研究者评估的mOS分别为19.2个月和22.8个月（ $HR\ 1.12$，$95\%CI\ 0.88 \sim 1.43$ ）。②PD-L1阳性亚组中，阿替利珠单抗组和安慰剂组的客观缓解率分别为63%（ $95\%CI\ 56\% \sim 70\%$ ）和55%（ $95\%CI\ 45\% \sim 65\%$ ）；而在ITT人群中分别为54%（ $95\%CI\ 49\% \sim 58\%$ ）和47%（ $95\%CI\ 41\% \sim 54\%$ ）。③阿替利珠单抗组和安慰剂组的生活质量恶化时间，在PD-L1阳性亚组分别为12.5个月和12.0个月，在ITT人群分别为12.5个月和17.4个月。

3. 安全性　两组常见的不良反应有脱发、贫血、周围神经病变、腹泻、疲劳和恶心，发生率均≥25%；阿替利珠单抗组甲状腺功能亢进症（简称"甲亢"）和轻微甲状腺功能减退症（简称"甲减"）的发生率比安慰剂组更高。

【结论】

阿替利珠单抗联合紫杉醇化疗相比于单纯紫杉醇化疗一线治疗不可手术局部晚期或转移性三阴性乳腺癌，不能显著延长患者的PFS或OS。

（上海交通大学医学院附属仁济医院　赵英莺　袁陈伟　殷文瑾　陆劲松）

二、专家解读

TNBC 相比于其他亚型乳腺癌治疗方法少，内分泌治疗、曲妥珠单抗等传统抗 HER2 靶向治疗等常疗效不佳，当疾病出现进展后临床中仍以全身化疗为主，但化疗的有效性和不良反应都一再困扰着临床医生，因此，晚期 TNBC 治疗方案亟待治疗新方向。随着对乳腺癌分子生物学的深入探索发现，TNBC 中肿瘤浸润的免疫细胞相对更多，且免疫检查点 PD-L1 表达水平更高，故 TNBC 具有肿瘤免疫治疗的潜质。

在抗肿瘤免疫中，活化的 T 细胞表面会表达 PD-1，肿瘤细胞及其他肿瘤浸润免疫细胞表面会表达 PD-L1，PD-L1 是 PD-1 的优势性抑制性配体，当 PD-L1 与 PD-1 结合后，可发挥抑制 T 细胞增生、促进 T 细胞凋亡及减少细胞因子分泌等功能，活化的 PD-1/PD-L1 信号通路可介导肿瘤细胞逃避 T 细胞免疫反应，使肿瘤逃脱机体免疫监视。若外源使用免疫检查点抑制剂，如阿替利珠单抗（PD-L1 抑制剂）、帕博利珠单抗（PD-1 抑制剂），使得 T 细胞无法被肿瘤细胞或其他表达 PD-L1 的免疫细胞抑制性结合，从而无法活化 PD-1/PD-L1 信号通路，则能保持 T 细胞的功能，保持监视杀伤肿瘤细胞的作用，从而达到抗肿瘤的作用。这也是 TNBC 免疫治疗的原理之一。由于肿瘤细胞会表达 PD-L1，部分免疫细胞（如巨噬细胞）也会表达 PD-L1，因此，免疫检查点抑制剂的疗效不仅与肿瘤细胞上 PD-L1 表达相关，也与其他肿瘤浸润免疫细胞上 PD-L1 表达相关。

IMpassion 系列研究旨在研究阿替利珠单抗（PD-L1 单抗）作为免疫治疗药物用于乳腺癌的有效性和安全性，尤其是用于 PD-L1 阳性乳腺癌的疗效。该研究通过免疫细胞（immune cells，IC）阳性评分，即 PD-L1 任何强度表达的肿瘤浸润免疫细胞占肿瘤面积的比例（%IC）来对 PD-L1 进行评估，其中肿瘤面积包含肿瘤细胞、肿瘤内间质及肿瘤周围连续性相关间质。PD-L1 阳性的定义为 PD-L1 任何强度表达的肿瘤浸润免疫细胞占肿瘤面积的比例 ≥ 1%。

IMpassion131 试验的开展离不开 IMpassion130 试验的结果。IMpassion130 试验共纳入 902 例既往未经治疗的不可切除局部晚期或转移性 TNBC 患者，按 1 : 1 的比例随机分组后分别接受阿替利珠单抗联合白蛋白结合型紫杉醇治疗（阿替利珠单抗组）或安慰剂联合白蛋白结合型紫杉醇治疗（安慰剂组）。结果发现，阿替利珠单抗组相比于安慰剂组可以显著延长患者的 mPFS：在 PD-L1 阳性亚组中，阿替利珠单抗组和安慰剂组的 mPFS 分别为 7.5 个月和 5.3 个月（HR 0.63，95%CI 0.50 ~ 0.80，P < 0.000 1）；ITT 人群中，两组的 mPFS 分别为 7.2 个月和 5.5 个月（HR 0.80，95%CI 0.69 ~ 0.92，P = 0.002 1）。OS 也得到明显的改善，在 PD-L1 阳性亚组中，阿替利珠单抗组和安慰剂组的 mOS 分别为 25.0 个月和 18.0 个月（HR 0.71，95%CI 0.54 ~ 0.94）；ITT 人群中，两组的 mOS 分别为 21.0 个月和 18.7 个月（HR 0.86，95%CI 0.72 ~ 1.02，P = 0.078）。阿替利珠单抗联合白蛋白结合型紫杉醇的一线治疗方案显著改善了晚期 TNBC 患者的预后，在总生存方面也具有一定优势，被 FDA 批准用于 PD-L1 阳性（%IC ≥ 1%）不可切除局部晚期或转移性 TNBC 的治疗。在 NCCN 相关指南的讨论部分也提到，阿替利珠单抗联合白蛋白结合型紫杉醇可作为肿瘤浸润免疫细胞 PD-L1 表达 ≥ 1% 的晚期 TNBC 患者的首选推荐。那么如果更换联用的化疗药物是否同样有效？例如，将白蛋白结合型紫杉醇更换为更常用、更普通易得的价廉物美的溶剂型紫杉醇，阿替利珠单抗是否仍继续发挥增强治疗疗效的作用呢？IMpassion131 研究随之出世。

IMpassion131 试验共纳入 651 例既往未经治疗的、病灶可测量的、不可手术局部晚期或转移性 TNBC 患者，按 2 : 1 随机分组后分别接受阿替利珠单抗联合紫杉醇治疗或安慰剂联合紫杉醇治疗。在入组人群的年龄、PD-L1 阳性比例、肝转移比例、既往紫杉类药物治疗比例上均与 IMpassion130 研究类似。结果发现，阿替利珠单抗组相比于安慰剂组并不能显著改善患者的 PFS，即使在 PD-L1

阳性亚组。在OS方面，安慰剂组在数值上比阿替利珠单抗组稍高。故IMpassion131未能达成研究假设，未能证明紫杉醇联合阿替利珠单抗相比于紫杉醇单药可以提高治疗效果。IMpassion131研究的结果使阿替利珠单抗应用于乳腺癌免疫治疗受到一些质疑。但不免使人疑惑，为何联合不同化疗方案，结果竟有如此大的差异？而既往不免有其他免疫检查点抑制剂联合不同化疗方案取得成功的先例，如KEYNOTE355试验的机制是什么，值得进一步的研究吗？

KEYNOTE-355研究的免疫治疗药物是帕博利珠单抗（PD-1单抗），不同于IMpassion系列研究，KEYNOTE系列研究是通过采用联合阳性评分（CPS）来评估PD-L1状态，由PD-L1膜染色阳性的肿瘤细胞、淋巴细胞和巨噬细胞的数量除以肿瘤细胞总数，再乘以100得到。PD-L1阳性分为CPS≥10分和CPS≥1分等分类方法。KEYNOTE-355试验共纳入847例既往未经治疗的不可切除局部晚期或转移性TNBC患者，按2∶1随机分组后分别接受帕博利珠单抗联合化疗（帕博利珠单抗组）或安慰剂联合化疗（安慰剂组），其化疗方案包括白蛋白结合型紫杉醇、紫杉醇和吉西他滨＋卡铂。结果发现，帕博利珠单抗组相比于安慰剂组，显著延长了患者的PFS，尤其是在PD-L1阳性亚组（CPS≥10分和CPS≥1分）。在PD-L1 CPS≥10分亚组，帕博利珠单抗组和安慰剂组的mPFS分别为9.7个月和5.6个月（HR 0.65，95%CI 0.49～0.86，$P=0.0012$）；在PD-L1 CPS≥1分亚组，两组的mPFS分别为7.6个月和5.6个月（HR 0.74，95%CI 0.61～0.90，$P=0.0014$）；在ITT人群中，两组的mPFS分别为7.5个月和5.6个月（HR 0.82，95%CI 0.69～0.97）。并且在亚组分析中发现，无论是白蛋白结合型紫杉醇化疗组还是紫杉醇化疗组，帕博利珠单抗组相比于安慰剂组均有显著获益。今年更新的OS结果中，在PD-L1 CPS≥10分亚组，帕博利珠单抗组相比于安慰剂组显著延长了患者的OS，两组OS分别为23.0个月和16.1个月（HR 0.73，95%CI 0.55～0.95，$P=0.0185$）。亚组分析发现，相比于联合白蛋白结合型紫杉醇或吉西他滨＋卡铂化疗，帕博利珠单抗联合紫杉醇化疗组患者在OS的获益最明显。

KEYNOTE-355研究结果显示，紫杉醇化疗疗效并不劣于白蛋白结合型紫杉醇。单独比较IMpassion130试验和IMpassion131试验中安慰剂组的疗效，紫杉醇相比于白蛋白结合型紫杉醇单独用药的PFS类似，而OS更优。不过相比于白蛋白结合型紫杉醇，紫杉醇用药前常需地塞米松等抗过敏处理，而这类具有免疫抑制作用的药物进行抗过敏处理有可能使阿替利珠单抗疗效下降，这或许在一定程度上导致本研究的阴性结果。KEYNOTE-355试验同样是免疫治疗联合紫杉醇，同样也需抗过敏处理，但最终结果却仍十分理想。本试验中约1/2患者既往接受紫杉类化疗，当再次接受紫杉类化疗时，许多患者仍应用与既往治疗相同的紫杉醇，可能存在化疗不敏感。除此之外，当与KEYNOTE-355试验对比时，不同的免疫检查点抑制剂可能也会影响联合化疗的作用，阿替利珠单抗是PD-L1单抗，帕博利珠单抗是PD-1单抗，二者分别结合肿瘤细胞和肿瘤浸润免疫细胞，可能诱发的肿瘤免疫过程存在差异。且2种单抗使用中对PD-L1阳性亚组的定义不同，在"最适合人群"的筛选上存在不同，可能会影响最终研究结果。不过随着随访时间的延长，截至最终OS数据分析时，研究者评估的PFS（探索性分析）随访时间从9个月延长到了15个月时，阿替利珠单抗组相比于安慰剂组在PFS上似乎表现出一定的获益趋势，虽然探索性分析可能无法改变IMpassion131试验的阴性结果，但未来更长时间随访后的PFS如何值得进一步探索。

总而言之，IMpassion131研究结果使得阿替利珠单抗在TNBC中的临床应用变得更加谨慎。到底是免疫药物还是化疗方案影响更甚，尚无定论。正在研究中的IMpassion132试验，旨在探索阿替利珠单抗联合吉西他滨、卡培他滨和卡铂化疗的疗效，期待它的结果能带来更多启发。

三、同类研究

IMpassion131试验及同类研究见表55-1。

表55-1 同类研究对比

研究名称及性质	治疗线数	入组人群及样本量	治疗方案：化疗加或不加免疫治疗		主要研究终点及其他重要结果	研究结论
• KEYNOTE 355试验 • Ⅲ期优效性设计 • 解救治疗	晚期一线	既往未经治疗的不可切除局部晚期或转移性TNBC患者（$n=847$）按2:1随机分为试验组和安慰剂组	吉西他滨联合卡铂/紫杉醇/白蛋白结合型紫杉醇	帕博利珠单抗（PD-1抑制剂）vs.安慰剂	• PFS：CPS≥10分。9.7个月 vs.5.6个月（$HR\,0.65,95\%CI\,0.49\sim0.86$；$P=0.001\,2$） ITT：7.5个月 vs.5.6个月（$HR\,0.82$，$95\%CI\,0.69\sim0.97$） • OS：CPS≥10分。23.0个月 vs.16.1个月（$HR\,0.73,95\%CI\,0.55\sim0.95$；$P=0.018\,5$） ITT：17.2个月 vs.15.5个月（$HR\,0.89$，$95\%CI\,0.76\sim1.05$）	对于表达PD-L1且CPS≥10分的晚期TNBC者，化疗联合帕博利珠单抗显著优于单独化疗，可延长无进展生存期和总生存期
• IMpassion 131试验（本研究） • Ⅲ期优效性设计 • 解救治疗	晚期一线	既往未经治疗的不可切除局部晚期或转移性TNBC患者（$n=651$）按2:1随机分为试验组和安慰剂组	紫杉醇	阿替利珠单抗（PD-L1抑制剂）vs.安慰剂	• PFS：PD-L1阳性亚组。6.0个月 vs.5.7个月（$HR\,0.82,95\%CI\,0.60\sim1.12$，$P=0.2$） ITT：5.7个月 vs.5.6个月（$HR\,0.86$，$95\%CI\,0.70\sim1.05$） • OS：PD-L1阳性亚组。22.1个月 vs.28.3个月（$HR\,1.11,95\%CI\,0.76\sim1.64$） ITT：19.2个月 vs.22.8个月（$HR\,1.12$，$95\%CI\,0.88\sim1.43$）	阿替利珠单抗联合紫杉醇化疗相比于单纯紫杉醇化疗，不能显著延长一线治疗不可手术局部晚期或转移性TNBC，患者的PFS或OS
• IMpassion 130试验 • Ⅲ期优效性设计 • 解救治疗	晚期一线	既往未经治疗的不可切除局部晚期或转移性TNBC患者（$n=902$）按1:1随机分为试验组和安慰剂组	白蛋白结合型紫杉醇	阿替利珠单抗（PD-L1抑制剂）vs.安慰剂	• PFS：PD-L1阳性亚组。7.5个月 vs.5.3个月（$HR\,0.63$，$95\%CI\,0.50\sim0.80$，$P<0.000\,1$） ITT：7.2个月 vs.5.5个月（$HR\,0.80$，$95\%CI\,0.69\sim0.92$，$P=0.002\,1$） • OS：PD-L1阳性亚组。25.4个月 vs.17.9个月（$HR\,0.71,95\%CI\,0.54\sim0.94$） ITT：21个月 vs.18.7个月（$HR\,0.86$，$95\%CI\,0.72\sim1.02$，$P=0.078$）	阿替利珠单抗联合白蛋白结合型紫杉醇可延长PD-L1阳性患者的生存期

注：PD-L1阳性亚组（阿替利珠单抗：%IC≥1%；帕博利珠单抗：CPS≥10分）；TNBC.三阴性乳腺癌；PFS.无进展生存期；OS.总生存期；ITT.意向治疗；PD-L1.程序性死亡受体配体1；PD-1.程序性死亡受体1；CPS.联合阳性评分。

（上海交通大学医学院附属仁济医院　赵英莺　袁陈伟　殷文瑾　陆劲松）

参考文献

［1］国家病理质控中心，中华医学会病理学分会，中国临床肿瘤学会肿瘤病理专家委员会. 实体肿瘤PD-L1免疫组织化学检测专家共识（2021版）［J］. 中华病理学杂志，2021，50（7）：710-718.

［2］SCHMID P，RUGO H S，ADAMS S，et al. Atezolizumab plus nab-paclitaxel as first-line treatment for unresectable，locally advanced or metastatic triple-negative breast cancer（IMpassion130）：updated efficacy results from a randomised，double-blind，placebo-controlled，phase 3 trial［J］. Lancet Oncol，2020，21（1）：44-59.

［3］CORTES J，CESCON D W，RUGO H S，et al. Pembrolizumab plus chemotherapy versus placebo plus chemotherapy for previously untreated locally recurrent inoperable or metastatic triple-negative breast cancer（KEYNOTE-355）：a randomised，placebo-controlled，double-blind，phase 3 clinical trial［J］. Lancet，2020，396（10265）：1817-1828.

［4］CORTES J，RUGO H S，CESCON D W，et al. Pembrolizumab plus chemotherapy in advanced triple-negative breast cancer［J］. N Engl J Med，2022，387（3）：217-226.

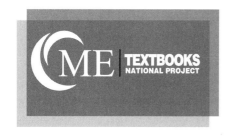

BROCADE3试验子研究：在*BRCA*突变晚期乳腺癌患者中探索维利帕尼联合紫杉醇+卡铂化疗后维利帕尼单药治疗的疗效和安全性

第56章

一、概述

【文献来源】

HAN H S，ARUN B K，KAUFMAN B，et al.Veliparib monotherapy following carboplatin/paclitaxel plus veliparib combination therapy in patients with germline BRCA-associated advanced breast cancer：results of exploratory analyses from the phase Ⅲ BROCADE3 trial［J］.Ann Oncol，2022，33（3）：299-309.

【研究背景和目的】

由于DNA损伤后的同源重组修复缺陷，乳腺癌相关基因1（breast cancer-related gene 1，*BRCA1*）或*BRCA2*突变的乳腺癌对多腺苷二磷酸核糖聚合酶（PARP）抑制剂和铂类药物敏感。2020年报道的BROCADE 3母研究发现，在*BRCA*突变晚期乳腺癌患者中，紫杉醇联合卡铂化疗的基础上加用维利帕尼治疗（若化疗停止则继续维利帕尼单药治疗），可显著改善患者的无进展生存期。鉴于BROCADE 3研究允许部分患者在进展前停用卡铂和紫杉醇，并继续使用维利帕尼/安慰剂单药维持治疗直至进展，本研究报告了这部分亚组人群的探索性分析结果，并探索性分析在维利帕尼＋紫杉醇联合卡铂化疗方案治疗后未进展的*BRCA*突变晚期乳腺癌患者中，单药维利帕尼治疗的疗效和安全性。

【母研究入组条件】

1. 纳入标准

（1）女性，且年龄＞18岁。

（2）组织或细胞学确诊为转移或局部晚期不可手术的HER2阴性乳腺癌。

（3）怀疑有害或者明确有害的*BRCA1/2*突变。

（4）ECOG评分为0～2分。

2. 母研究的排除标准

（1）活动性脑转移灶，脑膜小脑疾病。

（2）有未控制的癫痫发作史，既往存在1级以上的神经病变。

（3）既往或同时存在其他肿瘤。

（4）随机化前6个月内存在活动性感染，有症状的充血性心力衰竭，不稳定型心绞痛，心律不齐，心肌梗死。

（5）乙肝或丙型肝炎病毒感染。

（6）未控制的高血压。

（7）随机前3周内进行大型手术。

【母研究的试验设计】

1. 试验类型　一项多中心、随机、双盲、安慰剂对照的Ⅲ期临床试验。

2. 随机分层因素　既往铂类使用史、中枢神经系统转移史、雌激素受体和孕激素受体状态。

3. 主要研究终点　研究者评估的PFS，定义为从随机分组到任何原因导致的疾病进展或死亡的时间。

4. 次要研究终点　OS、临床获益率、客观缓解率、安全性等。

5. 样本量计算　假设维利帕尼组的PFS优于对照，风险比（HR）为0.69，90%的检验效能，双边 $\alpha = 0.05$，总共需要344个PFS事件，计划招募500例患者。

6. 中断卡铂和紫杉醇治疗后的方案　维利帕尼组/安慰剂组可在中断卡铂和紫杉醇治疗后接受剂量加强的维利帕尼/安慰剂双盲单药治疗。

7. 分析方法　采用ITT分析。

【母研究试验流程】

BROCADE3试验母研究流程见图56-1。

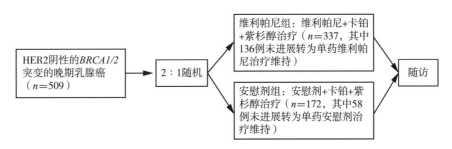

图56-1　BROCADE3试验母研究设计流程图

注：HER2. 人表皮生长因子受体2；BRCA. 乳腺癌相关基因。

流程说明

1. 药物用法：①维利帕尼：120 mg，2次/天，口服（第2、5天），单药治疗剂量为300～400 mg，2次/天；②卡铂：AUC 6 mg/（ml·min），第1天；③紫杉醇：80 mg/m² （第1、8、15天），21天为1个周期。

2. 维利帕尼＋卡铂＋紫杉醇治疗组/安慰剂＋卡铂＋紫杉醇治疗组可在中断卡铂和紫杉醇治疗后接受剂量加强的维利帕尼/安慰剂双盲单药治疗，用法：维利帕尼 300 mg，2次/天，口服，21天为1个周期，如果耐受良好，2周后升级至400 mg，2次/天。

3. 对照组在疾病进展后可接受维利帕尼治疗。

【子研究假设】

假设在维利帕尼＋紫杉醇联合卡铂化疗方案治疗后未进展的 *BRCA* 突变晚期乳腺癌患者中，单药维利帕尼治疗可安全使用，且能进一步提高疗效。

【子研究方法】

本次子研究对盲法单药治疗亚组进行了探索性分析，该亚组包括所有在疾病进展前停用卡铂和紫杉醇并继续使用维利帕尼或安慰剂单药治疗的 ITT 患者。其中，维利帕尼＋卡铂＋紫杉醇治疗组（以下简称"维利帕尼组"）为 136 例，安慰剂＋卡铂＋紫杉醇治疗组（以下简称"安慰剂组"）为 58 例。

【子研究结果】

1. PFS（ITT 人群） 在联合治疗阶段，维利帕尼组的 PFS 数值上优于安慰剂组（*HR* 0.81，95%*CI* 0.62 ～ 1.06），在单药治疗阶段，维利帕尼组的 PFS 显著优于安慰剂组（*HR* 0.49，95%*CI* 0.33 ～ 0.73）。

2. PFS（单药治疗亚组人群） 从随机分组开始，维利帕尼组的 PFS 显著优于安慰剂组（25.7 个月 *vs*.14.6 个月，*HR* 0.49，95%*CI* 0.34 ～ 0.73，*P* ＜ 0.001）。

3. 安全性 单药治疗阶段，维利帕尼组较安慰剂组更常发生的不良反应为恶心（52.2%*vs*.10.3%）、疲劳（22.8%*vs*.12.1%）、腹泻（20.6%*vs*.8.6%）、呕吐（19.1%*vs*.10.3%）、虚弱（14.7%*vs*.3.4%）等。单药治疗阶段 3 级以上的不良反应主要为中性粒细胞减少症（维利帕尼组为 3.7%，安慰剂组为 5.2%）和贫血（维利帕尼组为 3.7%，安慰剂为 1.7%），均远低于联合治疗阶段的发生率（中性粒细胞减少症：维利帕尼组为 81.0%，安慰剂为 83.6%；贫血：维利帕尼组为 42.0%，对照组为 39.8%）。

【结论】

在维利帕尼＋紫杉醇联合卡铂化疗方案治疗后未进展的 *BRCA* 突变晚期乳腺癌患者中，维利帕尼维持单药治疗具有可耐受的安全性，并可能延长联合化疗后的 PFS。

（上海交通大学医学院附属仁济医院　袁陈伟　殷文瑾　陆劲松）

二、专家解读

DNA 损伤修复是指纠正 DNA 两条单链间错配的碱基、清除 DNA 链上受损的碱基或糖基、恢复 DNA 的正常结构的过程。作为著名的抑癌基因，*BRCA1/2* 基因突变可导致 DNA 损伤后正常修复能力受损，使双链断裂的 DNA 修复不能通过同源重组修复，最终导致癌变。PARP 在 DNA 单链碱基切除、修复过程中发挥关键作用，其可与单链 DNA 上的损伤位点结合并招募其他 DNA 修复蛋白来共同修复 DNA 损伤。而 PARP 抑制剂除了直接抑制 PARP 的酶活性外，也可在与 PARP1/2 的催化位点结合后，使得 PARP 蛋白无法从 DNA 损伤位点上脱落，使其他 DNA 修复蛋白无法结合 DNA 损伤位点，进而导致 DNA 损伤受阻，这个过程即为 PARP 捕获。既往的研究发现，*BRCA1/2* 突变与 PARP 抑制剂之间存在"合成致死"效应，即 *BRCA1/2* 突变引起的 DNA 双链修复受阻，而 PARP 抑制剂又阻碍 DNA 单链修复，导致肿瘤细胞死亡。目前，已经进入临床或在临床前研究的 PARP 抑制剂有奥拉帕利、他拉唑帕利、维利帕尼等，其发挥作用的主要机制即为合成致死。这 3 种 PARP 抑制剂在结构上存在一定差别，维利帕尼的化学结构最小，他唑帕尼的化学结构最大且其结构更具有刚性，奥拉帕利的结构居中。化学结构的不同也导致药效的差异，每种药物阻止结合的PARP1/2酶从损伤的单链DNA上脱落的能力不同，他拉唑帕利具有更强的PARP捕获能力，而维利帕尼几乎无PARP捕获能力。

BROCADE3试验是一项多中心、随机、双盲、安慰剂对照的Ⅲ期临床试验。患者按2∶1随机入组分为维利帕尼＋卡铂＋紫杉醇治疗组和安慰剂＋卡铂＋紫杉醇治疗组。该研究结果提示，在BRCA突变晚期乳腺癌患者中，紫杉醇联合卡铂化疗的基础上加用维利帕尼治疗（若化疗停止，应继续给予维利帕尼单药治疗），可显著改善患者的PFS。鉴于BROCADE 3试验设计允许部分患者在进展前停用卡铂和紫杉醇，并继续使用维利帕尼/安慰剂单药维持治疗直至进展，故本次探索性分析报告了单药维利帕尼维持治疗在维利帕尼＋紫杉醇联合卡铂化疗方案治疗后未进展的BRCA突变晚期乳腺癌患者中的疗效和安全性。

在BROCADE 3试验过程中，维利帕尼组中有136例患者转为维利帕尼单药治疗，安慰剂组中有58例患者转为安慰剂单药治疗。对于单药治疗亚组人群的分析发现，从单药维持治疗开始计算维利帕尼的PFS显著优于安慰剂组，提示在总体人群中观察到的PFS获益至少部分来自接受维利帕尼单药治疗的患者，故维利帕尼单药维持治疗具有显著的抗肿瘤活性。此外，应用时间依赖的COX分析在整个ITT人群中评估PFS时发现，在治疗组与治疗阶段（包括联合治疗阶段和单药治疗阶段）之间存在交互作用（$P=0.0384$），这也表明，转换为单药治疗对ITT人群中2组PFS曲线的延迟分离产生一定的影响。

EMBRACA试验是一项随机对照的Ⅲ期临床研究，该研究对比他拉唑帕利与医生选择的标准化疗在BRCA1/2突变的局部晚期或转移性乳腺癌中的解救治疗的疗效和安全性。按2∶1随机将患者分为他拉唑帕利组（$n=287$）和化疗（卡培他滨、艾立布林、吉西他滨或长春瑞滨）组（$n=144$）。结果发现，他拉唑帕利组中位随访时间为11.2个月的PFS显著优于化疗组（8.6个月 vs. 5.6个月，HR 0.54，95%CI 0.41～0.71，$P<0.001$），这一结果也支持了PARP抑制剂在晚期BRCA突变的乳腺癌患者的应用价值。

此外在奥拉帕利的辅助治疗研究中，OlymipiA试验是一项安慰剂对照的随机、双盲、国际多中心Ⅲ期临床试验，入组患者为具有gBRCA致病突变的高危HER2阴性的早期乳腺癌患者（包括新辅助化疗和辅助化疗），将患者按1∶1随机分为奥拉帕利治疗组（$n=921$）或安慰剂治疗组（$n=915$）。中位随访时间为2.5年的结果发现，奥拉帕利治疗组相对于安慰剂治疗组在无浸润灶疾病生存率上有显著的获益（HR 0.58，99.5%CI 0.41～0.82，$P<0.0001$），3年无浸润灶疾病生存率分别为85.9%和77.1%（绝对差异8.8%，95%CI 4.5%～13.0%）。这一结果提示，对于BRCA突变的早期高危乳腺癌患者，完成局部治疗、新辅助或辅助化疗后，继续PARP抑制剂奥拉帕利强化辅助治疗可显著改善患者的生存，该结果也从另一个层面上支持了BROCADE3试验的探索性分析结果。

安全性上，维利帕尼单药维持治疗阶段的主要不良反应为消化道症状，其3级以上不良反应中血液学毒性显著低于联合治疗阶段（中性粒细胞减少症：维利帕尼单药治疗组为3.7%，维利帕尼联合治疗组为81.0%；贫血：维利帕尼单药治疗组为3.7%，维利帕尼联合治疗组为42.0%），提示单药维持阶段的安全性是可控的。目前，美国临床肿瘤学会（ASCO）卵巢癌的相关指南推荐，在铂类为基础的化疗有效后，可转换为PARP抑制剂作为一线维持治疗。那么，借鉴卵巢癌的标准治疗方案，针对BRCA突变的晚期乳腺癌是否也可以采用化疗有效后PARP抑制剂维持治疗的策略，在获得较好疗效的同时也可以降低某些化疗药物所引起的不良反应？本次探索性分析结果为这一假设提供了一定的理论基础，但仍需后续前瞻性研究进一步验证。

BROCADE3试验也有一些局限性。首先本研究是一个探索性分析，接受单药治疗的患者亚组并非随机样本，仍需要进一步的随机对照试验支持本研究结论。其次本研究设计允许患者在疾病进展之前由联合用药转为单药维利帕尼，转换的时间点可能受到联合用药疗效和不良反应的影响，故存在一定程度的研究偏倚。此外，也无法确定维利帕尼和化疗联合治疗的最佳持续时间等，这些课题需要进一步临床研究来逐步明确。

三、同类研究

BROCADE3 试验及同类研究见表 56-1。

表 56-1　同类研究对比

研究名称及性质	研究目的	入组人群及样本量	研究设计	主要研究终点	结论
• BROCADE3 • Ⅲ期试验子研究探索性分析（本研究） • 解救治疗 • 优效性设计	探索性分析在维利帕尼＋紫杉醇联合卡铂化疗方案治疗后未进展的 BRCA 突变晚期乳腺癌患者中，单药维利帕尼治疗的疗效和安全性	HER2 阴性、晚期、胚系 BRCA1/2 突变接受既往二线化疗（n＝608）	2∶1 随机分为维利帕尼＋紫杉醇＋卡铂组（n＝337，其中 136 例转为维利帕尼单药治疗）和安慰剂＋紫杉醇＋卡铂组（n＝172，其中 58 例转为安慰剂单药治疗）	• ITT 人群 PFS：在联合治疗阶段，维利帕尼的 PFS 优于安慰剂组（HR 0.81, 95%CI 0.62～1.06），在单药治疗阶段，维利帕尼的 PFS 显著优于安慰剂（HR 0.49, 95%CI 0.33～0.73） • 单药治疗亚组人群 PFS：维利帕尼单药组和安慰剂单药组分别为 25.7 个月和 14.6 个月（HR 0.49, 95% CI 0.34～0.73, P＜0.001）	在维利帕尼＋紫杉醇＋卡铂化疗方案治疗后未进展的 BRCA 突变晚期乳腺癌患者中，维利帕尼维持单药治疗具有可耐受的安全性，并可能延长联合化疗后的 PFS
• OlympiAD • Ⅲ期试验 • 解救治疗 • 优效性设计	对比奥拉帕利和医生选择的标准单药化疗在 BRCA 基因突变的 HER2 阴性转移性乳腺癌中的疗效和安全性	HER2 阴性、晚期、胚系 BRCA1/2 突变接受既往二线化疗（n＝302）	2∶1 随机分为奥拉帕利组（n＝205）和化疗组（卡培他滨、艾立布林、长春瑞滨）（n＝97）	PFS：奥拉帕利组和化疗组分别为 7.0 个月和 4.2 个月（HR 0.58, 95% CI 0.43～0.80, P＜0.001）	在 BRCA 基因突变的 HER2 阴性转移性乳腺癌中，奥拉帕利较医生选择的标准单药化疗显著延长患者的 PFS，显著降低患者的疾病进展风险
• EMBRACA • Ⅲ期试验 • 解救治疗 • 优效性设计	对比他拉唑帕利与医生选择的标准化疗在 BRCA1/2 突变的局部晚期或转移性乳腺癌中的疗效和安全性	HER2 阴性、晚期、胚系 BRCA1/2 突变接受既往三线化疗（n＝363）	2∶1 随机分为他拉唑帕利组（n＝287）和化疗组（卡培他滨、艾立布林、吉西他滨或长春瑞滨）（n＝144）	PFS：他拉唑帕利组和化疗组分别为 8.6 个月和 5.6 个月（HR 0.54, 95%CI 0.41～0.71, P＜0.001）	在 BRCA1/2 突变的局部晚期或转移性乳腺癌中，他拉唑帕利较医生选择的标准化疗显著延长患者的 PFS

注：HER2.人表皮生长因子受体 2；BRCA.乳腺癌相关基因；PFS.无进展生存期；ITT.意向治疗。

（上海交通大学医学院附属仁济医院　袁陈伟　殷文瑾　陆劲松）

参考文献

［1］BRYANT H E, SCHULTZ N, THOMAS H D, et al. Specific killing of BRCA2-deficient tumours with inhibitors of poly(ADP-ribose)polymerase[J]. Nature, 2005, 434 (7035): 913-917.

［2］FARMER H, MCCABE N, LORD C J, et al. Targeting the DNA repair defect in BRCA mutant cells as a therapeutic strategy [J]. Nature, 2005, 434 (7035): 917-921.

［3］PILIÉ P G, GAY C M, BYERS L A, et al. PARP inhibitors: extending benefit beyond BRCA-mutant cancers [J]. Clin Cancer Res, 2019, 25 (13): 3759-3771.

［4］DIÉRAS V, HAN H S, KAUFMAN B, et al. Veliparib with carboplatin and paclitaxel in BRCA-mutated advanced breast cancer (BROCADE3): a randomised, double-blind, placebo-controlled, phase 3 trial [J]. Lancet Oncol, 2020, 21 (10): 1269-1282.

［5］HAN H S, ARUN B K, KAUFMAN B, et al. Veliparib monotherapy following carboplatin/paclitaxel plus veliparib combination therapy in patients with germline *BRCA*-associated advanced breast cancer: results of exploratory analyses from the phase III BROCADE3 trial[J]. Ann Oncol, 2022, 33(3): 299-309.

［6］TEW W P, LACCHETTI C, KOHN E C, et al. Poly (ADP-Ribose) polymerase inhibitors in the management of ovarian cancer: ASCO guideline rapid recommendation update [J]. J Clin Oncol, 2022, 40 (33): 3878-3881.

［7］TUTT A N J, GARBER J E, KAUFMAN B, et al. Adjuvant olaparib for patients with BRCA1-or BRCA2-mutated breast cancer [J]. N Engl J Med, 2021, 384 (25): 2394-2405.

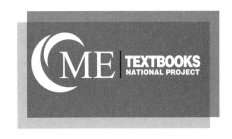

GeparSixto试验子研究：RAD51 与未经治疗的三阴性乳腺癌 的同源重组修复缺陷和临床 结局的关系分析

第57章

一、概述

【文献来源】

LLOP-GUEVARA A，LOIBL S，VILLACAMPA G，et al.Association of RAD51 with homologous recombination deficiency（HRD）and clinical outcomes in untreated triple-negative breast cancer（TNBC）：analysis of the GeparSixto randomized clinical trial［J］.Ann Oncol，2021，32（12）：1590-1596.

【研究背景和目的】

既往的研究发现，TNBC对铂类药物具有较高的敏感性，这可能与TNBC出现同源重组修复缺陷（HRD）有关，这导致DNA双链断裂修复缺陷。GeparSixto试验是一项探究在Ⅱ～Ⅲ期TNBC或HER2阳性乳腺癌新辅助治疗中对比加或不加卡铂的疗效的研究。为了明确HRD是否与卡铂在TNBC中的疗效有关，该研究已开展多项探索性分析，在已发表的结果中，HRD评分和*BRCA*突变对于TNBC铂类新辅助治疗疗效和预后预测价值未发现显著的相关性。在本研究中，研究团队进一步分析了参与同源重组修复的重要基因*RAD51*与TNBC铂类疗效的关系。

【入组条件】

1. 母研究入组标准

（1）年龄＞18岁、既往未治疗的TNBC或HER2阳性乳腺癌，分期T_2～T_4或T_{1c}期肿瘤伴临床或组织学淋巴结阳性。

（2）Karnofsky评分＞80分。

（3）重要脏器功能（包括血液、肾、肝、心功能）正常。

（4）无心脏疾病、血栓栓塞事件、出凝血障碍、活动性感染、消化性溃疡、未愈合的骨折、严重的神经病变及严重影响胃肠道功能的疾病。

（5）入组28天内无大手术或在研究治疗期间预期需要大手术。

（6）既往无恶性肿瘤化疗史以及乳腺癌放疗史。

（7）没有同时使用其他抗癌药物。

2．本研究在母研究入组标准的基础上，纳入可以进行*RAD51*检测的TNBC患者。

【试验设计】

1. 母研究GeparSixto是一项Ⅱ期随机临床试验

（1）研究中入组局部晚期TNBC（$n=315$）或HER2阳性（$n=273$）乳腺癌，采用蒽环类药物联合紫杉醇新辅助化疗联合贝伐单抗（TNBC）或拉帕替尼和曲妥珠单抗（HER2阳性），随机分为2组加或不加卡铂。

（2）研究假设：卡铂可以改善蒽环类药物联合紫杉醇联合贝伐单抗或靶向治疗新辅助治疗疗效。

（3）主要研究终点：新辅助治疗后达到病理完全缓解（定义为$ypT_0 ypN_0$）患者的比例。

2. *RAD51*检测方法

（1）将组织标本进行免疫荧光染色。

（2）考虑肿瘤异质性，每个患者取2片具有代表性的标本组织。

（3）每个样本检测*RAD51*（研究的分析对象）、*BRCA1*（HRR的标志物）、gH2AX（双联DNA损伤标志物）、联会蛋白（geminin，是细胞S/G_2期标志物），DAPI染细胞核。

（4）在超过10%的联会蛋白阳性细胞同时*RAD51*或*BRCA1*存在超过5个表达点被认为是高表达，低表达*RAD51*被定义为功能性HRD。

（5）Myriad myChoice法对活检肿瘤组织进行*BRCA1*和*BRCA2*突变和基因组HRD评分的回顾性评估。评分≥42分或*BRCA1/2*突变定义为HRD阳性；评分<42分或*BRCA1/2*野生定义为HRD阴性。

【试验流程】

GeparSixto试验子研究流程见图57-1。

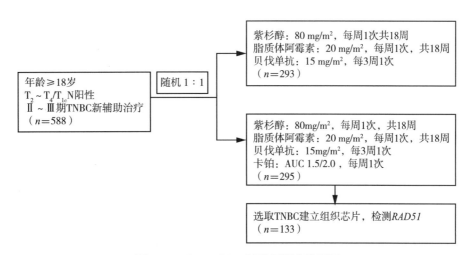

图57-1　GeparSixto试验子研究流程图

注：TNBC.三阴性乳腺癌。

流程说明： 根据亚型（三阴性乳腺癌；HER2阳性激素受体阴性；HER2阳性激素受体阴性)和Ki-67（≤20%或>20%）分层。

【结果】

1. GeparSixto试验主要结论 在入组的588例患者中，卡铂显著提高TNBC的病理完全缓解率，但未能改善HER2阳性乳腺癌患者的完成新辅助化疗的疗效。

2. 本次报道结果

（1）最终133例GeparSixto试验中的TNBC患者成功进行了 *RAD51*、*BRCA1* 和 gH2AX 的检测。

（2）该133例患者的临床病理基线与试验中总体的TNBC临床病理基线一致，其中81/133（61%）为低表达 *RAD51*。

（3）低 *RAD51* 组相比高 *RAD51* 组年龄更小（低 *RAD51* 组平均年龄为44岁，高 *RAD51* 组平均年龄53岁，$P < 0.001$），淋巴结转移比例低（低 *RAD51* 组为30%，高 *RAD51* 组为56%，$P = 0.003$），gBRCA突变多（低 *RAD51* 为组30%，高 *RAD51* 组为4%，$P < 0.001$），有家族史的比例更高（低 *RAD51* 组为53%，高 *RAD51* 组为26%，$P = 0.003$）。

（4）*RAD51* 表达与 *BRCA1* 表达有较强的相关性（R 0.62）。

（5）*RAD51* 与 *tBRCA* 突变一致率为65%，与HRD评分一致率为87%。

（6）低 *RAD51* 与含卡铂治疗组（PMCb组）的高病理学完全缓解率有关（低 *RAD51* 组 *OR* 3.96，95%*CI* 1.56 ～ 10.05，$P = 0.004$，高 *RAD51* 组 *OR* 0.71，95%*CI* 0.23 ～ 2.24，$P = 0.56$），与含/不含卡铂治疗组有交互作用（交互 $P = 0.020$）。

（7）不同 *RAD51* 表达组，加或不加卡铂组对 DFS 和 OS 均无影响。

【结论】

RAD51 检测可以鉴别功能性HRD，*RAD51* 的表达可独立预测TNBC中加入卡铂的新辅助化疗的临床获益。

（上海交通大学医学院附属仁济医院　盛小楠　杜跃耀　殷文瑾　陆劲松）

二、专家解读

铂类药物可以与细胞DNA交联引起DNA损伤，而同源重组修复（HRR）是指当细胞DNA出现损伤断裂时，细胞利用完全相同的姊妹染色体作为母本，对损伤的DNA进行修复和合成，利用同源染色体进行修复可以保证DNA片段与损伤前的一致，从而保证基因组的稳定和细胞的持续存活，这一修复机制的缺陷则会引起细胞凋亡。HRR作为乳腺癌，尤其是TNBC中备受关注的话题，由于铂类药物作用于DNA双链杀伤细胞的机制，HRR相关分子标志物的探索与铂类药物的疗效也一直是研究的热点话题。以往的一些判断HRD的方法主要通过直观观察染色体出现的异常，例如，杂合缺失、大片段迁移、端粒等位基因不平衡等来进行相关的评分，也被称为基因型HRD，这些异常虽然可以在一定程度反映HRR的缺陷，但是忽视了细胞本身产生缺陷和HRR的功能之间的平衡。

目前，一些研究分析了HRR相关基因，例如，*BRCA1/BRCA2* 突变和HRD现象与铂类在乳腺癌中的疗效发现其相关性并不十分明显，因此，进一步探究HRD与铂类在乳腺癌中疗效的关系十分必要。重组蛋白A51（recombination protein A 51，RAD51）是参与同源重组修复过程的核心分子，在同源重组修复的过程中，DNA双链断裂后，同源重组修复启动，BRCA2蛋白结合到断裂处的单链DNA（single-stranded DNA，ssDNA），然后同时招募RAD51，RAD51则识别单链DNA相匹配的姊妹染色体，然后诱导姊妹染色体靠近ssDNA处，促进2条相同的染色体发生重组交换以实现DNA断裂处的修复。如果细胞出现RAD51的下调，正常的HRR会被抑制，产生功能性的HRR异常，也就是说其表达更能真实反映细胞应对HRD的功能。因此本研究就提出这样的科学问题：既然RAD51参与HRR，那么其表达是否会与铂类药物的疗效有关？

对于RAD51是否与TNBC铂类药物耐药有关，本研究基于GeparSixto试验前瞻性数据进行了探索性分析。GeparSixto试验是一项Ⅱ期临床研究，旨在明确蒽环类药物联合紫杉醇的基础上连用卡铂是否可以提高TNBC和HER2阳性乳腺癌新辅助化疗的疗效。该研究中入组了588例Ⅱ～Ⅲ期TNBC或HER2阳性乳腺癌患者按1∶1随机分为两组，所有患者使用蒽环类药物联合紫杉醇的化疗方案，加或不加卡铂。HER2阳性乳腺癌亚组同时使用曲妥珠单抗和拉帕替尼，TNBC亚组同时使用贝伐单抗，主要研究终点是病理完全缓解率，结果显示，在所有入组人群中，额外加入卡铂并没有提高病理学完全缓解率（OR 1.33，95%CI 0.96～1.85，$P=0.1$），但在TNBC亚组中，卡铂可以显著提高病理学完全缓解率（OR 1.94，95%CI 1.24～3.04，交互$P=0.015$）。在这一研究结果的基础上，已有2项探索性研究分别分析了$BRCA1/BRCA2$突变和HRD评分与卡铂疗效的关系，结果显示，无论是$BRCA$突变还是HRD，均没有表现出与卡铂新辅助治疗病理学完全缓解率显著的相关性。因此，为进一步探索铂类疗效的相关标志物，RAD51引起了研究者的关注。

在本研究中，GeparSixto中有133例TNBC的样本被收集并成功进行RAD51的免疫荧光检测，其中81例为低表达$RAD51$，52例为高表达$RAD51$。主要的研究结果显示，低$RAD51$组中加用卡铂相比高$RAD51$组具有更显著的新辅助治疗缓解率的获益（低$RAD51$组OR 3.96，95%CI 1.56～10.05，$P=0.004$；高$RAD51$组OR 0.71，95%CI 10.23～2.24，$P=0.56$），$RAD51$表达和加用卡铂治疗在pCR的获益方面有显著的交互作用（$P=0.02$），这说明$RAD51$表达预测GeparSixto试验方案的缓解率在加用卡铂组更为明显。但在生存方面，$RAD51$并未显示出与DFS和OS有相关性，其主要原因可能是本研究GeparSixto的主要研究终点并非生存，同时其入组人数有限，且纳入本探索性分析的TNBC样本仅133例，事件数亦有限。综上，本次探索性分析的结果为$RAD51$作为铂类药物在TNBC中的疗效预测标志物提供了一定的证据。

$RAD51$参与同源重组修复，并且与HRD具有87%的一致率，那么为何以往发表的$BRCA$突变和HRD评分没能成功预测卡铂的获益呢？本身存在HRD的细胞可能会存在通过其他机制弥补自身对于修复的缺陷，从而获得性地降低对铂类药物的敏感性，而HRD评分的评价机制主要是通过对于基因组瘢痕特征：杂合缺失、端粒等位基因不平衡和大片段迁移3项进行评分，因此，该方法体现的是基因型的HRD，但是此方法无法对细胞实际的HRR修复能力进行评估。RAD51作为直接参与HRR的蛋白，其表达的高低更能直观地反映细胞HRR的真实能力，因此，低$RAD51$反映了实际的功能性HRD，这可能是造成$RAD51$能更好预测TNBC中铂类疗效的原因。

目前，在TNBC临床研究中关于RAD51应用于药物疗效预测的相关研究还比较局限。除了本研究，还有一项Ⅱ期的PETREMAC试验入组了Ⅱ/Ⅲ期，肿瘤＞2 cm乳腺癌（$n=222$）进行新辅助化疗，并探究单药奥拉帕利在乳腺癌新辅助治疗的疗效。该研究中有32例TNBC，结果发现低$RAD51$组临床缓解率显著高于高$RAD51$组（低$RAD51$组临床缓解率为84%，高$RAD51$组临床缓解率为35%，$P=0.01$），低$RAD51$与TNBC中奥拉帕利新辅助治疗更优的疗效有关。PETREMAC试验的这项探索性分析与本项GeparSixto试验的探索性分析都说明了低$RAD51$组存在功能性HRD，而细胞功能性的HRD相比单纯地检测$BRCA1/BRCA2$突变和基因组HRD现象更能够体现细胞在应对DNA损伤时反应性产生修复的潜力，检测$RAD51$及其他潜在的功能性HRD标志物，将为提高TNBC中DNA损伤修复相关药物的疗效提供新的思路。

三、同类研究

GeparSixto试验子研究同类研究见表57-1。

表 57-1 同类研究对比

试验名称	研究目的	入组人群	母研究假设	研究设计	主要研究终点	主要研究终点结果	TNBC人数（例）	探索性分析假设	RAD51相关结果	结论
GeparSixto试验（Ⅱ期）新辅助资料探索性研究	RAD51预测含卡铂方案新辅助治疗的疗效（新辅助治疗）	Ⅱ~Ⅲ期TNBC/HER2阳性乳腺癌（n=588）	优效设计，假设加入卡铂后病理学完全缓解率可以提高	Ⅱ期，随机紫杉醇80 mg/m²每周1次，共18周；脂质体阿霉素20 mg/m²每周1次，共18周；贝伐单抗（TNBC）15 mg/m²，每3周1次加或不加卡铂	病理学完全缓解率（ypT$_0$ypN$_0$）	OR 1.33，95%CI 0.956~1.851，P=0.1	315	低RAD51的TNBC卡铂的疗效更好	病理学完全缓解率：低RAD51组为66%；高RAD51组为33%（OR 3.96，95%CI 1.56~10.05，P=0.004）	低RAD51组的TNBC卡铂疗效更好
PETREMAC试验（Ⅱ期）新辅助探索性研究	RAD51预测奥拉帕利的疗效探索（新辅助治疗）	Ⅱ/Ⅲ期，肿瘤>2 cm乳腺癌新辅助化疗，检测是否TP53突变222）	假设单药奥拉帕利在TNBC治疗中有较好的疗效	Ⅱ期，非随机，根据p53突变TNBC用单药奥拉帕利10周，若缓解，则完成16周的奥拉帕利治疗，若不缓解，10周后改用卡铂化疗6周	奥拉帕利的疗效：新辅助治疗通过测序评估乳腺癌组织中300个癌症相关基因突变的10年预后预测价值	随访时间未达到，尚未报道	32	低RAD51的TNBC奥拉帕利的疗效更好	完全缓解+部分缓解：低RAD51组为84%；高RAD51组为35%（P=0.01）	低RAD51组的TNBC奥拉帕利疗效更好

注：TNBC.三阴性乳腺癌；HER2.人表皮生长因子受体2。

（上海交通大学医学院附属仁济医院　盛小琳　杜跃耀　殷文瑾　陆劲松）

参考文献

[1] LLOP-GUEVARA A，LOIBL S，VILLACAMPA G，et al. Association of RAD51 with homologous recombination deficiency（HRD）and clinical outcomes in untreated triple-negative breast cancer（TNBC）: analysis of the GeparSixto randomized clinical trial［J］. Ann Oncol，2021，32（12）: 1590-1596.

[2] EIKESDAL H P，YNDESTAD S，ELZAWAHRY A，et al. Olaparib monotherapy as primary treatment in unselected triple negative breast cancer［J］. Ann Oncol，2021，32（2）: 240-249.

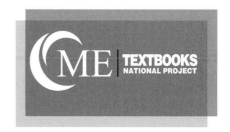

第十三篇

乳腺癌化疗和抗体－药物偶联物解救治疗相关重要临床试验

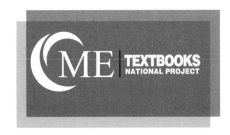

BG01-1323L试验：优替德隆联合卡培他滨对比卡培他滨单药治疗经多重治疗失败、蒽环类和紫杉类药物难治性转移性乳腺癌疗效的前瞻性Ⅲ期随机对照试验之总生存最终分析

第58章

一、概述

【文献来源】

XU B，SUN T，ZHANG Q，et al.Efficacy of utidelone plus capecitabine versus capecitabine for heavily pretreated，anthracycline-and taxane-refractory metastatic breast cancer：final analysis of overall survival in a phase Ⅲ randomised controlled trial［J］.Ann Oncol，2021，32（2）：218-228.

【研究背景和目的】

优替德隆（utidelone，UTD1）是通过基因工程改造、微生物发酵而成的新一代埃博霉素类似物，可通过与微管蛋白结合，导致癌细胞无法顺利进行有丝分裂，进而使癌细胞凋亡。BG01-1323L试验旨在比较优替德隆＋卡培他滨与卡培他滨单药治疗经多重治疗失败、蒽环类和紫杉类药物难治性转移性乳腺癌患者的疗效和安全性。

【入组条件】

1. 纳入标准

（1）女性患者，年龄18～70岁，组织学或细胞学证实为晚期转移性乳腺癌。

（2）既往接受≤4种化疗方案（包含1种蒽环类药物和1种紫杉类药物），其中辅助或新辅助治疗也视为1个方案。

（3）ECOG评分为0～2分，且预期寿命≥3个月。

（4）影像学评估至少有1个靶病灶。

（5）入组前4周内的周围神经病变（peripheral neuropathy，PN），且在通用不良事件术语标准（common terminology criteria for adverse event，CTCAE）版本4.03中分级＜2级。

（6）接受其他化疗的患者在使用研究药物治疗前应有30天的清除期。

（7）患者必须有以下定义的正常血液学。

1）白细胞计数≥3.0×10^9/L。

2）中性粒细胞绝对值≥1.5×10^9/L。

3）血小板计数≥100×10^9/L。

（8）患者的肝肾功能正常，总胆红素≤1.5×正常值上限（ULN），谷草转氨酶/谷丙转氨酶≤2.5×ULN（肝转移患者≤5×ULN），肌酐清除率≥60 ml/min。

（9）无重大器官功能障碍和心脏病的患者。

（10）获得书面知情同意。

2. 排除标准

（1）随机前4周内接受其他化疗、放疗、激素治疗、分子靶向药物治疗或使用任何其他研究药物治疗的患者。

（2）既往标准卡培他滨治疗无效或标准卡培他滨治疗有效但清洗期＜6个月的患者。

（3）中、重度肝功能障碍患者。

（4）妊娠期或哺乳期患者。

（5）有无法控制的脑转移或骨转移（导致骨折或有骨折风险）的患者。

（6）合并有严重心、肺、肝、肾疾病、严重高血压、糖尿病失控、严重胃肠道溃疡、需要抗生素治疗的活动性感染、严重精神疾病的患者。

（7）患者依从性差。

（8）研究人员确定的不适合本研究的患者。

【试验设计】

1. 试验类型　BG01-1323L试验是一项多中心、开放标签、优效性、Ⅲ期随机对照试验。

2. 试验人群　BG01-1323L试验主要基于ITT人群的分析。

3. 检验假设　预设优替德隆＋卡培他滨联合治疗组和卡培他滨单药治疗组的mPFS分别为6个月和4个月（*HR* 0.67），在检验效能90%、双侧显著性水平为5%、入组时间和随访时间均为10个月的前提下，计划共需入组387例患者，预计发生290个事件；在发生145个事件时进行中期分析。

4. 主要研究终点　无进展生存期定义为从随机分组到疾病进展或任何原因死亡的时间。

5. 次要研究终点　OS定义为随机化至因任何原因死亡的时间。客观缓解率定义为根据独立放射学评审委员会确定的完全缓解或部分缓解及药物安全性。

【试验流程】

BG01-1323L试验流程见图58-1。

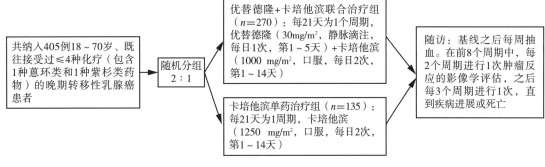

图58-1　BG01-1323L试验流程图

注：允许减少剂量以控制药物不良反应。

【结果】

1. 中期分析结果（既往报道）　共入组了405例18～70岁的、既往接受过≤4种化疗、蒽环类和紫杉类药物均难治的晚期转移性乳腺癌患者。截至2016年9月1日，在ITT人群中发生了295例PFS事件，优替德隆＋卡培他滨联合治疗组194例，卡培他滨单药治疗组101例。联合治疗组中位随访时间为6.77个月，单药治疗组中位随访时间为4.55个月。

（1）PFS（根据独立放射学评审委员会IRRC的评估）：与卡培他滨单药治疗组相比，优替德隆＋卡培他滨联合治疗组的mPFS更长（mPFS分别为8.44个月 vs.4.27个月，HR＝0.46，95%CI 0.36～0.59，P＜0.000 1）。

（2）PFS（根据研究者评估）：与卡培他滨单药治疗组相比，优替德隆＋卡培他滨联合治疗组的mPFS更长（mPFS分别为7.13个月和4.73个月，HR 0.67，95%CI 0.53～0.84，P＝0.000 5）。

（3）客观缓解率［根据独立放射审查委员会IRRC的评估］：与卡培他滨单药治疗组相比，优替德隆＋卡培他滨联合治疗组有更多患者达到了客观缓解（客观缓解率分别为40.4%和21.5%，P＝0.000 2）。

（4）不成熟的总生存期OS分析：与卡培他滨单药治疗组相比，优替德隆＋卡培他滨联合治疗组的总生存期更长（mOS分别为16.13个月和12.78个月，HR 0.63，P＝0.005 9）。

2. 最终分析结果（本次报道）　截至2018年12月15日，共有313例患者死亡。优替德隆＋卡培他滨联合治疗组中位随访时间为19.6个月，卡培他滨单药治疗组中位随访时间为15.4个月。

（1）最终总生存期分析：与卡培他滨单药治疗组相比，优替德隆＋卡培他滨联合治疗组的总生存期更长（mOS分别为19.8个月和16个月，HR 0.75，95%CI 0.59～0.94，P＝0.014 2）。事后亚组分析结果显示，激素受体阳性HER2阴性亚组人群中，与卡培他滨单药治疗组相比，优替德隆＋卡培他滨联合治疗组的OS绝对获益超过6个月（mOS分别为24.1个月和17.8个月，HR 0.6，95%CI 0.41～0.88，P＝0.008 8）。

（2）更新的PFS结果（根据IRRC的评估）：与卡培他滨单药治疗组相比，优替德隆＋卡培他滨联合治疗组的mPFS更长（mPFS分别为8.4个月和4.1个月，HR 0.47，95% CI 0.37～0.59，P＜0.000 1）。

（3）更新的客观缓解率结果（根据IRRC的评估）：与卡培他滨单药治疗组相比，优替德隆＋卡培他滨联合治疗组有更多患者达到客观缓解（客观缓解率分别为45.6%和23.7%，P＜0.000 1）。

（4）药物安全性：相比于卡培他滨单药治疗组，优替德隆＋卡培他滨联合治疗组严重不良事件未明显增多，两组中≥3级的常见不良事件包括PN、血液学毒性、肝肾毒性和手足综合征。其中与优替德隆相关的主要不良事件是周围神经病变（优替德隆＋卡培他滨联合用药组为85.4%，卡培他滨单药组为9.2%；≥3级PN不良事件优替德隆＋卡培他滨联合用药组为25.1%，卡培他滨单药组为0.8%），但大多数均可通过减少剂量、增加给药间隔、中断治疗或对症处理，恢复率高且恢复速度较快。

【结论】

经多重治疗失败、对蒽环类和紫杉类药物耐药的晚期转移性乳腺癌患者，与单用卡培他滨相比，优替德隆联合卡培他滨可以显著改善患者预后。优替德隆＋卡培他滨可作为治疗晚期转移性乳腺癌患者的一种新方案。

（上海交通大学医学院附属仁济医院　陈心如　周力恒）

二、专家解读

乳腺癌是女性最常见的癌症，尽管多学科综合治疗的开展使得乳腺癌患者的预后得到极大程度的改善，但乳腺癌仍是导致女性因癌症死亡的首要原因，且其中绝大多数患者死于转移性乳腺癌。有研究统计，每年在全世界范围内约50万人死于转移性乳腺癌。

另外，虽然近年来随着医学技术的不断发展，靶向治疗、免疫治疗和内分泌治疗等多学科综合治疗在乳腺癌患者中得到了越来越多的应用，但化疗仍是转移性乳腺癌治疗的基础。在早期乳腺癌患者的治疗中，更多紫杉类和蒽环类药物方案的早期应用导致出现经多重治疗失败、蒽环类和紫杉类药物治疗耐药的晚期乳腺癌患者人群。对于既往已接受过蒽环类和紫杉类药物治疗的转移性乳腺癌患者来说，目前可选择的化疗药物主要有3种，即卡培他滨、长春瑞滨和艾立布林，但仍需要更有效的化疗药物，以进一步延长转移性乳腺癌患者的总生存期，尤其是对多重治疗失败、紫杉类和蒽环类药物治疗耐药的患者。

埃博霉素是一类天然的微管抑制剂。微管在维持细胞形态、细胞分裂、信号转导及物质输送等过程中均起重要作用，尤其是在细胞分裂时，微管可以组成纺锤体，对染色体向两极的移动至关重要。其中微管蛋白是构成微管的主要成分。而埃博霉素的抗肿瘤作用机制就是通过与微管蛋白结合，导致癌细胞无法顺利进行有丝分裂，进而使癌细胞凋亡。紫杉醇也是通过干扰微管蛋白发挥正常生物学功能，从而达到诱导癌细胞凋亡的目的。虽然，埃博霉素与紫杉醇的作用机制类似，但埃博霉素由于结合的位点不同、亲和力更强等原因，对紫杉醇耐药的患者仍有潜在疗效。

本试验的主要试验药物优替德隆是新一代埃博霉素类药物，埃博霉素半合成类似物——伊沙匹隆（ixabepilone）是唯一被FDA批准作为单药治疗经蒽环类、紫杉类药物和卡培他滨治疗或联合治疗失败的转移性乳腺癌患者的药物。一项国际性、开放标签、Ⅲ期随机对照临床试验入组了752例经蒽环类、紫杉类药物治疗后进展的转移性乳腺癌患者，并随机分为两组，一组是伊沙匹隆＋卡培他滨联合治疗组，每21天为1个周期，治疗方案为伊沙匹隆（40 mg/m²，静脉滴注，第1天）＋卡培他滨（2000 mg/m²，口服，第1～14天）；另一组是卡培他滨单药治疗组，每21天为1个周期，治疗方案为卡培他滨（2500 mg/m²，口服，第1～14天）。研究结果显示，与卡培他滨单药治疗相比，伊沙匹隆＋卡培他滨联合治疗可延长患者的PFS（5.8个月 vs. 4.2个月，HR 0.75，95%CI 0.64～0.88，P = 0.000 3），且客观缓解率也得到提高（35% vs. 14%，P < 0.000 1）。但伊沙匹隆在改善患者预后的同时，也会引起不良反应。在卡培他滨的基础上加用伊沙匹隆明显增加了3级或4级治疗相关的感觉神经病变（21% vs. 0）、疲劳（9% vs. 3%）和中性粒细胞减少症（68% vs. 11%），因药物毒性导致的死亡也有相应增加（3% vs. 1%）。另外，其最终生存分析结果显示，相比于卡培他滨单药治疗组，伊沙匹隆＋卡培他滨联合治疗组的总生存期未得到显著改善（12.9个月 vs. 11.1个

月，HR 0.9，95%CI 0.77 ～ 1.05，$P=0.19$ ）。

由于伊沙匹隆未能获得显著的总生存获益，且考虑到其较为严重的不良反应及高昂价格，迫切需要找到更有效、更安全、更经济的药物作为替代。寻找能改善这些难治性复发性乳腺癌总生存更优化的方案和药物也是目前临床研究的迫切需求。优替德隆作为通过基因工程改造、微生物发酵而成的我国自主研发并拥有自主知识产权创新原研的新一代埃博霉素类似物，其造价更低廉且患者可获得性更高。为了探索优替德隆与卡培他滨联用相比于卡培他滨单药治疗的疗效和安全性，BG01-1323L临床试验随之应运而生。

BG01-1323L试验是由我国著名的乳腺肿瘤专家中国医学科学院肿瘤医院徐兵河院士作为学术带头人（principle investigator，PI）的领导下，在全国包括上海交通大学医学院附属仁济医院乳腺中心在内的26家著名的乳腺疾病中心开展的多中心大型临床研究。试验共纳入了405例18 ～ 70岁、既往接受过≤4种化疗、蒽环类和紫杉醇治疗均耐药的晚期转移性乳腺癌患者，并以2∶1的比例将患者分为两组，分别接受优替德隆联合卡培他滨治疗和卡培他滨单药治疗。本试验是第一个发现含埃博霉素类药物可以显著改善乳腺癌患者总生存期的大型临床研究，也是第一个发现含微管抑制剂的新型联合治疗方案，是显著改善多重治疗失败且蒽环类和紫杉类药物耐药的MBC患者生存结局的研究。

2017年，*Lancet Oncology*发表了BG01-1323L试验的中期分析结果，不论是由独立放射审查委员会评估，还是由研究者评估，优替德隆＋卡培他滨联合用药组均相比卡培他滨单药组获得了更长的mPFS，具有显著的统计学意义，且优替德隆＋卡培他滨联合治疗组的客观缓解率也显著高于卡培他滨单药治疗组。当时该试验总生存期的分析尚未成熟，直至2020年随访时间足以分析OS后，本研究的最终总生存分析的结果刊登于*Annals of Oncology*。最终结果显示，与卡培他滨单药治疗组相比，优替德隆＋卡培他滨联合治疗组的OS更长（mOS分别为19.8个月 *vs.*16个月，*HR* 0.75，95%CI 0.59 ～ 0.94，$P=0.014\,2$ ），可使患者死亡风险降低25%，且中期分析结果中优替德隆＋卡培他滨联合治疗组在mPFS和客观缓解率上的获益也在最终分析中得到了进一步验证。通过事后进行的亚组分析发现，在激素受体阳性HER2阴性的患者中，相比于卡培他滨单药治疗组，优替德隆＋卡培他滨联合治疗组的总生存期绝对获益超过6个月（24.1个月 *vs.*17.8个月，*HR* 0.6，95%CI 0.41 ～ 0.88，$P=0.008\,8$ ），且在既往未接受过卡培他滨治疗的患者中，优替德隆＋卡培他滨联合治疗组的疗效更佳。上述结果均提示，优替德隆可用于一些生存获益较大的特定患者人群，但仍需要针对该亚组人群开展进一步的前瞻性研究验证。

在安全性方面，两组不良事件的发生率、严重程度和特异性都相似，且优替德隆没有显著增加骨髓抑制和肝肾毒性等化疗常见不良反应，尽管和其他微管抑制剂类似，优替德隆导致PN的发生率较高（优替德隆＋卡培他滨联合用药组为85.4%，卡培他滨单药组为9.2%；≥3级PN不良事件优替德隆＋卡培他滨联合用药组为25.1%，卡培他滨单药组为0.8% ），但大多可以通过减少剂量、增加剂量间隔、中断治疗或对症治疗来缓解，通常3周内可以恢复至基线水平，恢复率高，且恢复时间短。其他常见的不良事件包括血液学毒性、肝肾毒性、手足综合征等在两组间无显著差异。总体来说，优替德隆是一个疗效好、安全可耐受的埃博霉素类药物，其不仅可以作为转移性乳腺癌患者可选择的化疗药物之一，对于经多重治疗失败、各类常用化疗方案耐药的患者也是一个治疗选择。期待有更多针对优替德隆等药物疗效和安全性进行"头对头比较"的大型临床研究，为临床药物的选择提供强有力的数据支持。近年来，针对转移性乳腺癌患者的治疗方案层出不穷，后续仍然需要结合转移性乳腺癌患者现有的疗法，进一步探索优替德隆其他新的用法和方案，以期优化疗效的同时降低其PN的发生率，为经多重治疗失败、紫杉类和蒽环类药物耐药的转移性乳腺癌患者找到具有更优获益风险比的治疗方案，以期改善患者的生存和预后。同时，更前线解救治疗、新辅助治疗等更多的治疗模式下与新型靶向、免疫治疗等的优化联合都是亟待进一步研究的重要课题。

三、同类研究

BG01-1323L试验及同类研究见表58-1。

表58-1　同类研究对比

研究介绍	研究目的	入组患者	干预措施	研究结果	研究结论
• BG01-1323L试验 • Ⅲ期优效性设计解救治疗	比较优替德隆＋卡培他滨 vs.卡培他滨单药治疗经多重治疗失败、蒽环类和紫杉类药物治疗耐药的转移性乳腺癌患者的疗效和安全性	18～70岁、既往接受过≤4种化疗、蒽环类和紫杉类药物治疗均耐药的晚期转移性乳腺癌患者	• 优替德隆＋卡培他滨（n＝270） • 卡培他滨（n＝135）	PFS: 8.44个月 vs.4.27个月（$HR\ 0.46$，$95\%CI\ 0.36\sim0.59$，$P<0.0001$） OS: 19.8个月 vs.16.0个月（$HR\ 0.75$，$95\%CI\ 0.59\sim0.94$，$P=0.0142$）	经多重治疗失败、对蒽环类和紫杉类药物耐药的转移性晚期乳腺癌患者，与单用卡培他滨相比，优替德隆联合卡培他滨可以显著改善患者预后，且安全性可耐受
• CA163-046试验 • Ⅲ期优效性设计解救治疗	比较伊沙匹隆联合卡培他滨 vs.卡培他滨单药治疗蒽环类和紫杉类药物耐药的局部晚期或转移性乳腺癌的疗效和安全性	年龄≥18岁、既往接受过≤3种化疗、经蒽环类和紫杉类药物预处理或对其耐药、有可测量病灶的局部晚期或转移性乳腺癌患者	• 伊沙匹隆＋卡培他滨（n＝375） • 卡培他滨（n＝377）	PFS: 5.8个月 vs.4.2个月（$HR\ 0.75$，$95\%CI\ 0.64\sim0.88$，$P=0.0003$） OS: 12.9个月 vs.11.1个月（$HR\ 0.9$，$95\%CI\ 0.77\sim1.05$，$P=0.19$）	伊沙匹隆＋卡培他滨联合治疗对蒽环类和紫杉类药物耐药的转移性乳腺癌症患者的疗效优于卡培他滨单药治疗
• 伊沙匹隆＋卡培他滨（9） • Ⅲ期优效性设计解救治疗	既往接受过蒽环类和紫杉类药物治疗的晚期乳腺癌患者中，伊沙匹隆联合卡培他滨 vs.卡培他滨单药治疗是否能延长总生存期	既往接受过含蒽环类药物和紫杉类药物治疗（≤2种化疗）、预期寿命≥12周的转移性乳腺癌患者	• 伊沙匹隆＋卡培他滨（n＝609） • 卡培他滨（n＝612）	PFS: 6.2个月 vs.4.2个月（$HR\ 0.79$，$P=0.0005$） OS: 16.4个月 vs.15.6个月（$HR\ 0.90$，$95\%CI\ 0.78\sim1.03$，$P=0.1162$）	对于既往接受过蒽环类和紫杉类药物治疗的晚期乳腺癌患者，与单用卡培他滨相比，联合用伊沙匹隆和卡培他滨可延长PFS，但未提高总生存率

注: OS.总生存期; PFS.无进展生存期。

（上海交通大学医学院附属仁济医院　陈心如　周力恒　殷文瑾　陆劲松）

参考文献

［1］CARDOSO F, SPENCE D, MERTZ S, et al. Global analysis of advanced/metastatic breast cancer: decade report（2005-2015）［J］. Breast, 2018, 39: 131-138.

［2］LOIBL S, POORTMANS P, MORROW M, et al. Breast cancer［J］. Lancet, 2021, 397（10286）: 1750-1769.

［3］ONG J Y, TORRES J Z. Phase separation in cell division［J］. Mol Cell, 2020, 80（1）: 9-20.

［4］LARKIN J M, KAYE S B. Epothilones in the treatment of cancer［J］. Expert Opin Investig Drugs, 2006, 15（6）: 691-702.

［5］THOMAS E S, GOMEZ H L, LI R K, et al. Ixabepilone plus capecitabine for metastatic breast cancer progressing after anthracycline and taxane treatment［J］. J Clin Oncol, 2007, 25（33）: 5210-5217.

［6］HORTOBAGYI G N, GOMEZ H L, LI R K, et al. Analysis of overall survival from a phase Ⅲ study of ixabepilone plus capecitabine versus capecitabine in patients with MBC resistant to anthracyclines and taxanes［J］. Breast Cancer Res Treat, 2010, 122（2）: 409-418.

［7］ZHANG P, SUN T, ZHANG Q Y, et al. Utidelone plus capecitabine versus capecitabine alone for heavily pretreated metastatic breast cancer refractory to anthracyclines and taxanes: a multicentre, open-label, superiority, phase 3, randomised controlled trial［J］. Lancet Oncol, 2017, 18（3）: 371-383.

［8］XU B, SUN T, ZHANG Q, et al. Efficacy of utidelone plus capecitabine versus capecitabine for heavily pretreated, anthracycline-and taxane-refractory metastatic breast cancer: final analysis of overall survival in a phase Ⅲ randomised controlled trial［J］. Ann Oncol, 2021, 32（2）: 218-228.

［9］SPARANO J A, VRDOLJAK E, RIXE O, et al. Randomized phase Ⅲ trial of ixabepilone plus capecitabine versus capecitabine in patients with metastatic breast cancer previously treated with an anthracycline and a taxane［J］. J Clin Oncol, 2010, 28（20）: 3256-3263.

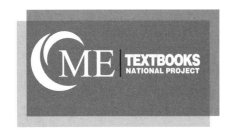

DESTINY-Breast03试验：德曲妥珠单抗对比恩美曲妥珠单抗治疗人表皮生长因子受体2阳性不可切除或转移性乳腺癌的Ⅲ期临床试验

第59章

一、概述

【文献来源】

CORTÉS J，KIM S B，CHUNG W P，et al.DESTINY-breast03 trial investigators.trastuzumab deruxtecan versus trastuzumab emtansine for breast cancer［J］.N Engl J Med，2022，386（12）：1143-1154.

【研究背景和目的】

德曲妥珠单抗（T-DXd，又称DS-8201a），是由曲妥珠单抗连接载药拓扑异构酶Ⅰ抑制剂得到的抗体-药物偶联物（ADC）。T-DXd中药物/抗体比值稳定在8，使T-DXd具有强大的抗肿瘤活性。T-DXd中的可裂解四肽连接子提高了药物在血液循环中的稳定性，从而减少全身的脱靶不良反应，同时能被溶酶体蛋白酶特异性降解实现载药的高效靶向释放，增加药物对肿瘤的杀伤作用。另外，除了靶向HER2阳性肿瘤细胞以外，化疗药物还可以通过膜渗透性产生"旁观者效应"，同时导致靶肿瘤细胞和邻近HER2阴性或低表达肿瘤细胞的凋亡。在既往的Ⅱ期DESTINY-Breast01试验中，T-DXd在多线治疗失败的HER2阳性转移性乳腺癌患者中表现出良好疗效，入组患者中60.9%的患者在T-DXd治疗后获得客观缓解，mPFS达到16.4个月。基于此，DESTINY-Breast 03试验旨在对比T-DXd与同为ADC的T-DM1在HER2阳性不可切除或转移性乳腺癌中的疗效和安全性，本次报道是本研究的首次期中分析结果。

【入组条件】

1. 纳入标准 曲妥珠单抗＋紫杉类药物治疗后进展的不可切除或转移性HER2阳性乳腺癌，一线及以上治疗，具体标准如下。

（1）年龄≥18岁。

（2）病理明确的不可切除或转移性HER2阳性乳腺癌。

（3）既往在晚期或转移阶段接受过曲妥珠单抗和紫杉类药物治疗，或者在新辅助/辅助治疗（含曲妥珠单抗和紫杉类药物）后6个月内进展。

（4）ECOG评分为0～1分。

（5）根据RECIST 1.1标准至少有1个可测量病灶。

（6）重要器官功能正常。

2. 排除标准　可能无法耐受药物/使用过ADC的患者。具体标准如下。

（1）既往使用过HER2靶向ADC。

（2）存在无法控制的或严重的心血管疾病。

（3）既往接受过类固醇治疗的（非感染性）弥漫性实质性肺疾病（diffuse parenchymal lung disease，DPLD）/肺炎病史，或筛查时影像学疑似DPLD/肺炎。

（4）具有压迫脊髓或临床活跃的中枢神经系统转移，定义为未经治疗的、有症状的、需要类固醇药物或抗癫痫药物治疗来控制相关症状的转移。

【试验设计】

1. 随机、开放标签、多中心的Ⅲ期临床试验。

2. ITT分析。

3. 主要研究终点为无进展生存期PFS（盲态独立中心评估）。

4. 关键的次要研究终点是总生存期；其他次要研究终点包括总体缓解（overall response）、PFS（研究者评估）和安全性。

5. 样本量计算，若T-DM1的mPFS为9.6个月，T-DXd对比T-DM1的风险比达到0.7，统计效能达到90%，双侧$\alpha = 0.05$，需要335个PFS事件数，共需要纳入500例患者（两组分别为250例），计划在发生234个PFS事件后进行首次期中分析。

6. 有关OS计算，若主要研究终点的分析显示两组之间存在显著差异，则对OS进行检验。预计T-DM1组的mPFS为29.9个月，T-DXd对比T-DM1的风险比达到0.7，出现250个OS事件数可以提供80%的检验效能，风险比达到0.7，双侧$\alpha = 0.05$。

【试验流程】

DESTINY-Breast03试验流程见图59-1。

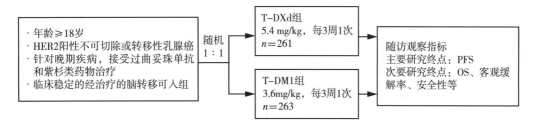

图59-1　DESTINY-Breast03试验流程图

注：T-DXd. 德曲妥珠单抗；T-DM1. 恩美曲妥珠单抗；PFS. 无进展生存期；OS. 总生存期。

【结果】

1. 中位随访时间　T-DXd组为16.2个月（0～32.7个月），T-DM1组为15.3个月（0～31.3个月）。

2. 主要研究终点　相比T-DM1组，T-DXd组PFS得到显著延长（HR 0.28，95%CI 0.22～0.37，P＜0.001）。T-DM1组中位PFS为6.8个月，T-DXd组中位PFS未达到。

3. 风险比　T-DXd在所有亚组中PFS均显著优于T-DM1组。既往接受过0/1线治疗组风险比为0.33，2线及以上治疗组风险比为0.28。（T-DXd组仅2例为一线治疗，T-DM1组3例）。

4. 次要研究终点　总生存期（HR 0.55，95%CI 0.36～0.86，P＝0.007），两组mOS还未达到。

5. 总体缓解率　T-DXd组为79.7%（95%CI 74.3%～84.4%），T-DM1组为34.2%（95%CI 28.5%～40.3%）。

6. T-DXd组与T-DM1组的不良反应　具体见表59-1。

表59-1　T-DXd组与T-DM1不良反应

不良反应	T-DXd组	T-DM1组
3级以上中性粒细胞减少发病率	19.1%	3.1%
3级以上血小板减少	7.0%	24.9%
弥漫性实质性肺疾病	10.5%	1.9%
3级以上肺炎	0.8%	0

【结论】

在既往接受曲妥珠单抗和紫杉类药物治疗的HER2阳性不可切除/转移性乳腺癌患者中，T-DXd治疗较T-DM1显著延长患者的PFS。

（上海交通大学医学院附属仁济医院　盛小楠　殷文瑾　陆劲松）

二、专家解读

抗体-药物偶联物（ADC）是近年来HER2阳性乳腺癌治疗的研究热点。作为同时具有靶向和化疗功效的药物，已有很多研究证实，T-DM1在HER2阳性乳腺癌中的疗效。随着ADC的不断发展，更多疗效更好的ADC逐渐被研发并投入临床试验中。T-DXd是由曲妥珠单抗偶联细胞毒性药物——拓扑异构酶Ⅰ抑制剂德鲁替康（deruxtecan）所构成的ADC，与T-DM1相比，T-DXd结合了更多的细胞毒性药物，抗体/药物比可达到1∶8，是T-DM1的2倍，这意味着当药物被靶向到肿瘤细胞后，细胞毒性药物在肿瘤中的浓度更高，可以发挥更强的作用。除了含有更高比例的细胞毒性药物以外，T-DXd的另一个特点是具有"旁观者效应"，是指当ADC靶向到肿瘤细胞后，所含的细胞毒性药物除了杀伤靶向的肿瘤细胞外，同时可以通过细胞膜渗透性作用于邻近的HER2阴性或低表达的肿瘤细胞，使该药物对存在异质性的肿瘤具有较好的疗效。

在既往的Ⅱ期DESTINY-Breast01试验中入组了253例多线治疗（包括T-DM1在内）失败的HER2阳性转移性乳腺癌患者进行T-DXd的治疗，结果提示，60.9%的患者接受T-DXd治疗后获得客观缓解，mPFS达到16.4个月，且总体安全性可控，这一研究结果为DB03试验奠定了一定的前期基础。DESTINY-Breast03试验在DESTINY-Breast01试验的基础上，进行头对头比较了T-DXd与T-DM1在既往接受过曲妥珠单抗和紫杉类药物治疗的HER2阳性晚期乳腺癌中的疗效和安全性。在该研究中，T-DXd主要用于二线及以上治疗。入组的524例患者按1∶1的比例随机分到T-DXd组或T-DM1组治疗，同时根据激素受体状态、是否内脏转移、是否使用过帕妥珠单抗进行分层。结果提示，T-DXd相比T-DM1可以显著延长主要研究终点PFS（*HR* 0.28，95*CI* 0.22～0.37，*P*＜0.001），T-DM1组的mPFS为6.8个月，T-DXd组的mPFS截至报道尚未达到，T-DXd组1年的无进展生存率达到75.8%，而T-DM1组为34.1%。在所有亚组中，T-DXd在PFS方面均优于T-DM1，包括二线治疗和二线及以上治疗组、曾经接受或未接受帕妥珠单抗组。总生存方面，T-DXd组的1年总生存期达到了94.1%，显著高于T-DM1组的85.9%（*HR* 0.55，95%*CI* 0.36～0.86，*P*＝0.007）。另外，T-DXd组的总体缓解率高达79.7%，而T-DM1组仅为34.2%。在不良事件发生率方面，T-DXd组高于T-DM1，尤其是DPLD（10.5%*vs*.1.9%），3级以上中性粒细胞减少症（10.5%*vs*.1.9%），而T-DM1组3级以上血小板减少较为常见（7%*vs*.24.9%）。

回顾Destiny系列研究，除了上述提到的DESTINY-Breast01试验和DESTINY-Breast03试验外，Ⅲ期临床试验DESTINY-Breast02则是在既往接受过T-DM1治疗的HER2阳性不可切除／转移性乳腺癌患者中，对比T-DXd与其他临床医师选择的方案（曲妥珠单抗联合卡培他滨或拉帕替尼联合卡培他滨），该研究结果目前尚未发表。另一项Ⅲ期临床试验DESTINY-Breast04则是纳入HER2低表达、至少接受过一线治疗的晚期乳腺癌，对比T-DXd与医师选择的化疗，在近期发表的结果中，T-DXd组的mPFS为9.9个月，显著优于临床医师选择化疗组的5.1个月（*HR* 0.5，95%*CI* 0.4～0.63，*P*＜0.001）；由于HER2低表达的患者中激素受体阳性占大多数，DESTINY-Breast06试验在DB04试验的基础上，对T-DXd联合化疗在内分泌治疗耐药的激素受体阳性、HER2低表达转移性乳腺癌患者中的疗效进一步探索，其结果令人期待。

DPLD和肺炎是T-DXd引起的不良反应，在前期的一些研究中，DPLD和肺炎或对T-DXd在临床上的使用产生阻碍，但是随着对药物的日益了解和对DPLD/肺炎更早、更标准地评估和处理，在DESTINY-Breast03试验中，没有患者出现严重的（3级以上）DPLD，而3级DPLD也仅有2例。DPLD的监控主要通过密切关注患者的临床症状，是否有咳嗽、呼吸困难、发热或其他呼吸系统症状，同时定期进行CT评估，当出现可疑的DPLD时要及时进行规范处理。随着越来越多对T-DXd研究的开展，弥漫性实质性肺疾病的监控和治疗将变得越来越标准化，为T-DXd的使用提供更多的安全保障。

在HER2阳性晚期乳腺癌的治疗中，本研究中作为对照的T-DM1的mPFS为6.8个月，而EMILIA试验同样入组了HER2阳性既往接受过曲妥珠单抗＋紫杉类药物治疗的晚期乳腺癌，对比T-DM1与拉帕替尼联合卡培他滨的疗效，其中T-DM1的mPFS为9.6个月，相比DESTINY-Breast03试验中的数据略高，这可能是由于EMILIA试验是在10年前发表的，当时帕妥珠单抗的使用率与近几年有差异。在EMILIA试验中，T-DM1对比拉帕替尼联合卡培他滨的风险比为0.65（95%*CI* 0.55～0.77，*P*＜0.001），客观缓解率提高约13%。PHOEBE试验是一项关于吡咯替尼联合卡培他滨对比拉帕替尼联合卡培他滨在既往接受过曲妥珠单抗联合紫杉类药物治疗的HER2阳性转移性乳腺癌中的研究，该研究要求患者晚期疾病至多接受过二线化疗，结果显示，吡咯替尼联合卡培他滨组对比拉帕替尼联合卡培他滨组的风险比为0.39（95%*CI* 0.27～0.56，*P*＜0.001），其中拉帕替尼联合卡培他滨组的mPFS为6.8个月，与EMILIA试验中的6.4个月类似，吡咯替尼组比拉帕替尼组的客观缓解率提高约15%。在DESTINY-Breast03试验中，T-DXd对比T-DM1的客观缓解率提高了45%，远高于2项同类研究。由此可见，T-DXd在HER2阳性晚期乳腺癌中的疗效优于目前其他的一些方案。T-DXd在HER2阳性脑转移患者中的疗效、在HER2低表达患者中的疗效及在其他抗

HER2治疗进展后的疗效等结果都令人期待。

三、同类研究

DESTINY-Breast03试验及同类研究见表59-2。

表59-2 同类研究对比

研究名称	药物/线数	入组人群	假设	主要研究终点PFS	ORR	结论
本研究DES-TINY-Breast03（晚期，优效性设计，Ⅲ期）	• T-DXd（$n=261$） • T-DM1（$n=263$） • 二线及以上	HER2阳性ABC，既往曲妥珠单抗＋紫杉类治疗	T-DXd优于TDM1（达到）	HR 0.28，95%CI 0.22～0.33，P <0.001	• T-DXd 79.7% • T-DM1 34.2%	T-DXd相比于T-DM1可以改善既往曲妥珠单抗＋紫杉类治疗HER2阳性ABC患者的PFS
EMILIA（晚期，优效性设计，Ⅲ期）	• T-DM1（$n=495$） • 拉帕替尼＋卡培他滨（$n=496$） • 二线及以上	HER2阳性ABC，既往曲妥珠单抗＋紫杉类药物治疗	T-DM1优于拉帕替尼＋卡培他滨（达到）	HR：0.65，95%CI 0.55～0.77，P <0.001	• T-DM1 43.6% • 拉帕替尼＋卡培他滨 30.8%	T-DM1相比于拉帕替尼＋卡培他滨可以改善既往曲妥珠单抗＋紫杉类药物治疗HER2阳性ABC的PFS
PHOEBE（晚期，优效性设计，Ⅲ期）	• 吡咯替尼＋卡培他滨（$n=134$） • 拉帕替尼＋卡培他滨（$n=132$） • 二至三线	• HER2阳性MBC，接受过曲妥珠单抗＋紫杉类药物治疗 • 晚期疾病接受过至多2线化疗	吡咯替尼组优于拉帕替尼组（达到）	HR 0.39，95%CI 0.27～0.56，P <0.001	• 吡咯替尼＋卡培他滨 67% • 拉帕替尼＋卡培他滨 52%	吡咯替尼相比拉帕替尼组可以改善接受过曲妥珠单抗＋紫杉类药物治疗HER2＋MBC的PFS

注：ABC.晚期乳腺癌；MBC.转移性乳腺癌；T-DXd.德曲妥珠单抗；T-DM1.恩美曲妥珠单抗；PFS.无进展生存期；HER2.人表皮生长因子受体2。

（上海交通大学医学院附属仁济医院　盛小楠　殷文瑾　陆劲松）

参考文献

[1] CORTÉS J，KIM S B，CHUNG W P，et al. DESTINY-Breast03 Trial Investigators. Trastuzumab deruxtecan versus trastuzumab emtansine for breast cancer [J]. N Engl J Med，2022，386（12）：1143-1154.

[2] VERMA S，MILES D，GIANNI L，et al. Trastuzumab emtansine for HER2-positive advanced breast cancer [J]. N Engl J Med，2012，367（19）：1783-1791.

[3] XU B H，YAN M，MA F，et al. PHOEBE investigators. pyrotinib plus capecitabine versus lapatinib plus capecitabine for the treatment of Her2-positive metastatic breast cancer（PHOEBE）：a multicentre，open-label，randomised，controlled，phase 3 trial [J]. Lancet Oncol，2021，22（3）：351-360.

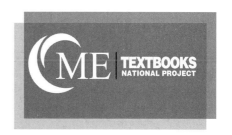

第十四篇

乳腺癌外科治疗相关重要临床试验

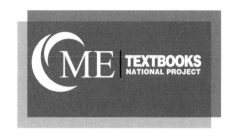

EA2108试验：初治Ⅳ期乳腺癌原发灶早期局部治疗的随机临床试验

第60章

一、概述

【文献来源】

KHAN S A，ZHAO F M，GOLDSTEIN L J，et al.Early local therapy for the primary site in de novo stage Ⅳ breast cancer：results of a randomized clinical trial（EA2108）[J].J Clin Oncol，2022，40（9）：978-987.

【研究背景和目的】

初治Ⅳ期乳腺癌患者原发灶早期局部治疗到底能否改善总生存尚不清楚。本研究旨在评估通过系统治疗后稳定或有效的患者随机接受局部治疗与单纯继续系统治疗的总生存差异。

【入组条件】

1．经病理证实伴有远处转移的乳腺癌。

2．签署知情同意书愿意接受随机。

3．疑似的单发转移病灶需要活检证实转移。

4．5年前有浸润性恶性肿瘤病史的患者（如果无复发）也可以入组，但不包括同时患有对侧乳腺癌的患者。

【试验设计】

本研究假设对于初治转移性乳腺癌患者，只有当转移性病灶对起始的全身治疗没有耐药性时，对原发肿瘤进行早期局部治疗才能延长总生存期。

1．试验类型　一项Ⅲ期、多中心、开放、随机对照临床试验。

2．主要研究终点　总生存期，定义为从随机到任何原因导致死亡的时间。

3．次要研究终点　局部区域进展时间（持续全身治疗组）、局部区域复发时间（局部治疗组），定义为从随机分配到首次局部区域进展或复发的时间，并与远处进展分开进行随访；患者报告的生活质量结局。

4. 样本量   该研究样本量起始计划随机660例患者，以完成3年生存率从30%至45%的绝对改善。但由于入组率低，2013年修订方案，登记368例符合条件的患者，假设其中70%在系统治疗后表现为非进展性疾病。考虑到随机分配后两组之间交叉的概率为15%，随机分配的患者258例，152例死亡，该试验有85%的能力使用分层对数秩检验检测3年生存率的19.3%的绝对差异，单侧Ⅰ型错误率为5%。

【试验流程】

EA2108试验流程见图60-1。

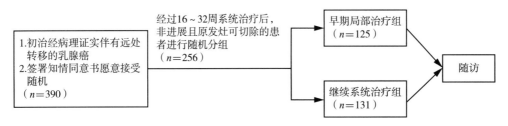

图60-1　EA2108试验流程图

【结果】

1. 3年总生存率   从2011年2月至2015年7月，共签署知情同意390例患者，最终有256例患者进行随机。3年总生存率早期局部治疗组为68.4%，继续系统治疗组为67.9%（*HR* 1.11，95%*CI* 0.82～1.52，*P* = 0.57）。早期局部治疗并未改善患者的3年总生存率。

2. 3年局部进展复发率   早期局部治疗组（16.3%）较继续系统治疗组（39.8%）有显著降低3年局部进展复发率（*HR* 0.34，95%*CI* 0.21～0.56，*P* = 0.001）。

【结论】

对原发灶进行早期局部治疗并不能提高转移性乳腺癌患者的总生存率，尽管控制了局部区域的进展，但对生活质量没有明显改善。

（上海交通大学医学院附属仁济医院　王耀辉　殷文瑾　陆劲松）

二、专家解读

对于第1次诊断乳腺癌时合并有远处转移病灶的乳腺癌患者即为初治Ⅳ期乳腺癌。对于这些患者全身药物治疗是目前标准的治疗手段，手术、放疗等局部治疗能否给患者带来生存获益目前仍具有一定的争议。

在既往多项回顾性研究显示，相比仅接受全身治疗的患者，手术可以延长患者的总生存期。但是回顾性研究可能存在着偏倚，即那些能够耐受且愿意手术的患者可能是疾病相对较轻且经济条件更佳的患者，其预后也有可能相对较好，因此，这样的生存获益是患者本身基线情况导致而非手术本身的获益。而在已有的前瞻性高质量证据中，两项随机对照试验的结果相悖，使得初治Ⅳ期乳腺癌局部手术能否带来生存获益变得不确定。

来自土耳其的MF07-01试验经过10年的随访更新发现，局部手术能显著增加患者14%的总生存率，建议此类患者进行手术。MF07-01试验是一项多中心性、Ⅲ期、随机、对照研究，比较局部治疗（LRT）和全身治疗（ST）及单独使用全身治疗初治Ⅳ期乳腺癌患者的疗效。将所有患者按1∶1随机分组后，LRT组手术完整切除原发肿瘤后立即接受全身治疗，ST组直接接受全身治疗。试验共纳入了274例患者：LRT组138例，ST组136例。LRT组的死亡风险比ST组低34%（*HR* 0.66，95%*CI* 0.49～0.88，*P*=0.005）。非计划的亚组分析显示，在雌激素受体/孕激素受体阳性（*HR* 0.64，95%*CI* 0.46～0.91，*P*=0.01），HER2阴性（*HR* 0.64，95%*CI* 0.45～0.91，*P*=0.01），年龄＜55岁（*HR* 0.57，95%*CI* 0.38～0.86，*P*=0.007）和单纯骨转移的患者（*HR* 0.47，95%*CI* 0.23～0.98，*P*=0.04）LRT组均较ST组的死亡风险显著降低。特别是在2021年公布10年随访更新显示，LRT组和ST组的生存率分别为19%（95%*CI* 13%～28%）和5%（95%*CI* 2%～12%）。LRT组的中位生存期为46个月，而ST组为35个月，LRT组的死亡风险比ST组低29%（*HR* 0.71，95%*CI* 0.59～0.86，*P*=0.000 3）。在10年随访后亚组探索性研究进一步观察到LRT组HER2（＋）亚组患者的总生存率（*HR* 0.69，95%*CI* 0.85～0.98，*P*=0.04）以及≥55岁亚组患者的总生存率（*HR* 0.75，95%*CI* 0.57～0.99，*P*=0.045）均显著高于ST组。因此，该研究作者推荐初治Ⅳ期乳腺癌患者应用局部治疗。

然而，来自印度的TATA研究发现，原发性肿瘤的局部治疗组与未局部治疗组在总生存率方面无显著差异，建议局部治疗不应该是常规临床实践的一部分。TATA研究是一项开放标签的随机对照试验，招募了来自印度孟买塔塔纪念中心的初治Ⅳ期乳腺癌患者（年龄≤65岁，估计剩余期望寿命至少1年）。将患者按1∶1的比例随机接受局部治疗（原发性乳腺肿瘤及腋窝淋巴结）或不接受局部治疗。根据远处转移的部位、转移病灶的数量和激素受体状态进行分层。对于乳腺原发肿瘤可切除且可以使用内分泌治疗的患者可以直接随机，而不能切除原发乳腺肿瘤的患者在随机分配前先接受化疗，在化疗6～8个周期后对治疗有应答的患者再进行随机分配入组。主要研究终点是意向治疗分析的总生存率。2005年2月7日至2013年1月18日，716例转移性乳腺癌患者中，随机了350例患者：173例接受局部治疗，177例不接受局部治疗。在2013年11月1日的数据截止时，中位随访时间为23个月（*IQR* 12.2～38.7），235例死亡（局部治疗*n*=118，无局部治疗*n*=117）。局部治疗组的mOS为19.2个月（95%*CI* 15.98～22.46个月），非局部治疗组为20.5个月（95%*CI* 16.96～23.98个月）（*HR* 1.04，95%*CI* 0.81～1.34，*P*=0.79），2年总生存率在局部治疗组为41.9%（95%*CI* 33.9%～49.7%），在无局部治疗组为43.0%（35.2%～50.8%）。因此，作者认为没有证据表明原发性肿瘤的局部治疗可以影响初治Ⅳ期乳腺癌患者对一线化疗有效的总生存率，原发灶的局部治疗不应该是常规临床实践的一部分。

有学者认为对于初治转移性乳腺癌患者，只有当转移性病灶对起始的全身治疗没有耐药性时，对原发肿瘤进行早期局部治疗才能延长总生存期。TATA研究中有一部分乳腺原发肿瘤可切除且可以使用内分泌治疗的患者没有经过全身治疗就直接进行随机分组，那么该研究中有一部分患者没有通过全身治疗的控制，直接接受手术。而MF07-01研究中所有接受局部治疗的患者均为先接受手术再进行全身治疗。故这2个研究的治疗人群均不能满足以上假设。因此，EA2108试验基于以上假设开展的一项随机对照研究，其最大的亮点在于通过系统治疗后病情稳定或有效的患者再随机接受局部治疗与全身治疗，评估局部治疗是否可以提高总生存率。研究中初治Ⅳ期乳腺癌患者接受4～8个月的全身治疗，如果没有发生疾病进展，之后随机分到局部治疗组（按照非转移性疾病的标准进行手术和放疗）或持续全身治疗组。主要研究终点是总生存期，次要研究终点是局部控制和生活质量。从2011年2月至2015年7月，共签署知情同意390例患者，最终有256例患者进行随机，分别有131例进入全身治疗组，125例进入局部治疗组。3年总生存率在局部治疗组为68.4%，全身治疗组为67.9%（*HR* 1.11，95%*CI* 0.82～1.52，*P*=0.57），两组间的差异无统计学意义。3年局部进展率，在局部治疗组为16.3%，较全身治疗组的39.8%显著降低（*HR* 0.34，95%*CI* 0.21～0.56，

$P < 0.001$）。两组的生活质量评分并无显著差别。因此，EA2108研究提出，早期局部治疗原发灶并不能提高转移性乳腺癌患者的生存率。虽然局部治疗可以较好地改善局部区域控制，但是对生活质量没有影响。

EA2108的研究者认为既往有学者认为TATA研究中没有得到显著获益的原因可能在于该试验中全身治疗的方案较为落后，例如，激素受体阳性患者很少采用初始内分泌治疗，HER2阳性患者无法获得抗HER2靶向治疗等；然而，EA2108试验是在医疗条件相对发达的北美地区进行，采用全身治疗相对也更为先进，患者在获得最佳的全身治疗之后，早期局部治疗原发灶仍不能提高生存率。但仔细观察本试验中2组患者的实际治疗后发现，两组均有近20%的患者并没有根据随机分配的方案进行相应治疗。在分配到局部治疗组的患者中有14.4%并没有接受原发灶的乳房手术，7.2%没有接受腋窝手术，而8.4%的患者在最终病理学中有阳性手术切缘。此外，有12.9%的患者保乳手术后未应用指南的要求进行辅助放疗。阳性手术切缘、未接受淋巴结评估及保乳手术后不进行放疗，均大大削弱局部治疗组的效果。而另一方面，随机分配到全身治疗组的患者中，18.8%（22例）患者接受了乳房切除术或保乳手术。在接受乳房手术的22例患者中，77%（17/22）的患者同时进行了前哨淋巴结活检/腋窝淋巴结清扫，45%（10/22）的患者接受了术后放疗。全身治疗组中的患者也接受了根治性手术和放疗可能在统计学上掩盖局部治疗对总生存率提高的累积效应。Soran等学者认为，EA2108试验如果能排除局部治疗组根本没有乳房或腋窝淋巴结手术、切缘阳性及保乳后没有接受放疗的患者，以及排除全身治疗组接受了手术和放疗的患者后，再进行基于实际接受治疗的分析或改良意向治疗分析的数据可能更具说服力，对临床实践更具有指导意义。因此，应该谨慎对待EA2108试验的结论，但系统治疗有效后给予局部治疗是否能改变总生存率仍需要进一步探索。

NCCN指南中指出，常规手术切除原发性乳腺肿瘤尚不适用于初治Ⅳ期乳腺癌患者。手术虽然对生存没有好处，但可以用于原发肿瘤的局部控制。对于这类初治Ⅳ期乳腺癌，关于原发性肿瘤处理的讨论必须个体化。一项来自我国的多中心初治Ⅳ期乳腺癌患者的临床信息和管理现状分析横断面调查（CSbrS-002）发现，2018年所有研究中心共有1.07%的患者被诊断为初治Ⅳ期乳腺癌，其中95.1%的患者接受了全身治疗，54.2%的患者接受了原发病灶的手术切除。近年来，随着治疗水平及生活水平的提高，在我国大多数患者具有强烈且积极治疗原发灶的意愿，因此，如何选择合适的初治Ⅳ期乳腺癌患者进行手术，如何个体化精准治疗依然需要医务工作者不断地探索，以满足乳腺癌临床诊治的迫切需要。

三、同类研究

EA2108试验及同类研究见表60-1。

表60-1　同类研究对比

研究名称	研究目的	入组患者	主要研究终点	分组及样本量	结果	结论
• EA2108试验 • Ⅲ期 • 随机对照优效设计	在初治Ⅳ期乳腺癌的患者中，当转移性疾病对起始的全身治疗有效时，探索对原发肿瘤进行早期局部治疗是否可以改善患者生存率	• 北美洲 • 初治Ⅳ乳腺癌患者	总生存率	先接受16～32周系统治疗，评估治疗稳定或有效且原发灶可切除再随机） 1. 局部治疗：手术加或不加放疗（$n=125$） 2. 全身治疗（$n=131$）	• 3年总生存率：局部治疗组 vs.全身治疗组（68.4% vs.67.9%，HR 1.11，95%CI 0.82～1.52，$P=0.57$） • 3年局部区域进展复发率：局部治疗组 vs.全身治疗组（16.3% vs.39.8%，HR 0.34，95%CI 0.21～0.56，$P=0.001$）	对原发灶进行早期局部治疗并不能提高转移性乳腺癌患者的生存率。两组生活质量无显著差异
• TATA试验 • Ⅲ期 • 随机对照优效设计	初治Ⅳ期局部手术是否能否改善患者总生存率	• 印度孟买 • 初治Ⅳ期乳腺癌患者	总生存率	先系统治疗再随机 1. 局部治疗：手术加或不加放疗（$n=173$） 2. 非局部治疗（仅全身治疗）（$n=177$）	• 局部治疗组的中位总生存期为19.2个月（95%CI 15.98～22.46个月），而非局部治疗组为20.5个月（16.96～23.98个月）（HR 1.04，95%CI 0.81～1.34，$P=0.79$） • 局部治疗组2年总生存率为41.9%（95%CI 33.9%～49.7%），非局部治疗组为43.0%（35.2%～50.8%）	原发性肿瘤的局部治疗未影响初治Ⅳ期对一线化疗有效的转移性乳腺癌患者的总生存期，局部治疗不应该是常规临床实践的一部分
• MF07-01试验 • Ⅲ期 • 随机对照优效设计	比较局部治疗和全身治疗及单独使用全身治疗初治Ⅳ期乳腺癌患者的疗效	• 土耳其 • 初治Ⅳ期乳腺癌患者	总生存率	直接随机分配入组 1. 局部治疗（局部治疗后接受全身治疗）（$n=138$） 2. 全身治疗（$n=136$）	• 局部治疗组的死亡风险比全身治疗组低34%（HR 0.66，95%CI 0.49～0.88，$P=0.005$） • 计划外的亚组分析显示，在ER/PR阳性（HR 0.64，95%CI 0.46～0.91，$P=0.01$）、HER2阴性（HR 0.64，95%CI 0.45～0.91，$P=0.01$），年龄＜55岁（HR 0.57，95%CI 0.38～0.86，$P=0.007$）及单纯骨转移患者（HR 0.47，95%CI 0.23～0.98，$P=0.04$）局部治疗组死亡风险比全身治疗组显著降低 • 10年随访更新：局部治疗组和全身治疗组的生存率分别为19%（95%CI 13%～28%）和5%（95%CI 2%～12%）。局部治疗组的中位生存期为46个月，全身治疗组为35个月，局部治疗组的死亡风险比全身治疗组低29%（HR 0.71，95%CI 0.59～0.86，$P=0.0003$）	对初治Ⅳ期乳腺癌患者局部治疗并没有提高3年生存率。然而，更长随访时间（中位数为40个月）结果显示，对中位生存期有统计学上的显著改善。当与患者讨论初治Ⅳ期乳腺癌的局部治疗时，医生必须考虑年龄、身体状态、并发症、肿瘤类型及转移性疾病负荷。10年随访更新显示，初治Ⅳ期乳腺癌接受局部治疗的患者较仅接受全身治疗的患者总生存率提高了14%。故在讨论初治Ⅳ期乳腺癌患者治疗方案时，局部治疗应该提供给患者

注：ER.雌激素受体；PR.孕激素受体；HER2.人表皮生长因子受体2。

（上海交通大学医学院附属仁济医院　王耀辉　殷文瑾　陆劲松）

参考文献

［1］SORAN A, OZMEN V, OZBAS S, et al. Primary surgery with systemic therapy in patients with de novo stage Ⅳ breast cancer: 10-year follow-up: protocol MF07-01 randomized clinical trial［J］. J Am Coll Surg, 2021, 233（6）: 742-751 e5.

［2］SORAN A, OZMEN V, OZBAS S, et al. Randomized trial comparing resection of primary tumor with no surgery in stage Ⅳ breast cancer at presentation: protocol MF07-01［J］. Ann Surg Oncol, 2018, 25（11）: 3141-3149.

［3］BADWE R, HAWALDAR R, NAIR N, et al. Locoregional treatment versus no treatment of the primary tumour in metastatic breast cancer: an open-label randomised controlled trial［J］. Lancet Oncol, 2015, 16（13）: 1380-1388.

［4］KHAN S A, ZHAO F M, GOLDSTEIN L J, et al. Early local therapy for the primary site in de novo stage Ⅳ breast cancer: results of a randomized clinical trial（EA2108）［J］. J Clin Oncol, 2022, 40（9）: 978-987.

［5］SORAN A, AYTAC O, OZBAS S. Locoregional therapy for intact primary tumor in de novo stage Ⅳ breast cancer［J］. J Clin Oncol, 2022, 40（33）: 3897-3898.

［6］ZHENG A, GUO B L, ZHANG J G, et al. Clinical information and management status of de novo stage Ⅳ breast cancer patients: a Chinese multicenter investigation（CSBrS-002）［J］. Chin Med J（Engl）, 2021, 134（13）: 1569-1575.

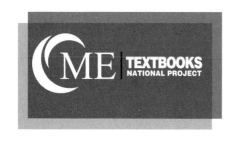

预防性使用加压袖套降低乳腺癌相关淋巴水肿高危女性手臂肿胀发生率的随机对照试验

第 *61* 章

一、概述

【文献来源】

PARAMANANDAM V S，DYLKE E，CLARK G M，et al.Prophylactic use of compression sleeves reduces the incidence of arm swelling in women at high risk of breast cancer-related lymphedema：a randomized controlled trial.J Clin Oncol，2022，40（18）：2004-2012.

【研究背景和目的】

乳腺恶性肿瘤手术中，腋窝淋巴结清扫有着举足轻重的地位，然而腋窝淋巴结清扫手术会导致局部结构遭到改变后，淋巴回流受到阻碍，容易导致上肢淋巴水肿，给患者的生活质量和术后恢复带来诸多问题。淋巴水肿常在症状发生之前已存在，因此，腋窝术后淋巴水肿的早期预防逐渐受到重视。既往研究发现，手动淋巴引流和运动干预都无法有效预防乳腺癌相关淋巴水肿，预防性使用压迫疗法可能对淋巴水肿有一定预防作用。因此，本研究将预防性使用加压袖套结合常规护理与单纯常规护理对比，观察是否可以降低乳腺癌手术后第1年手臂肿胀的发生率，并探索对手臂体积和生活质量的影响。

【入组条件】

1. 纳入标准

（1）因乳腺癌治疗而接受腋窝淋巴结清扫手术的女性。

（2）年龄≥18岁。

（3）愿意签署知情同意。

（4）能够用4种语言中的任何一种（英语、印地语、马拉地语和孟加拉语）填写自我报告问卷。

（5）可以进行后续评估。

（6）没有妨碍患者穿脱衣服的身体障碍（如严重的手指骨关节炎）。

2. 排除标准

（1）仅腋窝活检或前哨淋巴结活检。

（2）开放性伤口。

（3）双侧乳腺癌。

（4）手术前淋巴水肿。

（5）基线同侧手臂淋巴水肿。

【试验设计】

1. 试验类型　评估者单盲，1∶1分组的随机、对照临床试验。

2. 样本量计算　假设乳腺癌术后第1年对照组手臂肿胀发生率为23%，试验组降低到10%则认为研究结果具有临床意义。为达到80%的检验效能，使用Fisher精确概率检验达到5%的显著水平，脱落率为10%，计算得到需要306例受试者，每组153例。

3. 主要研究终点　乳腺癌术后第1年手臂肿胀发生率［11 ～ 13个月为评估窗口期，采用生物阻抗谱（bioimpedance spectroscopy，BIS）方法测量］。

4. 次要研究终点　风险组（术侧手臂）和未受影响组（非术侧手臂）相对手臂体积差异（增量≥基线的10%说明有增加）。

5. 患者报告的结果　手术前和每次随访时完成欧洲癌症研究治疗组织生活质量问卷核心30项（EORTC QLQ-C30）和乳腺癌23项（BR23）问题。

生物阻抗谱：生物阻抗技术通常是通过体表的刺激电极向人体注入微小的交流电流，并通过测量电极来检测生物阻抗的变化情况，从而获取需要的生物信息，如人体成分、细胞数量等。本研究中研究者通过BIS评估患者上肢水肿情况。

【试验流程】

本试验流程见图61-1。

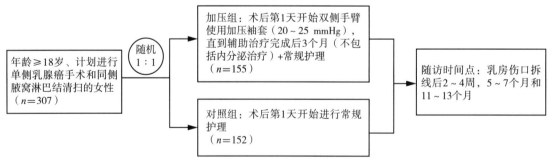

图61-1　本试验流程图

注：分层因素包括 BMI（≤ 24.9 和 ≥ 25 kg/m²）、新辅助化疗方案（紫杉类药物、非紫杉类药物或未行新辅助化疗）。

【结果】

1. 基于BIS检测的手臂肿胀，与对照组（53.69%，149例中80例）相比，加压组（38.16%，152例中58例）术后第1年手臂肿胀发生率较低（*HR* 0.61，95%*CI* 0.43 ～ 0.85，*P* = 0.004），加压组1年时手臂肿胀的估计累积发生率为42%（95%*CI* 34% ～ 51%），而对照组为52%（95%*CI*

44%～61%）。

2. 基于"相对手臂体积"的手臂肿胀发生率。"相对手臂体积"为手臂是否肿胀的判断标准。与对照组（24.83%，149例中的37例）相比，加压组（14.47%，152例中的22例）发生的频率较低（HR 0.56，95%CI 0.33～0.96，$P=0.034$），与对照组的25%（95%CI 19%～33%）相比，加压组1年时手臂肿胀的估计累积发生率为14%（95%CI 9%～22%）。

3. 根据EORTC QLQ-C30和BR30的结果，预防性使用加压袖套不对患者的生活质量造成不利影响。

【结论】

预防性佩戴加压袖套与常规护理对照组相比，可显著减少并推迟乳腺癌腋窝淋巴结清扫术后第1年淋巴水肿高风险女性手臂肿胀的发生，且不会对生活质量产生不利影响。佩戴加压袖套可作为淋巴水肿高风险女性长期预防淋巴水肿的方法。

（上海交通大学医学院附属仁济医院　马嘉忆　盛小楠　殷文瑾　陆劲松）

二、专家解读

对于乳腺癌腋窝淋巴结存在转移的患者，腋窝淋巴结清扫手术目前依旧是手术治疗重要的一步，然而，腋窝淋巴结的解剖结构遭到手术改变后，淋巴管容易出现阻塞，组织液及其含有的蛋白无法被及时回收、汇集到血管内，积聚于组织间隙，从而出现淋巴水肿。因此，乳腺癌相关的淋巴水肿是腋窝淋巴结清扫术后的常见并发症。除了手术造成的影响以外，区域淋巴结放疗、一些系统性治疗方案（尤其紫杉类药物为基础的治疗方案），以及肥胖均是引起上肢淋巴水肿的风险因素。

目前，指南推荐应对上肢水肿的主要策略是早发现。淋巴水肿的最低标准是通过非拉伸的周长测量带在每条手臂上的多个点进行测量，周长增加2 cm则为淋巴水肿。多次测量时，也可以使用截头圆锥的公式计算手臂体积。除此之外，BIS，即测量外加电流检测细胞外液（包括淋巴液）的体积，测得的阻抗与细胞外液量成反比；红外荧光测量法利用非侵入性的红外传感器创建二维轮廓，计算出标准化的肢体总容积，具有检测亚临床淋巴水肿的能力，并且对降低周长测量带的假阴性或假阳性结果有一定帮助。除了早发现以外，如何早期预防上肢淋巴水肿仍未达成共识，也是目前多项研究一直在探索的重要方向。

本研究是一项随机对照试验，将307例接受过腋窝淋巴结清扫的乳腺癌患者按1∶1的比例随机分配到加压组（预防性使用加压袖套＋常规护理）和对照组（仅常规护理），比较了2组术后12个月基于BIS和传统臂围测量法测得的手臂淋巴水肿的情况，结果发现，预防性使用加压袖套可比显著降低术后12个月水肿的发生率。然而，2021年发表的另一项预防性使用手臂加压袖套的随机研究——CALGB 70305试验中，544例接受过腋窝淋巴结清扫或前哨淋巴结活检的乳腺癌患者分为单纯教育组和教育＋预防（锻炼＋应用加压袖套）组，比较了两组术后18个月发生淋巴水肿的比例，结果发现，术后18个月上肢水肿情况并没有因为预防得到明显减少（教育＋预防组和单纯教育组分别为58%和55%，$P=0.37$）。基于这2项研究结果的差异，推测本研究获得阳性结果主要可能得益于以下3个方面。

（一）入组条件

本研究纳入的307例患者都接受了腋窝淋巴结清扫，而CALGB 70305试验除了接受腋窝淋巴结清扫的296例患者，还纳入了258例仅接受前哨淋巴结活检的患者，这部分患者发生淋巴水肿的风险会较低，部分患者甚至不需要预防淋巴水肿，因此，可以认为CALGB 70305试验纳入的需要预防淋巴水肿患者的实际数量小于原本假设的样本量。

（二）干预手段

本研究的干预更为严格，要求每天佩戴 8 h 以上的手臂加压袖套，且从术后第 1 天持续到辅助治疗完成后 3 个月，而CALGB 70305试验仅要求在坐飞机或运动时佩戴。这也说明本研究更新扩大了淋巴水肿预防的概念，预防需在日常进行，而非仅在目前公认的高风险期进行预防。

（三）研究终点

本研究设定的主要研究终点为12个月无水肿率，而CALGB 70305试验为18个月无水肿率，术后应用加压袖套是否在延长随访时间后还能起到远期预防作用还未知，因此，延长随访时间很有必要。

以上3点说明需要预防性应用加压袖套的高危人群和应用时间需进一步验证和设定。淋巴水肿发生时间也是研究设计和结果分析中不可忽略的问题，本研究为后续研究提供了重要参考价值。另外，本研究采用的生物阻抗测量水肿的方式与传统的测量手臂体积相比更为精准。然而，鉴于术后淋巴水肿复发高峰常见于术后 6 个月和 2 年，因此，应延长随访时间。

除了是否有必要进行物理干预，如何进行物理干预并保证生活质量也是一大难题，然而目前尚缺乏不同物理预防方式的比较，少数研究对不同治疗方式和时间进行了报道。McNeely等（NCT02187289）对手臂加压袖套仅日间佩戴和日间＋夜间佩戴对淋巴水肿的治疗作用进行了探索，该研究纳入了120例已被诊断为乳腺癌术后淋巴水肿的患者，且完成辅助治疗至少 1 个月，结果发现，日间＋夜间佩戴手臂加压袖套相比仅日间佩戴可以显著改善淋巴水肿。但这项研究是针对已发生淋巴水肿的患者的不同治疗方式进行比较，因此如何预防淋巴水肿，是否需要在夜间连续进行加压处理，以及对生活质量的影响也有待相关研究进一步验证。

三、同类研究

同类研究见表61-1。

表61-1　同类研究对比

试验名称	假设	入组患者设计	测量方式	干预方式	主要研究终点	结果	结论
CTRI/2017/12/010762（本试验）	佩戴手臂加压袖套相比不佩戴可以预防腋窝淋巴结清扫后淋巴水肿的发生	• 乳腺癌手术接受腋窝淋巴结清扫（$n=307$） • 优效性设计	生物阻抗测量，相对手臂体积差	健康教育 vs.健康教育＋加压袖套（20～25 mmHg）术后第1天到辅助治疗完成后3个月	12个月无水肿率	干预组 vs. 对照组 52% vs.42%（$P=0.004$）	加压手袖套可有效预防术后1年内手臂淋巴水肿

续　表

试验名称	假设	入组患者设计	测量方式	干预方式	主要研究终点	结果	结论
CALGB 70305试验	佩戴手臂加压袖套＋锻炼相比不佩戴加压袖套和锻炼可以预防腋窝淋巴结接受手术后患者淋巴水肿的发生率	• 新辅助治疗后，腋窝淋巴结清扫或前哨淋巴结活检（n＝554） • 优效性设计	相对手臂体积差	健康教育 vs. 健康教育＋锻炼（0.91 kg重物）＋加压臂套（20～30 mmHg）运动/坐飞机/剧烈运动时戴	18个月无水肿率	干预组58% vs. 对照组55%（P＝0.37）	运动时戴加压手袖套无法改善术后18个月淋巴水肿
NCT02187289试验	发生淋巴水肿后日间＋夜间加压对淋巴水肿的治疗效果优于单纯日间加压	诊断为乳腺癌术后淋巴水肿，完成辅助治疗至少1个月（n＝120），优效性设计	失血测量计测量	日间加压袖套 vs. 日间加压袖套＋夜间多层绑带 vs. 日间加压袖套＋夜间加压服	上肢水肿减少体积	日间加压袖套（11.6±79 ml）vs. 日间加压袖套＋夜间多层绑带（62.9±86 ml）（P＝0.041）vs. 日间加压袖套＋夜间加压服（89.7±134 ml）（P＝0.002）	日间加压袖套＋夜间多层绑带相比日间加压袖套可进一步改善淋巴水肿

（上海交通大学医学院附属仁济医院　马嘉忆　盛小楠　殷文瑾　陆劲松）

参考文献

[1] MCLAUGHLIN S A, STALEY A C, VICINI F, et al. Considerations for clinicians in the diagnosis, prevention, and treatment of breast cancer-related lymphedema: recommendations from a multidisciplinary expert ASBrS Panel: Part 1: definitions, assessments, education, and future directions [J]. Ann Surg Oncol, 2017, 24 (10): 2818-2826.

[2] PARAMANANDAM V S, DYLKE E, CLARK G M, et al. Prophylactic use of compression sleeves reduces the incidence of arm swelling in women at high risk of breast cancer-related lymphedema: a randomized controlled trial [J]. J Clin Oncol, 2022, 40 (18): 2004-2012.

[3] PASKETT E D, LE-RADEMACHER J, OLIVERI J M, et al. A randomized study to prevent lymphedema in women treated for breast cancer: CALGB 70305 (Alliance) [J]. Cancer, 2021, 127 (2): 291-299.

[4] McNeely M L, Dolgoy N D, Rafn B S, et al. Nighttime compression supports improved self-management of breast cancer-related lymphedema: A multicenter randomized controlled trial [J]. Cancer, 2022, 128 (3): 587-596.

学习培训及学分申请办法

一、《国家级继续医学教育项目教材》经原卫生部（现为国家卫生健康委员会）科教司、全国继续医学教育委员会批准，由全国继续医学教育委员会、中华医学会联合主办，中华医学电子音像出版社编辑出版，面向全国医学领域不同学科、不同专业的临床医生，专门用于继续医学教育培训。

二、学员学习教材后，在规定时间（自出版日期起 1 年）内可向本教材编委会申请继续医学教育 II 类学分证书，具体办法如下：

方法一：PC 激活

1. 访问"中华医学教育在线"网站 cmeonline.cma-cmc.com.cn，注册、登录。

2. 点击首页右侧"图书答题"按钮，或个人中心"线下图书"按钮。

3. 刮开本书封底防伪标涂层，输入序号激活图书。

4. 在个人中心"我的课程"栏目下，找到本书，按步骤进行考核，成绩必须合格才能申请证书。

5. 在"我的课程"－"已经完成"，或"申请证书"栏目下，申请证书。

方法二：手机激活

1. 微信扫描二维码 关注"中华医学教育在线"官方微信并注册。

2. 点开个人中心"图书激活"，刮开本书封底防伪标涂层，输入序号激活图书。

3. 在个人中心"我的课程"栏目下，找到本书，按步骤进行考核，成绩必须合格才能申请证书。

4. 登录 PC 端网站，在"我的课程"－"已经完成"，或"申请证书"栏目下，申请证书。

三、证书查询

在 PC 端首页右上方帮助中心"查询证书"中输入姓名和课程名称进行查询。

《国家级继续医学教育项目教材》编委会